药物警戒实务

主　编　万仁甫

编　者　（以姓氏笔画为序）

万仁甫（浙江药科职业大学）

王雯雯［中食药致诚（山东）医药咨询有限公司］

江雯雯（浙江药科职业大学）

陈　果（武汉大学医院）

林　薇（浙江药科职业大学）

中国健康传媒集团

中国医药科技出版社

内 容 提 要

《药物警戒实务》是为了贯彻《药品管理法》《疫苗管理法》中有关建立药物警戒制度,实施《药物警戒质量管理规范》,促进在校药科类学生熟悉药物警戒活动合规要求而编写的,全书分为药物警戒认知,GVP 研读,用药有害反应,药物流行病学在药物警戒中的应用,药物警戒体系质量管理,药物警戒机构人员与资源,疑似药品不良反应信息监测与报告,药品安全风险识别与评估,药品安全风险控制,文件、记录与数据管理,临床试验期间药物警戒以及药物警戒合规检查十二个项目三十七个任务。

本书注重 GVP 合规实施与 GVP 符合性检查要点的结合,将药物警戒的合规要求依次进行阐释与拆解,可作为药科类大学生学习药物警戒合规实施的知识与技能的教学用书,亦可作为药品上市许可持有人药物警戒内部培训的资料。

图书在版编目(CIP)数据

药物警戒实务 / 万仁甫主编. -- 北京:中国医药科技出版社,2025. 1. -- ISBN 978-7-5214-5152-8

Ⅰ. R954

中国国家版本馆 CIP 数据核字第 20241BR220 号

美术编辑　陈君杞
版式设计　友全图文

出版　**中国健康传媒集团** | 中国医药科技出版社
地址　北京市海淀区文慧园北路甲 22 号
邮编　100082
电话　发行:010 - 62227427　邮购:010 - 62236938
网址　www. cmstp. com
规格　889mm×1194mm ¹/₁₆
印张　20¹/₂
字数　606 千字
版次　2025 年 1 月第 1 版
印次　2025 年 1 月第 1 次印刷
印刷　北京印刷集团有限责任公司
经销　全国各地新华书店
书号　ISBN 978-7-5214-5152-8
定价　**58.00 元**

获取新书信息、投稿、为图书纠错,请扫码联系我们。

数字化教材编委会

主　编　万仁甫
编　者　（以姓氏笔画为序）
　　　　万仁甫（浙江药科职业大学）
　　　　王雯雯［中食药致诚（山东）医药咨询有限公司］
　　　　江雯雯（浙江药科职业大学）
　　　　陈　果（武汉大学医院）
　　　　林　薇（浙江药科职业大学）

前言
PREFACE

药品上市后的风险及重大药害事件不仅是对药品上市许可持有人的质量风险管理水平的考验，也是对各国政府药品监管能力的挑战。2017年中国药监部门加入国际人用药品注册技术管委会（ICH），药品监管制度逐步与国际接轨。经过多年来的改革与探索，我国的药品监督管理持续进步，监督理念从保证药品质量和用药安全向保护和促进公众健康提升，监管制度从严控市场准入为主到风险管理、全程管控、社会共治。2019年药物警戒制度亦正式写入《中华人民共和国药品管理法》（以下简称《药品管理法》）。

药物警戒制度是以药品安全为主要目标的药品全生命周期监管制度，是基于对药品上市前、上市后用药风险的发现、评估、预防和控制等一系列科学活动，基础是药品不良反应监测和报告，本质是药品风险管理。

我国从1988年开展药品不良反应监测工作，1998年3月加入WHO国际药品监测合作计划，开始履行成员国定期向WHO国际药品监测合作中心报告药品不良反应的义务；2001年修订的《药品管理法》规定我国实行药品不良反应报告制度。2018年上市许可持有人制度的实施，MAH作为药品质量和安全责任的主体，关注点不再只是药品生产过程的质量控制，还有药品使用中的风险监测、报告及其控制。随着2019年《药品管理法》的修订、《疫苗管理法》的颁布，《药物警戒质量管理规范》《药物警戒检查指导原则》等配套制度的相继推出，对于药品上市许可持有人而言，药物警戒不仅仅是药品不良反应监测的延展，更是将发现、评估、预防和控制药品风险，贯穿于药物研发到药品上市后的全程风险管理活动之中。要有效开展药物警戒活动，必须从构建药物警戒体系开始，规范风险的监测、识别、报告、评估和控制等药物警戒活动要素，并对药物警戒体系及活动进行质量管理，不断提升药物警戒体系运行效能，确保药物警戒活动持续符合相关法律法规要求。

药物警戒制度是一项国际通行制度，是药品风险管理、全程管控、社会共治的配套制度。本教材内容遵行《药物警戒质量管理规范》的要求，依据药物警戒的基本原理和实践方法，紧扣GVP检查技术指导原则及其合规检查要点，进行内容梳理和编写。编写项目任务包括：药物警戒的认知，GVP研读，用药有害反应，药物流行病学在药物警戒中的应用，药物警戒体系质量管理，药物警戒机构人员与资源，疑似药品不良反应信息监测与报告，药品安全风险识别与评估，药品安全风险控制，文件、记录与数据管理，临床试验期间药物警戒及药物警戒检查十二个项目三十七个任务。

本教材可作为高等医药类院校师生教学使用，也可以作为药品上市许可持有人药物警戒相关人员的培训资料。由于时间紧迫，水平有限，书中疏漏之处在所难免，敬请读者提出宝贵意见和建议，以便再版时修订。

编　者
2024 年 10 月

目录

CONTENTS

项目一　药物警戒认知

PPT

学习目标

1. 掌握药物警戒定义和 MAH 药物警戒工作要求。
2. 熟悉我国药物警戒相关法规体系。
3. 了解我国药品不良反应监测与药物警戒的发展。
4. 学会药品不良反应/事件相关信息的收集与整理。
5. 养成药物警戒合规意识。

岗位情景模拟

情景描述　药物警戒专员要做哪些工作？药物警戒专员的工作主要包括药物警戒系统的管理、安全性数据的处理与评价、风险监测与评估、安全性相关报告的撰写，如研发期间安全性更新报告（DSUR）、定期安全性更新报告（PSUR）等。一般来说，药物警戒专员岗位职责描述如下：①收集、识别、评价和理解药物/药品不良事件相关的信息；②在药物警戒系统中，对个例安全性报告（ICSR）进行整理、录入；③向相关监管机构递交符合递交标准的报告。如果您是药学类专业大学生，请思考您该如何达到该岗位职责的要求。

讨论　1. 您有意愿竞聘药物警戒专员这一岗位吗？
　　　　2. 如有意愿，您将如何着手准备？

2017 年，中国药监部门加入 ICH 成为管委会成员，我国药品监管快速与国际接轨。随着药品上市许可持有人制度稳步推进，不良反应直报制度的实行，药品上市许可持有人除必须保证药品生产、流通环节的质量安全外，还要加强药品不良反应监测和使用环节的风险管理。2019 年，药物警戒制度首次写入我国药品管理法，该年修订的《药品管理法》第 12 条规定，国家建立药物警戒制度，对药品不良反应及其他与用药有关的有害反应进行监测、识别、评估和控制。2021 年 5 月 13 日，国家药品监督管理局发布配套规范性文件《药物警戒质量管理规范》。

任务一　药物警戒概念的了解

药物警戒是一门迅速发展起来的新兴学科，涉及众多学科。在自然科学方面涉及药理学、临床医学、统计学、流行病学、制药学；在社会科学方面涉及法律、伦理学、管理学、市场营销学、心理学等。其范畴包括检测、评估、理解和预防药物不良反应或者其他任何可能与药物有关的问题的科学研究及其相关活动。药物警戒是以保护人类的生命安全为宗旨，以法律法规及相关部门一系列的指导文件为理论基础，由政府部门监管，由药物研发生产部门执行，由临床医务人员、流行病学家、科研人员、市场销售人员以及患者共同参与的一门科学，关系到千家万户的健康。

随着基因工程、分子生物学、细胞药理学等学科的发展，科学家们利用各种新的手段探索和研究治疗癌症、艾滋病、肝炎、高血压、糖尿病、肥胖等疾病的方法和途径，与之相应的则是各种新药的上市。"是药三分毒"，每种药物都有其不良反应，医生在给患者开具处方药时（尤其是新药），需要根据每个患者的具体情况权衡利弊。医生进行一切医务活动的宗旨是要保证患者服药后所获得的效益大于风险（benefits overweight risks），这也是药物警戒的最终目的。

一、药物警戒的定义

药物警戒（Pharmacovigilence，简称 PV 或 PHV），源于希腊文"pharmakon"和拉丁文"vigilare"，前者意为"药物"，后者意为"警醒或警报"。世界卫生组织（World Health Organization，WHO）对药物警戒的定义是：Pharmacovigilance is the science and activities relating to the detection, assessment, understanding and prevention of adverse effects or any other possible drug – related problems. 中文意思是指与检测、评估、理解和预防不良反应或其他任何可能与药物有关的问题的科学及相关活动。

我国《药物警戒质量管理规范》中的定义与上述定义基本一致，药物警戒活动是对药品不良反应及其他与用药有关的有害反应进行监测、识别、评估和控制的活动。

（一）药物警戒概念的发展过程

1974 年法国科学家在药品不良反应监测的基础上，首次提出药物警戒的概念。

1992 年欧盟专家组认为，药物警戒除了药品正常用法用量下出现的不良反应，还应包括药品误用与滥用信息的收集。与此同时，法国流行病学家 Begaud 认为，药物警戒是监测和防止药物不良反应的所有方法，不仅包括药物上市后的监测，还包括临床试验，甚至临床前研制阶段中的监测。

2002 年世界卫生组织认为，药物警戒是发现、评估、理解和预防药品不良反应或其他药品相关问题的科学与活动。药物警戒不仅包括收集和评估疑似药品不良反应的自发病例报告，还包括药物流行病学的研究。与该学科密切相关的情况有：①不合格药品；②用药错误；③缺少药物功效报告；④在科学数据缺乏的情况下，扩大适应证用药；⑤急慢性中毒病例报告；⑥药品致死率估计；⑦药物滥用与误用；⑧与化学药品、其他药品以及食品合并使用时不良的相互作用。

《药品管理法》（2019 年修订）第 12 条规定，国家建立药物警戒制度，对药品不良反应及其他与用药有关的有害反应进行监测、识别、评估和控制。药物警戒制度首次写入我国药品管理法。

2021 年 5 月 13 日，国家药品监督管理局发布的《药物警戒质量管理规范》第 2 条规定，药物警戒活动是对药品不良反应及其他与用药有关的有害反应进行监测、识别、评估和控制的活动。该定义涵盖三层意思：首先，开展药物警戒一系列的活动，不是一项孤立的工作；其次，监测对象不仅包括药品不良反应，还包括所有其他与用药有关的有害反应；第三，药物警戒活动具体的工作形式包括：监测、收集与用药有关的数据和信息，基于产品特征来识别各类报告中药品与有害反应之间的关联性，识别大量数据和信息中的药品安全性信号，评估产品是否存在风险，针对发现的风险采取有效的控制措施。

（二）药物警戒的涉及范围

药物警戒不仅涉及药物不良反应，还涉及与药物相关的其他问题。如不合格药品、用药错误、缺乏疗效的报告、急慢性中毒的病例报告、与药物相关的病死率的评价、药物的滥用与误用、药物与药物和食品的相互作用导致的不良反应等。

（三）药物警戒的相关概念

一般来说，药物警戒是收集、监测、研究、评估和评价所收集到的信息的科学。这些信息来自科学家、医疗卫生专业人士和患者。信息主要包括药品、生物制品和植物药等传统药物在患者身上所产生的不良反应。其目的是确认与药物有关的新的危险因素，以防止患者受到进一步的伤害。药物警戒特别关注药物不良反应（adverse drug reaction，ADR）。

1. 效益－风险　效益，指患者服药后所得到的好处。如患者服药后症状减轻，疾病得到了控制，治愈了疾病，或者通过改变疾病的进程延长了寿命、挽救了生命等，这些是我们所期盼的。

风险，指服药后所产生的各种不良反应，有些甚至可能危及生命。有些风险可以通过人为控制而得以避免或使风险造成的损失降到最低，有的风险则难以避免。服药的目的是治病，但药物也可以引起身体各个系统的不良反应。如抗癌药物杀死了癌细胞，但对正常细胞也有影响。

药物警戒的任务就是要利用所有的手段和方法，将药物对患者的风险降到最低，保证药物的效益大于风险。在药物研发阶段，若药物不良反应导致药物的效益小于风险，则要停止此药的研发；药物上市后，若发现大量人群使用该药物时出现了非预期的风险，即出现使用此药的风险大于效益的情况，则需将此药从市场上召回。

2. 药品不良反应　药品不良反应（Adverse Drug Reaction，ADR）的定义是合格药品在正常用法用量下出现的与用药目的无关或意外的有害反应。与不良事件不同，药品不良反应与药品使用之间存在可疑的因果关系。

3. 不良事件　不良事件（adverse event，AE），是指任何发生在患者或临床试验受试者身上的，服用药物后所产生的不愉快/不幸事件，这种事件不一定和药物的使用有因果关系。不良事件可以是与药品使用有时间关联的、任何不利的且与用药目的无关的体征（包含实验室异常发现）、症状或病症，无论其是否与药品有因果关系。

4. 严重不良事件　严重不良事件（serious adverse event，SAE）指在任何剂量下因使用药品出现的并造成下列后果之一的事件：①导致死亡；②威胁生命；③患者需入院治疗或住院患者需延长住院时间；④导致持续性的或明显的残疾或功能不全；⑤导致先天异常或出生缺陷；⑥这个事件被认为是另一种重要的医学事件。重要的医学事件不一定会造成死亡、危及生命或需住院治疗，但它可以对患者或受试者造成危害，使他们需要医疗甚至手术干预以终止这个事件、防止这类事件再度发生。例如，一个患者在服药后发生过敏性支气管痉挛，在急诊室治疗后得到缓解，患者没有生命危险也不需要住院治疗，但这是一起严重不良事件。

5. 非预期　所谓"非预期"，是指之前未观察到的（因而未纳入药品说明书）的药品不良反应，而不是根据药品的药理学性质无法预测的药物不良反应。

对处于上市前研发阶段的产品来说，非预期（unexpected），意即任何药物不良反应的特异性或严重程度与研究者手册（investigator's brochure）不一致；或者在没有研究者手册的情况下，其特异性或严重程度与总体研究计划或修正说明等文件所描述的风险信息不符。例如，研究者手册仅列出脑血管意外，那么脑栓塞和脑血管炎则是非预期的。

对上市后的产品来说，非预期，意即未列在产品说明书上的任何药物反应。这也包括事件出现的症状和病理生理与在说明书中列出的不良反应虽有联系，但其严重程度或特殊性有所不同。例如，说明书中只提及肝炎或肝酶升高，那么严重肝坏死则是非预期的。

6. 因果关系　因果关系（causality）是指原因与结果之间或规律性的相关事件或现象之间的关系。在药物警戒领域，确认因果关系是要判断一种药物是否引发某种不良反应产生的可能性。在判断医疗产品和不良反应的因果关系时，也要同时对这种因果关系的程度作出判断。

7. 安全信号　根据 WHO 的定义，药物安全信号（safety signal）是指在所收集的信息中，一起不良事件与某种药物有可能的因果关系。这种关系是未知的或以前知之甚少，通常一个信号的产生需要多个病例报告，信号的产生还取决于事件的严重程度和所收集信息的质量。

8. 药品群体不良事件　药品群体不良事件是指同一药品在使用过程中，在相对集中的时间、地域内，对一定数量人群的身体健康或者生命安全造成损害或者危胁，需要予以紧急处置的事件。概念中提及的同一药品是指同一生产企业生产的同一药品名称、同一剂型、同一规格的药品。

9. 个例药品不良反应报告　个例药品不良反应是指单个患者使用药品发生的不良反应。个例药品不良反应报告（individual case safety reports，ICSR）是指持有人按照监管部门要求的项目填写的个例药品不良反应及相关信息的表格或元素集合。

（四）药物警戒的必要性

新药在上市之前需要进行严格的动物实验（animal study）和临床试验（clinical trial）。动物实验运用体外实验（in vitro，如细胞培养）和体内实验（in vivo，如在鼠、狗等动物体内进行的实验）的手段，以药动学、动物毒理学等研究方法来观察药物对实验动物各个系统的作用和不良反应，探索和建议药物用于人体的剂量和安全范围。动物实验虽然给临床用药提供了很好的借鉴，但由于种属的差异，人类与动物（即使是灵长类）对药物的反应不尽相同。因此，动物实验的结果虽然是非常重要的第一手资料，但仍不足以预测此药用于人类的安全性。

临床试验是新药上市前用于人体的试验。参加临床试验的受试者都是经过筛选的，主办方根据临床试验的不同阶段，组织参加临床试验的受试者人数为一定数量的病例数。研究者对于新药对人体可能产生的不良反应的认识，仅局限于这个群体。况且这个群体是根据研发药物的适应证而经过筛选的群体。例如，研究人员正在研发一种治疗肝炎的新药，在选择参加临床试验的受试者时，为了观察药物对肝炎的准确疗效，一般会选择单纯患有肝炎的患者，而不会选择那些同时患有肝炎和其他疾病（如癌症）的患者，以避免由于药物的交叉反应而影响观察治疗肝炎的新药疗效。由于这种局限性，人们在药品刚刚获得批准上市时对不良反应的认识和研究是不全面的，一些罕见的不良反应往往是未知的，有些甚至无法获得。

典型的上市前获得安全数据的主要局限性：①相对于可能使用该产品大规模较多样化的人群，受试者数量较少，因此很难发现罕见的不良反应；②研究设计中，在统计方面关注疗效更多而不是安全性；③一个严格控制的试验操作（方案规定的实验室检查和定期访问），可能不能反映"真实世界"中的医疗实践；④不确定上市前研究结果对于研究人群之外患者人群（由于合并用药、并发症等）的普适性；⑤相对短的治疗时间将无法观察到具有长潜伏期的不良事件（例如癌症）。

当药物进入市场后，服药人群增至几十万甚至上百万，这些人的身体状况、病史、生活习惯等千差万别。各种服药后的不良反应以及这种新药与其他药物的相互作用纷至沓来，严重的甚至可以危及生命。与临床试验中的患者相比，接受上市后药物治疗的患者具有更多的并发症（包括医学上严重的病症），可能服用更多的合并用药，疾病严重程度不一，或者将药品超说明书使用。因此，新药被批准上市并不意味着这种药物是绝对安全的。

相反，新药的上市是药物警戒的一个新里程碑，并对药物警戒提出了更高的要求。对上市的新药，我们必须密切监测不良反应的发生，及时地将新的不良反应、安全信号进行汇总、分析，发现其规律性。同时，通过各种方式将这些信息传递给医生、科研人员、药师、其他有关的医务工作者和患者，并运用各种手段（如及时更新药品说明书，对医生、药师进行定期培训等）降低风险。这种药物安全与药物警戒的工作应贯穿于药物开始研发到此药撤出市场的药物生命周期的全过程。换言之，不论是研发时期的药物还是上市后的药品，只要这种药物用于患者身上，就必须要保证患者服用后的效益大于风险，以达到保护公众生命安全的目的。

二、药物警戒的责任主体

药物警戒的工作不是一个机构、一个部门能完成的，也不是一蹴而就的权宜之计。它首先需要政府立法，从制度上加以保障，同时需要政府、企业、医疗卫生专业人士坚持不懈地通力合作，更需要全社会持之以恒地严密监督。

（一）药品监管机构的责任

药品监管机构应严格立法、执法，加强监管，要使药品研发和生产部门有法可循。法律、法规和指导文件的制定包括上市前的监管及上市后的视察、稽查；政府立法、执法部门要对制药企业及相关人员进行定期培训，使他们及时了解、熟悉新的法律法规内容并付诸行动。药品生产企业在药物研发的各个阶段要及时与政府监管部门的专家们沟通并获得指导。政府监管部门的专家担负着监管、视察、稽查、向公众及时提供信息的责任，以保证公众健康为己任。对于违法的公司和个人，应交给执法部门依法惩处。

（二）药品上市许可持有人的责任

药品上市许可持有人（药物研发、生产企业）应对药品的整个生命周期（从药物的研发、上市到此药撤出市场）的安全负全部的、不可推卸的责任。这个责任包括医疗、经济、法律以及伦理方面的责任。药品上市前，公司在药品研发的每个阶段都要安排专人负责药品安全。在药品首次用于人体时，要制定安全管理计划，并建立由各部门组成的快速反应小组，以便对临床试验中出现的紧急情况和突发事件给出迅速反应。药品上市后，要全面收集患者服药后的各种不良反应信息，定期分析、评估和上报。若发现并确认了新的安全信号，要对药品说明书进行补充，对严重不良反应则需马上向政府监管部门上报。所有这些工作都是长期的和持久的，直至此药从市场上完全撤出。

为落实药品上市许可持有人的质量安全主体责任，国家药监局制定了《药品上市许可持有人落实药品质量安全主体责任监督管理规定》，自2023年3月1日起实施。《药品上市许可持有人落实药品质量安全主体责任监督管理规定》第六条、第十条、第二十条、第二十一条、第二十八条对药物警戒方面制定了相关要求，具体如下：

第六条规定，法定代表人、企业负责人（主要负责人）对药品质量全面负责。企业负责人全面负责企业日常管理，落实全过程质量管理主体责任；负责配备或者指定药物警戒负责人。

第十条规定，药物警戒负责人负责药物警戒体系的建立、运行和持续改进，确保药物警戒体系符合相关法律法规和药物警戒质量管理规范的要求。药物警戒负责人应当是具备一定职务的管理人员，应当具有：医学、药学、流行病学或者相关专业背景，本科及以上学历或者中级及以上专业技术职称，三年以上从事药物警戒相关工作经历，熟悉我国药物警戒相关法律法规和技术指导原则，具备药物警戒管理工作的知识和技能。

第二十条规定，持有人应当建立药物警戒体系，设立专门的药物警戒部门，按照药物警戒质量管理规范等要求开展药物警戒工作，进行药品不良反应及其他与用药有关的有害反应监测、识别、评估和控制等活动，最大限度地降低药品安全风险。

第二十一条规定，持有人应当制定上市后风险管理计划，主动开展上市后研究，并基于对药品安全性、有效性、质量可控性的上市后研究情况等，定期开展上市后评价，对药品的获益和风险进行综合分析评估。根据评价结果，依法采取修订药品说明书、提高质量标准、完善工艺处方、暂停生产销售、召回药品、申请注销药品批准证明文件等质量提升或者风险防控措施。

对附条件批准的药品，持有人应当采取相应风险管理措施，并在规定期限内按照要求完成相关研究。

第二十八条规定，持有人应当定期进行自检或者内审，监控药品生产质量管理规范、药品经营质量管理规范、药物警戒质量管理规范等实施情况。自检或者内审应当有方案、有记录，自检完成后应当形成自检报告，内容至少包括自检的基本情况、评价的结论以及纠正和预防措施的建议。

（三）医疗卫生专业人士、患者以及全社会的责任

医生、药师及护士身在临床第一线。医生根据患者的具体情况开处方，药师担负着向患者解释药物的适应证、不良反应及服药时的注意事项等责任，护士可随时观察患者服药后的反应并及时告知医生。医务人员和患者应将用药后的不良反应及时反馈给生产厂家和监管部门，这也是制药企业和监管机构获得不良反应信息的主要渠道。同时，由社会不同领域的人员组成的伦理道德委员会，从伦理道德的角度监测临床试验的过程，捍卫受试者的权益，也在保证处于临床试验阶段受试者的安全方面起了重要的作用。

三、药物警戒和药品不良反应监测的关系

药品不良反应监测工作依托组织机构、法规体系、数据信息系统、信息评价评估等技术体系开展，其中评价是整个监测技术体系中最核心的工作。

药物警戒是药品不良反应监测的延伸和进一步提升。药物警戒较之药品不良反应监测的不同之处，主要包括以下几个方面。

（一）监测对象更广

药品不良反应监测的对象是药品不良反应（adverse drug reaction，ADR），也就是合格药品在正常用法用量下出现的与用药目的无关的有害反应，而药物警戒监测的对象，除了药品不良反应，还包括与药品相关的其他问题，例如用药错误，超说明书用药等。

（二）监测期限更长

药品不良反应监测只是监测已上市药品的不良反应，只涉及上市后阶段；药物警戒涉及药品上市前、已上市后的整个药品生命周期的监测。

（三）监测方法更多

我国现行药品不良反应监测，一般采用自愿报告的方法进行监测；药物警戒除了被动报告的方法，在针对重大安全性问题时还采取主动监测、开展上市后研究等措施，来识别药品潜在的风险信号。

（四）工作内容侧重于分析和处理

药品不良反应监测制度，重在要求药品上市许可持有人开展监测，及早发现风险信号；药物警戒包含了从风险发现、识别、评估到控制的全过程，更加侧重要求药品上市许可持有人在监测到信号之后，能够准确识别并控制预防、风险。

四、药物警戒的产生与发展

（一）药物警戒的启蒙

1881年出版的西方医学史上第一部有关药物不良反应的书籍《药物的不良反应》（Untoward Effects of Drugs，by Dr. Lewin），首次记载了药物治病与致病的双重作用，但并未引起大家的高度关注，人们对

药品产生危害的相关知识还是极度缺乏。

1937 年美国磺胺酏剂事件，1960 年沙利度胺等特大药害事件的发生，对社会产生了巨大的影响，促使各国在药品安全监管方面进行立法。1961 年世界卫生组织（WHO）召开了十六届世界卫生大会会议强调，加快传递药品不良反应信息，尽早采取必要行动。

此后世界各国纷纷探索药品不良反应监测相关制度的建设。1961 年美国 FDA 开始收集药品不良反应报告；1964 年英国开始实行药品不良反应监测自发报告制度（黄卡系统）；1969 年日本开始使用药品上市后监测系统；1970 年法国开始建立医院的不良反应监测中心，并于 1973 年正式启动了具有法国特色的药物警戒系统。这一系统的建立，标志着药物警戒理论探索的一大进步。

（二）药物警戒的发展

1996 年，世界卫生组织总部在日内瓦召开了"药物警戒中心建立与运行咨询会"，经过讨论，提出了一系列切实可行的有关如何有效地组织、运行药物警戒体系的技术性指导建议，为各国的药物警戒发展提供建议。

1997 年在意大利西西里岛召开的"拓展药物警戒学有效交流国际会议"，对药物警戒学进行了交流和研讨，形成了 Erice 宣言——药物安全性信息交流，为药物警戒全面发展奠定了基础。

在药物警戒发展过程中，国际医学科学组织委员会和国际人用药品注册技术协调会等多个重要国际组织对药物警戒的法规体系建立起到了重要的作用。

此后，药物警戒科学内涵和世界卫生组织对药物警戒的定义逐渐形成，并达成共识。药物警戒的工作关注药物在应用过程中的安全性内容，始于新药研发和设计，并贯穿于药品的整个生命周期。

任务二　我国药物警戒的发展

一、药品不良反应监测

随着我国化学药品制药工业的起步，20 世纪 50 年代后期，我国开始在部分地区建立青霉素不良反应报告制度；1979 年，卫生部派出药政考察组在英国、瑞典、WHO 总部和美国进行长时间的考察，考察报告中提出了建立药物不良反应报告制度。20 世纪 70 年代后期，我国开始研究建立药品不良反应监测制度。

1989 年，卫生部在中国药品生物制品检定所成立药品不良反应监察中心。这标志着我国药品不良反应报告和监测机构的诞生。同时，全国各地确定了第一批 66 家重点监测医院，解放军总后卫生部确立 19 个重点监察医院，不良反应监察工作从重点监察医院起步。

20 世纪 90 年代，位于北京、天津等地的数十家医院成立药品不良反应监测站；1998 年，我国加入世界卫生组织国家药物监测合作计划，成为第 68 个成员国，并定期向 WHO 中心报送不良反应报告；1999 年，国家药品监督管理局药品不良反应监测中心成立，药品不良反应监测体系逐步建立，国家药品监督管理局与卫生部该年联合颁布了《药品不良反应监测管理办法》（试行），监测系统日臻完善，监测和评价工作取得有目共睹的长足发展；2001 年修订的《药品管理法》确立"国家建立药品不良反应监测制度"，明确了药品不良反应监测的法律地位，自此我国药品不良反应监测工作步入快速发展阶段；2004 年，国家药品不良反应监测系统正式上线运行；31 个省级药品监管部门陆续成立药品不良反应监测中心。我国药品不良反应监测机构是国家药品不良反应监测中心，承担了国家药品不良反应报告和监测资料的收集、评价、反馈和上报，以及全国药品不良反应监测信息网络的建设和维护等职责。截至 2011 年末，我国已经建立 34 个省级药品不良反应监测中心和 333 个地市级药品不良反应监测中心，形成了从国家到县级的四级药品不良反应监测中心。

2017 年我国加入国际人用药品注册技术协调会（International Council for Harmonization，ICH），药物警戒体系不断完善，对不良反应监测的政策以及法律法规框架初步建立。

2019 年 12 月 1 日正式实施的《中华人民共和国药品管理法》中强调，国家对药品管理实行药品上市许可持有人制度，国家建立药物警戒制度。

二、药物警戒

2017 年 6 月 19 号，原国家食品药品监督管理总局加入国际人用药品注册技术协调会，成为全球第 8 个监管机构成员。这意味着我国药品监督管理和医药行业将逐步转化和实施国际技术标准和技术指南。

2018 年 9 月《国家药品监督管理局关于药品上市许可持有人直接报告不良反应事宜的公告》（2018 年第 66 号）发布。

2019 年颁布的《中华人民共和国药品管理法》首次从国家立法角度提出建立药物警戒制度。随着 2019 年 12 月 1 日该法的正式实施，我国开始迈入了药物警戒时代。该法对于药品上市许可持有人主体责任的强调有利于推动持有人持续开展药物警戒相关工作。

2020 年 7 月《国家药监局关于进一步加强药品不良反应监测评价体系和能力建设的意见》明确，转化实施国际人用药品注册技术协调会 E2B（R3）数据标准，建立在线报告、网关传输等多种报告途径，实现数据共享与反馈、风险预警与识别、持有人考核评估智能化等功能，将药品不良反应监测信息纳入品种档案。

2021 年 5 月 13 日正式出台的《药物警戒质量管理规范》（GVP）突出强调了持有人在药品全生命周期中承担的药品安全第一责任人的义务，为建立并持续完善药物警戒体系、规范开展药物警戒活动提供了全方位的指导。随着我国制药行业的发展和上市许可持有人制度的建立，我国的药品监管相关法律法规体系逐步完善，具有实际指导意义的药物警戒活动相关指导原则陆续发布。对于我国药品上市许可持有人规范开展药物警戒活动和有效运行药物警戒体系提供了可参考的依据。

三、药物警戒方法

处理特定状况的最好方法会随产品、适应证、所治疗人群和要处理的具体问题而有所不同。所选择的方法还取决于一个已知的风险，潜在的风险或缺失的信息是否成为安全性问题，以及信号检测、评价或安全性论证是否是进一步研究的主要目的。在选择处理某个安全性问题的方法时，申办者应当采用最恰当的设计。

（一）被动监测

1. 自发报告　自发报告是指医务人员或消费者与制药公司、药品监管机构或其他机构（如 WHO、地区中心、中毒控制中心）进行主动沟通的行为，描述患者使用一种或多种药品后发生一个或多个药物不良反应，并非出自研究或任何有组织的数据收集系统。

药品一旦上市，自发报告在安全性信号鉴别中起主要作用。在许多情况下，公司可以注意到较早期临床试验或其他上市前研究中未观察到的罕见不良事件。自发报告也可以提供有关高危人群，危险因素和已知的药物严重不良反应的临床特征的重要信息。在评价自发性报告时应当谨慎，特别是对药物进行比较时。自发性报告的数据经常是不完整的，病例的报告率取决于许多因素，包括已上市以来的时间，与药物警戒相关的监管活动、媒体关注和药物的适应证。

评价自发报告的系统方法一般有报告率的计算、使用贝叶斯等技术进行信号检测、数据挖掘技术等。近来，已有许多从自发报告中发现安全性信号的系统方法被采用。但其中许多技术尚处于开发过程中，它们识别安全性信号的有效性还有待评估。这些方法包括报告率的计算以及使用贝叶斯（Bayesian）和其他技术进行信号检测。数据挖掘技术也已经用于检验药物—药物相互作用。数据挖掘技术应该始终跟单个病例报告的分析结合在一起使用，而不是代替后者。数据挖掘技术通过使用统计方法发现可能供进一步评价的信号，有助于对自发报告的评价。这个工具并不量化风险的大小，在用于比较药物时应当谨慎。此外，在采用数据挖掘技术时，应当考虑确定检测信号的阈值，因为这与方法的灵敏度和特异性有关（高阈值与高特异性和低灵敏度相关联）。数据挖掘并不能除去影响不良事件自发报告的混淆因素。解释数据挖掘的结果应当知道自发报告系统的缺点，以及更重要的，在不同药物之间ADR 报告率的巨大差异，和自发报告本身的许多潜在偏差。对所有信号进行评价，识别假阳性。此外，没有信号并不意味不存在问题。

2. 病例系列　系列病例报告可以提供药物和某类不良事件之间关联的证据，但是与验证药物暴露和结果之间的关联性相比，通常它们在提出假设方面更有用。已知某些不良事件经常与药物治疗相关联，如过敏性反应，再生障碍性贫血，中毒性表皮坏死松解症（toxic epideral necrolysis）和 Stevens - Johnson 综合征。因此，当这些事件被自发报告时，申办者对这些报告应当更重视细致和迅速的随访。

（二）激励报告

已经有数种方法来鼓励和促使特定场所（如住院部）的医护人员在产品新上市或在限定时间段进行报告。这些方法包括不良事件的在线报告和在预设的方法基础上系统性地激励不良事件报告。尽管已经证明这些方法能改善报告量，它们也有被动监测的局限性，特别是选择性报告和资料不完整。

在上市后早期阶段，公司可能积极地向医护人员提供安全性资料，鼓励谨慎使用新产品并在发现一个不良事件时提交自发报告。可以在产品上市前制定一个计划（如 通过公司代表的现场访问、直接邮寄或传真等）。在上市后早期阶段激励不良事件报告，可促使公司告知医护人员新的治疗方法，并尽早提供在一般人群应用的安全性资料（如在日本的上市后早期阶段警戒，EPPV）。这应当被视为自发事件报告的一种形式，从激励报告得到的数据不能用于计算准确的发生率，但是可以估算报告率。

（三）主动监测

与被动监测形成对照，主动监测通过一种持续的预先组织的活动来确定不良事件数。主动监测的一个例子是通过风险管理项目随访接受特定药物治疗的患者。可能要求按处方配药的患者完成一个简单的调查表并同意以后进行联系。通常，与被动报告系统相比，通过主动监测系统得到单个不良事件报告的全面数据更加切实可行。

1. 哨点　在一个哨点现场，主动监测可通过审阅病历或约见患者和/或医生来实现，以确保从这些现场报告的不良事件数据是完整和准确的。所选择的现场可以提供在被动自发报告系统中不可能得到的信息，例如从特殊患者亚组得到的数据。此外，可以在特定的哨点收集使用药物的信息，如药物滥用。哨点的主要弱点是选择偏倚，患者数目小，费用增加。哨点的主动监测对主要用于社会公共机构，如医院、疗养院、血液透析中心等的药物最有效。这些社会公共机构使用某些药品的频率更高，也可以提供专门报告所需的基础设施。此外，某些临床机构的计算机化实验室报告对实验室异常值的自动监测可以提供有效的主动监测系统。哨点现场的强化监测也有助于识别使用孤儿药（orphan drug）患者的风险。

2. 药物事件监测　药物事件监测是主动药物警戒监测的一种方法。在药物事件监测中，从电子处方数据或自动健康保险索赔数据库中确定患者。然后，在预先指定的时间内将随访调查表送达每位处方医生或患者，以得到结果资料。调查表内容可包括患者的人口学特征、治疗指征、疗程（包括开始日期）、剂量、临床事件和中止治疗的原因。药物事件监测的局限性包括医生和患者响应率低和收集数据不集中，这可能会掩盖重要信号。此外，如何保护患者的隐私也是关注的焦点，另一方面，应从更多医生和/或患者群体中收集更为详细的不良事件资料。

3. 登记　登记是将具有同样特征的患者进行列表，这种特征可以是一种疾病（疾病登记）或一个具体的暴露（药物登记）。这两类登记，区别仅仅是要研究的患者数据的类型，可以用标准的调查表以前瞻性的方式收集一套资料。疾病登记，如血液异常、严重的皮肤反应或先天性畸形，有助于收集与某一临床病症关联的药物暴露情况以及其他可能相关的因素。疾病登记也可以用作病例-对照研究的基础，比如将登记表中患有某种特定疾病的一组患者作为病例组，登记表中（或登记表外）不患有该疾病但具有可比性的一组个体作为对照组，比较两组暴露的差异。

（药物）暴露登记针对暴露于所研究药物（如暴露于生物制剂的风湿性关节炎患者的登记）的人群，以决定药物是否对这个患者组有特别的影响。有些暴露登记注重在特殊人群（如妊娠妇女）中的药物暴露。对患者进行长期随访并将他们包含在一个队列研究中，用标准的调查表收集不良事件数据。单一队列研究可以测量发生率，但是没有对照组就不能提供关联性的证明。然而，队列研究有助于信号放大，特别是对罕见的结局。当检查一种用于特殊病症的孤儿药的安全性时，这类登记非常有价值。

（四）比较观察研究

传统的流行病学方法是不良事件评价方法中的基础组成部分。有许多观察研究设计有助于确认来自自发性报告或病例系列的信号。这些设计的主要类型是横断面研究，病例对照研究和队列研究（回顾性的和前瞻性的）。

1. 横断面研究（调查）　无论患者的暴露或疾病状态，在单一时间点（或时间段）收集患者人群的数据就构成横断面研究。这类研究主要用于收集数据进行调查或生态分析。横断面研究的主要缺点是不能直接说明暴露和结局之间的时间关系。这些研究最好用于调查一个疾病在一个时间点的流行，或在可以取得连续时间点数据时，调查疾病随时间的变化趋势。这些研究也可以用于调查生态学分析中暴露和结局之间的天然关联（crude association）。横断面研究最好用于暴露并不随时间改变的情形。

2. 病例-对照研究　在病例-对照研究中，先确定患病（或发生关注的事件）的患者作为病例组。然后，从产生病例的源人群中选择没有所关注疾病或事件的患者为对照组。对照的选择方式应当是，在对照组中暴露的流行程度能代表其在源人群中的流行程度。从而通过估算两组中患病的相对风险（比率比）来比较两个组的暴露情况的差异。可以从现有数据库中确定患者，或采用专门为此研究目的而收集的数据。如果寻求特殊人群的安全性资料，病例和对照可以根据所关注的人群分层（老人、儿童、妊娠妇女等）。对于罕见不良事件，现有的大型人口数据库是有用且有效的方式，可在相对短的时间内提供必要的药物暴露和医疗结果数据。当目标是研究一种药物（或几种药物）与某特定的罕见不良事件之间是否有关联，以及鉴别不良事件的危险因素时，病例-对照研究会特别有用。危险因素可包括那些可能改变药物暴露与不良事件之间关系的病症，如肝肾功能不全。在特定状况下，一个病例-对照研究可以提供事件的绝对发生率。如果收集到一个特定数据集中的所有病例（或一个定义明确的病例群），并且已知该源人群的对照病例数，就可以计算发生率。

3. 队列研究　在队列研究中，全程随访可能罹患疾病（或发生事件）的风险人群，并观察疾病（或事件）随时间变化的发生情况。通过每个患者的随访获知在研究期间的药物暴露情况。患者可能在随访期的某个时间点暴露于一种药物，但在另一个时间点并不暴露。因为在随访期间的群体暴露已知，所以可以计算发生率。在许多涉及药物暴露的队列研究中，根据用药情况选择特别关注的对照队列，并进行长期随访。当即需要知道不良事件的相对风险，又需要知道不良事件的发生率时，可采用队列研究。用一个队列研究中的相同数据源，也可以研究多个不良事件。但是，招募足够数量暴露于所要研究药物（如一个孤儿药）的患者或研究非常罕见的结局会有一定难度。与病例－对照研究一样，可以从大型自动化数据库中确定队列研究的患者或为该研究专门收集数据。此外，如果存在足够数量的患者，队列研究可通过大量取样或将队列分层来检测特殊人群（老年人、儿童、有伴发疾病的患者、妊娠妇女）中的安全性问题。

有数个自动化数据库可用于药物流行病学研究，包括自动化病历或自动化会计/账单系统的数据库。从会计/账单系统创建的数据库可以与药房结算（claims）和医疗结算数据库连接。这些数据库有数百万患者，因为它们是为了管理或计费目的而创建，可能没有某些研究需要的详细和准确的资料，如有效的诊断资料或实验室数据。尽管病历可用于确定和证实检验结果与医疗诊断，使用者应当充分了解适用于患者病历的隐私和保密性规则。

（五）目标临床研究

如果在批准上市前的临床研究中识别出重要风险，则需要进一步地临床研究评价不良反应的作用机制。在某些情况下，可能进行药效动力学和药代动力学研究来确定一种特定的给药剂量是否会增加患者发生不良事件的风险。基因检测也可以提供线索，提示哪些患者组可能有更高的不良事件风险。而且，根据药理学特性和药物在一般临床实践中的预期使用，可能需要进行专门的研究以调查潜在的药物－药物相互作用和食物－药物相互作用，这些研究包括群体药代动力学研究以及在患者和正常志愿者中的药物浓度监测。

在上市前临床研究中，有时候可能发现在特殊人群中的潜在风险或无法预料的获益，但是由于样本量小或者从临床研究中排除了这些患者亚组而不能充分量化，这些人群可能包括老人、儿童、肾或肝功能异常的患者。儿童、老人、有伴发疾病的患者，他们对药物的代谢过程可能不同于临床试验中招募的患者。进一步的临床试验可能用于确定这种人群中风险（或获益）的大小。

要在正式/传统的临床试验情况以外说明一个药物的获益－风险特征和/或充分量化一个严重但相对罕见的不良事件，可以实施一个大规模的简化试验。在大规模简化临床试验中一般需要随机化以避免选择偏倚，但是在这一类试验中，为保证研究的方便和实用性需要集中研究目的。这种方法的一个局限是，结果测量太过简化从而影响试验的质量和最终的用途，大规模的简化试验同样需要大量资源。

（六）描述性研究

描述性研究虽然不是为了发现或验证与药物暴露关联的不良事件，却也是药物警戒的重要组分。这些研究主要用于获得结果事件的背景发生率和/或确定药物在特殊人群中使用的普遍性。

1. 疾病的自然史　流行病学学科最初侧重于疾病的自然史，包括患病患者的特征、疾病在所选择人群中的分布以及估算可能结局的发病率和流行情况。这些结局包括对疾病治疗类型和不良事件的描述。某些检验不良事件特殊方面的研究，如研究背景发病率或要研究的不良事件的风险因素，可用于帮助更好地诠释自发性报告。例如，可以利用疾病登记进行一个流行病学研究，了解在特殊亚组，如有并发疾病的患者中可能发生某种事件的频率。

2. 药物应用研究　药物应用研究（drug utilisation study，DUS）描述一个药物如何营销、处方和用于人群，以及这些因素如何影响结局，包括临床、社会性和经济性结局。这些研究提供关于特殊人群的数据，如老年人、儿童、或肝、肾功能不全的患者，经常用年龄、性别、伴随用药以及其他特征分层。DUS 可用于确定一个产品是否被用于这些人群，这些研究的分母数据可以用于确定药物不良反应发生率。DUS 已经被用于描述监管活动和媒体关注对药物使用的影响，以及逐步开展估算药物成本的经济负担。DUS 可用于研究所推荐临床指南和实际临床实践之间的关系，这些研究通过检查患者是否在使用递增剂量方案或是否有不恰当的重复处方证据，帮助确定一个药物是否有可能滥用，这些研究的主要局限包括缺少临床结局数据或用药指征的资料。

上述列出的药物警戒方法并非全部，申办者应当采用相关并适用的最新方法。设计严谨并严格实施的药物流行学病研究，特别是观察性（非干预、非实验性）研究是药物警戒的重要工具。在观察性研究中，研究者除了正常医疗实践以外不控制治疗，对正在进行的医疗活动的结局进行观察和评价。在观察性研究开始前，应当确定试验方案。应当咨询来自相关专业的专家（如药物警戒学专家，药物流行病学家和统计学家）。在开始研究前与药品监管机构讨论试验方案、试验应当被提前终止的情形，并事先记录在案。研究方案至少应当包括研究目标和目的、采用的方法和分析计划。最终研究报告应当准确和完整地表达研究目的、方法、结果和主要研究者对发现的解释。研究过程中申办者通常被建议遵循观察性研究的流行病学研究规范和国际公认的指导原则，如国际药物流行病学学会认可的指导原则。在某些 ICH 地区，也应当服从适用于观察性研究设计和实施的地方法规和指导原则。在执行过程中应当始终坚持最高标准和保密性，遵守有关数据保护的相关国家法规。

任务三　药物警戒法规体系的熟悉

随着我国制药行业的发展和上市许可持有人制度的建立，我国药物警戒法律法规体系逐步完善。具有实际指导意义的药物警戒活动相关指导原则陆续发布，对于我国药品上市许可持有人规范开展药物警戒活动和有效运行药物警戒体系提供了可参考的依据。

一、药物警戒法规

《药品管理法》（2019 年修订）是药物警戒相关法规体系的纲领性规定。2021 年 5 月发布的《药物警戒质量管理规范》，突出强调了药品上市许可持有人在药品全生命周期中承担的药品安全第一责任人的义务。我国与药物警戒相关的法律法规规章制度如表 1-1 所示。

表 1-1　我国药物警戒相关法规规章制度

名称	立法层级	发布时间
药品管理法	法律	2019 年 8 月 26 日
药品注册管理办法	部门规章	2020 年 3 月 30 日
药品生产监督管理办法	部门规章	2020 年 3 月 30 日
药品不良反应报告和监测管理办法（卫生部令第 81 号）	部门规章	2011 年 5 月 4 日
药品定期安全性更新报告撰写规范	规范性文件	2012 年 9 月 6 日
药品不良反应报告和监测检查指南（试行）（已废止）	规范性文件	2015 年 7 月 2 日

续表

名称	立法层级	发布时间
关于药品上市许可持有人直接报告不良反应事宜的公告（66 号公告）	规范性文件	2018 年 9 月 30 日
个例药品不良反应收集和报告指导原则（131 号通告）	规范性文件	2018 年 12 月 21 日
药物临床试验期间安全性数据快速报告标准和程序	规范性文件	2019 年 4 月 27 日
上市药品临床安全性文献评价指导原则（试行）	规范性文件	2019 年 6 月 18 日
关于适用《E1：人群暴露程度：评估非危及生命性疾病长期治疗药物的临床安全性》等 15 个国际人用药品注册技术协调会（ICH）指导原则	规范性文件	2019 年 11 月 12 日
个例安全性报告 E2B（R3）区域实施指南	规范性文件	2019 年 11 月 12 日
药品上市许可持有人药物警戒年度报告撰写指南（试行）	规范性文件	2019 年 11 月 29 日
关于发布《上市许可持有人药品不良反应报告表（试行）》及填表说明的通知	规范性文件	2020 年 1 月 8 日
关于发布药物警戒委托协议撰写指导原则（试行）的通知	规范性文件	2020 年 6 月 4 日
国家药监局关于发布药品记录与数据管理要求（试行）（2020 年第 74 号）	规范性文件	2020 年 7 月 1 日
药监局关于发布药物警戒质量管理规范的公告	规范性文件	2021 年 5 月 13 日
国家药监局关于印发《药物警戒检查指导原则》的通知	规范性文件	2022 年 4 月 15 日
药品上市许可持有人落实药品质量安全主体责任监督管理规定	规范性文件	2022 年 12 月 29 日

二、药物警戒的法定要求

《药品管理法》（2019 年修订）在总则中提出"国家建立药物警戒制度，对药品不良反应及其他与用药有关的有害反应进行监测、识别、评估和控制"，这是我国法律首次明确提出药物警戒要求。由相对单纯的药品不良反应监测工作，转向药物警戒工作。其内涵、范围、工作内容均有变化，药物警戒理念贯穿药品全生命周期，其不仅关注药品不良反应，也涉及不合理用药、质量不合格等多种药品相关问题，其核心由监测向风险管理转变，对监管人员和药品上市许可持有人开展具体工作提出了新的挑战和要求。

《药品管理法》（2019 年修订）规定了"药物警戒"要求，这是为了确保药品的安全性和有效性，保护公众的健康。药物警戒是指在药品的研发、生产、流通、使用等各个环节中，对药品的安全性、有效性、质量可控性等进行监测、评估和预警的过程。

药物警戒是药品管理的重要内容，是药品安全管理的基本保障。在药品的研发阶段，需要对药物的安全性、约效、毒副作用等进行允分的评估和测试，以确保药物的安全性和有效性。在生产阶段，需要对药品的生产工艺、原材料、中间体、成品等进行严格的控制和监测，以确保药品的质量可控性。在流通阶段，需要对药品的储存、运输、配送、销售等环节进行监控和管理，以确保药品的质量和安全性。在使用阶段，需要对药品的使用方法、剂量、频率、不良反应等进行监测和评估，以确保公众的安全和用药的有效性。

为了确保药物警戒的有效实施，《药品管理法》（2019 年修订）规定了以下要求：

（1）《药品管理法》（2019 年修订）将药物警戒制度以法律形式固定下来。

（2）药品生产企业和经营企业应当建立药物警戒制度，制定药物警戒计划，并定期对药物的安全性、有效性、质量可控性等进行监测和评估。药品生产企业和经营企业应当对药物警戒制度进行培训和宣传，确保员工了解药物警戒的基本知识和操作流程。

（3）药品监管部门应当加强对药物警戒制度实施情况的监督检查，对不符合要求的药品生产企业和经营企业进行处罚。

（4）药品监管部门应当建立药物警戒信息共享机制，对药物警戒信息进行及时、准确、全面的收集、分析和发布，为公众提供用药指导和决策支持。监管部门作为权威推动力量，通过不断完善的法律法规来促进MAH药物警戒体系的建立、逐渐转变角色成为药品不良反应报告的主体。《药品管理法》（2019年修订）作为我国第一部明确使用"药物警戒"概念的法律，其中相当多的条款涉及药物警戒，这一情形同样也出现在《疫苗管理法》中。配套的法规、规章及规范性文件的相继出台推进了MAH药物警戒工作的开展；而MAH尤其需要注意药物警戒工作的合规性。

药物警戒是药品安全管理的基本保障，《药品管理法》（2019年修订）的规定为药物警戒的有效实施提供了有力的法律支持和保障。该法明确规定药物警戒工作的主体是药品上市许可持有人。第三十条规定"药品上市许可持有人应当依照本法规定，对药品的非临床研究、临床试验、生产经营、上市后研究、不良反应监测及报告与处理等承担责任"，并在第十章法律责任中规定了"药品上市许可持有人未按照规定开展药品不良反应监测或者报告疑似药品不良反应""责令召回而拒不召回"等事项的罚则要求，不仅明确了持有人的主体责任，也大幅提升了对持有人开展相关工作的约束力。该法阐明了药物警戒工作应开展的关键活动。《药品管理法》（2019年修订）第七章"药品上市后管理"第七十条规定："药品上市许可持有人应当制定药品上市后风险管理计划，主动开展药品上市后研究，对药品的安全性、有效性和质量可控性进行进一步确证，加强对已上市药品的持续管理。"第八十条规定："药品上市许可持有人应当开展药品上市后不良反应监测，主动收集、跟踪分析疑似药品不良反应信息，对已识别风险的药品及时采取风险控制措施"，上述要求与总则部分药物警戒制度描述中的监测、识别、评估和控制相对应。

三、药物警戒的合规要求

1. 基本要求　药品不良反应监测工作是我国药物警戒工作的基础。作为药品不良反应监测工作的主要依据，《药品不良反应报告和监测管理办法》于2011年7月1日起施行，共8章67条。该办法内容涵盖了立法目的、适用范围、职权划分、机构职责、报告制度、评价制度及控制措施等。

《药品不良反应报告和监测管理办法》明确了监管部门和监测机构在药品不良反应监测工作中的职责，规范了药品不良反应的报告和处置要求，引入了定期安全性更新报告和重点监测制度，整体上强化了药品生产企业在药品不良反应监测工作中的角色与要求。该办法促进了我国药品不良反应监测体系的建立与完善。

2018年9月《关于药品上市许可持有人直接报告不良反应事宜的公告》（66号令）中不良反应的报告范围（包括患者使用药品出现的与用药目的无关且无法排除与药品存在相关性的所有有害反应，其中包括因药品质量问题引起的或者可能与超适应证用药、超剂量用药、禁忌证用药等相关的有害反应）已等同于药物警戒研究范围。

2020年7月《国家药品监督管理局关于进一步加强药品不良反应监测评价体系和能力建设的意见》中明确我国要打造高效能的国家药品不良反应监测信息系统。将药品不良反应监测信息纳入品种档案，探索患者直接报告不良反应渠道，建成方便报告、易用兼容的国家药品不良反应监测信息系统。我国药物警戒监测系统主要是指国家药品不良反应监测系统，该系统中的药品不良反应报告与管理由药品上市许可持有人直接报告不良反应监测系统、医疗机构/经营企业报告不良反应监测系统和监测机构不良反应管理系统三部分组成。根据规定，新的、严重不良反应/事件应在15日内报告，对造成严重人身伤害或死亡的严重不良反应/事件应立即报告，其他类型的不良反应/事件应在30日内报告；药品上市许可持有人应撰写和上报定期安全性更新报告（PSUR）和药物警戒年度报告。2018 年，国家药品不良反应监测系统收到药品不良反应报告 149.9 万份；1999 年至 2018 年，全国药品不良反应监测网络累计收到《药品不良反应/事件报告表》1368 万份。我国于 1998 年成为 WHO 国际药物监测合作计划的正式成员国，向乌普萨拉监测中心（Uppsala Monitoring Center，UMC）报送不良反应监测数据。在 2019 年 10 月，我国与 UMC 签署的药品不良反应监测工作合作意向草案，将进一步提高我国药物警戒技术水平。

2. 上市前药物警戒合规要求　随着我国药品监督部门加入 ICH，以及药品不良反应监测向贯穿药品全生命周期的药物警戒过度转变，药品上市前阶段的药物警戒法规体系进一步完善，工作要求逐步与国际要求接轨。

2018 年 1 月 25 日发布的《关于适用国际人用药品注册技术协调会二级指导原则的公告》中规定，自 2018 年 5 月 1 日起药物临床研究期间报告严重且非预期的药品不良反应，适用《E2A：临床数据安全的管理：快速报告的定义和标准》《M1：监管活动医学辞典（MedDRA）》《E2B（R3）临床安全数据的管理：个例安全报告传输的数据元素》。

📖 知识拓展

监管活动医学词典（MedDRA）

监管活动医学词典（Medical Dictionary for Regulatory Activities，MedDRA）中文译名为监管活动医学词典，是在 ICH 的主办下编制的医学标准术语集，用于整个监管过程（上市前至上市后）包括数据的录入、检索、评价和呈现，其用户包括监管机构和工业界。MedDRA 可用于信号检测和临床症状监测。

MedDRA 约含 80000 个术语，每个术语均有一个唯一的 8 位阿拉伯数字代码，共包含五个层次：低位语（LLT）、优选术语（PT）、高位语（HLT）、高位组语（HLGT）及系统器官分类（SOC）。MedDRA 是一种多语言术语，目前有 11 种语言版本（包括中文版），MedDRA 每半年更新一次。

MedDRA 的宗旨是：①提供全球使用的国际标准；②为用户提供一个内容丰富，详细的医学标准术语；③利用其纵向结构和标准 MedDRA 分析查询（SMQ）帮助用户发掘，分析信号；④促进人用医疗产品国际监管信息的共享和信息沟通。

标准 MedDRA 分析查询（Standardised MedDRA Queries，SMQ），是为方便 MedDRA 编码数据检索而开发的一款工具，用于药物警戒和临床研发过程数据分析的第一步。SMQ 含有与其课题相关的 MedDRA 术语，术语的选择是经大量审核、测试、分析及专家讨论而决定的。SMQ 是 MedDRA 的一个功能，是支持安全分析和报告的工具。SMQ 涵盖的主题旨在解决监管方和行业用户所需的重要药物警戒问题。目前创建的 SMQ 逾 100 个，可按需创建其他 SMQ。以下是用户可使用的 SMQ 示例：

- 速发过敏反应　● 中枢神经系统血管疾病　● 惊厥　● 抑郁及和自杀/自伤
- 药物滥用、依赖和戒除　● 高血糖症/新发糖尿病　● 超敏性
- 缺血性心脏病　● 缺乏疗效/效果　● 用药错误　● 严重皮肤不良反应

2018 年 6 月 3 日发布的《药物临床试验期间安全性数据快速报告标准和程序》进一步明确了药物临床试验期间非预期严重不良反应（SUSAR）快速报告的途径和要求。

2018 年 9 月 13 日发布的《抗肿瘤药物上市申请时的风险管理计划撰写的格式与内容要求》，作为我国对风险管理计划的首份指导性文件，该文件依据 ICH E2E 指导原则的要求，主要针对抗肿瘤药品。

2020 年 3 月 30 日发布的《药品注册管理办法》第二十八条、第七十六条和第八十三条分别明确了

药物临床试验、上市后安全性和有效性研究以及药品再注册工作对药物警戒内容的要求。对临床试验期间不良事件的报告进行了规定，对药物临床试验期间出现的可疑且非预期严重不良反应和其他潜在的严重安全性风险信息，患者应当按照相关要求及时向国家药品审评中心报告。对药物临床试验中出现大范围、非预期的严重不良反应，或者有证据证明临床试验用药品存在严重质量问题时，申办者和药物临床试验机构应当立即停止药物临床试验。此外还明确规定，申请人应定期提交研发期间安全性更新报告（DSUR）。该办法在更新和细化安全性信息报告要求的同时，提出了安全性评价的具体要求，并将获益风险评估的理念贯穿整个管理办法。这些规定与 ICH E2F 指导原则相对应，我国药物警戒制度逐步与国际接轨。

2020 年新修订《药品生产监督管理办法》第四十一条第一款规定："药品上市许可持有人应当建立药物警戒体系，按照国家药品监督管理局制定的药物警戒质量管理规范开展药物警戒工作。"

3. 上市后药物警戒合规要求 2012 年 9 月发布的《药品定期安全性更新报告撰写规范》，遵循 ICH 指导原则 E2C（R1）的要求，为药品生产企业撰写药品定期安全性更新报告提供了指导。

2015 年 7 月发布的《药品不良反应报告和监测检查指南（试行）》首次对药品生产企业药品不良反应监测工作的要求进行了细化梳理，并附检查要点，包括 9 个方面 38 项要求。监督管理部门以开展检查为契机，进一步落实药品生产企业的主体责任和工作方法，提升了药品生产企业对药品不良反应监测的主体意识和工作能力。

2017 年 10 月 8 日发布的《关于深化审评审批制度改革，鼓励药品医疗器械创新的意见》，第一次提出由药品上市许可持有人承担药品不良反应报告的主体责任，并通过引入药品全生命周期管理，建立药品上市许可持有人直接报告药品不良反应制度。

随着 2017 年我国加入 ICH，药品不良反应监测开始向药物警戒过度转变。

2018 年 9 月发布的《关于药品上市许可持有人直接报告不良反应事宜的公告》除了落实药品上市许可持有人直接报告制度的相关要求外，还对持有人在建立健全药品不良反应监测体系、报告不良反应、分析评价不良反应监测数据、采取有效的风险控制措施、保障公众用药安全等方面提出了系统性要求。该公告起到了与 ICH 相关指导原则、药物警戒制度相衔接的作用，是推动持有人由药品不良反应监测工作转向药物警戒工作的新开端。

2018 年至 2019 年底发布的《个例药品不良反应收集和报告指导原则》《药物临床试验期间安全性数据快速报告标准和程序》《上市药品临床安全性文献评价指导原则（试行）》《关于适用 < E1：人群暴露程度：评估非危及生命性疾病长期治疗药物的临床安全性 > 等 15 个国际人用药品注册技术协调会指导原则》《个例安全性报告 E2B（R3）区域实施指南》《药品上市许可持有人药物警戒年度报告撰写指南（试行）》，为药品上市许可持有人开展药物警戒具体工作提供了技术指导，ICH E2E 指导原则开始在我国落地实施。

2020 年 7 月 1 日，国家药监局发布《药品记录与数据管理要求》（试行）。

我国药物警戒相关法律文件和指导原则的陆续发布反映了国家对药物警戒制度的重视，有利于药品上市许可持有人依照法律法规、规章制度、指导原则的要求，构建适宜我国实际情况的药物警戒体系，为持有人开展药物警戒活动提出了合规要求，提供了方法，提升了我国制药行业的整体药品安全责任意识和管理水平。

4. GVP 符合性要求 2021 年 5 月 13 日《药物警戒质量管理规范》正式发布，2021 年 12 月 1 日起正式施行。药品警戒质量管理规范，将药品风险管理的要求贯穿药物研发、生产上市、销售全过程当中，从风险信息的收集到风险的识别、评估与控制，是药品上市许可持有人开展药品风险管理活动的纲领性文件。制定 GVP 的目的是为了规范和指导药品上市许可持有人和药品注册申请人的药物警戒活动。该规范包括总则、质量管理、机构人员与资源、监测与报告、风险识别与评估、风险控制、文件记录与数据管理、临床试验期间药物警戒、附则，共 9 章 134 条。

《药物警戒质量管理规范》明晰了药物警戒活动中的相关术语，细化了持有人建立药物警戒组织体系及岗位职责，要求持有人建立药物警戒质量体系，并不断提升体系的运行效能，在药品安全性数据和信息监测基础上，强调了风险识别、评估与风险控制的要求。GVP 还要求持有人保证药物警戒活动的持续性和可延续性，持有人应当规范记录药物警戒活动的过程和结果，要求妥善管理药物警戒活动产生的记录与数据，记录与数据应当真实、准确、完整，保证药物警戒活动可追溯。持有人转让药品上市许可的，应当同时移交药物警戒的所有记录和数据，确保移交过程中记录和数据不被遗失。

2022 年 4 月 15 日，国家药监局印发了《药物警戒检查指导原则》（国药监药管〔2022〕17 号），其目的是为了落实《药品管理法》《疫苗管理法》有关建立药物警戒制度的要求，指导药品监督管理部门科学规范开展药物警戒检查工作。《药物警戒检查指导原则》要求，省级药品监督管理部门要督促指导辖区内药品上市许可持有人进一步完善药物警戒体系，规范开展药物警戒活动，确保持续符合《药物警戒质量管理规范》，切实履行药物警戒主体责任。省级药品监督管理部门可结合辖区的监管实际，在日常监管工作中纳入药物警戒检查相关内容，科学制定检查计划，有序高效组织实施，工作中可进一步细化相关工作内容、完善相关工作要求，切实落实属地监管责任。《药物警戒检查指导原则》自 2022 年 4 月 15 日起施行，原国家食品药品监管总局于 2015 年 7 月 2 日印发的《食品药品监管总局关于印发药品不良反应报告和监测检查指南（试行）的通知》（食药监药化监〔2015〕78 号）同时废止。

实训 1　药物警戒法规梳理

【实训目的】

通过对我国药物警戒相关法律法规、规章、规范性文件的查找梳理，系统地了解药物警戒立法的总体情况，熟悉国内药物警戒方面 1~2 个主要规范性文件名称、内容概要，重点掌握 MAH 开展药物警戒活动的合规要求，进而提升学生的药物警戒合规意识。

【实训准备】

1. 班级按要求分组、选举团队负责人、进行团队目标设置、任务拆解、任务分工。
2. 药物警戒法规目录表。
3. 法规文本查询渠道表。
4. 成果范例。
5. 实训评分标准。

【实施步骤】

1. 班级同学按 5~7 人组成若干学习团队，选出团队负责人 1 名。
2. 各组分析讨论实训项目，分解实训任务，明确团队成员的分工及完成时限，设置学习目标。
3. 做好准备，共同学习实训任务的相关知识，列出药物警戒规章与规范性文件的名称、查找渠道、具体负责成员。

4. 团队每位成员根据任务分工，查找到相关药物警戒法规文本，并对其内容进行概要式的整理，例如制作成 PPT、思维导图、学习笔记，按团队时限要求完成任务后，提交给团队负责人。

5. 在截止时间前提交到学习通《药物警戒实务》课程平台。

6. 课堂分享与讨论。

7. 课堂分享后，在自愿的前提下可修改提升实训作品一次。

【注意事项】

1. 团队分工必须明确，在成果中注明角色分工，自评分值。

2. 团队内容对各自分工的学习成果根据实训评分标准进行互评评分。

3. 团队互评评分时应当选出一个最优、一个最差，并列出理由。

4. 团队负责人应当认真组织，有责任心，公平公正，做好团队考核记录并提交给老师。

【评分标准】

【实训评分标准】

班级：　　　　姓名：　　　　学号：　　　　得分：

项目	分值	实训考核指标	得分及扣分依据
组织分工 （20分）	6	团队角色清楚、自评互评公正	
	6	任务分解合理、团队分工明确	
	8	团队目标清晰、完成时限适当	
实训作品 （70分）	5	作品构件元素完整	
	10	作品体例排版规范	
	10	作品内容概括简洁	
	10	作品设计美观大方	
	15	作品按时完成	
	10	作品形式与内容互融互合	
	10	作品内容完整	
分享或修改 （10分）	10	课堂分享表达流畅 或者修改后有明显进步	
总分			

目标检测

答案解析

一、单项选择题

1. 应当对药品的非临床研究、临床试验、生产经营、上市后研究、不良反应监测及报告与处理等承担主体责任的是（　　）

A. 药品上市许可持有人　　　　　　　　B. 销售公司

C. 医疗机构　　　　　　　　　　　　　D. 药品经营企业

2.《药品管理法》（2019 年修订）规定，国家建立（　　），对药品不良反应及其他与用药有关的有害反应进行监测、识别、评估和控制

    A. 不良反应报告制度　　　　　　　　　　　B. 药物警戒制度

    C. 顾客投诉处理机制　　　　　　　　　　　D. 药品监测控制制度

3.《药物警戒质量管理规范》正式发布与正式施行的时间为（　　）

    A. 2021 年 5 月 13 日，2021 年 12 月 1 日

    B. 2020 年 5 月 13 日，2021 年 12 月 1 日

    C. 2020 年 5 月 13 日，2020 年 12 月 1 日

    D. 2022 年 5 月 13 日，2022 年 12 月 1 日

4. 我国《药物警戒质量管理规范》明确指出，药物警戒活动是对药品不良反应及其他与用药有关的有害反应进行的活动，其中不包括（　　）

    A. 监测　　　　　　　　B. 识别　　　　　　　　C. 评估

    D. 报告　　　　　　　　E. 控制

5.《药物警戒质量管理规范》的英文简称为（　　）

    A. GAP　　　　　　　　B. GLP　　　　　　　　C. GCP　　　　　　　　D. GVP

6. 在我国，药品不良反应是指合格药品在正常用法用量下出现的与用药目的无关的有害反应。其英文简称为（　　）

    A. ADE　　　　　　　　B. ADR　　　　　　　　C. PV　　　　　　　　D. ICH

7. 药品上市许可持有人英文简称为（　　）

    A. DMA　　　　　　　　B. DAP　　　　　　　　C. MAH　　　　　　　　D. CRO

二、多项选择题

8. 药物警戒较之药品不良反应监测的不同之处，主要包括（　　）

    A. 监测对象更广　　　　　　　　　　　　　B. 监测期限更长

    C. 监测方法更多　　　　　　　　　　　　　D. 报告频率更高

    E. 工作内容侧重于分析和处理

9. 上市许可持有人报告范围包括患者使用药品出现的与用药目的无关且无法排除与药品存在相关性的所有有害反应，其中包括因药品质量问题引起的或者可能与（　　）等相关的有害反应

    A. 超适应证用药　　　　B. 超剂量用药　　　　C. 禁忌证用药

    D. 药品质量问题　　　　E. 疗效不明显

10. 药物警戒的涉及范围有（　　）

    A. 药物不良反应　　　　　　　　　　　　　B. 药物的滥用与误用

    C. 用药错误　　　　　　　　　　　　　　　D. 不合格药品

    E. 缺乏疗效的报告

项目二　GVP 研读

PPT

学习目标

1. 掌握药物警戒质量管理规范重要条款。
2. 熟悉我国药物警戒质量管理规范的基本框架。
3. 了解国外药物警戒质量管理规范的概况。
4. 学会 GVP 文本的整理与解读。
5. 养成药物警戒合规意识。

岗位情景模拟

情景描述　某企业药物安全专员的招聘信息，药物安全专员岗位职责：（1）PV&QA 相关信息处理工作。接听并答复有关 PV/QA 方面的电话报告/咨询/投诉；制作中文信息报告表后转交相关负责人，并获得回复；在 PV 医学顾问指导下制作、更新 Q&A 表，并灵活运用和归档；每日检索确认公司 CC、MIE、SPS 系统，发现药品安全性和产品质量相关信息，及时向 PV 和 QA 相关负责人报告，并对处理结果进行跟踪记录。（2）公共邮箱的整理。检查并管理 Drugsafety 邮箱中 API 来源的 CIOMS 报告表，整理发送发生地为中国的 CIOMS 表；检查 PV 邮箱，对超过一个工作日的邮件进行内部提醒；检查文献综述表单，跟踪本地文献。（3）海外不良事件报告。每两周对集团公司药物警戒部提供的海外不良事件列表进行整理，翻译转化成合乎中国法规要求的列表；对合作方提供的海外不良事件列表进行整理，转化成为合乎中国要求的列表；在时限内向国家当局进行报告。（4）不良事件收集、报告与管理。完成部分产品的英文 ICSR，在规定时限内向集团公司药物警戒部报告；依照法规规定，向药监部门报告不良反应；依照药物警戒部要求，对不良事件进行电话等随访；实施个例安全报告（ICSR）文件归档相关工作。（5）PV 资料翻译。按工作计划，完成分配的 PV - SOP、PSUR 等资料的翻译。（6）培训与提升。接受必要的药物安全培训和考核，了解药物安全的最新动态和知识；整理培训记录，并实施归档管理；完成 PV 经理交办的其他任务。

药物安全专员任职要求：（1）知识技能。药学、药理学或临床医学相关专业学士以上学位；英语口语和书写流利（必备技能）；能正确理解药品安全有关法规和质量管理相关标准；有分析和解决问题能力；有良好的沟通意愿和能力，能通过电话和书面进行有效沟通；语言表达清晰流利，声音温和；良好的计算机运用技能。（2）工作经验。一年以上药物安全或医药信息或药品质量管理等相关工作经验者优先。如果您是药学类专业大学生，请思考您如何达到该岗位职责的要求。

讨论　1. 您有意愿竞聘药物安全专员这一岗位吗？

　　　　2. 如有意愿，您将如何着手准备？

根据《药品管理法》《疫苗管理法》，为规范和指导药品上市许可持有人和药品注册申请人的药物警戒活动，国家药监局组织制定了《药物警戒质量管理规范》（2021 年第 65 号公告），于 2021 年 5 月 7 日予以公布，自 2021 年 12 月 1 日起正式施行。药品上市许可持有人和药品注册申请人应当积极执行

《药物警戒质量管理规范》，按要求建立并持续完善药物警戒体系，规范开展药物警戒活动。

任务一 GVP 的初步了解

从广义上讲，药品生命周期是指从药品的研发开始，到注册审评审批、上市使用，再评价，直至由于市场等原因退市的整个过程。药物警戒活动，始于药物用于第一个人类受试者，直至药品最终撤市。

一、GVP 概况

《药物警戒质量管理规范》（Good Pharmacovigilance Practice，GVP）。GVP 是《药品管理法》修订后首个关于药物警戒的配套文件，GVP 的主要特点体现了药品全生命周期管理的理念，坚持了药品风险管理的原则，明确了持有人和申办者的药物警戒主体责任，并与国际药物警戒的最新发展接轨。该规范的发布旨在进一步加强药品警戒质量管理，规范和指导药品上市许可持有人和药品注册申请人的药品警戒相关活动，提高药品警戒的效率和质量，确保药品的安全、有效和质量可控。

《药物警戒质量管理规范》的发布，体现了我国政府对药品安全的高度重视，对药品警戒工作提出了新的要求和标准。这有助于提高我国药品警戒工作的整体水平，减少药品安全风险，保障人民群众用药安全。同时，GVP 的发布也为我国药品警戒工作提供了科学、规范的指导，有助于推动药品警戒工作的发展和进步。

《药物警戒质量管理规范》的发布，意味着我国在药物安全管理实践层面，从药物不良反应监测和上市后安全性评价拓展到全生命周期的药物警戒活动管理，这是我国药物警戒史上的里程碑，具有划时代的意义。

GVP 是药物警戒领域的行业规范。其出台对行业规范发展、保障用药安全将起到积极作用，为企业开展药物警戒活动提供了明确的技术指导。药物警戒质量管理规范是药品监管的重要内容之一，能够为药品警戒工作提供明确的技术指导。因而，实施药物警戒质量管理规范，加强对该规范的宣传和培训，确保药品警戒工作能够按照规范要求进行，促进药品警戒工作的规范化和科学化，是贯彻《药品管理法》的重要组成部分。

（一）GVP 的适用范围

GVP 适用于药品上市许可持有人和获准开展药物临床试验的药品注册申请人。

《药物警戒质量管理规范》第一章总则第二条规定，本规范适用于药品上市许可持有人（简称"持有人"）和获准开展药物临床试验的药品注册申请人（简称"申办者"）开展的药物警戒活动。GVP 第二条中明确了该规范的适用范围，即需要遵循 GVP 要求的法律主体是持有人和药品注册申请人。

药品上市许可持有人（Marketing Authorization Holder，MAH）制度，通常指拥有药品技术的药品研发机构、科研人员、药品生产企业等主体，通过提出药品上市许可申请并获得药品上市许可批件，并对药品质量在其整个生命周期内承担主要责任的制度。药品上市许可持有人是指取得药品注册证书的企业或者药品研制机构等。

临床试验的申办者可分为商业性质和非商业性质的申办者。在推进 GVP 规范的过程中，会有成本、时间、人才等方面的投入，商业性质的申办者（企业）总体上推进困难程度小一些。非商业性质的申办者（医生、医学组织申办临床试验），无论是 GCP 合规还是 GVP 合规，困难都比较大。如果商业机构支持了研究者开展研究，那么该商业机构需要协助、支持研究者满足 GVP 相关的要求，从而保证受试药品安全性数据的完整。

（二）GVP 的主要结构

GVP 包括总则、质量管理、机构人员与资源、监测与报告、风险识别与评估、风险控制、文件记录与数据管理、临床试验期间药物警戒、附则，共 9 章 134 条。具体结构详见表 2－1。

表 2－1　GVP 主要结构

章	节	起止条款
第一章　总　则		1～5 条
第二章　质量管理	第一节　基本要求	6～10 条
	第二节　内部审核	11～14 条
	第三节　委托管理	15～18 条
第三章　机构人员与资源	第一节　组织机构	19～22 条
	第二节　人员与培训	23～28 条
	第三节　设备与资源	29～31 条
第四章　监测与报告	第一节　信息的收集	32～39 条
	第二节　报告的评价与处置	40～45 条
	第三节　报告的提交	46～54 条
第五章　风险识别与评估	第一节　信号检测	55～61 条
	第二节　风险评估	62～68 条
	第三节　药品上市后安全性研究	69～78 条
	第四节　定期安全性更新报告	79～86 条
第六章　风险控制	第一节　风险控制措施	87～90 条
	第二节　风险沟通	91～95 条
	第三节　药物警戒计划	96～99 条
第七章　文件、记录与数据管理	第一节　制度和规程文件	100～103 条
	第二节　药物警戒体系主文件	104～106 条
	第三节　记录与数据	107～115 条
第八章　临床试验期间药物警戒	第一节　基本要求	116～122 条
	第二节　风险监测、识别、评估与控制	123～131 条
第九章　附　则		132～134 条

二、GVP 总则解读

GVP 的制定和颁布实施是为了规范药品全生命周期药物警戒活动。药物警戒活动是指对药品不良反应及其他与用药有关的有害反应进行监测、识别、评估和控制的活动。GVP 适用于药品上市许可持有人和获准开展药物临床试验的药品注册申请人。GVP 顺应了我国加入 ICH 和制药行业国际化发展需求，借鉴了欧美日成熟的药物警戒经验。

GVP 第一章总则第四条规定，持有人和申办者应当基于药品安全性特征开展药物警戒活动，最大限度地降低药品安全风险，保护和促进公众健康。

基于药品的特征开展药物警戒活动。开展药物警戒活动前，需要先了解药品的特征。药物警戒不只是处理报告，在处理报告之前，首先要知道公司有些什么药、属于什么类别、安全性特征等，才能决定我们未来应当以什么样的策略及态度来建立和开展药物警戒活动。不同的药品，其特征可能有所差异，采取的药物警戒活动也可能有所差异。从开展药物警戒活动投入资金多寡的角度，可以将药品分为疫苗和一般药品，一般药品分为创新药和仿制药。疫苗大多是用于正常健康人群，尤其是很多疫苗用于儿童，对安全性的要求比一般药品更高。我们应针对疫苗的整体安全性，来规划药物警戒工作的开展。从安全性监测的角度，疫苗的安全监测应该比一般的药品做得更好，才能及早发现其风险。关于疫苗药物警戒相关的内容，可以参考欧盟《药物警戒管理规范》（EU GVP）第十七章，专门讲述关于疫苗的药物警戒。我国 GVP 的制定依据，根据其第一条所述包括了《疫苗管理法》，因而更加说明了药物警戒活动应根据药品、疫苗的安全性特征来开展。比较创新药和仿制药之间的差异性主要表现在：①药物警戒的投入。创新药因相对较新，其安全性特征可能还尚不明确或不够明确。持有人和申办者需要花更多的时间和精力去梳理清楚这些创新药的安全性特征。仿制药的安全性的特征相对明确，在药物警戒的投入上相对于创新药会低一些。②监测识别的方式。在药物安全性问题的监测识别上，创新药可能会投入更多的资源进行上市后研究，以更全面、深入了解其安全性的特征。仿制药可能更多的是开展常规的药物警戒活动，等待自发性的报告为主。所以，创新药可能要做更多的主动监测；仿制药，被动监测会更多一些。

GVP 第五条规定，持有人和申办者应当与医疗机构、药品生产企业、药品经营企业、药物临床试验机构等协同开展药物警戒活动。鼓励持有人和申办者与科研院所、行业协会等相关方合作，推动药物警戒活动深入开展。

协同开展药物警戒活动，需要从两个维度来理解：和谁协同？协同什么？对持有人而言，通过和生产企业、经营企业、医疗机构协作，能够获得药物警戒所需的数据信息。同时也需要将分析评价得出的药品安全性信息及时传递至使用药品的医疗机构。对申办者而言，其主要协作方是临床试验机构，共同管理药品的安全性。体现在临床试验中，试验机构的研究者需要将其获知的所有严重不良事件（SAE）或其他安全性情况按申办者要求（一般为 24 小时内）上报。申办者对接收的 SAE 进行处理，将最终评价为 SUSAR 的报告分发至所有涉及该药物研究的临床试验机构，使得临床试验机构能够获知药品最新的安全性信息。

《药物警戒质量管理规范》规定，药品上市许可持有人应当建立药物警戒体系，通过体系的有效运行，开展药物警戒活动，降低药品安全风险，保护和促进公众健康。GVP 明确了不良反应监测与报告、风险识别与评估、安全风险控制、文件管理等药物警戒各领域、各环节的相应规定，体现了药品全生命周期风险管理的基本要求，成为持有人开展药物警戒活动的根本依据和行动指南。

三、GVP 的关键点

《药物警戒质量管理规范》立足国际视野，对标国际标准，也结合中国实际和特点，全面落实药品上市许可持有人和药物临床试验的药品注册申请人药物警戒主体责任，强调安全风险管理。

GVP 强调，持有人和申办者基于药品安全性特征开展的药物警戒活动，除了常规不良反应监测，更强调需识别、评估和控制药品不良反应及其他与药物有关的有害反应，以降低药品安全风险，保护和促进公众健康。

（一）强化风险识别

GVP 第四章第一节提出了疑似不良反应的信息收集、报告的评价与处置、报告的提交等基本要求，规定了信息收集途径、收集对象、方式方法等基本要求；拓展了药品不良反应的范围，使收集途径更加广泛，包含了安全性、有效性等研究；增加了药品生产企业与持有人之间的联系路径，使收集对象更加广泛；重点监测对象增加了省级药监部门和药品不良反应监测机构要求关注的品种，强化了监管部门职责。第二节、第三节明确了报告收集、传递、核实与随访、预期性评价、严重性评价、关联性评价、报告提交等程序性规定，强调了个例报告的基本信息、内容范围、填写要求、报告时限、文献报告范围、境外报告范围、上市后研究报告范围、未上报的信息处理等相关要求。

对药品不良反应和其他相关的有害反应进行监测、收集、处置和报告，是药物警戒活动的基础性工作。GVP 对上市后不良反应报告范围和时限要求等进行了调整，将报告范围由药品正常的不良反应拓展到其他与药品质量相关的有害反应，时限也与国际人用药品注册技术协调会的指导原则保持一致，这对持有人开展药品上市后监测与报告提供了内容和程序的基本依据。

GVP 第四章"监测与报告"第三十九条提出，对于创新药、改良型新药、省级及以上药品监督管理部门或药品不良反应监测机构要求关注的品种，持有人应当根据品种安全性特征加强药品上市后监测，在上市早期通过在药品说明书、包装、标签中进行标识等药物警戒活动，强化医疗机构、患者等对疑似药品不良反应信息的报告意识。

根据欧盟和英国等国家的实践经验，可在药品说明书上标识"黑倒三角"，提示加强上市后监测的品种，鼓励医疗机构和患者自发报告。GVP 的此项要求是借鉴国际经验，体现了社会共治的理念。后续期待国家药监局配套出台有关药品说明书管理的细则要求和指南。

GVP 第五章"风险识别和评估"提出信号检测的新要求。信号检测是风险识别的关键步骤之一。GVP 为提高持有人风险识别的能力，借鉴国际医学科学组织理事会（The Council for International Organizations of Medical Sciences, CIOMS）技术要求和欧盟经验，对信号检测频率、方法和相关要求进行了原则性规定，为持有人拓展药物警戒工作的内容提供了依据。

GVP 第五章对信号检测、风险评估、上市后安全性研究、定期安全性更新报告进行了相应规范。第一节明确了信号检测的基本要求、方法、频率、重点、优先评价因素以及信号评价、聚集性信号处置。对省级以上药监部门及其不良反应监测机构要求关注的品种明确了集中检测频率的规定，强化了药监部门的职责。第二节明确了风险评估的内容、影响因素、风险特征描述、风险管理措施、记录或报告、严重风险处理。风险评估记录和报告规定了过程性内容的要求，明确持有人应当向所在地省级药监部门报告严重风险。第三节明确了药品上市后安全性研究的范围和类型、发起和目的、受试者保护、方法和方案、报告义务、影响获益风险平衡的新信息处理、研究结果处置，对相关研究的处理更加合理、规范、精准。第四节明确了定期安全性更新报告的原则、提交频率、数据起点、递交途径、审核意见处理、获益风险报告递交、评估原则、豁免、不良反应监测机构的职责等相关规定。

事实上，信号检测和风险识别评估是当前中国制药企业的薄弱环节。GVP 的新要求，对全面提升中国药企安全性评价的工作和能力将起到积极的推动作用。这预示着药物警戒人才市场有着巨大需求，同时也需要国家在医药人才培养上拟开设药物警戒相关课程，全面系统地培养药物警戒专业人才。

GVP 第五章第三节"药品上市后安全性研究"，明确了持有人应当根据药品风险情况主动开展药品上市后安全性研究，或按照省级及以上药品监督管理部门要求开展。此条款强调"根据药品风险情况主动开展上市后安全性研究"，可谓有的放矢，避免了一刀切。

GVP 第五章第四节"定期安全性更新报告"第八十条明确，"创新药和改良型新药应自取得批准证明文件之日起每满 1 年提交一次定期安全性更新报告，直至首次再注册，之后每 5 年报告一次。其他类别的药品，一般自取得批准证明文件之日每 5 年报告一次"。此条款放宽了其他类别药品的定期安全性更新报告的报告周期。企业对于 GVP 实施后递交的定期获益风险评估报告（PBRER），需做好新旧要求更替的递交计划。

（二）制定药物警戒计划

GVP 第六章第三节"药物警戒计划"第九十七条提出，持有人应当根据风险评估结果，对发现存在重要风险的已上市药品，制定并实施药物警戒计划，并根据风险认知的变化及时更新。故持有人需要梳理上市产品的重要风险，按法规制定实施药物警戒计划。需要注意的是，GVP 中药物警戒计划的内容除了包括 ICH E2F 中的药物安全性概述、药物警戒活动外，还包括了拟采取的风险控制措施。

国家药监局药品审评中心 2021 年发布的《已上市化学药品和生物制品临床变更技术指导原则》指出，已上市药品临床变更是药品获准上市后，药品上市许可持有人出于临床安全有效使用药品的需要，对药品的适应证、适用人群范围、用法用量、药品说明书安全性信息、药物警戒计划等事项进行变更。药品上市后临床变更管理属于药品全生命周期管理的重要组成部分。这是首次将上市后药物警戒计划纳入临床变更的范畴。

而此前，国家药监局 2019 年发布的《M4：人用药物注册申请通用技术文档（CTD）》模块一文件，要求新药申请时申请人按通用技术文档（CTD）目录模块 1.8.2 递交风险管理计划（RMP），包括药物警戒计划和风险最小化措施等。

GVP 与上述已上市药品临床变更技术指南以及 M4 文件对药物警戒计划的要求，体现了药品风险管理是一个持续开展的循环过程，与 ICH E2E 药物警戒计划原则相契合，药物警戒计划可以在产品开发期间、批准新产品之前（即在提交上市申请时）或在上市后出现安全隐患时与监管机构进行讨论。对于没有出现特殊安全问题的产品，常规药物警戒活动应足以满足批准后安全监测的要求。

GVP 第六章明确了风险控制措施的基本类型及选择、相应方法、报告和通知、聚集性事件处理、实施效果评估的具体规定，对风险沟通的对象、原则、方式、内容、紧急情况提出了相应要求，对药物警戒计划的概念、制定、内容、审批、提交作出了规定。突出了风险沟通的合法合规性要求，将风险控制与风险管理进行了必要区分，优化了药物警戒计划的审批等程序性规定。

药物警戒不同于药品不良反应监测的一项重要内容就是安全风险评估和风险控制。《药品管理法》提出了风险管理的根本原则，GVP 则将这一要求贯穿始终，并在第五章、第六章重点明确了药品风险管控的具体规定，突出了药物警戒不同于药品不良反应监测的创新性要求，成为持有人开展药物警戒活动、加强药品风险管理的纲领性文件。

（三）创建药物警戒主文件

建立药物警戒管理制度，是药物警戒体系运行的根本保证。持有人应当建立符合法律法规要求的药物警戒管理制度和全面、清晰、可操作的操作规程，通过质量保证系统的有效运行，确保药物警戒活动规范开展，保证药物警戒相关文件和记录可获取、可查阅、可追溯。制定完善机构运作、人员教育培训、设备与资源、文件资料、计算机系统、信号、风险、安全性信息、监测与报告、上市后研究、药物警戒委托等管理制度，明确药物警戒机构和人员管理、设备资源管理维护、体系内审、数据库管理、信息收集和处理、报告评价和处置、个例报告提交、信号检测、风险评估、上市后安全性研究、定期安全性更新报告、风险控制措施、风险沟通、药物警戒计划等工作流程和程序规定，是管理制度建设的基础和核心。GVP 第七章提出了药物警戒管理制度和规程文件建设的原则要求，突出强调了文件、记录与数据的管理规定。

GVP 第七章第一节明确了药物警戒文件管理的总体要求和具体要求，强调持有人要对制度和规程文件定期审查，确保其持续适宜和有效。第二节明确了体系主文件创建与维护的规范性要求，包括文件建立、更新、内容要求等。第三节明确了药物警戒过程记录和数据的管理规定，提出了真实、准确、完整的基本要求，对记录填写、电子记录系统的功能权限使用、安全保密、保存年限、第三方责任、数据转移等作出了具体规范，成为药物警戒文件管理的根本依据。

GVP第七章"文件、记录与数据管理"，借鉴欧盟经验，提出持有人应创建并维护药物警戒主文件，对其警戒体系，包括机构、人员、制度、资源等全面描述。此条款一方面有利于持有人整体规划自身体系建设，另一方面该文件也是未来药监部门开展药物警戒检查工作的重要资料。这是一项新要求，跨国制药公司可在原有本地药物警戒体系主文件的基础上，按照GVP的要求进行内容调整。

GVP的颁布对于中国企业药品安全性管理从体系建设到安全性评价以及风险管理能力方面都有显著的突破。GVP对于信号检测、定期获益风险评估、药品上市后安全性研究、药品风险沟通、药物警戒计划制定实施的新要求，为制药行业逐步融入到全球药物警戒的发展格局中提供了保障，标志着中国药物警戒跨入了一个崭新的时代。

四、GVP 的配套文件

国家药监局药品评价中心于2022年2月发布《药物警戒体系主文件撰写指南》，为持有人创建并维护药物警戒体系主文件提供参考。

国家药监局2022年4月11日为落实《药品管理法》《疫苗管理法》有关建立药物警戒制度的要求，指导药品监督管理部门科学规范开展药物警戒检查工作，组织制定并印发了《药物警戒检查指导原则》，要求药品上市许可持有人进一步完善药物警戒体系，规范开展药物警戒活动，确保持续符合《药物警戒质量管理规范》，切实履行药物警戒主体责任。同时，要求药品监督管理部门要强化组织领导和统筹协调，建立健全工作机制，推进药物警戒体系和能力建设，全面加强药物警戒各项工作，在日常监管工作中纳入药物警戒检查相关内容。

2022年5月国家药品不良反应监测中心，为了指导我国药品上市许可持有人在药品上市后不良反应报告相关工作中使用《M1：监管活动医学词典（MedDRA）》编码相关医学术语，在遵循国际人用药品注册技术协调会（ICH）M1《MedDRA术语选择：考虑要点》的基础上，结合我国实际，组织制定《药品上市许可持有人MedDRA编码指南》。

此外，国家药监局和药品评价中心已经发布的一些技术指导原则，如《药品定期安全性更新报告撰写规范》《E2C（R2）：定期获益风险评估报告（PBRER）》《个例药品不良反应收集和报告指导原则》《＜上市许可持有人药品不良反应报告表（试行）＞填表说明》《药物警戒委托协议撰写指导原则（试行）》等，持有人可参照这些技术文件更好地开展药物警戒活动。

任务二　CIOMS/ICH 药物警戒指导原则的熟悉

一、CIOMS 药物警戒指南

1. CIOMS　国际医学科学组织理事会（The Council for International Organizations of Medical Sciences，CIOMS）是世界卫生组织和联合国教科文组织于1949年联合成立的一个国际性、非政府、非营利组织。CIOMS的使命是通过对包括伦理、医疗产品开发和安全在内的健康研究和政策的指导来促进公共卫生。CIOMS与世卫组织有正式关系，并且是教科文组织的合作伙伴。

2. CIOMS 对药物警戒的影响　CIOMS工作组对全球发展药物警戒的影响是巨大的。1986年CIOMS

成立了第一个药物警戒工作组，以探索、协调和规范制药企业向监管机构报告药物不良反应的方法。一些 ICH 指南，例如 E2A、E2C、E2D 和 E2F，都是基于 CIOMS 工作组的工作。表 2-2 中列举了 ICH 指南和对应的 CIOMS 指南。

ICH E2A（1994）：快速报告的临床安全性数据管理定义和标准基于已上市药品的 CIOMS Ⅰ 和 Ⅱ 报告（CIOMS，1990 和 1992）。

ICH E2C（1996）：临床安全数据管理 – 定期收益 – 风险评估报告（PBRER）描述了定期安全更新报告（PSUR）的格式和内容规范，并基于 CIOMS Ⅱ 和 CIOMS Ⅲ 之前开展的工作报告（CIOMS，1992，1995）。

ICH E2D（2003）：上市后安全性数据的管理：快速报告的定义和标准正式确定了 ICH E2A 相关要素在上市后阶段的应用，并以 CIOMS Ⅴ（CIOMS，2001）之前所做的工作为基础。

ICH E2F（2010）：研发期间安全性更新报告基于 CIOMS Ⅷ 报告（CIOMS，2006）并描述了研发期间安全性更新报告（DSUR）的格式和内容规范。

表 2-2　CIOMS 工作组报告与 ICH 采纳情况表

工作组	中心议题	发表年份	ICH 采纳情况
CIOMS Ⅰ	单份药物不良反应的快速报告	1990	E2A、E2D
CIOMS Ⅱ	定期安全性更新报告 PSUR	1992	E2C
CIOMS Ⅲ	核心临床安全性信息 CSI	1995，1999	
CIOMS Ⅳ	获益—风险评估	1998	E2E
CIOMS Ⅴ	优良个案的管理和报告	2001	E2C、E2D、E2E
CIOMS SMQ	标准 MedDRA 查询的开发	2004	
CIOMS Ⅵ	临床试验安全信息管理	2005	
CIOMS Ⅶ	研发阶段安全性更新报告 DSUR	2006	E2F
CIOMS Ⅷ	药物警戒信号检测实践	2010	
CIOMS/WHO	疫苗药物警戒的相关定义	2012	
CIOMS Ⅸ	医药产品风险最小化的实用方法	2014	
CIOMS Ⅹ	证据综合与 meta 分析	2016	

二、ICH 药物警戒指南

ICH 在药品质量（Q）、安全性（S）和疗效（E）这三个领域，发布了超过 60 份指南文件，ICH 通过组织监管机构和制药行业的专家讨论，形成科学共识，并在成员国监管法规的框架内推广实施这些指南，我国加入 ICH 后正在逐步接受和实施 ICH 相关技术指导原则的进程中。在药物警戒领域，加深对 ICH E2 系列指导原则的理解和认识，对 PV 专业人才的培养、组建维护药品安全与风险保障的中坚力量尤为重要。

1. ICH ICH（The International Council for Harmonisation of Technical Requirements for Pharmaceuticals for Human Use）为英文的首字母缩写，中文通常译为"人用药品技术要求国际协调理事会"。ICH 曾用英文名是 The International Conference on Harmonization of Technical Requirements for Registration of Pharmaceuticals for Human Use。ICH 是一个国际性非盈利组织，是由欧盟、美国、日本三方的政府药品管理部门和药品研发生产部门共同发起的，目标是协调各国药品注册的技术要求，对新药研发程序的相互可接

受性，临床实践与实验的可靠性及新药的安全性和有效性等方面进行研讨，制定出一系列有关质量、安全性和有效性的指导原则。

自 2017 年 6 月原 CFDA 加入 ICH 成为监管成员，我国开始加快接受并实施 ICH 相关技术指导原则的步伐。而 ICH E2 系列指导原则的全面实施，无疑将推动我国制药企业对药物研发、审批与上市后阶段药物安全和药物警戒的认识和关注。

2. ICH E2 系列药物警戒相关指南概况   ICH 指导原则分为质量、安全性、有效性以及多学科性四大模块。与药物警戒工作有关的主要内容及要求药品上市许可持有人承担的职责，主要在 ICH 指导原则 E2 中。指导原则 E2 又分为 E2A ~ E2F 五个章节。ICH 根据 CIOMS 精神，编写了 ICH 指导原则。

ICH 药物警戒相关指导原则对药物警戒活动的指导意义主要有：①药物警戒指导原则的建立满足了人类解决药物警戒活动相关问题的需求，推动药物警戒活动的发展。②推动了人类在药物警戒方面开展国际化的交流与合作。③保证了药物警戒活动的科学性。④更多非 ICH 成员国也积极采纳 ICH 相关指导原则规范各自的药物警戒活动。

表 2 - 3   涉及药物警戒的 ICH 指导原则及 MAH 相关职责表

编号	指导原则名称	MAH 职责
E1	人群暴露程度：评估非危及生命性疾病长期治疗药物的临床安全性	针对非威胁生命疾病长期治疗的药物应如何开展临床安全性评价
E2A	临床安全数据管理：快速报告的定义和规范	应对严重而且非预期的不良反应病例要求快速报告，以及可能明显影响药品的获益风险评估结果的其他信息
E2B（R3）	个案安全报告的数据要素	个例安全报告的数据元素、编码规则和传输规则
E2C（R2）	定期获益风险评估报告	按照规定的范围、时限、形式撰写并提交定期获益风险评估报告
E2D	上市后安全性数据管理：快速报告的定义和标准	主动收集各种来源的药品风险信息，按照规定的范围、时限、形式向监管部门报告个案病例安全报告
E2E	药物警戒计划	在提供新药上市申请的文件时，一并提交安全性详述和药物警戒计划
E2F	研发阶段安全性更新报告	按照规定的范围、时限、形式撰写并提交定期获益风险评估报告
E3	临床研究报告的结构与内容	编制单个研究的综合性完整报告，以符合审评要求
E6	药物临床试验管理规范	设计实施符合国际监管要求的药物临床试验
E17	多区域临床试验计划与设计的一般原则	合理开展和使用多区域/多中心临床试验，在多个国家和地区共同参与并按照统一要求进行临床试验
E19	安全数据收集的优化	对于上市前/后药品安全概况已有充分了解的部分，研究者可选择性地收集安全性数据，以降低参与各方的负担
M1	监管活动医学词典	参照监管活动医学词典标准术语集进行编码，用于整个监管过程，包括数据的录入、检索、评价和呈现
M5	药物词典的数据要素和标准：个例病例安全报告的电子传输实施指南	遵守电子报告的记录、报告、管理和交换的相关规定

在 ICH 成立后的第一个 10 年内，药物警戒相关的议题陆续进入 ICH 流程。1994 年生成了 ICH - E2A；1996 ~ 1997 年生成了 ICH - E2B 和 ICH - E2C；2002 ~ 2004 年生成了另外三个药物警戒指南文件，分别是 ICH - E2D，ICH - E2C 附录和 ICH - E2E；2006 年生成了新版的 ICH - E2B；2010 年生成了 ICH - E2F。

3. E2 系列药物警戒技术指南简介

（1）ICH - E2A：临床安全性数据管理——快速报告的定义和标准   这份指南在 1994 年被 ICH 采纳（Step 4），也是 ICH 第一个发布的与药物警戒相关的指南文件。这份文件的部分内容（如 AE 和 SAE 的定义等）被 ICH - E6（即 ICH - GCP）所采用。虽然这份指南主要讨论的是上市前临床研究中严重且非预期的可疑不良反应（Serious Unexpected Adverse Drug Reaction, SUSAR）的快速报告，但其中很多要点也用于上市后的环节。部分原因可能是 ICH 没有制定上市后个例不良事件报告的指南。ICH - E2A 指南还纳入了与 WHO 乌普萨拉监测中心达成共识的一些术语定义。

ICH - E2A 指南的主要内容包括：上市前阶段不良事件（AE）和不良反应（ADR）的定义，严重不良事件/反应（SAE/SADR）的定义，根据临床观察和产品安全性信息确定不良反应/事件的预期性，临床研究中不良反应/事件的因果关系评估，临床研究中快速报告的标准，可提交给监管机构的不良反应/事件报告最低信息要求，随访报告，严重不良事件/反应的揭盲，研究后发生的不良反应的报告，阳性对照药品的报告要求。

（2）ICH - E2D：上市后安全性管理——快速报告的定义和标准 ICH - E2D 指南在 2003 年被 ICH 采纳，将 ICH - E2A 中的一些重要的内容，应用到上市后阶段，就上市后快速报告的定义和管理，形成了国际共识。

ICH - E2D 指南的主要内容包括：上市后不良事件（AE）和不良反应（ADR）的定义，与 ICH - E2A 一致的严重不良事件/反应（SAE/SADR）的定义，根据临床观察和监管机构批准的产品信息确定不良反应/事件的预期性，自发报告和主动收集报告的区别，上市后快速报告的标准，可提交给监管机构的不良反应/事件报告最低信息要求，随访报告，缺乏疗效的报告要求，不良反应描述指导，不良反应评估指导，妊娠暴露事件的管理。

（3）ICH - E2B：临床安全性数据管理——传输个例报告的数据元素 ICH - E2B 指南是在 1997 年被 ICH 采纳，这份指南定义了各利益相关方之间传输个例不良反应的电子报告时需要包括哪些数据。2000 年更新后称为 ICH - E2B（R2）。数年后再次更新，该指南被称为 ICH - E2B（R3）：个例安全性报告（individual case safety reports, ICSRs）电子传输实施指南 - 数据元素和信息描述。

ICH - E2B（R3）定义了什么是符合国际标准的电子报告，应如何构建一个有效的电子报告。这份指南也为开发电子报告表格模板和用户系统提供了方向。ICH - E2B（R3）要求使用标准化的统一编码，可参考的代码集要求为：监管活动医学词典（医学部分术语应使用）、由 ICH 建立和维护的对象标识符、国际标准代码集（如国别、性别等通用术语代码、计量单位统一代码）。

（4）ICH - E2C：临床安全性数据管理——定期风险获益评估报告 除了按照 ICH - E2D 指南的要求，在规定的时限内报告需要"快速报告"的不良反应外，上市后的药品还需要定期报告收到的所有不良反应以及相关的安全性信息。此种定期报告最初被称为定期安全性更新报告（periodic safety update reports, PSURs）。ICH - E2C 指南描述了定期安全性更新报告的格式和内容。

2010 年 11 月，ICH 指导委员会讨论了定期安全性更新报告的经验，以及药物警戒中最新的风险获益评估方法，批准修订 ICH - E2C 指南，以指导定期性风险获益评估报告。修订目标是改善药品安全性的记录和评估，在药物警戒中纳入风险最小化和药品的总体风险获益评估。从这个目标出发，形成了更新后的指南，简称为 ICH - E2C（R2）。

ICH - E2C（R2）提出了定期获益风险评估报告（Periodical Benefit Risk Evaluation Report, PBRER），为在药品整个生命周期内的累积数据基础上综合评估其获益风险特性的工具。

PBRER 包含封面、概述、目录及主体四部分。涉及药品介绍、全球上市情况、报告期内出于安全性问题采取的行动、参考安全性信息的变更、估计用药人数及用药模式、总结表中的数据、报告期内临床试验的重要安全性发现总结、从非干预性研究得出的发现、来自其他临床试验和来源的信息、非临床数据、文献、其他定期报告、临床对照试验中有效性的缺乏、截止期后的最新研究信息、新的持续的或已结束信号综述、信号及风险评估、获益评估、已批准适应证的获益风险综合分析、结论及行动、附录共 20 个方面的内容。

（5）ICH-E2E 指南：药物警戒计划　药物警戒计划的目的是帮助持证商和监管机构在产品上市后早期有计划地收集安全性数据，分析和评估风险，及时制定完善的风险管理方案。药物警戒计划是基于药品安全性描述的，后者是对药品已知的、潜在的和未知的风险及未知信息的一个总结。药物警戒计划中可以描述多种不同的数据收集方法，如被动的收集不良反应报告、主动的患者登记项目、药物流行病学研究等。

ICH-E2E 是药品上市前审评阶段准备的一个正式的药物警戒的框架计划，也是药品上市后采取积极的药物警戒措施的框架计划。虽然 ICH-E2E 不是某个特定药品的一个风险最小化工具的总结，但药物警戒计划中可能会用到这些工具，作为管理药品已知风险的手段。同样，计划的数据收集方法也需要考虑各国的医疗卫生服务体系的实际情况和相关的风险最小化工具。

ICH-E2E 主要内容包括：①正发生的安全性问题概要；②实施常规药物警戒计划；③安全性问题行动计划；④已完成事件的总结等四个部分。

ICH-E2E 列出的常用药物警戒方法有：①自发报告；②数据挖掘技术；③病例系列报告；④被激发的报告；⑤主动监测；⑥观察性比较研究；⑦特定的临床研究；⑧描述性研究。

（6）ICH-E2F：研发阶段安全性更新报告　欧盟和美国等监管机构要求研究药品的申办方提供研究药品的安全性更新报告（Development Safety Update Report，DSUR），作为临床试验期间全面的、持续的药品风险评估的重要部分，同时也是相关各方（申办方、监管机构等）重要沟通和评估工具。

为了规范研发阶段药品安全性更新报告的内容，ICH 制定了 ICH-E2F 指南。这份指南描述了研发期间安全更新报告（development safety update reports，DSURs）的格式和内容规范，并加入了对来自研究药品临床试验数据的分析和概述。

DSUR 主要关注研究药物在临床试验中的数据，包括在过去一年内所有正在进行的临床试验的安全性信息，基于前期的知识对新信息所作的分析，以及研究用药的安全性特征或获益风险平衡的任何变化。其结构与 PBRER 类似，包括封面、概述、目录、主体内容及附件。

⇒ **行业信息链接** -

药物警戒研究员职位招聘

岗位职责

＞研究解读全球药物警戒法规/制度、全球 GVP 以及信息科技在药物警戒领域应用的前沿动态

＞研究药物警戒标准在当前生态的落地、推进药物警戒生态的形成与发展

＞承接政府及科研机构药物警戒法规/技术研究课题，完成科研课题，并推进研究成果转化

＞沉淀研究成果，形成研究报告、发表论文、出版书籍、培训教材及品控标准

＞必要时担任培训讲师，承接内外部培训

任职要求

专业背景

＞药物警戒专业，本科以上学历（Diplomain Pharmacovigilance Programme）

＞医药学背景，研究生以上学历

＞药事管理专业，研究生以上学历

工作经历

＞药物警戒研究经验

> 药物警戒运营、体系管理、培训/质量管理经验

语言要求

> 英语 CET-6 或雅思 6.5 分以上

> 无障碍阅读英文文献

实训 2 GVP 条款研读

【实训目的】

通过对我国药物警戒质量管理规范的章节设置、条款内容的研读，了解药物警戒质量管理规范的结构总体情况，熟悉 GVP 章节名称、条款内容，重点掌握 GVP 的部分关键条款的内容释义，进而促使学生理解 GVP，提升药物警戒合规意识。

【实训准备】

1. 班级按要求分组、选举团队负责人、进行团队目标设置、任务拆解、任务分工。

2. 药物警戒质量管理规范文本。

3. GVP 研读分工表。

4. 成果范例。

5. 实训评分标准。

【实施步骤】

1. 班级同学按 5~7 人组成若干学习团队，选出团队负责人 1 名。

2. 各组分析讨论实训项目，分解实训任务，明确团队成员的分工及完成时限，设置学习目标。

3. 做好准备，共同学习实训任务的相关知识，列出药物警戒质量管理规范的章节名称、条款序号、具体负责成员。

4. 团队每位成员根据任务分工，研讨研读自己分工的相关 GVP 条款，并对其内容进行深入解读释义，例如制作成 PPT、思维导图、学习笔记、解读音视频等，按团队时限要求完成任务后，提交给团队负责人。

5. 团队负责人组织成员在课余时间自行在教室进行团队学术交流，并安排团队成员拍照。

6. 根据交流的情况，小组成员对自己的学习成果进行修改提升，形成作品第 2 版，作品名称设置要求为"学号姓名 GVP 研读"

7. 在截止时间前提交到学习通《药物警戒实务》课程平台。

8. 课堂分享与讨论。

【注意事项】

1. 团队分工必须明确，将 GVP 按章节或条款分成 5~7 份，进行抽签分配，每位成员在成果中注明学号姓名、自评分值，不得代做抄袭。

2. 团队成员对每位成员学习成果根据实训评分标准进行互评评分。

3. 团队互评评分时应当选出一个最优、一个最差，并列出理由。

4. 团队负责人应当认真组织，有责任心，公平公正，做好团队考核记录并提交给老师。

【评分标准】

【实训评分标准】

班级：　　　　　姓名：　　　　　学号：　　　　　得分：

项目	分值	实训考核指标	得分及扣分依据
组织分工 （20分）	6	团队角色清楚、自评互评公正	
	6	任务分解合理、团队分工明确	
	8	团队目标清晰、完成时限适当	
实训作品 （70分）	5	作品构件元素完整	
	10	作品体例排版规范	
	10	作品内容概括简洁	
	10	作品设计美观大方	
	15	作品按时完成（无理由迟交，不得分）	
	10	作品形式与内容互融互合	
	10	作品内容完整、解读充分	
分享或修改 （10分）	10	课堂分享表达流畅、重点突出 或者修改后有明显进步	
总分			

目标检测

答案解析

一、单项选择题

1. 国际医学科学组织理事会（The Council for International Organizations of Medical Sciences）是世界卫生组织和联合国教科文组织于 1949 年联合成立的一个国际性非政府非营利组织，其英文简称为（　　）

　A. WHO　　　　　　B. CIOMS　　　　　　C. ICH　　　　　　D. ICSR

2. GVP 第一章总则第四条规定，持有人和申办者应当基于药品安全性特征开展药物警戒活动，最大限度地（　　），保护和促进公众健康。

　A. 降低药品副作用　　　　　　　　　B. 提升药品质量

　C. 改善药品使用便利程度　　　　　　D. 降低药品安全风险

3. 以下不属于 GVP 配套文件的是（　　）

　A.《药物警戒体系主文件撰写指南》

　B.《药品上市许可持有人 MedDRA 编码指南》

　C.《药品网络销售监督管理办法》

　D.《药物警戒检查指导原则》

4. 定期安全性更新报告的英文简称是（　　）

　A. PSUR　　　　　　B. DSUR　　　　　　C. ICSR　　　　　　D. CIOMS

5. ICH 指导原则分为质量、安全性、有效性以及多学科性四大模块。与药物警戒工作有关的主要内

容及要求药品上市许可持有人承担的职责，主要在 ICH 指导原则的（　　）中

  A. Q10   B. S4   C. M2   D. E2

6. 名称为"个案安全报告的数据要素"的指导原则编号是（　　）

  A. E2B（R3）   B. E2A   C. E2E   D. E2F

7. 名称为"监管活动医学词典"的指导原则编号是（　　）

  A. E17   B. E19   C. M1   D. M5

二、多项选择题

8. GVP 第二条中明确了该规范的适用范围，即需要遵循 GVP 要求的责任主体是（　　）

  A. 医疗机构   B. 药品总代理   C. 持有人

  D. 药品批发企业   E. 药品注册申请人

9. GVP 共 9 章 134 条，包括（　　）

  A. 总则、质量管理

  B. 机构人员与资源、监测与报告

  C. 风险识别与评估、风险控制

  D. 文件、记录与数据管理

  E. 临床试验期间药物警戒、附则

10. GVP 第五章对（　　）进行了相应规范

  A. 信号检测   B. 风险评估   C. 上市后安全性研究

  D. 数据管理   E. 定期安全性更新报告

项目三　用药有害反应

学习目标

1. 掌握药品不良反应的定义、分类及治疗原则，用药错误的防范。
2. 熟悉常见药源性疾病，药物相互作用。
3. 了解药品不良反应的影响因素和监测情况，用药错误的类型、分级与监测。
4. 学会用药有害反应相关信息的识别、收集与整理。
5. 养成安全合理用药意识。

岗位情景模拟

情景描述　患者，男，58岁。初步诊断为"急性脑梗死"入住神经内科。患者有高血压病、冠心病、荨麻疹病史，对棉絮、麻袋、棕垫过敏，接触后可出现皮疹伴瘙痒；对磺胺类药物过敏，表现为全身皮疹。患者入院当日行头颈部CTA+CTP检查，对比剂为碘克沙醇。用药5分钟后，患者出现胸闷、心慌，呼吸困难，面部及前胸部皮肤潮红，瘙痒，随即意识丧失、四肢厥冷，桡动脉搏动未触及，血压测不出，考虑碘克沙醇致过敏性休克。

讨论　1. 案例中的药品不良反应属于哪种类型？

　　　　2. 对于该药品不良反应有哪些防治措施？

2019年修订的《药品管理法》第十二条规定：国家建立药物警戒制度，对药品不良反应及其他与用药有关的有害反应进行监测、识别、评估和控制。随着新的《药品管理法》的正式实施，我国也正式从药品不良反应监测迈入药物警戒时代。药物警戒的监测对象除了药品不良反应，还包括用药有关的有害反应，例如药物的滥用与误用、用药错误、不合格药品、缺乏疗效、超说明书用药等。本项目重点围绕药品不良反应与药源性疾病、药物相互作用和用药错误介绍用药有害反应。

任务一　药品不良反应与药源性疾病

古人有云"是药三分毒"，人类在使用药物的过程中，不可避免地会遇到药物的毒副作用。约在公元1世纪时，我国的第一部药学专著《神农本草经》问世。它收载了365种药物，并把药品分为上、中、下三品，其中"无毒"，可以多服，多服不伤人；有的有毒，用时要"斟酌其宜"；有的"多毒，不可久服"，说明古人对这些药物的毒副作用已有相当了解。从那以后，我国不同朝代的医药学家研究药物的炮制、药性、配伍等，目的是为了增效减毒。可见，中华民族自古对药物的不良反应就有深刻、系统的认识。

20世纪以来，国外接连发生了许多大范围的不良反应药害事件，包括西地那非引起严重肾脏损伤、氨基比林引起严重的白细胞减少症、氯磺羟喹引起亚急性脊髓视神经病、沙利度胺引起海豹儿畸形等，使人们对药物不良反应的危害的严重性加深了认识。各国也相继制定严格的法规，建立管理机构，加强药品的审批工作，建立健全药品不良反应监测报告制度。

认识和监测药品不良反应，加强信息交流，可以更好地预防和治疗药品不良反应，保障用药安全。

一、定义与分类

（一）定义

1. 药品不良反应　药品不良反应（adverse drug reaction，ADR）是指合格药品在正常用法用量下出现的与用药目的无关的有害反应。

2. 药品不良事件　药品不良事件（adverse drug event，ADE）是指药物治疗期间所发生的任何有害的，并怀疑与药品有关的医疗事件，但该事件并非一定与用药有因果关系。药品不良事件是一切在药物治疗过程中发生的有害医学事件，不仅包含了药品不良反应，而且还包含用药错误和超剂量用药引起的作用，以及不合格药品引起的有害反应。

3. 严重药品不良反应　严重药品不良反应是指因使用药品引起以下损害情形之一的反应：①导致死亡；②危及生命；③致癌、致畸、致出生缺陷；④导致显著的或者永久的人体伤残或者器官功能的损伤；⑤导致住院或者住院时间延长；⑥导致其他重要医学事件，如不进行治疗可能出现上述所列情况的。

4. 新的药品不良反应　新的药品不良反应指药品说明书中未载明的不良反应。说明书中已有描述，但不良反应发生的性质、程度、后果或者频率与说明书描述不一致或者更严重的，按照新的药品不良反应处理。

5. 药源性疾病　当药物引起的不良反应持续时间比较长，或者发生的程度比较严重，造成某种疾病状态或组织器官发生持续的功能性、器质性损害而出现一系列临床症状和体征，即程度严重的不良反应导致机体器官、功能发生障碍，则成为药源性疾病。

（二）药品不良反应的分类

药品不良反应的分类方法有很多，以下按照药品不良反应的临床表现与药物药理作用、发生原因进行分类。

1. 按药理作用分类　根据与药理作用的相关性将药品不良反应分为 A 型、B 型和 C 型三类。

（1）A 型不良反应　指由于药物的药理作用增强而引起的不良反应。其程度轻重与用药剂量有关，一般容易预测，发生率较高而死亡率较低。A 型不良反应包括副作用、毒性反应，后遗效应、首剂效应、继发反应、停药反应等。例如阿托品引起的口干、苯二氮䓬类药物引起的嗜睡等等。

（2）B 型不良反应　指与药物药理作用无关的异常反应。其程度轻重与用药剂量无关，一般难以预测，发生率较低，但死亡率较高。B 类反应又分特异质反应（idiosyncrasy）和变态反应。前者是遗传原因造成的药物不良代谢，如乙酰化酶缺乏的患者，服用异烟肼后容易出现多发性神经炎和维生素 B_6 缺乏症。后者即过敏反应，如药物引起过敏性休克。

（3）C 型药品不良反应　也称为迟发性不良反应，与药品无明确的时间关系，发生时间一般在长期用药后，潜伏期长。具有非特异性、难预测、机制不明等特点，临床表现为致畸、致癌、致突变等。比如妊娠期间应用己烯雌酚，可能使胎儿的性器官发育异常，其子代女婴青春期后易出现阴道腺癌。

2. 按发生原因分类

（1）副作用（side effect）　指药物正常治疗剂量时出现，与固有药理作用相关、但与用药目的无关的作用。例如阿托品用于解除胃肠道痉挛时，心悸、口干、视力模糊则为副作用。副作用通常是由于药物作用的低选择性造成的，人们利用某一作用为治疗目的，其他的作用就会成为副作用。

（2）毒性反应（toxic reaction）　药物在剂量过大或用药时间过长后引起人体生理、生化方面的变化和脏器、器官的功能或形态方面的损害，这是药物的毒性反应。该反应有些是可逆的，有些是不可逆的（如药源性疾病）。一般情况下，毒性反应在儿童、老人及肝肾功能不全的人群中发生率高；治疗剂量与中毒剂量越接近的药物越容易出现中毒反应。

（3）后遗效应（residual effect）　停药后血药浓度已降至最低有效浓度以下时残存的生物效应。遗留时间可长可短、危害轻重不一。例如口服巴比妥类药物后，次日出现的宿醉现象。

（4）继发反应（secondary effect）　即继发于药物治疗作用之后的一种不良反应，此类不良反应不是由药物本身的效应引起，而是伴随着正常剂量药物的治疗作用出现的间接结果。比如在应用广谱抗菌药物过程中，由于体内对药物敏感的细菌被杀灭，使具有耐药性、抗药性的细菌趁机大量繁殖，引起严重感染，也称二重感染（superinfection），如伪膜性肠炎、败血症和肺部感染等，病情和预后比较严重，往往需要做紧急处理。

（5）停药反应（withdrawal reaction，亦称回跃反应或反跳现象）　指长期用药后突然停药，出现原有疾病或症状加剧的现象。如长期应用肾上腺皮质激素者，由于脑垂体前叶促皮质激素的释放被抑制，骤然停药可表现皮质激素不足的反应。

（6）特异质反应（idiosyncratic reactions）　少数先天性遗传异常的患者服用某些药物后能出现一些与药物本身药理作用无关、也和一般人群不同的反应。如有些人红细胞膜内的葡萄糖 – 6 – （G – 6 – PD）有缺陷，服用某些磺胺类药物、阿司匹林、非那西丁、伯氨喹以后容易出现溶血反应。

（7）过敏反应（hypersensitive reaction）　是一类病理性免疫反应，指机体接触某些抗原刺激后产生的非正常的免疫应答反应，这些抗原可以是药物，也可以是药物在体内的代谢产物。这种反应的发生与药物固有药理效应和剂量无关，反应的严重程度因人因药而异，表现为皮疹、血管神经性水肿、哮喘、血清病、过敏性休克等。

（8）药物依赖性（dependence）　指反复地（周期性或连续性）用药所引起的人体心理、生理或两者兼有的对药物的依赖状态。如阿片类和镇静催眠药在反复用药过程中，先产生精神依赖性，后产生身体依赖性。

（9）致癌作用、致畸作用、致突变作用　致癌作用、致畸作用、致突变作用这"三致"反应为药物的特殊毒性，也属于慢性毒性的范畴。由于这些特殊毒性发生延迟，在早期不易发现，而且其表现可能和非药源性疾病相似，所以很难与药物联系起来，因此需特别引起注意。

二、药品不良反应的影响因素

药品不良反应是在药物与机体的相互作用下出现的，其发生发展受药物和机体的多方面因素影响。

1. 药物因素　药品不良反应的产生主要由药物自身的理化性质和药理活性决定，药物的剂量、剂型和给药途径、相互作用也影响不良反应的发生。如螺内酯导致男性乳房增大的发生率与用药剂量紧密相关，剂量越大，发生该不良反应的概率越大；阿司匹林肠溶片较普通片能减少胃肠道的反应。连续用药的时间也会影响不良反应的发生，一般来说，用药的时间越长，不良反应的发生几率越大。此外，药物合用时，也有可能产生不良的相互作用，而且这种情况下不良反应的发生率会随着合并药品种数的增加而增加。

2. 机体因素　患者的种族、年龄、性别、血型、病理状况、饮酒和食物等均会对不良反应发生产生影响。据国家药品不良反应监测年度报告（2023 年），2023 年药品不良反应/事件报告中，女性多于男性，男女性别比为 0.84∶1。从年龄分布看，14 岁及以下儿童患者占 8.4%，65 岁及以上老年患者占 33.1%。老年人则因脏器功能退化、药物代谢速度减慢、血中血浆蛋白含量降低等，药物不良反应的发生率往往会增加。

机体的病理状况是影响不良反应发生的重要因素。比如本身患有脑膜炎或脑血管疾病的，容易诱发神经系统的不良反应。肝肾疾病时，对药物代谢、排泄产生广泛影响，不良反应更加多见。慢性肝脏疾病时，药物消除速率降低，药物半衰期延长，同时肝脏蛋白合成能力减弱，血中血浆蛋白含量降低，血浆蛋白与药物结合减少导致游离药物增加，容易引起不良反应。肾脏疾病或肾功能不良时，经肾代谢或者主要由原型经肾排泄的药物受到影响，药物血浓度维持较高水平，从而引起不良反应。

三、我国药品不良反应监测情况

为全面反映我国药品不良反应监测情况，提高安全用药水平，更好地保障公众用药安全，近年来，国家药品不良反应监测中心每年组织编撰我国不良反应/事件监测年报。为全面了解药品不良反应发生情况，在此简要汇总摘录。近年来，药品不良反应报告涉及药品情况按照比例排序，化学药品占大多数，中药次之，其次是生物制品。比如 2023 年药品不良反应报告按照怀疑药品类别统计，化学药品占 81.2%、中药占 12.6%、生物制品占 3.8%、无法分类占 2.4%。按照给药途径统计注射给要最多，口服给药次之。比如 2023 年药品不良反应/事件报告中，注射给药占 56.3%、口服给药占 34.4%、其他给药途径占 9.3%；注射给药中，静脉注射给药占 90% 左右。

根据药品不良反应监测结果以及公众关注情况，对 2020～2023 年抗感染药、心血管系统用药、注射剂、老年人、儿童用药的不良反应报告情况进行分析，并提示安全风险如下。

（一）抗感染药不良反应监测情况

抗感染药是指具有杀灭或抑制各种病原微生物作用的药品，包括抗生素、合成抗菌药、抗真菌药、抗病毒药等，是临床应用最为广泛的药品类别之一，其不良反应/事件报告数量一直居于首位，是药品不良反应监测工作关注的重点。

1. 涉及药品情况　2021～2023 年抗感染药不良反应/事件报告数量排名前几位的药品类别分别是头孢菌素类、喹诺酮类、青霉素类、大环内酯类，严重不良反应/事件报告数量排名前几位的药品类别分别是头孢菌素类、喹诺酮类、抗结核药、β-内酰胺酶抑制药。

2023 年抗感染药不良反应/事件报告中，注射剂占 77.1%、口服制剂占 18.5%、其他剂型占 4.4%，与药品总体报告剂型分布相比注射剂比例偏高。

2. 累及器官系统情况　总体不反应排名靠前的分别是皮肤及皮下组织类疾病、胃肠系统疾病和全身性疾病及给药部位各类反应。与抗感染药的总体报告相比，严重报告的全身性疾病及给药部位各种反应，免疫系统疾病，各类检查，呼吸系统、胸及纵隔疾病，心脏器官疾病构成比偏高。

（二）心血管系统用药不良反应监测情况

心血管系统用药是指用于心脏疾病治疗、血管保护、血压和血脂调节的药品，包括降血压药、抗心绞痛药、血管活性药、抗动脉粥样硬化药、抗心律失常药、强心药等。近年来，心血管系统用药不良反应/事件报告数量及严重报告占比均呈现上升趋势，提示应对该类药品风险给予更多关注。

1. 涉及药品情况　2021～2023 年心血管系统用药不良反应/事件报告数量排名前 3 位的药品类别是降血压药、抗心绞痛药、血管活性药；心血管系统用药严重报告数量排名前几位的药品类别是抗动脉粥样硬化药、降血压药、抗心绞痛药、血管活性药。

2023 年心血管系统用药不良反应事件报告中，注射剂占 27.6%、口服制剂 占 70.5%、其他剂型占 1.9%；严重报告中，注射剂占 36.5%、口服制剂占 60.1%、其他剂型占 3.4%。

2. 累及器官系统情况　2023 年心血管系统用药不良反应/事件报告中，口服制剂累及器官系统排名前 5 位是各类神经系统疾病，胃肠系统疾病，全身性疾病及给药部位各种反应，皮肤及皮下组织类疾病，呼吸系统、胸及纵隔疾病；注射剂累及器官系统前 5 位是各类神经系统疾病、胃肠系统疾病、皮肤及皮下组 织类疾病、全身性疾病及给药部位各种反应、心脏器官疾病。

3. 监测情况分析及安全风险提示　老年人为心血管疾病的高发人群，同时老年患者有不同程度的肝肾功能减退，医务人员在用药时应关注老年患者发生药品不良反应的风险。严重不良反应/事件报告中，抗动脉粥样硬化药的报告构成比排名第一，其中阿托伐他汀报告的数量最多；调血脂药的不良反应表现主要为肝功能异常，应关注这类药物的肝损害风险。

（三）注射剂不良反应监测情况

注射剂在不良反应报告中占比多年来在 50% 以上，比如 2021 年药品总体不良反应/事件报告中，按照剂型统计，注射剂（不含疫苗）占 55.5%，严重报告中注射剂（不含疫苗）占 70.9%。按药品分类统计，注射剂（不含疫苗）总体报告中化学药品注射剂占 87.8%，中药注射剂占 6.4%，生物制品占 3.1%，无法分类者占 2.7%。

1. 药品情况　2021 年不良反应报告中，化学药品注射剂报告数量排名前 3 位的药品类别是抗感染药，肿瘤用药，电解质、酸碱平衡及营养药。中药注射剂总体报告类别排名前 5 位的是理血剂、补益剂、开窍剂、清热剂、祛痰剂。

2. 累及器官系统情况　2021 年注射剂总体不良反应/事件报告中，累及器官系统排名前 5 位的是皮肤及皮下组织类疾病、胃肠系统疾病、全身性疾病及给药部位各种反应、各类神经系统疾病和各类检查。注射剂严重不良反应/事件中，累及器官系统排名前 5 位的是血液及淋巴系统疾病、各类检查、皮肤及皮下组织类疾病、全身性疾病及给药部位各种反应和胃肠系统疾病。

3. 监测情况分析及安全风险提示　根据注射剂监测情况，建议临床医生用药前仔细阅读产品说明书，重点关注相关安全性内容，处方前进行充分的获益与风险分析，始终遵照"能吃药不打针，能打针不输液"的用药原则合理选择用药。

（四）儿童用药监测情况

儿童作为特殊用药人群，受脏器发育尚未完全等因素影响，对药物更为敏感，耐受性较差，更应谨慎用药。2023 年国家药品不良反应监测网络共收到 0～14 岁儿童患者报告占总报告数 8.4%。儿童患者严重报告占儿童患者总报告数 14.1%。

1. 涉及患者情况　2023 年儿童患者药品不良反应/事件报告中，男性和女性患儿比例为 1.3：1，男性高于女性。

2. 涉及药品情况　2023 年儿童患者药品不良反应中按照药品类别统计，化学药占 87.9%、中药占 10.0%、生物制品占 2.1%。化学药品排名前 5 位的是抗感染药，电解质、酸碱平衡及营养药，呼吸系统用药，代谢及内分泌系统用药，镇痛药。中药排名前 5 位的是清热剂、解表剂、止咳平喘剂、祛痰剂、开窍剂。2023 年儿童患者药品不良 反应/事件报告中，注射剂占 70.4%、口服制剂占 21.8%、其他制剂占 7.8%。

3. 累及器官系统情况　2022～2023 年儿童患者药品不良反应/事件报告中，累及系统排名前 3 位的是皮肤及皮下组织类疾病、胃肠系统疾病、全身性疾病及给药部位各种反应。化学药累及系统前 3 位的与总体一致,中成药累及系统排名前3位胃肠系统疾病、皮肤及皮下组织类疾病、全身性疾病及给药部位各种反应。生物制品累及系统以各类检查、全身性损害、皮肤及皮下组织类疾病为主。

(五)老年人用药监测情况

我国老年人口众多,而老年人常常同时患有多种慢性疾病,随着年龄的增加,老年人罹患多种疾病和接受多种药物治疗的机会明显增加,多重用药可明显增加因药物之间相互作用所导致的药物不良反应的风险。因此应提高老年患者及家属安全用药的认识和能力,最大限度地减少药物治疗中给患者带来潜在的药源性损害,保障老年患者的用药安全。

1. 涉及老年患者情况 2020年全国药品不良反应监测网络中65岁及以上老年患者相关报告占30.3%,其中男性和女性患者比例为0.97∶1。65~69岁老年患者报告占33.7%,70~74岁老年患者报告占26.4%。

2. 涉及药品情况 按照药品类别统计,化学药品占84.6%,中药占12.3%,生物制品占0.6%,无法分类者占2.5%。化学药品排名前5位的是抗感染药、心血管系统用药、肿瘤用药、神经系统用药、电解质、酸碱平衡及营养药;中药排名前5位的是理血剂、补益剂、祛湿剂、清热剂、开窍剂。

3. 累及器官系统情况 2020年老年患者药品不良反应/事件报告中,累及器官系统排名前5位的是胃肠系统疾病、皮肤及皮下组织类疾病、全身性疾病及给药部位各种反应、各类神经系统疾病、呼吸系统、胸及纵隔疾病。

四、常见药源性疾病

(一)药源性消化系统疾病

据统计资料表明,药物引起消化道的不良反应较为常见,约占全部药物的不良反应发生率的20%~40%。其原因是多方面的,诸如药物直接刺激消化道黏膜;刺激或抑制胃肠道蠕动;影响胃肠腺体的分泌功能或中和胃酸;影响食物的消化吸收等等。比如氯化钾、多西环素等可黏附于食管壁而致溃疡、出血,引起药源性食管损害。非甾体抗炎药以及糖皮质激素长期服用可导致胃肠黏膜,使原有溃疡病加重。新霉素、考来烯胺等可影响营养物质的吸收不良综合征而导致药源性腹泻。抗精神病药和抗胆碱能药物等可引起肠道平滑肌松弛、张力降低而造成麻痹性肠梗阻。利尿剂、天门冬酰胺酶、口服避孕药等可引起胰腺损害导致药源性胰腺炎。

药物引起的不良反应可累及口腔、食管、胃肠道等消化系统各部分,药物可引起多种消化系统症状,如药源性恶心呕吐、药源性腹泻、药源性腹痛、药源性黄疸等,这些药物引起的消化系统症状对于药源性消化器官损害有重要诊断价值。部分药物可诱发或加重消化道溃疡、穿孔、出血,或引起消化道梗阻,严重者可导致死亡。常见引起药源性消化道溃疡、出血的药物有解热镇痛药、糖皮质激素类药物、抗肿瘤药等。

另外,一些药物还可以引起药源性胆石症,如甾体避孕药、头孢曲松等。硫糖铝、氢氧化铝、硫酸钡等还可导致药源性胃(肠)石。肼屈嗪、甲基多巴等可引起腹膜后纤维化。

(二)药源性肝脏疾病

肝脏是药物转化的主要器官,最容易受药物或毒物的损害而致病。随着药物种类的不断增多,药源性肝脏疾病(drug induced liver disease,DILD)的发生率不断增加。药源性肝脏疾病的各种临床表现中,急性肝炎最为常见,约占90%,包括急性肝细胞毒性肝炎、急性胆汁淤积性肝炎和急性混合性肝炎。其他类型的肝损害有慢性肝炎和(或)肝硬化、肉芽肿性肝炎、脂肪变性、磷脂蓄积症、肝血管病变及肝肿瘤等。药物引起肝脏损伤的发病机制包括药物或药物代谢产物的毒性作用、药物过敏反应、特异质反应、干扰微粒体酶代谢活性等，也可由几种机制同时起作用而发病。

目前损害肝脏的药物几乎遍及各类药物。引起药源性肝脏疾病的药物，主要有抗结核药、中草药、解热镇痛药、抗肿瘤药、抗真菌药和抗生素等。其中引起急性肝细胞毒型肝炎的主要药物有：直接损伤肝脏的药物如异烟肼、对乙酰氨基酚、酮康唑、吡嗪酰胺、丙戊酸等；造成免疫性肝损伤的药物如非甾体抗炎药、抗抑郁药、磺胺类药物、氟烷等；其他化学物质如苯丙胺等毒品，糖精钠、聚山梨酯、丙二醇等赋形剂，四氯化碳等化学试剂。引起胆汁淤积的药物主要是激素类药物，如睾酮衍生物、口服避孕药、雄激素、雌激素、醋竹桃霉素、红霉素、他莫昔芬、硫唑嘌呤、阿糖胞苷、环孢素等。急性混合性肝炎常由变态反应引起，以肝实质细胞损害为主。主要致病药物有三环类抗抑郁药、磺胺类药物、大环内酯类、非甾体抗炎药、丙氧芬、别嘌醇、呋喃妥因、奎尼丁、苯妥英钠等。

（三）药源性肾脏疾病

肾脏是体内药物代谢和排泄的重要器官，因其结构与生理上的特点，特别容易受到药物毒副作用的影响。各种药物所导致的肾损害毒理作用不同，病变部位不同。肾小管及肾间质受累最为常见，肾小球和肾血管损伤相对较少。临床表现为急性肾功能衰竭（acute renal failure，ARF）综合征、急性过敏性间质性肾炎综合征、急性肾炎综合征或肾病综合征、梗阻性肾病综合征等。危险因素包括老年患者、过敏体质、脱水状态、肾毒性药物并用、药物剂量过大或疗程过长、原有慢性肾脏疾病等。引起肾损害常见的药物、作用机制及临床表现见表3-1。

表3-1 肾损害常见的药物、作用机制及临床表现

药物	主要毒副作用机制	临床表现
氨基糖苷类抗生素	直接肾毒副作用	ARF，急性肾小管坏死
青霉素类	过敏反应	ARF，急性药物过敏性间质性肾炎，急性肾小管坏死
头孢菌素类	直接肾毒性作用、过敏反应	ARF，急性肾小管坏死，急性药物过敏性间质性肾炎
两性霉素B	直接肾毒副作用	ARF，急性肾小管坏死
喹诺酮类	抑制尿酸排泄	血肌酐升高，高尿酸血症
利福平	免疫反应	急性过敏性间质性肾炎
磺胺类	过敏反应、磺胺结晶沉积	急性过敏性间质性肾炎，坏死性血管炎，血尿，梗阻性肾病
四环素类	增强蛋白质分解代谢、直接肾毒性作用	血尿素氮升高，急性肾小管坏死，范可尼综合征，蛋白尿
非甾体抗炎药	过敏反应	缺血性肾乳头坏死，ARF，慢性间质性肾炎，水钠潴留
造影剂	影响花生四烯酸代谢、直接肾毒性作用	ARF，间质性肾炎
化疗药物	肾缺血、直接肾毒性作用、过敏反应	ARF，高尿酸血症
环孢素A	多为直接肾毒性作用	ARF，慢性进行性肾功能不全，高血压
利尿剂	直接肾毒性、引起神血管收缩	急性间质性肾炎
H$_2$受体拮抗剂	直接肾毒性作用、过敏反应	水、电解质和酸碱平衡紊乱

（四）药源性血液系统疾病

据统计，药物引起的血液系统疾病约占药源性疾病的10%，约占药物相关死亡病例的40%。世界卫生组织（WHO）药物副作用国际研究中心的资料显示，因药物的有害作用而导致的血液系统疾病的顺序为：粒细胞减少症、血小板减少症、溶血性贫血、再生障碍性贫血、过敏性紫癜、白血病等，其中病死率以再生障碍性贫血为最高，可达50%。以下简要介绍药物引起的粒细胞减少症、血小板减少症、溶血性贫血、再生障碍性贫血。

1. 粒细胞减少症　药物引起的粒细胞减少症较为常见。该病女性患者居多，老年人比年轻人更易发生。血液检测可见患者白细胞一般低于 $2 \times 10^9 / \text{L}$，少数低于 $0.5 \times 10^9 / \text{L}$，中性粒细胞绝对值极度减少，多数为正常值的30%以下，甚至缺如。药物引起的粒细胞减少症的患者常突然发热，时有寒战、咽喉痛、口腔溃疡、头痛和不适等症状。部分患者可继发感染，有的病人出现肺炎、口腔和咽部念珠菌感染或皮肤感染，并且可发生致死性感染。相关的致病药物有近百种，主要包括氯丙嗪、保泰松、吲哚美辛、氨基比林、安乃近、抗甲状腺药（甲巯咪唑、甲硫氧嘧啶、丙硫氧嘧啶）、氯霉素、苯磺丁脲、氯磺丙脲、乙酰唑胺、苯海拉明、呋喃妥因、甲氨蝶呤、异烟肼等。

2. 血小板减少症　当血小板计数少于 $150 \times 10^9 / \text{L}$ 时，可确定为血小板减少症。轻者表现为皮肤出现瘀点、瘀斑、黏膜出血或者仅有血小板减少而无出血。重者可有血便、血尿、阴道出血等，少见呕血或咯血，脑出血是死亡的主要原因。发病机制有：①免疫机制所致；②由于骨髓巨核细胞中毒引起血小板减少；③直接破坏血小板。致病药物有利福平、奎尼丁、奎宁、氢氯噻嗪、地高辛、红霉素、磺胺类、抗肿瘤药（阿糖胞苷、环磷酰胺、甲氨蝶呤、巯基嘌呤、白消安、长春新碱等）等。

3. 溶血性贫血　溶血性贫血是比较少见的类型，不同药物所致的溶血性贫血临床症状也明显不同，轻者仅有溶血症状和轻度贫血，重者可发生血红蛋白尿和肾脏损害。药物引起的溶血性贫血的原因有：①药物作用于细胞酶缺乏的红细胞所致，②药物引起的免疫性溶血性贫血。致病药物有青霉素、甲基多巴、奎尼丁、解热镇痛药、抗疟药、磺胺类等。

4. 再生障碍性贫血　再生障碍性贫血是由多病因引起的骨髓造血功能衰竭，临床表现为全血细胞减少的一组综合征。药物引起的再生障碍性贫血比粒细胞缺乏症和血小板减少症的发生率低，但最为严重。药源性再生障碍性贫血约占全部再生障碍性贫血患者的50%~70%，其特点是可在用药过程中或停药后出现，常难以确定所引起的药物。药物引起再障的机制主要是：①引起造血干细胞衰竭；②引起造血微环境缺陷；③免疫反应机制。非甾体抗炎药是引起再障的常见药物。主要致病药物有氯霉素、羟布宗、保泰松、阿司匹林、吲哚美辛、吡罗昔康、双氯芬酸、安乃近、氨基比林、苯妥英钠、氯丙嗪、卡马西平、甲硫氧嘧啶、丙硫氧嘧啶、奎尼丁、氯喹、甲氟喹、氨苄西林、阿糖胞苷、氮芥、白消安、长春新碱、环磷酰胺、多柔比星、甲氨蝶呤、羟基脲、巯嘌呤、硫唑嘌呤、秋水仙碱、甲基多巴、硫脲类药、磺胺类药等。

（五）药源性神经系统疾病

药源性神经系统疾病较为常见，药物可损伤中枢神经或周围神经，损伤的结果既可能是短暂的、可逆的功能性损伤，也可能是不可逆的器质性病变。药源性神经系统疾病有两类：一类是扩大的或与剂量有关的药理学反应，如抗惊厥药引起的嗜睡、共济失调和眼球震颤，这类不良反应容易识别；另一类是不易预见的，特别是在药物治疗非神经系统疾病时引起的特应性反应，如抗生素诱发的脑膜炎，容易被忽视或误诊。

药源性神经系统疾病临床表现多样，包括药源性头痛、药源性癫痫发作、药源性昏迷和脑病、药源性神经疾病、药源性椎体外系疾病、药源性吉－巴综合征、药源性重症肌无力综合征、药源性肌病等。

可以引起药源性神经系统疾病的药物种类众多。比如作用于中枢神经系统或可通过血－脑屏障的药物最易引起癫痫。相关药物包括抗精神病药物、碳青霉烯类、氯喹、环孢素、氟烷、异烟肼、氯胺酮、利多卡因、锂剂、甲氟喹、非甾体抗炎药、口服避孕药、青霉素类、哌替啶、H_2 受体阻滞药、喹诺酮类、选择性 5－羟色胺再摄取抑制剂、三环类抗抑郁药和长春新碱等。可能引起昏迷和脑病的药物包括苯二氮䓬类、抗精神病药、抗抑郁药、环孢素、阿片类，免疫抑制剂如他克罗姆，细胞毒剂如顺铂、异环磷酰胺、甲氨蝶呤（大剂量）、胰岛素、磺酰脲类、水杨酸盐（大剂量）、乙醇和奎宁等。

（六）药源性皮肤疾病

在药品不良反应中，皮肤是最易受累的器官之一。药源性皮肤疾病的最常表现为瘙痒和皮疹，严重者可出现黏膜损伤、水疱、皮肤剥脱、高热、血管神经性水肿、面部水肿、皮肤坏死和呼吸困难，甚至危及生命。

药源性皮肤疾病发病机制复杂，包括免疫性反应和非免疫性反应两方面。免疫性反应是药物引起的变态反应在皮肤的表现，如荨麻疹、过敏性紫癜、剥脱性皮炎等。非免疫性反应是由于药物的毒性反应、继发反应或药物过量等所引起的皮肤损伤，如砷剂引起的皮肤角化、早期梅毒使用青霉素治疗后引起的赫氏反应、华法林引起的皮下出血等。

固定性药疹是药疹中最常见的一种类型，国内报道其发生率占全部药疹的 21%～39%。一般用药后 24 小时内发生。抗菌药物磺胺类、青霉素类、喹诺酮类、头孢氨苄、阿奇霉素等最常见，解热镇痛药水杨酸类、吲哚美辛，中枢系统用药氯氮平、卡米西平等均是常见致病药物。

药源性荨麻疹与血管神经性水肿可由变态反应所引起，是过敏性疾患的常见皮肤表现之一。药源性荨麻疹皮肤表现为大小不一，形态各异的风团，多泛发全身和对称分布。血管神经性水肿发生率低于荨麻疹，可单独发生，也可与荨麻疹同时出现，多发生于舌、唇、眼和生殖器，可使局部水肿明显。致病药物很多，可以引起过敏反应的药物均可能伴随前述反应。

药源性剥脱性皮炎和中毒性表皮坏死松解症是严重的药源性皮肤疾病。药源性剥脱性皮炎多继发于药物引起的皮疹，可于用药后数小时至数月发病，多数潜伏期较长。常见致病药物有抗菌药物，如青霉素、链霉素、头孢唑啉、甲硝唑、利福平等；中枢神经系统药物氯丙嗪、氯氮平、苯巴比妥、苯妥英钠、卡马西平等；循环系统药物硝酸异山梨酯、硝酸甘油、美托洛尔等；抗肿瘤药物氟尿嘧啶；还有生物制剂等。

中毒性表皮坏死松解症是一种严重的急性上皮坏死性红斑综合征，可发生于全身皮肤，也可累及口、眼、生殖道黏膜，死亡率高达 30% 以上。磺胺类是引起中毒性表皮坏死松解症的常见药物之一，非甾体抗炎药也是常见药物，一般认为苯并噻嗪类如吡罗昔康较易发生，抗菌药物、巴比妥类、地西泮、卡马西平、拉莫三嗪等均有报道。

（七）药物过敏反应

药物过敏反应是最被大众熟知的药品不良反应。该反应仅发生于少数病人身上，反应性质各不相同，不易预知，一般不发生于首次用药。初次接触时需要诱导期，停止给药反应消失，化学结构相似的药物易发生交叉或不完全交叉的变态反应，某些疾病可使药物对机体的致敏性增加。

过敏反应的症状主要是皮肤表现，但其他全身性损害（如发热、过敏性休克、血小板减少、溶血性贫血、粒细胞减少等）、呼吸系统症状（鼻炎、哮喘、肺泡炎、肺纤维化等）、消化系统症状（恶心、呕吐、腹痛、腹泻）、肝损害、肾损害、神经系统损害也会出现。

药物过敏反应分为速发型反应和迟发型反应，速发型反应通常在用药后的 1~6 小时内，而迟发型反应通常是用药后的 6 小时后，但速发型超敏反应可以延迟发作，而迟发型超敏反应也可能会提前出现。水杨酸制剂、非甾体类抗炎药、胶体、神经肌肉阻滞剂和造影剂是速发型反应类型的代表药物。迟发型的表现多样，引起的药物也各有不同，如 β-内酰胺类引起的血清疾病综合征、斑丘疹性皮炎；甲基多巴、环孢素引起的溶血性贫血；盐酸肼屈嗪、阿达木单抗、英夫利昔单抗引起的药物性狼疮；磺胺类抗生素和利尿剂引起的血管炎等。

（八）其他

药物引起呼吸系统疾病的药物不良反应不常见，但一般较严重，有时会危及生命。药源性呼吸系统疾病的症状不典型，常见的有咳嗽、哮喘、呼吸困难以及肺功能改变等。各种药物都可以引起呼吸系统的不良反应，引起的机制各不相同。药源性呼吸系统疾病包括鼻塞、气道阻塞、反射性支气管狭窄、呼吸抑制、间质性肺炎、肺血管炎、肺血管栓塞等。

药物或药物相互作用引起的不良反应，使心脏、血管的结构或功能异常，所致的心血管疾病，称为药源性心血管病。临床上可见药源性心力衰竭、药源性心律失常、药源性高血压、药源性低血压、药源性心肌缺血等，如胺碘酮、钙通道拮抗剂、拟交感药物等可引起药源性心力衰竭；红霉素、三环类抗抑郁药等可引起心律失常。

值得一提的是，前述药源性疾病举例中绝大多数为化学药物，但随着生物制剂的不断增加以及中药不良反应研究的逐渐深入，后两类药物的不良反应也在不断被发现，同样需要关注其合理用药和不良反应防治。

📖 知识拓展

重大药害事件

近百年来，全球发生几十起重大的"药害"事件，使人们对药品不良反应的危害性有了更加深刻的认识，也促进各国相继出台药物警戒相关的法规政策。国际上的代表案例有：①沙利度胺治疗妊娠反应，导致海豹畸胎 10000 余人；②乙烯雌酚治疗先兆流产，导致少女患阴道癌；③磺胺酏剂导致尿毒症、肾功能衰竭，其中中毒 358 人，死亡 107 人；④二硝基酚用于减肥，导致白内障、骨髓抑制，其中死亡 177 人；⑤氯碘羟喹治疗腹泻，出现亚急性脊髓视神经病，患病 11000 人，死亡数百人；⑥拜斯亭导致横纹肌溶解症等。国内也出现了"欣弗"事件、"亮甲菌素注射液"事件、马兜铃酸肾病、乙双吗啉导致白血病等药害事件。

药品不良反应及重大"药害"事件的回顾，旨在警示医务人员和患者在用药时要重视药品的安全性，做到安全合理用药，同时要建立健全药物警戒制度，加强药物警戒工作，保障公众用药安全。

五、药品不良反应的治疗原则

药品不良反应治疗可以根据其分类进行处置。①A 型不良反应：症状较轻且可逆的可继续用药并密切观察，症状较重或危害较大的可调整药量直至停药，选用另一种药物替代或加入具有拮抗作用的药物对症治疗。②B 型不良反应：必须立即停药，积极抢救，选用肾上腺皮质激素和/或抗组胺药物治疗。③C 型不良反应：全面了解既往用药史后进行综合研判，必要时给予手术、正畸、放疗或化疗等治疗措施。其具体处理步骤如下。

1. 及时停药，祛除病因　停药是药品不良反应最根本的治疗措施。绝大多数轻型药品不良反应停止使用相关药物后症状可自愈或停止进展。如不及时停药，不良反应症状可能加重，甚至造成死亡。

2. 延缓吸收，加速排泄 针对与剂量相关的药品不良反应，临床上可以采取洗胃、催吐、使用毒物吸附剂、补液、利尿、导泻及血液透析等方法延缓和减少药物的吸收，加速药物的排泄。

3. 使用拮抗药 利用药物的相互拮抗作用来降低药理活性，减轻药品不良反应。一些药物有特殊解毒剂，在发生不良反应时可以选用，如丙烯吗啡、纳洛酮是吗啡、哌替啶的解毒剂，氟马西尼是苯二氮䓬类的解毒剂。

4. 对症治疗 根据不良反应症状对症处理，比如过敏性皮肤损害者可对症局部用药，缓解瘙痒症状；恶心、呕吐等消化道反应可给予止吐治疗等。药物引起的各种器官系统损害的治疗方法与其他疾病引起的相应器官损害的治疗方法相同，可按疾病诊疗技术操作常规执行。

有些药品不良反应有特别的治疗手段，特别是发病急、病情进展迅速的不良反应，需要快速识别，正确治疗。比如过敏性休克，可在短时间内导致死亡，治疗必须争分夺秒，就地抢救。发现患者出现休克症状时应立即使患者平卧，保持呼吸道通畅，吸氧。迅速建立静脉通道，给予抗休克药物治疗。肾上腺素是治疗过敏性休克的首选药物，具有兴奋心脏、升高血压、松弛支气管平滑肌等作用。

任务二 药物相互作用与配伍禁忌

药物相互作用（drug interaction）是指同时或相继使用两种或两种以上药物时，其中一种药物由于其他药物的存在而改变了药物原有的理化性质、体内过程或组织对药物的敏感性等，从而改变了药物效应的现象。药物的相互作用可以分为体外药物相互作用和体内药物相互作用，体外药物相互作用一般指理化性配伍变化，体内药物相互作用又分为药动学和药效学两方面的相互作用。药物的相互作用有很多，我们需要甄别哪些是有临床意义的相互作用，并厘清该相互作用的具体应对措施，是避免和合用，还是调整方案，抑或是无需调整。

一、体外相互作用

（一）定义

体外药物相互作用又称药物配伍变化，是指药物进入体内之前，配伍应用的药物之间发生直接的可见或不可见的理化反应，导致药物的性质和作用发生改变。

（二）分类

根据反应机制不同，配伍变化包括物理性配伍变化和化学性配伍变化。

物理性配伍变化是指某些药物相互混合在一起时，由于物理性质的改变而产生分离、沉淀，液化或潮解等变化，从而影响疗效。例如，甘露醇注射液中加入地塞米松，因甘露醇注射液本身为过饱和溶液，加入其他药物会导致甘露醇结晶析出。

化学性配伍变化是指某些药物配伍在一起时，发生分解、中和、沉淀或生成毒物等化学变化。例如，头孢曲松与含钙输液混合或同时使用，会产生头孢曲松 - 钙沉淀物。

（三）原因

配伍变化主要发生在液体制剂中，特别是在静脉输液中，可以是在多种注射液配伍在一起时，也可以是输液序贯治疗时出现在输液管中。发生配伍变化的因素可能有如下几种。

1. pH 的改变 pH 改变会影响药物稳定性，有些药物在 pH 变化后产生沉淀、加速分解或者失效。常用输液溶媒的 pH 值不同，0.9% 氯化钠注射液、5% 葡萄糖注射液、10% 葡萄糖注射液、葡萄糖氯化钠注射液的 pH 依次为 4.5~7.0、3.2~6.5、3.2~5.5、3.5~5.5。有些药物配制时对溶媒 pH 有要求，例如注射用艾司奥美拉唑配制溶液对 pH 值的依赖性很强，该药只能溶于 0.9% 氯化钠注射液供静脉使用，并且配制的溶液不应与其他药物混合或在同一输液装置中合用。

2. 组分间的化学反应 某些药物会与注射液中的其他成分发生化学反应，包括络合反应、酸碱中和反应、水解反应、氧化还原反应等，如左氧氟沙星与钙、镁等发生络合反应。

3. 溶媒的变化 有些药物难溶于水，制备注射剂时采用乙醇、丙二醇、甘油等非水性溶媒以增加其溶解度和稳定性。将这类药物加入水溶液中，会因溶媒组成改变而析出药物。例如氢化可的松注射液为 50% 乙醇溶液，必须充分稀释至 0.2mg/ml，否则可能析出药物。

4. 电解质的盐析作用 亲水胶体加入含有电解质的溶液中，会因盐析作用而凝集析出。如胰岛素、血浆蛋白等与氯化钠注射液合用可发生盐析作用而析出沉淀。

5. 其他 有些离子能加速其他药物的分解；混合顺序不当可能会产生药物沉淀等。

（四）预防

为保证配伍合理，医务人员应掌握药物配伍禁忌的基本理论，充分了解药品的成分、理化性质、体内过程，熟悉药物配伍使用时可能发生的相互作用及机制，避免发生配伍不当。

（1）使用新药前，认真阅读药品说明书及相关药学资料，全面了解药物特性，包括化学成分、理化性质、药物相互作用、配伍禁忌等，避免盲目配伍。

（2）充分了解所用药物的特性，熟悉各类药物之间的配伍禁忌，合理选择配伍药物，包括适宜的溶剂品种和剂量，避免发生理化反应。

（3）静脉输液尽量现配现用，避免药物在放置过程中出现分解、药效下降等变化，确需放置的，需严格按照存放要求和时间限制合理存放。

（4）混合调配时，合理安排药物的加入顺序。

（5）严格执行注射器单用制度，避免残留药物与配制药物之间发生配伍变化。

（6）多种药物连续输注时，需合理安排输液顺序。存在配伍禁忌的药物不能使用同一输液器连续输入，使用时应间隔给药或两组药液之间用生理盐水或葡萄糖注射液冲管，或者更换输液器。

（7）尽量减少或避免多药同瓶输注，除西药之外，中成药之间、中西药之间的配伍禁忌也需提高警惕。

二、药动学相互作用

（一）定义

药动学相互作用（pharmacokinetic interaction）是指一种药物能使另一种药物在体内的吸收、分布、代谢和排泄过程发生变化，从而影响另一种药物的血药浓度，进而改变药效强度或产生毒性。

（二）吸收过程的药物相互作用

药物经过不同的给药途径吸收进入血液，药物在给药部位的相互作用将影响其吸收。口服是最常用的给药途径，药物经胃肠道吸收时的影响因素如下。

1. 胃肠道 pH 药物在胃肠道的吸收主要通过被动扩散方式。药物的脂溶性和解离度是影响被动扩散的重要因素。非解离型药物脂溶性高，易扩散通过生物膜，而解离型药物脂溶性低，扩散能力差。很多药物为弱酸或弱碱，pH 对药物的解离度有重要影响，酸性药物在酸性环境以及碱性药物在碱性环境的解离度低，药物的非解离部分占多数，因而脂溶性较高，较易扩散通过膜被吸收。因此药物与能改变胃肠道 pH 的药物合用，其吸收会受到影响。例如，酮康唑片和伊曲康唑胶囊溶解和吸收呈 pH 依赖性，pH 低于 4 时有利于吸收，抗酸药、质子泵抑制剂等升高胃 pH 的药物会减少其吸收，但伊曲康唑口服混悬液吸收则呈非 pH 依赖，可能更适合高 pH 的患者。

2. 胃肠运动　小肠是药物的主要吸收部位，改变胃排空、肠蠕动速度的药物能明显影响其他口服药物到达小肠吸收部位的时间和在小肠的滞留时间，从而影响它们的吸收。例如，甲氧氯普胺、多潘立酮加速胃排空和肠蠕动，使其他药物吸收加快，但也缩短了其在小肠的滞留时间，导致吸收减少，疗效降低。

3. 肠道吸收功能　非甾体抗炎药（如阿司匹林、吲哚美辛）、细胞毒抗肿瘤药物（如甲氨蝶呤、环磷酰胺）容易破坏胃肠黏膜，从而妨碍其他药物的吸收。

4. 络合作用　有些药物口服时，在胃肠道相互作用形成络合物或复合物，导致药物吸收减少，疗效降低。例如，含二价或三价金属离子（钙、镁、铝、铁）的药物与四环素类或喹诺酮类药物发生络合反应，从而影响后者吸收。如必须联用，则应间隔服用。

5. 吸附作用　活性炭、白陶土、阴离子交换树脂如考来烯胺有较强的吸附作用，可使一些与其同服的药物吸收减少。例如，活性炭与呋塞米、口服避孕药等药物合用时，其吸附作用可明显减少后者在胃肠道的吸收。

6. 食物　一般情况下，食物减少药物的吸收，有时食物只延缓药物的吸收，但药物的吸收量不受影响，也有的药物在进食情况下吸收增加。食物中脂肪含量，对药物吸收有影响，高脂食物能提高脂溶性药物的溶解度和生物利用度。例如高脂肪食物提升环孢素的吸收量。食物中的有些成分会影响药物的吸收，高钾食物土豆，若与呋塞米、噻嗪类利尿药合用，可因补钾而增强药物疗效并降低不良反应。

（三）分布过程的药物相互作用

药物在分布过程中的相互作用可表现为竞争血浆蛋白结合部位，改变游离型药物的比例，或者改变药物在某些组织的分布量。

1. 竞争血浆蛋白　药物吸收进入血液循环后，有一部分与血浆蛋白发生可逆性结合，称结合型，另一部分称为游离型。结合型和游离型药物处于动态变化的过程中。只有游离型呈现出药理活性，结合型药物无药理活性、不能通过血管壁、不被肝代谢、不被肾排泄。

不同的药物与血浆蛋白结合的能力有差别。两种或两种以上药物合用时，可在蛋白结合部位发生竞争。结合力强的药物会将结合力弱的药物置换出来，使后者游离型的药物浓度增加，药理作用和毒性增强。阿司匹林、吲哚美辛、保泰松、氯贝丁酯、磺胺类药物都有蛋白置换作用，但被置换的药物须具备分布容积小、量效曲线斜率大和起效快 3 个特点，才会产生明显影响。例如苯妥英钠可以置换华法林，使华法林的抗凝作用增强。同时须注意，药物被置换后，它们的代谢及排泄亦增加，半衰期缩短。

2. 改变组织分布量　某些作用于心血管系统的药物能改变组织血流量，从而影响药物在组织的分布量。例如去甲肾上腺素减少肝脏血流量，减少利多卡因在肝的分布，从而减少其代谢，使其血药浓度升高。

药物向组织的转运除了取决于游离型药物浓度外，也和该药物与组织的亲和力有关。药物在组织中也会竞争组织结合位点。但由于组织结合位点容量较大，多数情况下，这种竞争无临床意义。

（四）代谢过程中的药物相互作用

药物进入机体后，在肝、肠道、肾等组织中的药物代谢酶作用下，其化学结构发生改变的过程称为药物代谢。药物代谢过程主要发生在肝，经典的药物肝代谢主要分为 I 相代谢和 II 相代谢，I 相代谢包括氧化、还原和水解反应，主要涉及细胞色素 P450 酶系（CYP450）；II 相代谢为结合反应，主要涉及尿苷葡萄糖醛酸转移酶（UGTs）、磺基转移酶（SULT）、谷胱甘肽 – S – 转移酶（GST）等。

两种或两种以上药物联合使用时，通过酶诱导、酶抑制剂或竞争代谢酶结合，使联用药物的代谢发生改变，结果使被影响药物的疗效增强或减弱。

肝药酶抑制剂能减少肝药酶的合成或降低肝药酶的活性，从而延缓药物自身或其他药物的代谢，导致底物代谢变慢或减少，药效加强或作用时间延长。比如红霉素与西咪替丁合用，西咪替丁抑制肝药酶，导致红霉素血药浓度过高，发生毒性反应，如心脏毒性。有些药物需要经代谢后产生活性的，此时代谢酶被抑制会表现为药效降低。

酶诱导剂能增加肝药酶的合成或提高肝药酶的活性，从而加速药物自身或其他药物的代谢。因大多数药物经代谢后，其代谢产物失去药理活性，因此大多数情况下酶诱导的结果是使受影响药物的作用减弱或药效维持时间缩短。如器官移植患者应用免疫抑制剂环孢素和泼尼松，利福平的酶诱导作用增加上述两药的代谢灭活，使机体出现排斥反应。少数药物经代谢后产生活性或产生毒性代谢产物，此时酶诱导剂表现为使其药效增强或毒性增强。如异烟肼的代谢产物有肝毒性，与酶诱导剂卡马西平合用后，异烟肼的肝毒性加重。

CYP450 是一组由许多同工酶组成的超大基因家族，是人体最重要的药物代谢酶。临床上常见的 CYP450 底物药物、抑制剂和诱导剂见表（3 – 2）。

表 3 – 2　常见的 CYP450 底物药物、抑制剂和诱导剂

CYP450	底物	抑制剂	诱导剂
1A2	度洛西汀、阿洛司琼、对乙酰氨基酚、普萘洛尔、美西律、咖啡因、茶碱、氯丙嗪、华法林	氟伏沙明*、环丙沙星、美西律、普罗帕酮、西咪替丁、诺氟沙星	苯巴比妥、奥美拉唑、兰索拉唑、利福平
2B6	环磷酰胺、异环磷酰胺、他莫昔芬	氯吡格雷、舍曲林、氟西汀、氟伏沙明	利福平、苯巴比妥、苯妥因钠
2C8	瑞格列奈、紫杉醇	吉非贝特*、甲氧苄啶	利福平
2C9	华法林、苯妥英、塞来昔布、格列本脲、阿米替林、氯氮平	胺碘酮、氟康唑、伏立康唑、甲硝唑	利福平、苯妥英钠、泼尼松
2C19	奥美拉唑、兰索拉唑、普萘洛尔、舍曲林、华法林、地西泮	奥美拉唑*、酮康唑、伏立康唑、卡马西平、氟西汀、西咪替丁	利福平、阿司匹林、炔诺酮、银杏、圣约翰草
2D6	地昔帕明、硫利达嗪、美托洛尔、美西律、氯丙嗪、普萘洛尔	帕罗西汀*、氟西汀*、奎尼丁*、维拉帕米、阿米替林	/
2E1	茶碱、咖啡因、乙醇	红霉素、环孢素、双硫仑	异烟肼、乙醇
3A	布地奈德、氟替卡松、非洛地平、洛伐他汀、辛伐他汀、沙奎那韦、西地那非、咪达唑仑、西罗莫司、他克莫司、西沙比利、多潘立酮、特非那定、红霉素、罗红霉素、氯丙嗪	阿扎那韦*、泰利霉素*、克拉霉素*、伊曲康唑*、酮康唑*、那非那韦*、利托那韦*、沙奎那韦*、奈法唑酮*、阿瑞匹坦、红霉素、氟康唑、维拉帕米、环孢素、辛伐他汀、西咪替丁、西柚汁、柚子汁	利福平、卡马西平、苯妥英钠、糖皮质激素、圣约翰草

注：" * "为强抑制剂，即受试药物升高了同时服用的底物药物的 AUC≥5 倍

除了 CYP450 酶系以外，UGTs 也是代谢酶的超家族，是重要的 II 相结合酶。药物经 UGTs 催化后形成 β - D - 葡萄糖醛酸结合物，水溶性增强，更容易排泄。目前已证实不少临床常用药物是 UGTs 的底物、抑制剂和诱导剂。UGTs 的底物药物的葡萄糖醛酸化过程能够被合用的 UGTs 抑制剂抑制或诱导剂促进，导致药物浓度升高或降低。例如同时服用丙戊酸和劳拉西泮，由于丙戊酸钠对 UGT2B15 的催化抑制作用，可使劳拉西泮清除率下降，血药浓度增高，严重时可引起昏迷。

有些药物在体内通过各自的灭活酶而被代谢，这些灭火酶被代谢，将加强相应药物的作用。如普鲁卡因和琥珀胆碱药均由胆碱酯酶代谢灭活，在静脉滴注普鲁卡因进行全身麻醉期间，加用琥珀胆碱，会因大量普鲁卡因竞争灭活酶，影响琥珀胆碱的水解，加重后者对呼吸肌的抑制。

（五）排泄过程中的药物相互作用

药物排泄是指吸收入体内的药物及其代谢产物从体内排出体外的过程。药物主要经肾排泄，少部分经胆汁、汗腺、唾液腺、乳腺及泪腺等途径排泄。排泄过程的相互作用对于体内代谢少，主要以原型排出的药物影响较大。

肾脏是药物主要排泄器官，影响药物经肾排泄主要作用有干扰药物从肾小管的分泌、改变肾小管液的 pH 和影响肾血流量等。

1. 干扰药物从肾小管分泌　肾小管的排泄是一个主动转运过程，要通过特殊的转运载体，包括酸性转运系统和碱性转运系统。通过相同转运系统从肾小管排泄的药物，会在分泌部位出现竞争性抑制现象。当两种酸性药物或碱性药物合用时，可相互竞争酸性或碱性转运系统，竞争力强的药物会占据肾小管分泌孔道，使竞争力弱的药物排泄减少，造成后者在体内蓄积，药效增强，甚至出现毒性反应。比如青霉素和丙磺舒联用，丙磺舒会竞争性占据酸性转运系统，阻碍青霉素经肾小管的分泌。

2. 改变尿液的 pH　排入肾小管管腔的药物，可以通过被动扩散方式被肾小管重吸收。药物脂溶性、解离度是决定药物被动扩散的主要因素，非解离部分脂溶性大，易被肾小管重吸收。改变尿液的 pH 可改变弱酸性或弱碱性药物的解离度，从而改变药物重吸收程度。酸性药在酸性环境或碱性药在碱性环境时，药物在肾小管的重吸收增加，尿中排泄量减少；反之，酸性尿及碱性尿分别促进碱性药与酸性药在尿中的排泄。例如，苯巴比妥、水杨酸类中毒时，给予碳酸氢钠碱化尿液使药物解离度增大，重吸收减少，增加排泄。

3. 影响肾血流量　肾血流量决定肾小球滤过率，减少肾血流量的药物会妨碍药物的肾排泄，但这种情况在临床并不常见。

经胆汁排泄是肾外排泄的重要途径之一。人体内源性物质（如维生素 A、维生素 D、维生素 E、维生素 B、性激素、甲状腺素等）、外源性物质（黄酮类化合物、地高辛、甲氨蝶呤等）及其代谢产物主要经由胆汁排泄。当合并应用的两种药物属于同一转运系统，由于与转运体亲和力的差异，相互间也产生竞争性抑制作用。例如，丙磺舒能抑制甲氨蝶呤的胆汁分泌，导致后者血药浓度升高。

三、药效学相互作用

（一）定义

药效学相互作用（pharmacodynamic interaction）是指药物合用时，一种药物增强或减弱另一种药物的药物效应，而对药物的血药浓度无明显影响。药物的药效学相互作用主要有协同作用和拮抗作用。

（二）协同作用

两种或两种以上药物联合应用时，其效应大于各药物单独应用时效应的总和，称为药物效应的协同作用。发生协同作用的药物一般为不同类别或作用机制不同的药物。临床上希望利用药物协同作用，达到更好的治疗效果。例如，β-内酰胺酶抑制剂可竞争性或非竞争性抑制β-内酰胺酶，可使青霉素类、头孢菌素类等β-内酰胺类抗菌药物免受β-内酰胺酶破坏，故二者制成的复方制剂如阿莫西林-克拉维酸钾、头孢哌酮-舒巴坦等，其体内抗菌活性显著优于单用β-内酰胺类抗菌药物。

有些药物联用时不良反应也会呈现增强作用。比如氨基糖苷类和第一代头孢菌素联用，肾毒性增强，甚至可能出现肾衰竭；抗胆碱药物阿托品和同样具有抗胆碱作用的氯丙嗪、抗组胺药、三环类抗抑郁药，可引起胆碱能神经功能过度低下的中毒症状，如中毒性神经病、麻痹性肠梗阻。

（三）拮抗作用

药理效应相反，或发生竞争性或生理性拮抗作用的药物合用，表现为联合用药时的效果小于单用效果之和，称为药理效应的拮抗作用。临床上，通常要尽量避免药物治疗作用的相互拮抗，但可以利用这种拮抗作用来减少或纠正另一种药物的有害作用。例如，维生素 B_6 是多巴脱羧酶的辅酶，如果与左旋多巴合用，会增加外周多巴脱羧酶的活性，加速左旋多巴在外周脱羧成多巴胺，减少左旋多巴进入中枢神经的量，降低左旋多巴的疗效，所以左旋多巴不宜与维生素 B_6 合用。

任务三　用药错误

用药错误（medication error，ME），是指药品在临床使用及管理全过程中出现的、任何可以防范的用药疏失，这些疏失可导致患者发生潜在的或直接的损害。用药安全是关乎人类健康和民生的重要问题。用药错误管理是用药安全的一个重要组成部分。据估计，全球每年约420亿美元的经济损失是由ME导致的，几乎占全球卫生总支出的1%，可见ME对患者健康和医疗经济的影响非常重大。在我国医疗机构内，用药错误可发生于处方、调剂、使用等多个环节，音似形似药品是引发用药错误的首要因素。2014年《中国用药错误管理专家共识》发布，此后陆续发布用药错误识别与防范系列技术规范，包括高警示药品、医疗机构药品条码技术应用相关、儿科人群、医疗机构给药环节、药品说明书有关的用药错误等方面，为各级医疗机构用药错误监测报告体系的构建和用药错误管理提供技术指导。

用药错误和药品不良反应的区别在于，药品不良反应是药品的自然属性，医务人员报告药品不良反应无需承担相关责任，国家法规亦明确规定不得以药品不良反应为理由提起医疗诉讼；而用药错误属于人为疏失，当事人常需承担一定的责任。二者的主要区别见表3-3。

表 3-3　药物不良反应与用药错误的区别

	药物不良反应	用药错误
危害程度	轻~严重	轻~严重
隐匿程度	低	隐匿程度：高
发生频率	高	尚不明确
责任关联	低	高
文化关联	低	高
制度保障	有	无
报告系统	较完善	尚不完善

一、用药错误的环节和类型

用药错误可发生于处方（医嘱）开具与传递；药品储存、调剂与分发；药品使用与监测；用药指导及药品管理、信息技术等多个环节。其发生可能与专业医疗行为、医疗产品（药品、给药装置等）和工作流程与系统有关（表3-4）。如在儿童用药错误中，处方开具、药品调配和患儿用药等各个环节都存在可能导致用药错误的风险因素，排在前3位的危险因素是剂量单位、零或小数点错误；护士施药时未认真核对患儿信息；医师不熟悉儿童生理病理特点。

表3-4　用药错误的环节和类型

	错误环节	错误类型	释义
技术环节	处方（医嘱）开具与传递	处方错误	药物选择［基于适应证、禁忌证、已知过敏反应、现有药物治疗情况、相互作用（包括中西药及食物药物相互作用）、重复给药及其他因素］不当，剂量、剂型、数量、疗程不当，给药途径、时间、频次、速率不当，溶媒、浓度不当，处方潦草导致辨认错误等
		处方传递错误	处方传递过程中出现的错误。例如：护士转抄错误；收费处转抄错误；医生口头医嘱未再次确认等
	药品调剂与分发	调剂错误	药物品种、规格、剂型、剂量、数量等与处方规定不符
		药物配制错误	未能正确配制药物（包括分装、溶解、稀释、混合及研碎等）
		书写错误	在药袋、瓶签等包装上标注患者姓名、药品名称、规格及用法用量等时写错或书写不清
	给药与监测	患者身份识别错误	将患者甲的药物给了患者乙
		给药技术错误	给药时使用的程序或技术不当。例如：给药途径错误；给药途径正确，但位置错误；给药速度不适宜；溶媒不适宜等
		用药时间/时机错误	未按规定的给药时间间隔或特定的给药时机给药
		给药顺序错误	给药顺序不当导致错误
		遗漏错误	未能将医嘱药物提供给患者，或者患者漏服药物
		用药依从性错误	患者未按要求进行治疗，用药行为与医嘱不一致
		监测错误	监测缺失、监测方法不适宜、监测数据评估不适宜
	用药指导	用药指导错误	医生、药师、护士指导患者用药不正确或未指导
管理环节	药品管理	药品储存不当	药品没有按照标准储存条件储存，导致变质失效
		药品摆放错误	药品摆放不合理导致调配、给药错误
	信息技术	程序错误、系统错误	药品信息系统设计和维护错误

二、用药错误的分级

根据用药错误造成后果的严重程度，参考国际标准，可将用药错误分为9级，并归纳为4个层级。第一层级：错误未发生（错误隐患），包括A级；第二层级：发生错误，但未造成患者伤害，包括B、C、D级；第三层级：发生错误，且造成患者伤害，包括E、F、G、H级；第四层级：发生错误，造成患者死亡，包括I级，具体分级详见表3-5。全国临床安全用药监测网2023年收到用药错误（ME）报告27742例。其中A级错误282例（1.02%），B级22452例（80.93%），C级4239例（15.28%），D级499例（1.80%），E级141例（0.51%），F级127例（0.46%），G级1例（＜0.01%），I级1例

（＜0.01%），无 H 级病例发生。

表 3-5　用药错误分级

级别	标准
A 级	客观环境或条件可能引发错误（错误隐患）
B 级	发生错误但未发给患者，或已发给患者但患者未使用
C 级	患者已使用但未造成伤害
D 级	患者已使用，需要监测错误对患者造成的后果，并根据后果判断是否需要采取措施预防和减少伤害
E 级	错误造成患者暂时性伤害，需要采取处置措施
F 级	错误对患者的伤害导致患者住院或延长住院时间
G 级	错误导致患者永久性伤害
H 级	错误导致患者生命垂危，需采取维持生命的措施（如需心肺复苏、除颤、插管等）
I 级	错误导致患者死亡

三、用药错误处置、报告与监测

（一）用药错误的处置

用药错误一旦发生，医务人员应积极实施处置措施并按规定流程及时上报。E 级以上的错误，医务人员应迅速展开临床救治，将错误对患者的伤害降至最低，同时积极报告并采取整改措施。A～D 级用药错误虽未对患者造成伤害，但亦应引起医务人员及医疗机构管理者的重视。除积极报告外，应及时总结分析错误原因，采取防范措施，减少同类错误发生的可能性。医疗机构应建立用药错误紧急处理预案以及院内紧急报告制度。对于涉及群体和多发的用药错误事件，应建立有效的紧急响应流程。

（二）用药错误的报告

我国对于用药错误采取鼓励自愿报告的方式。2012 年，合理用药国际网络（International Network for the Rational Use of Drugs，INRUD）中国中心组成立了临床安全用药组，并组建了全国临床安全用药监测网，接收各级医疗机构的用药错误报告，报告表详见表 3-6。监测网设立国家级、省市级和医疗机构级三级结构，由药物不良反应杂志社和首都医科大学宣武医院负责具体工作。用药错误采取网络实时报告，监测网具备数据统计和分析功能。报告内容应真实、完整、准确。

（三）用药错误的监测

用药错误的发生率或严重程度很难预测。用药错误的监测方法有多种，包括自愿报告、病历审查、计算机监测和直接观察等方法。推荐医疗机构采用自愿报告法进行日常医疗安全工作的监管。应用自愿报告法获得的数据虽不能完全反映用药错误的实际发生率，但对于识别错误来源，如特定药物、剂量、剂型和给药途径等具有重要价值，且容易实施。在条件具备时，病历审查法、计算机监测法及直接观察法也可用于用药错误的实践和研究。

（四）用药错误信息利用

医疗机构应定期对用药错误进行分析评价，查找原因、汲取教训、完善管理体系、制定防范措施，在机构内发布有关安全用药信息预警；采用简报、培训等途径对医务人员进行培训教育，提高他们的辨识和防范能力；挖掘用药错误数据资源，改善医疗机构信息系统，有效提升防范水平。医疗机构应通过适当途径向卫生和药品行政管理部门提出政策建议，促使药品生产及流通企业优化系统和流程，减少因药品包装、标签等原因引起的用药错误。

表 3-6 INRUD 中国中心组临床安全用药组用药错误报告表（2014 版）

填表时间： 年 月 日

错误发生时间	年 月 日 时 分		发现错误时间	年 月 日 时 分		
错误内容	1. 品种 □适应证	□品种	□禁忌证	□剂型		
	2. 用法 □给药途径	□给药顺序	□漏给药	□给药技术	□重复给药	
	3. 用量 □数量	□规格	□用量	□给药频次	□给药时间	□疗程
	4. 相互作用 □溶媒	□配伍	□相互作用			
	5. 患者身份 □					
	6. 其他					
错误药品是否发给患者	□是 □否 □不详		患者是否使用了错误药品	□是 □否 □不详		
差错分级	第一层级：无错误 □A 级：客观环境或条件可能引发错误（错误隐患） 第二层级：有错误无伤害 □B 级：发生错误但未发给患者，或已发给患者但患者未使用 □C 级：患者已使用，但未造成伤害 □D 级：患者已使用，需要监测错误对患者造成的后果，并根据后果判断是否需要采取措施预防或减少伤害 □第三层级：有错误有伤害 □E 类：错误造成患者暂时性伤害，需要采取预防措施 □F 类：错误对患者的伤害可导致住院或延长住院时间 □G 类：错误导致患者永久性伤害 □H 类：错误导致患者生命垂危，需采取维持生命的措施（如心肺复苏、除颤、插管等） 第四层级：有错误致死亡 □I 类：错误导致患者死亡					
患者伤害情况	□死亡 直接死因 死亡时间： 年 月 日 □抢救 措施： □残疾 部位、程度： □暂时伤害 部位、程度： 恢复过程：□住院治疗 □门诊随访治疗 □自行恢复 □其他 □无明显伤害					
引发错误的因素	1. 处方因素 □处方辨认不清	□缩写	□抄方	□口头医嘱		
	2. 药品因素 □药名相似	□外观相似	□分装	□稀释	□标签	
	3. 环境因素 □环境欠佳	□货位相邻	□多科室就诊	□拼音相似	□设备故障	
	4. 人员因素 □疲劳	□知识欠缺	□培训不足	□技术不熟练		
	5. 其他					
发生错误的场所	□诊室（□门诊 □病房）□药房 □护士站 □社区卫生站 □患者家中 □静脉配制室 □其他					

续表

引起错误的人员	医师	□住院医师	□主治医师	□副（正）主任医师	□实习医师	□进修医师
	药师	□初级药师	□主管药师	□副（正）主任药师	□实习药师	□进修药师
	护士	□初级护士（师）	□主管护师	□副（正）主任护师	□实习护士	□进修护士
	患者及家属　□					
	其他					

其他与错误相关的人员	□医师	□药师	□护士	□患者及家属	□其他

发现错误的人员	□医师	□药师	□护士	□患者及家属	□其他

患者信息	性别	□男　　□女	年龄	岁/月	体重	kg
	诊断					

错误相关药品	通用名		商品名	剂型
	规格		生产厂家	

有无药品标签、处方复印件等资料	□有	□无

简述事件发生、发现的经过，导致的后果及防范措施：

报告人		科室	
电话		E－mail	

四、用药错误的防范

用药错误的防范需要生产厂家、医院信息系统、医务人员在技术层面、管理层面等多方面全链条的配合，不同主体和环节的用药错误预防需要针对不同的风险因素。

（一）技术策略

用药错误技术策略主要包括以下4个方面，按其有效性由强到弱分为4级。

第1级，实施强制和约束策略，包括执行国家对于医疗机构药品一品两规的规定，使用药物通用名，预混、预配，计算机系统限定用法、用量、给药途径，暂停使用，医疗机构药品品种数量限定，抗菌药物的分级使用限制，以及抗肿瘤药物的分级使用限制等。比如与说明书有关用药错误可以建立和细化药品说明书核准流程、按药品说明书要求验收和储存药品等强制和约束策略。

第2级，实施自动化和信息化，包括计算机医嘱系统、电子处方、单剂量自动分包机、整包装发药系统、条形码等。比如与说明书有关用药错误可以采用动态库存信息化管理系统、建立药品说明书信息监测系统、将药品说明书信息监测系统与临床应用系统相关联。

第3级，制定标准化的标识和流程，包括高危药品标识，音似形似药品标识，药品多规格标识，标准操作流程，以及指南、共识、技术规范等。比如与说明书有关用药错误可以制定药品说明书信息监测系统更新维护的标准化操作规程、制定超说明书用药的标准化操作流程等。

第4级，审核项目清单和复核系统，包括处方审核，对高危药品和细胞毒药物配置加强核对，以及使用两种不同方法确认患者身份和药品等。

（二）管理策略

1. 建立用药安全管理组织　医疗机构应该设立内部的用药安全管理组织，建立本医疗机构用药错误监测与报告管理体系，并纳入医疗机构质量管理体系。医疗机构要健全并落实用药安全相关制度，提高医药护技等人员防范用药错误的意识和能力，实施处方开具、调配、给药、用药的全流程管理。

2. 倡导健康的用药安全文化　医疗机构应倡导非惩罚性用药安全文化，鼓励临床医生、护士和药师等人员主动参与用药错误的监测报告。医疗机构应制定有效措施保障落实，保护当事人、报告人和患者的信息。

3. 配备充足的人力资源　医疗机构应配备充足的人力资源，减少或避免医务人员因工作负担过重引发疲倦、注意力不集中等人为因素造成的用药错误。

4. 加强基于岗位胜任力的专业技能培训　医疗机构应加强医务人员基于岗位胜任力的专业技能培训，将用药错误的识别和防范作为培训内容之一。做好新职工的岗位培训，加强专业技能考核，实现理论到实践的转变，减少因专业知识及技能欠缺而引起的用药错误，及时分享用药错误案例，防患于未然。

5. 提供必要的工作空间和自动化/信息化设备　医疗机构应改善医务人员的工作环境，尽可能提供足够的工作空间和适宜的工作环境；配备自动化设备，加强信息化建设，减少不必要的人工操作。比如利用医院信息系统对超剂量、超用药途径、超适应证、重复用药和存在用药禁忌的处方予以拦截或警示，提示医师慎重对待并再次审核确认。

6. 建立合理、简明、顺畅、严谨的工作流程　医疗机构的用药过程是一个涉及内部多个部门、多个岗位，需协调多个环节共同完成的过程，还需要借助适宜的信息化设备和顺畅合理的标准操作流程，提高工作效率和保障患者用药安全。比如高警示药品管理应建立标准化的处方、审核、调配、配制、给药流程，并严格设定相应的权限。

以上措施主要是针对医疗机构在使用环节可采取的措施，药品上市许可持有人也有责任和义务在药品设计之初，做好用药错误的防范措施。比如药品名称/包装的混淆可能源于药品位置的规划和制药商的设计，形似音似药品名称混淆可能是制造商、监管机构和命名机构的责任。药企应改进药品包装形式，从源头设计上减少形似音似引起的用药错误。此外，在用法用量、注意事项等方面，也应注意防范用药错误。

五、居家用药错误

居家用药错误是指患者居家自我药疗环节出现的用药不当。全国临床安全用药监测网临床安全用药年度报告（2021）显示，近年来发生在患者家中的 ME 比例以及由患者和家属引发的 ME 比例逐年增高。引起居家用药错误的人员因素主要体现在安全用药意识淡薄、安全用药认知能力不足、患者或家属安全用药责任心不强；药品因素主要涉及药品外包装相似、药片外观或颜色相似、药名相似；此外，还有环境因素，包括多科室就诊、文化差异等。

居家 ME 防治措施包括：①对患者进行用药依从性与安全用药认知能力评估：可根据评估结果对患者进行个体化的用药指导与宣教，从而提高患者的安全用药意识与能力。②开展连续的、全程的药学服务：内容包括关键节点的用药重整、长期用药随访、开展居家药学服务等。大多数不良事件是可监护和预防的，长期用药随访，居家的药物治疗跟踪指导非常重要。③重视家庭药箱的整理：内容包括检查药品效期、药品存放指导、儿童安全用药指导、药品回收等。还应注意患者药品应与共同居住人药品分开存放，患者当前用药应与既往药品分开，成人与儿童药品分开，内服和外用药分开，急救与常规药品分开，并按照药品说明书贮存要求存放。④加强高警示药品的指导与宣教：医务人员应加强对患者高警示药品的指导与宣教，让患者及其家属了解用药后可能出现的不良反应和正确的处置方法，以及药品正确的储存方法，必要时应书面告知避免患者滥用、误用而发生意外。建立高警示药品用药患者观察与随访制度，通过随访保证用药安全合理，防止居家用药错误的发生。

实训 3　药源性疾病梳理

【实训目的】

通过对某一药源性疾病的查找梳理，系统地了解某一药源性疾病的临床表现、发生机制、致病药物和防治手段，重点掌握药源性疾病的防治策略，进而提升学生的安全合理用药意识。

【实训准备】

1. 班级按要求分组、选举团队负责人、进行团队目标设置、任务拆解、任务分工。

2. 药品不良反应和药源性疾病参考书籍。

3. 医药学术数据库。

4. 实训评分标准。

【实施步骤】

1. 学生按 5~7 人组成若干学习团队，选出团队负责人 1 名。

2. 各组分析讨论实训项目，分解实训任务，明确团队成员的分工及完成时限，设置学习目标。

3. 团队成员共同学习药源性疾病的相关知识，列出药源性疾病种类、查找渠道、具体负责成员。

4. 团队每位成员根据任务分工，查找药源性疾病具体内容，至少包括临床表现、发生机制、致病药物和防治手段，可以从典型案例出发展开综合分析。

5. 将收集到的信息进行概要式的整理，例如制作成表格、思维导图、学习笔记，按团队时限要求完成任务后，提交给团队负责人。

6. 课堂分享与讨论。

7. 课堂分享后，在自愿的前提下可修改提升实训作品一次。

【注意事项】

1. 药源性疾病的致病药物往往较多，注意收集有代表性的致病药物。

2. 重点关注药源性疾病的防治手段，防治手段应有针对性。

3. 团队分工必须明确，在成果中注明角色分工，自评分值。

4. 团队内容对各自分工的学习成果根据实训评分标准进行互评评分。

5. 团队负责人应当认真组织，有责任心，公平公正，做好团队考核记录并提交给老师。

【评分标准】

【实训评分标准】

班级：　　　　　姓名：　　　　　学号：　　　　　得分：

项目	分值	实训考核指标	得分及扣分依据
组织分工 （20分）	6	团队角色清楚、自评互评公正	
	6	任务分解合理、团队分工明确	
	8	团队目标清晰、完成时限适当	

续表

项目	分值	实训考核指标	得分及扣分依据
实训作品 （70分）	5	作品构件元素完整	
	10	作品体例排版规范	
	10	作品内容概括简洁	
	10	作品设计美观大方	
	15	作品按时完成	
	10	作品形式与内容互融互合	
	10	作品内容完整	
分享或修改 （10分）	10	课堂分享表达流畅 或者修改后有明显进步	
总分			

目标检测

答案解析

一、单项选择题

1. 药物正常治疗剂量时出现，由于药物作用的低选择性造成的，与固有药理作用相关、但与用药目的无关的作用是（　　）

A. 毒性反应
B. 继发反应
C. 副作用
D. 过敏反应

2. 药源性肝脏疾病中，最为常见的是（　　）

A. 急性肝炎
B. 慢性肝炎
C. 肉芽肿性肝炎
D. 肝肿瘤

3. 药物代谢最重要的代谢酶为（　　）

A. 肝微粒体酶系
B. 单胺氧化酶
C. 胆碱酯酶
D. 肠道菌丛酶系

4. 用药错误中，"发生错误，造成患者死亡"的分级是（　　）

A. E 级
B. G 级
C. H 级
D. I 级

二、多项选择题

5. 根据与药理作用的相关性，药品不良反应分为（　　）

A. A 型不良反应
B. B 型不良反应
C. C 型不良反应
D. D 型不良反应
E. E 型不良反应

6. 药物相互作用可以分为（　　）

A. 体外药物相互作用
B. 药动学相互作用
C. 药效学相互作用
D. 物理相互作用
E. 化学相互作用

7. 肾损害常见的药物有（　　）

A. 庆大霉素
B. 顺铂
C. 两性霉素 B

D. 左氧氟沙星　　　　　　E. 造影剂

8. 不良反应的治疗原则包括（　　）

A. 及时停药，祛除病因　　　　　　　B. 加速排泄，延缓吸收

C. 使用拮抗剂　　　　　　　　　　　D. 对症治疗

E. 马上转诊

9. 用药错误分级标准中 H 级的情形为（　　）

A. 错误导致患者生命垂危，需采取维持生命的措施

B. 错误对患者的伤害导致患者住院或延长住院时间

C. 错误导致患者永久性伤害

D. 如需心肺复苏、除颤、插管等

E. 错误导致患者死亡

10. 用药错误分级标准中第二层级包括（　　）

A. I 级错误导致患者死亡

B. B 级：发生错误但未发给患者，或已发给患者但患者未使用

C. C 级：患者已使用，但未造成伤害

D. D 级：患者已使用，需要监测错误对患者造成的后果，并根据后果判断是否需要采取措施预防或减少伤害

E. E 类：错误造成患者暂时性伤害，需要采取预防措施

项目四　药物流行病学在药物警戒中的应用

PPT

学习目标

1. 掌握药物流行病学与药物警戒的关系；药物流行病学的研究设计原则。
2. 熟悉药物流行病学的研究方法、适用情境；药物流行病学的研究设计的重要性。
3. 了解药物流行病学基本原理及其研究方法的底层逻辑。
4. 学会结合药物流行病学的知识、采用药物流行病学的方法分析药物警戒问题；学会使用常用数据库进行药品不良反应的挖掘和信号探索与分析。
5. 培养学生应用科学方法思考药物警戒问题的意识。

岗位情景模拟

情景描述　药物警戒部门的主要职责是监测和评估公司所生产药物的安全性，确保患者使用药物时的安全性，并及时更新药物安全信息。最近，药物警戒部收到了一些关于公司新上市的抗高血压药物的不良事件报告。这些报告显示，部分患者在使用该药物后出现了严重的副作用，包括但不限于头晕、心悸和肾功能损害。该公司药物警戒部组建团队对这些不良事件进行流行病学调查，通过分析数据，确定是否存在药物与不良事件之间的因果关系；根据调查结果，制定相应的风险管理计划，并与监管机构沟通，确保信息的透明和及时更新，向公众和医疗专业人员传达药物安全信息。

讨论　1. 在进行药物流行病学调查时，如何确保数据的准确性和完整性？请列举至少三种可能影响数据质量的因素，并提出相应的解决方案。

2. 如果调查结果显示药物确实与不良事件有关联，假设你是药物警戒部负责人，你将向公司高层提出哪些合理化的建议？

无数药害事件都在提醒公众，药品不能做到零风险。虽然相对安全的药品基于"获益风险比"大于 1 的原则，能够取得药品注册证书，合法生产上市流通使用，但是并不意味着其上市后质量安全和风险监测就不再需要。药物警戒作为药物流行病学的分支学科，因其一部分内容是关注上市药物在大范围人群使用中的药物不良事件（Adverse Drug Events，ADE）或药物不良反应（Adverse Drug Reactions，ADR），因此被认为能够进一步弥补临床前研究和临床试验的不足。

药物流行病学是一门应用流行病学的基本原理和方法来研究药物在人群中的应用及其效应的综合性学科。它是临床药理学与流行病学两个学科相互渗透、延伸而发展起来的新医药研究领域，也是流行病学的一个新分支。近年来，药物流行病学在药物有效性、安全性评价的研究领域不断扩大，从最初的不良反应监测扩大到不良事件监测，进一步发展到药物警戒和风险管理。在医药数字化转型的关键时期，用于研究药物流行病学的新理论和新方法在不断涌现，为了更好地利用真实世界的研究数据，本章旨在介绍药物警戒中流行病学的实践与应用。

任务一　药物流行病学及其与药物警戒的关系

一、药物流行病学

（一）概念

药物流行病学（Pharmacoepidemiology）是流行病学的一个分支，是一门研究药物等干预措施在大规模人群中运用效果的科学；是运用流行病学的原理与方法，研究人群中药物的利用及其效应（包括疗效和不良反应）的科学。药物流行病学的研究内容包括药物的有效性、安全性评价，以及对药物经济学评价和药物对生活质量影响的评价等。其研究的最终目标是为医疗单位、预防保健部门、药政管理部门及社会大众提供有关药物利用及药品安全性、有效性的信息，帮助制定合理的用药政策，促进合理用药。

药物流行病学是药物警戒、药物不良反应监测在深度和广度上的发展和提高。因此，药物流行病学所应用的理论主要是流行病学关于疾病分布的理论、多病因论和因果关系推断的原则。药物不良反应在临床上呈现的是一些症状、体征、综合征或疾病，在没有进行因果关系评价前统称为不良事件，这些事件的发生可能是由于药物本身的药理作用导致，即 ADR，也可能是药物使用不当或质量问题所致。即使是 ADR，其发生也与患者个人体质存在一定关系。因此，想要确定 AE 产生的原因离不开流行病学病因论，尤其多病因论的指导。流行病学是从群体水平探讨疾病病因的，药物流行病学对 AE 和 ADR 的研究亦是如此。AE 在群体中的分布差异是发现安全性信号、形成病因假设的基础。然而，仅仅通过 ADR 监测，收集、分析与药物有关的发病和死亡的自发报告，很难确定因果关系，需要进一步设立对照组，比较药物暴露人群是否比未暴露人群更容易发生不良结局来评价因果关系。因此，从假设的提出到最后论证的各个阶段，都离不开流行病学的各种研究方法，尤其在上市后监测和重大药害事件的调查中，可以运用多种流行病学研究方法确定药物与不良事件的关系。

（二）研究方法

药物流行病学的研究方法包括以下几类。

1. 描述性研究方法　描述性研究方法是药物上市后研究的起点，研究某一人群用药后发生不良反应的分布状态［如病例报告、生态学研究、纵向研究（ADR 监测）、横断面研究等］，通过比较分析，提示某种可能性，主要用于产生安全性信号，为进一步研究打下基础。

2. 分析性研究方法　分析性研究方法包括病例对照研究和队列研究，可以筛选与检验安全性信号。

（1）病例对照研究又称回顾性研究，是药物上市后研究的主要方法之一。

（2）队列研究又称定群研究或群组研究，在未患所要研究疾病的人群中将暴露于某药物的人群作为暴露组，未暴露于某药物者作为对照组，检验并比较二者的发病率或检验二者的归因危险程度。

3. 实验性研究方法

（1）随机对照临床试验　是评价药物疗效的金标准。将病人随机分成试验组和对照组，对照组给予某种安慰剂或参照处理，然后评价药物的效果。临床试验特别要注意随机分组、对照设置和盲法处理这三个关键要点。

（2）社区实验　主要是在开展的人群干预试验。

4. 二次研究　二次研究，如系统综述和（或）Meta 分析通过整合安全性证据，可以进一步回答因果推断原则中关联是否具有普遍性的问题。

药物流行病学除了对单个品种进行药物警戒/药物不良反应监测外，也可研究其他疾病、其他药物对药物效应的影响以及可同时进行药物经济学研究。

二、药物流行病学与药物警戒

药物警戒是与发现、评价、理解和预防不良反应或其他任何可能与药物有关问题的科学研究与活动。随着药物警戒概念的敲定，药品不良反应监测的范围已经从一般的化学药品扩展到传统药物、草药、血液制品、生物制品、医疗器械及疫苗。药物安全性工作也由药品不良反应报告制度所要求的监测上市药品不良事件的早期信号，拓展到临床可能发生的任何药源性损害，如假劣药物的使用、用药错误、缺乏药物疗效、无科学依据地扩大药物的适应证、药物的急性和慢性中毒病例、药物相关死亡率的评估、药物滥用和误用所致的潜在安全性问题等，因此，"药物警戒"的提出可以视为药物流行病学的理论和实践的一次发展。

药品不良反应监测是药物警戒的重要内容和基础工作，但不是药物警戒的全部。药物警戒还包含上市后药品的再评价和药品不良反应的预警。更广义地讲，药物在临床前的研制阶段，以及在临床试验阶段都应纳入药物警戒的范畴，即药物警戒涵盖了药物从研发直到上市使用的全生命周期，其关键的活动包括监测、识别、评估和控制药品的安全风险。无论是被动监测还是主动监测、信号的识别和确认、获益—风险的权衡、风险控制及其措施的评价，都离不开流行病学研究设计和统计学分析。因此，药物流行病学是开展药物警戒活动的方法学基础。药物流行病学为药物警戒提供数据和理论支持，通过描述和分析药物在人群中的使用情况和效应，为药物警戒提供科学依据；药物警戒利用药物流行病学的原理和方法，更准确地评估药物在人群中的安全性，及时发现和预警潜在的药物不良反应。

三、循证医学与药物警戒

（一）概念

循证医学（Evidence – based medicine，EBM）意为"遵循证据的医学"，又称实证医学、证据医学，是一种医学诊疗方法，强调应用完善设计与执行的研究（证据）将决策最佳化。循证医学的核心思想是在医疗决策中将临床证据、个人经验与患者的实际状况和意愿三者相结合。临床证据主要来自大样本的随机对照临床试验（randomized controlled trial，RCT）和系统性评价（systematic review）或荟萃分析（meta – analysis）。

EBM 与传统医学有着重要的区别。传统医学以个人经验为主，医生根据自己的实践经验、高年资医师的指导、教科书和医学期刊上零散的研究报告为依据来处理患者。结果是一些真正有效的疗法因不为公众所了解而长期未被临床采用；一些实际无效甚至有害的疗法因从理论上推断可能有效而长期、广泛使用。循证医学的实践既重视个人临床经验又强调采用现有的、最好的研究依据。

循证医学的目的是解决临床问题，包括发病与危险因素→认识与预防疾病；疾病的早期诊断→提高诊断的准确性；疾病的正确合理治疗→应用有疗效的措施；疾病预后的判断→改善预后，提高生存质量；合理用药和促进卫生管理及决策科学化。

（二）循证药学

循证药学是循证医学的理念与方法在与药学学科自身需求和特点结合后所产生的一个分支学科。广义的概念是运用循证的理念和方法学解决药学各领域的实践和研究问题，涉及药物开发、生产、配送、存储、使用、管理及药学教育等过程中的问题、干预、效果和持续改进。狭义的循证药学是一种药学实践过程，指药师在药学实践中，慎重、准确和明智地应用当前最佳证据，与临床技能和经验相结合，参考病人意愿，做出符合病人需求的药学服务的过程。

所谓安全的药品，是指人们普遍认同其对人体可能造成的损害风险处于可接受的阈值之内，且具备显著临床疗效的药品。这种"安全性"实际上是药品可获得收益与可承担风险之间权衡的结果。近年来，通过大量的临床随机对照试验和药物上市后的流行病学研究，得以洞察到一些曾被视为有效或无害的治疗方法，在实际应用中可能并无显著效果，甚至可能产生更多的危害。例如 Semorinemab 是一种由罗氏和 AC Immune 合作开发的针对阿尔茨海默病的药物，然而，临床试验显示，该药物在改善阿尔茨海默病患者症状方面并未取得显著效果，且可能存在安全风险；再如 Nivolumab（Opdivo）与 bempe-galdesleukin（bempeg）的联合疗法曾被认为对黑色素瘤患者具有潜在的治疗价值。然而，一项 III 期临床试验（PIVOT）显示，与单独使用 Nivolumab 相比，联合疗法在改善无进展生存期（PFS）和总体反应率（ORR）方面并未达到主要终点。另一些似乎无效的治疗却被证实利大于害，如阿司匹林能够抑制血小板聚集，从而防止血栓形成。多项大规模的临床试验和上市后药物流行病学研究证实，阿司匹林能够显著降低心血管事件的发生率，如心肌梗死和中风。尽管阿司匹林可能引起一些不良反应，如胃肠道出血，但总体而言，其益处大于风险。

这些实例揭示了一个重要的事实：仅凭实践经验或理论推理来评估医学干预的效果，是存在局限性的。因此，对于所有的医学干预措施，包括药物治疗这一重要手段，都应持以审慎的态度，进行严格的临床评价。需要有意识地、积极地、系统地采取措施，淘汰那些在实践中被证明无效的干预措施，并防止新的无效措施进入医学实践。这要求在做出医学决策时，必须基于严谨的研究证据。这正是循证医学的核心理念，自 20 世纪 90 年代以来，它得到了迅速的发展。在药物警戒科学决策中，循证医学的理念、证据整合的方法以及循证决策的原则，都构成了其坚实的基础。通过遵循这些原则和方法，能够更加准确地评估药品的安全性和有效性，为患者提供更加科学、合理的治疗方案。

任务二　流行病学研究方法

一、产生安全性信号的方法

安全性信号，指的是关于某种不良事件可能与特定药品之间存在因果关系的初步信息或报道。这些信息为研究者提供了形成进一步假设的基础，用于深入探讨药品与不良反应之间的关系，并为药品可能带来的不良反应提供早期预警。因此，信号的产生及其检测成为不良反应监测工作的基石，更是药物警戒工作中不可或缺的核心环节。我国《药物警戒质量管理规范》规定：上市许可持有人需要根据自身情况和产品特性，选择既适当又科学有效的信号检测方法。这些方法可以包括人工检测手段，如逐一审查个例药品不良反应报告、对病例系列进行综合评价、汇总分析病例报告等；也可以是借助计算机技术的辅助检测方法，如利用数据挖掘技术来识别和分析数据中的潜在模式或异常。通过这些方法，上市许可持有人能够更加全面、准确地捕捉药品安全性信号，确保药品的安全性和有效性，为患者提供更加可靠的用药保障。

（一）病例报告和病例系列

1. 病例报告研究　病例报告研究属于观察性研究中的描述性研究，指的是临床上有关单个病例或几个病例的详尽报告，通过对新发疾病、罕见或少见疾病、人们不熟悉的疾病或某些常见疾病的异常表现进行详尽描述与记录；通常在 10 例以下；内容包括患者的人口学特征、临床症状、体征、诊断、治疗与预后；提供了研究某种疾病的特色本质，为研究、提示某种疾病的特殊本质提供了第一手资料。药品上市后发生罕见的不良反应的初次报道多来自医生的病例报告（case report）。但病例报告没有对照组，不能用于确定因果关系；而且一旦对某种药物的怀疑信息被公布，常会引起医生和患者的过度报告，导致偏性结论。

例如，假设有一种新药 A，最初被用于治疗某种常见疾病。在初步的临床试验中，新药 A 显示出了良好的疗效和可接受的不良反应率。然而，随着药物的上市和广泛应用，有报道指出新药 A 可能与某种罕见但严重的副作用 B 有关。报道发出后会产生如下过度报告现象：

（1）医生方面　由于新药 A 的广泛使用，医生们开始更加关注使用该药物后出现的任何异常反应。在怀疑新药 A 与副作用 B 存在关联的情况下，医生们可能更倾向于将任何与 B 相关的症状或体征都归咎于新药 A，即使这些症状或体征在其他情况下也可能出现。这种过度归因的现象导致了大量关于新药 A 与副作用 B 关联的病例报告。

（2）患者方面　当媒体或社交媒体上广泛传播新药 A 可能与副作用 B 有关的消息时，患者也开始更加关注自己的身体状况。他们可能会将任何与 B 相关的轻微症状都报告给医生，甚至在没有明确证据的情况下就认为这些症状是由新药 A 引起的。这种"疑病症"心理进一步加剧了过度报告的现象。最终由于医生和患者的过度报告，新药 A 与副作用 B 关联的病例数量迅速增加。这可能导致以下偏性结论的产生。

（1）高估新药 A 的风险　由于大量关于新药 A 与副作用 B 关联的病例报告，人们可能会高估该药物的风险。这可能导致对该药物的过度担忧和不必要的恐慌，甚至可能导致一些患者停止使用该药物，从而影响其治疗效果。

（2）误导政策制定和公众认知　基于这些偏性结论，政策制定者可能会采取过激的措施来限制新药 A 的使用或加强对该药的监管。同时，公众对该药物的认知也可能受到误导，进一步加剧了对该药物的负面印象。

2. 病例系列研究　病例系列研究（Case Series）同样是一种描述性研究，旨在通过详细分析一组具有相同或相似疾病特征的患者，来探讨疾病的临床表现、治疗反应、病程进展以及可能的病因和发病机制。这种研究方法通常用于罕见疾病、新发现疾病或新治疗方法的初步评估。在病例系列研究中，研究者会回顾性或前瞻性地收集这些患者的详细资料，包括他们的病历、实验室检查结果、影像学数据、治疗方案和随访信息等。通过综合分析这些信息，研究者能够得出关于疾病特征的描述性结论，例如疾病的发病率、症状表现、疾病进展速度以及特定治疗方法的有效性等。病例系列研究的一个主要优点是能够快速提供关于疾病或治疗方法的信息，特别是在资源有限或难以进行大规模临床试验的情况下。然而，由于病例系列研究通常缺乏对照组和随机化设计，因此其结果可能受到患者选择偏倚、疾病自然病程差异以及其他未知因素的影响。因此，病例系列研究的结果通常需要进一步通过更大规模的随机对照试验来验证。

（二）生态学研究

药品不良反应的调查领域，生态学研究扮演着至关重要的角色。这种研究方法主要用于描述特定疾病与具有某些特征的人群（如服用特定药物者）在不同社会群体、时间跨度以及地理区域中的分布情况。通过对这两类群体数据的深入分析，生态学研究旨在探寻某种疾病与服用某种药物之间是否存在潜在关联，从而为进一步揭示不良反应的成因提供重要的研究线索。

生态学研究主要分为两大类型：生态比较研究和生态趋势研究。这两种类型的生态学研究为药品不良反应的监测和评估提供了有力的工具，有助于更全面地了解药物使用与疾病发生之间的关系，从而更有效地保障患者的用药安全。

生态比较研究侧重于比较不同人群或地区中，服用特定药物者与未服用者之间在疾病发病率上的差异，从而揭示药物使用与疾病发生之间的潜在联系。如假设有一种新上市的降压药物在近期内被广泛使用。为了探究这种降压药物的使用与心血管疾病发病率之间是否存在关联，研究者进行了一项生态比较研究。在这项研究中，研究者首先收集了两个不同地区的数据：地区 A 和地区 B。地区 A 是这种降压药物广泛使用的地方，而地区 B 则较少使用这种药物。然后，研究者比较了这两个地区在过去几年内心血管疾病（如心肌梗死、中风等）的发病率。通过数据分析，研究者发现地区 A 的心血管疾病发病率明显高于地区 B。此外，研究者还注意到，随着地区 A 中这种降压药物使用量的增加，心血管疾病发病率也呈现出上升趋势。基于这些发现，研究者初步推断这种降压药物的使用可能与心血管疾病发病率的上升有关。然而，由于生态研究存在潜在的混杂因素（如两地区人群的饮食习惯、生活方式、医疗条件等差异），因此这一结论需要进一步通过严格的临床试验或队列研究来验证。

生态趋势研究则更侧重于分析某一地区或人群在一段时间内，随着药物使用量的变化，疾病发病率的趋势变动，以评估药物使用与疾病发生之间可能存在的长期关联。随着抗生素广泛使用与细菌耐药性增加这一全球公共卫生问题愈发突出。某项生态趋势研究聚焦于抗生素药物使用与细菌耐药性之间的生态趋势关系，旨在通过长期数据收集和分析，为公共卫生领域提供重要的科学依据。研究者通过搜集过去五年内该抗生素药物在不同医院、地区的使用量数据，并结合同期临床分离的细菌样本及其耐药性检测结果，进行了深入的数据分析。通过时间序列分析和统计方法（线性回归、相关性分析等），研究者评估了抗生素药物使用量与耐药性细菌检出率之间的变化趋势和关联性。研究结果显示，在过去五年内，该抗生素药物的使用量呈现出逐年上升的趋势，与此同时，耐药性细菌检出率也显著增长。通过关联性分析，研究者发现抗生素药物使用量与耐药性细菌检出率之间存在显著的正相关关系，即抗生素使用量的增加与耐药性细菌的出现频率增加直接相关。基于这一发现，研究得出了重要结论：抗生素的过度使用和滥用是导致细菌耐药性增加的重要因素之一。因此，在使用抗生素时，必须谨慎行事，遵循科学、合理的用药原则，以减少耐药性细菌的产生和传播。

生态学研究通常侧重于分析群体层面的平均药物暴露水平与整体发病率、死亡率之间的关系，但它无法深入到每个个体的药物暴露与具体疾病状况之间的关联，同时也难以完全控制所有可能的混杂因素。因此，这种研究方法在本质上是较为粗放的描述性研究，对于结果的解读必须持谨慎态度。在生态学视角下，观察到某疾病与药物暴露的分布趋势一致，可能意味着两者之间存在某种联系，但这并不足以证明在个体层面上也存在同样的联系。例如，美国在 20 世纪 70 年代早期，随着口服避孕药使用的增加，育龄妇女中冠心病的死亡率却呈现下降趋势。生态学分析初步提示口服避孕药与致死性冠心病之间可能存在负相关关系。然而，后续基于个体数据的大量分析性研究却否定了这一初步结论。由此可见，生态学研究在病因分析中主要起到提供线索的作用，而真正确定因果关系还需依赖于更为精细的分析性研究和实验性研究方法。这些方法能够更准确地评估个体层面的药物暴露与疾病之间的关系，并控制潜在的混杂因素，从而得出更为可靠和科学的结论。

（三）数据挖掘和药品不良反应信号的探索与分析

数据挖掘（Data Mining）是一个复杂而重要的过程，又称数据库中的知识发现（Knowledge Discovery in Database，KDD），是人工智能和数据库领域研究的热点问题。它指的是在医药卫生相关的数据库中，应用一些传统的流行病学和统计学知识，描述、分析在一定时间内，用药人群中可疑药物使用和不良事件发生的情况，进而探索两者之间可能存在的关联。

1. 药品不良反应监测数据库的挖掘和分析　在当前的药品不良反应监测中，不良反应信号的检测主要依赖于比值失衡测量法（measures of disproportionality）。这种方法根植于经典的 2×2 四格表统计模型，其核心原理在于对比实际观测到的与特定药物相关的不良反应数据与预期数量或其他药物引发的不良反应数量的比值。当这一比值异常升高，即出现所谓的"失衡"状态时，便强烈暗示了可疑药物与可疑不良反应之间可能存在真实的关联，而非仅仅是随机因素或数据库中的"噪音"所致。目前，这一方法已被业界广泛认可并应用于实践中。

表4-1　比值失衡测量法的四格表

	可疑事件	所有其他事件
可疑药物	A	B
所有其他药物	C	D

2. 处方数据库的挖掘和分析　处方数据库作为一个丰富的资源，同样蕴藏着巨大的分析价值。其中，处方序列分析（Prescription Sequence Analysis, PSA）是一种基于准确且全面的药品处方记录来深入探究药品不良反应的研究方法。当某种药物的不良反应恰好成为使用另一种药物的依据时，患者的处方记录便会展现出一种特定的药物使用顺序。通过对庞大的处方记录数据库进行细致分析，能够观察到这些特定药物使用顺序的频率分布，从而进一步揭示药品之间的潜在关联和不良反应的可能性。例如在一项研究中，研究者们使用了美国和丹麦的大型行政医疗数据库，针对无心衰或慢性肾病的成年患者，特别关注了加巴喷丁（一种抗癫痫药）的使用后是否出现与水肿相关的药物（如髓袢利尿剂）的处方序列。通过序列对称性分析，研究者们发现加巴喷丁的使用与随后髓袢利尿剂的使用之间存在统计学上的显著关联，这提示加巴喷丁可能与水肿的发生有关。而对比组（选择性去甲肾上腺素再摄取抑制剂，SNRI）并未显示类似的关联。这一发现不仅为加巴喷丁可能引发水肿的假设提供了数据支持，还展示了处方序列分析在药物不良反应监测中的重要作用。通过对比不同药物使用后的处方序列，研究者们能够更准确地识别出与特定药物相关的潜在风险，为临床用药提供参考和依据。

随着医疗大数据的深入应用，处方序列对称分析（Prescription Sequence Symmetry Analysis, PSSA）作为处方序列分析（PSA）的一种发展形式，正在成为研究药品不良反应的有力工具。PSSA 的基础同样是药物与不良反应之间的时序关系，通过分析药物使用的先后顺序来揭示潜在的药物—不良反应关联。然而，在当前的电子病历数据库和医疗保险数据库中，直接记录药品不良反应的数据往往存在缺失、不规范或不完整的情况。这成为制约药品不良反应研究的一个难题。为了克服这一挑战，研究者们提出了一种创新的替代方法：使用能够特异性治疗某种不良反应的药物（标签药/代理药）的处方记录，来间接指示不良反应的发生。在这种方法中，欲研究的药物（即关心的可能引发不良反应的药物）被称为指示药（index drug/exposure drug），而用于替代不良反应结局的药物则被称为标签药（marker drug/proxy drug）。当患者在指示药之后的一段时间内开始使用标签药时，这可以被视为一种间接的证据，表明患者可能出现了与该标签药对应的不良反应。这种替代方法在医疗保险数据库中尤为有效，因为医疗保险数据通常包含详尽的药物处方记录。通过比对指示药和标签药的处方序列，研究者们能够识别出潜在的药品不良反应关联，进而为临床用药提供更准确的参考。

假设研究者关注一种名为"A 药物"的潜在不良反应，特别是它与"水肿"这一不良反应的关联。在现有的医疗数据库中，直接记录 A 药物导致水肿的病例可能较少或缺失，但可以利用 PSSA 来间接分析这种关联。PSSA 应用步骤如下：

（1）数据收集　从医疗保险数据库或电子病历系统中收集大量处方数据，特别关注那些包含 A 药物和用于治疗水肿的药物（如髓袢利尿剂，称之为"B 药物"）的处方。

（2）定义指示药和标签药 在这个案例中，A 药物是要研究的药物，即指示药（index drug）。B 药物（髓袢利尿剂）被用作标签药（marker drug），因为它常用于治疗水肿，可以间接指示水肿的发生。

（3）序列分析 分析处方数据中 A 药物和 B 药物的使用顺序。特别关注那些在 A 药物使用后出现 B 药物处方的情况。计算在 A 药物使用后一定时间内（如 30 天内）开始使用 B 药物的患者的比例，并将其与未使用 A 药物但开始使用 B 药物的患者比例进行比较。

（4）对称性分析 使用 PSSA 来评估 A 药物和 B 药物使用顺序的对称性。如果 A 药物后使用 B 药物的频率显著高于非 A 药物后使用 B 药物的频率，这可能表明 A 药物与水肿之间存在关联。

（5）量化评估 使用统计指标（如调整序列比 ASR）来量化这种关联的强度。如果 ASR 值远大于 1，则进一步支持 A 药物与水肿之间的关联。

（6）实例数据（假设） 总处方数：1,000,000 份，包含 A 药物的处方数：10,000 份；在 A 药物后 30 天内开始使用 B 药物的处方数：200 份；非 A 药物后 30 天内开始使用 B 药物的处方数（随机样本）：50 份。

（7）数据分析 A 药物后使用 B 药物的频率：2%（200/10,000）；非 A 药物后使用 B 药物的频率：0.05%（50/1,000,000 的随机样本，假设整个数据库的该比例为相似）；调整序列比 ASR（假设计算后）：远大于 1，如 ASR = 40。

（8）结论 在这个实例中，PSSA 分析显示，在 A 药物使用后的 30 天内，开始使用 B 药物的频率远高于非 A 药物使用后的频率。ASR 值远大于 1，这强烈提示 A 药物与水肿（通过 B 药物的使用间接表示）之间可能存在关联。这一发现可以为临床用药提供参考，并需要进一步的研究来验证这种关联。

二、检测安全性信号的方法

在药品安全性监测中，安全性信号往往仅能提供关于药品与不良事件之间潜在联系的初步假设，而要确定这两者之间是否存在明确的因果关系，则需要进行更为深入和系统的研究。为此，药物流行病学中事先设立对照组的分析性研究方法显得尤为重要。这些方法在上市后药品的安全性研究中得到了广泛应用，它们通过对比使用药品与未使用药品（或使用不同药品）的群体在不良事件发生率上的差异，来检验和验证之前基于安全性信号所提出的病因假设。这种科学严谨的验证过程，不仅有助于更准确地理解药品与不良事件之间的关系，还能为药品的安全使用提供更为可靠的指导。

（一）队列研究

1. 队列研究的定义和用途 队列研究（cohort study）是流行病学中的一种重要研究方法，它通过追踪一个特定人群（即队列）在一段时间内暴露于某种因素（如药物使用）后，观察并比较不同暴露水平下人群某种结局（如疾病或不良反应）的发生率，以评估暴露因素与结局之间的关联。这种方法具有直接性、系统性和可靠性的优点，因此在药物流行病学研究中得到了广泛应用。

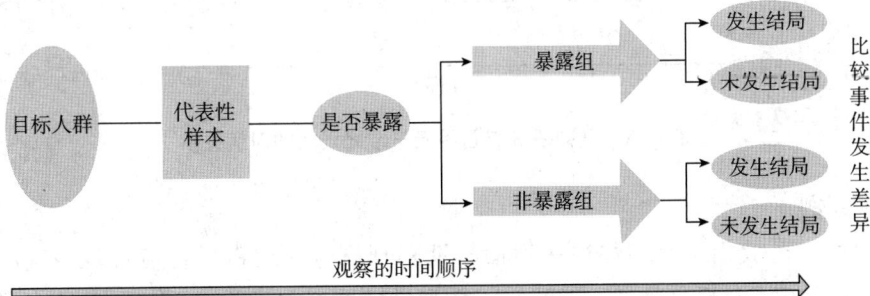

图 4-1 队伍研究示意图

2. 队列研究的类型 队列研究主要分为三个类型：前瞻性队列研究、回顾性队列研究、双向性队列研究。

（1）前瞻性队列研究 前瞻性队列研究的研究对象是在研究开始时即时纳入的，此时对象根据其暴露状态分别进入各个比较组，而研究结局尚未发生，需要经过一定的观察时间才能获得。该研究的优缺点为：可以获得暴露与结局的第一手资料，结果可信。但很多疾病需要观察多年才能获得用于检验病因假设的足够的疾病结局数，因此前瞻性队列研究往往需要观察较大的人群样本量，且观察时间长、费用大、在临床上实施的可行性受到了一定的影响。

（2）回顾性队列研究（又称历史性队列研究） 回顾性队列研究的研究对象是根据其在过去某时点的特征或暴露情况而入选并分组的，然后从已有的记录中追溯从那时开始到其后某一时点或直到研究当时为止这一期间内，每一成员的死亡或发病情况，在此基础上，评价暴露因素与医学研究结局的因果关联性。例如：利用现有的病历档案，上溯几年将孕妇分为暴露组和非暴露组。追踪病历档案确定其生育结局。但这样的研究方法还是从暴露到结局，研究设计的性质仍属于前瞻性。

回顾性队列研究的优缺点是：可以在较短时间内完成需数年观察才能收集到的资料，省时、省力，且出结果快。但研究的有效性受到历史资料完整性、全面性和准确性的影响。这种方法是大部分临床医生做队列研究所选择的。

（3）双向队列 双向队列是在完成了历史性队列研究之后，继续进行前瞻性队列研究。

其优缺点为：这种设计最适宜于评价暴露因素作用后可能既会有短期结局又有长期结局的情况。例如，辅助生殖技术可能与多胞胎生育有关，也可能与多年后乳腺癌有联系。因此，研究者可能会回顾病历追踪研究对象多胞胎生育的记录，同时也会开始随访这些妇女以确定将来是否有乳腺癌的发生。

无论哪种类型，队列研究都强调对暴露因素与结局之间时间关系的关注，确保暴露发生在结局之前，从而更准确地评估两者之间的因果关系。队列研究的结果对于药物安全性评价、疾病预防和控制等方面具有重要意义。通过队列研究，可以揭示药物使用与不良反应之间的潜在联系，为药物监管和临床用药提供科学依据。此外，队列研究还可以用于评估其他暴露因素（如环境因素、生活习惯等）对人群健康的影响，为公共卫生政策制定提供有力支持。

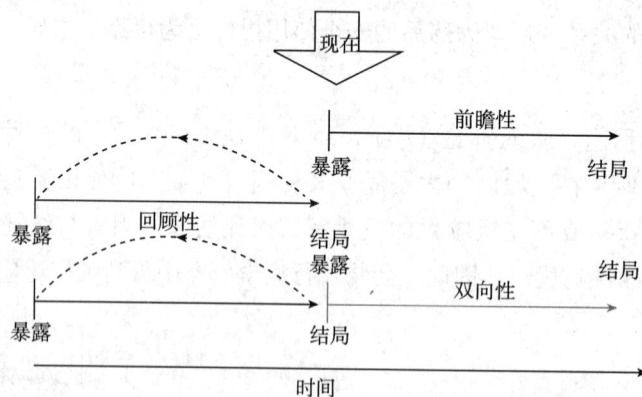

图 4-2 队列研究暴露因素与结局之间的时间关系

3. 队列研究实例

（1）研究背景 过敏相关疾病往往在生命早期初现端倪，通常以特应性皮炎（atopic dermatitis, AD）为起点，食物过敏、过敏性鼻炎、哮喘等一系列过敏性疾病接踵而至，呈现出典型的"特应性进程"。既往研究证实，AD 的起病时间及严重程度都与食物过敏的发生风险紧密相关。有观点认为两者的病理机制存在一定交互。"皮肠轴"模型认为，AD 可诱发食物过敏，而后者又可以通过全身炎症反应加重皮肤症状。皮肤屏障损伤是 AD 重要的病理机制，时程上早于皮肤干燥、湿疹等皮肤症状。考虑到 AD 和食物过敏的关联性，皮肤屏障损伤是否可作为食物过敏早期预测因子？

（2）研究目的　探究 3 月龄皮肤屏障受损、皮肤干燥、湿疹（特应性皮炎的典型症状）与 6 月龄过敏原致敏情况间的关系；基于上述三项指标，尝试建立前者对后者的预测模型。

（3）研究人群　基于 2014 年 12 月至 2016 年 10 月期间挪威、瑞典两国的多中心、观察性、随机对照研究 PreventADALL 出生队列，纳入 2397 例新生儿（胎龄 ≥35 周），于 3 月龄接受皮肤检查、TEWL（Trans Epidermal Water Loss，经皮水分散失）测定；3、6 月龄接受皮肤点刺试验（Skin Prick Test，SPT），并测定特异性 IgE 水平。

（4）研究方法　运用 Logistic 回归，分析皮肤屏障受损、皮肤干燥、湿疹与 6 月龄过敏原致敏情况间的关系；进一步选取 3 月龄无过敏原致敏的婴儿，以 ROC 曲线分析、评估上述三项指标，预测 6 月龄的过敏原致敏情况。

①过敏原致敏：定义为在 SPT 中，对鸡蛋、牛奶、花生、小麦、大豆等食物中，至少一项过敏原呈阳性反应（风团直径超过阴性对照至少 2mm）。

②皮肤干燥：定义为临床观察到颊面部或四肢伸肌表面皮肤鳞屑及粗糙。

③皮肤屏障受损：定义为高 TEWL，指 TEWL 位于受试者最高四分位（本研究中为 >9.4g/m²/h）。

（5）研究结果　基于 SPT 结果，6 月龄时 198 例（9.9%）婴儿出现至少一种过敏原致敏情况，其中食物过敏原致敏人数 177 例，占比 89.4%。

1）3 月龄高 TEWL、皮肤干燥、湿疹均会显著增加 6 月龄过敏原致敏风险　对于 3 月龄无过敏原致敏婴儿（$n = 830$），3 月龄高 TEWL、皮肤干燥、湿疹均会显著增加 6 月龄过敏原致敏风险，其中高 TEWL 增加最多（5.36 倍）。

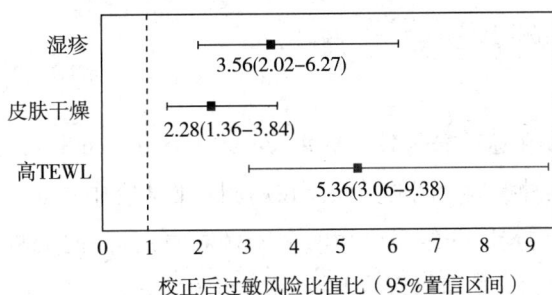

图 4-3　3 月龄无过敏原致敏的婴儿 3 月龄时皮肤屏障受损、
皮肤干燥、湿疹与 6 月龄时过敏原致敏的关系

2）3 月龄 TEWL，可作为 6 月龄过敏原致敏风险的独立预测因子　在 3 月龄无过敏原致敏婴儿（$n = 830$）中，3 月龄高 TEWL、皮肤干燥、湿疹均可有效预测 6 月龄过敏原致敏，其中 3 月龄高 TEWL 的预测能力最佳。

表 4-2　各因子预测 6 月龄过敏原致敏的准确性

	灵敏度（%）	特异性（%）	ROC 曲线下面积（95% 置信区间）
高 TEWL N = 175	61.7	78.1	0.73（0.65~0.80）
皮肤干燥 N = 407	65.3	57.3	0.64（0.57~0.71）
湿疹 N = 113	55.6	68.1	0.67（0.60~0.73）

即便无皮肤症状，3 月龄高 TEWL 仍可有效预测 6 月龄过敏原致敏。研究者进一步发现，即便婴儿在 3 月龄时无皮肤症状（56/175 例 3 月龄高 TEWL 婴儿无皮肤干燥、湿疹情况），高 TEWL 对 6 月龄过敏原致敏仍有良好的预测准确性，灵敏度、特异性分别为 50.0%、85.6%。

3 月龄 TEWL >9.3g/m^2/h，是预测 6 月龄过敏原致敏的最佳临界值。由于高 TEWL 的界定需要依靠人群测定结果，为方便临床的实践与应用，研究进一步明确了 TEWL 用于预测 6 月龄致敏原风险的绝对数值。采用 3 月龄 TEWL >9.3g/m^2/h 作为临界值，灵敏度、特异性分别为 60.3%、78.6%。

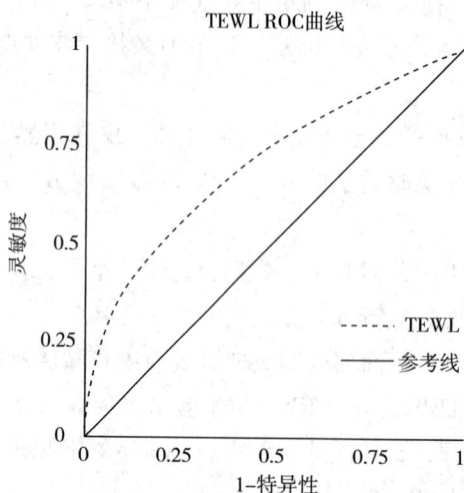

图 4 - 4 3 月龄 TEWL 预测 6 月龄过敏原致敏的 ROC 曲线

（6）研究讨论 该大型队列研究发现，3 月龄高 TEWL、皮肤干燥、湿疹均可显著增加 6 月龄过敏原致敏风险，且三者均可作为 6 月龄过敏原致敏的有效预测指标。其中，3 月龄 TEWL >9.3g/m^2/h 是 6 月龄过敏原致敏较为理想的预测因子。

（二）病例对照研究

1. 病例对照研究的定义和用途 病例对照研究（case - control study），是一种观察性流行病学研究方法，用于探究某种暴露与某种疾病之间的关联。在病例对照研究中，研究者首先选取一组已患病的个体（病例），然后从同一人群中选取一组未患病的个体（对照），并记录两组个体的暴露情况，最后比较两组个体的暴露率差异，从而评估暴露因素与疾病之间的关联性。在这种研究中，研究者通过询问、体检、化验或回顾病史，搜集两组人群过去可能暴露的各种可疑致病因素的信息。通过测量并比较两组人群对这些因素的暴露比例，并利用统计学方法进行检验，如果结果具有统计学显著性，则可以认为这些因素与疾病之间存在统计学上的关联。在评估了各种偏倚对研究结果可能产生的影响之后，研究者可以借助病因推断技术，进一步分析这些关联是否可能代表真正的因果关系，从而探索和检验病因假说。病例对照研究在流行病学研究中扮演着重要角色，它有助于识别疾病的潜在危险因素，并为制定预防策略提供科学依据。

例如，为了检验短肢畸形与母亲孕期服用反应停有无联系，调查 50 个短肢畸形患儿的母亲，同时以 90 个正常出生儿的母亲为对照，调查她们孕期反应停服用情况，结果见表 4 - 3。

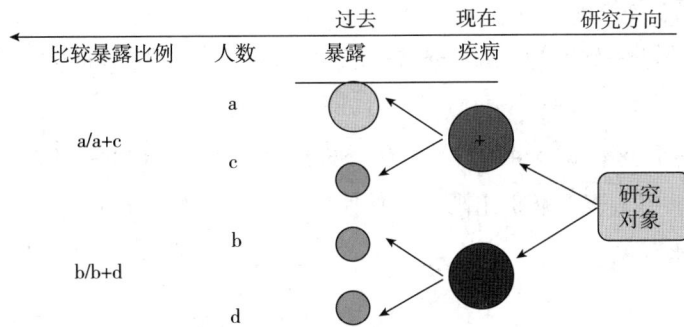

图 4 - 5　病例对照研究基本原理图

表 4 - 3　反应停与短肢畸形的病例对照研究

服用反应停	病例组母亲	对照组母亲
有	12 （a）	2 （b）
无	38 （c）	88 （d）
	50 （a＋c）	90 （b＋d）

如果病例组的暴露比例 a/ （a＋c） 显著大于对照组的暴露比例 b/ （b＋d），本例即如此（通过比较 12/50 与 2/90，得出 $P < 0.01$），可以认为母亲孕期服用反应停与出生儿发生短肢畸形统计学上有关联，进一步再进行因果关系的推断。

2. 病例对照研究实例

（1）研究背景

药物名称：阿司匹林（Aspirin）

疾病名称：心肌梗死（Myocardial Infarction）

心肌梗死是一种严重的心血管疾病，其主要原因是冠状动脉的血栓形成导致心肌缺血。阿司匹林作为一种抗血小板药物，被广泛用于预防血栓形成。然而，关于阿司匹林在心肌梗死预防中的具体效果，仍存在一些争议。因此，一些学者采用病例对照研究方法，探讨阿司匹林的使用与心肌梗死之间的关系。

（2）研究目的　旨在评估阿司匹林是否能有效降低心肌梗死的风险。

（3）研究方法

1）病例组　选取某三级甲等医院在特定时期内确诊的 200 例心肌梗死住院患者作为病例组。诊断标准依据国际心脏病学会的心肌梗死诊断标准。

2）对照组　采用成组病例对照研究方法，选取同一医院、同一时期内住院的 200 例非心肌梗死患者作为对照组。要求病例组与对照组在年龄、性别、民族、职业、经济生活条件、社会阶层等方面一致或相近。

（4）研究结果　通过整理分析收集到的数据，发现病例组 200 名心肌梗死患者中有 120 名患者有阿司匹林使用史，而对照组 200 名非心肌梗死患者中有 80 名患者有阿司匹林使用史。具体数据如下表所示。

表 4 - 4　留置尿管与泌尿系感染的关系

留置尿管	病例组	对照组	合计
有	120 （a）	80 （b）	200
无	80 （c）	120 （d）	100
合计	200	200	400 （N）

1）暴露与疾病关联性分析

判断最小理论频数 T_{min} =（横合计$_{min}$×纵合计$_{min}$）/N =（200×200）/400 = 100 > 5 采用专用公式：

$$\chi^2 = [(ad - bc)^2 N]/[(a + b)(c + d)(a + c)(b + d)]$$

$$= [(120 \times 120 - 80 \times 80)^2 \times 400]/[(120 + 80)(80 + 120)(120 + 80)(120 + 80)] = 16$$

$v = 1$，查表得 $P < 0.001$，表明病例组阿司匹林使用的比例显著高于对照组，具有统计学意义，提示阿司匹林使用与心肌梗死有关。

2）关联强度分析

$$OR = \frac{ad}{bc} = \frac{120 \times 120}{80 \times 80} = 2.25$$

有阿司匹林使用史的患者患心肌梗死的风险是没有阿司匹林使用史患者的 2.25 倍，表明阿司匹林使用是心肌梗死的一个保护因素。

3）OR 可信区间的计算

$$OR95\% CI = OR^{(1 \pm 1.96/\sqrt{\chi^2})} = 2.25^{(1 \pm 1.96/\sqrt{16})} = (1.57 \sim 3.21)$$

OR95% 可信区间不包括 1，且大于 1，提示该项研究 OR = 2.25 不是抽样误差造成，有理由认为阿司匹林使用是心肌梗死的一个保护因素。

进一步分析不同阿司匹林使用时间与心肌梗死的关系，结果显示随着阿司匹林使用时间的增加，心肌梗死的风险逐渐降低，呈现出明显的剂量—反应关系。具体数据如下表所示：

表 4-5 阿司匹林使用时间与心肌梗死的关系

阿司匹林使用时间（m）	病例组	对照组	χ^2 值	P 值	OR（95%CI）
0~6	50（c）	120（d）			1.00
6~12	30（a_1）	20（b_1）	15.62	<0.001	3.60（1.87~6.93）
12~24	60（a_2）	35（b_2）	28.59	<0.001	4.11（2.42~7.00）
24~	60（a_3）	25（b_3）	39.17	<0.001	5.76（3.25~10.20）
χ^2 =51.81，P <0.001			$\chi^2_{趋势}$ =46.63，P <0.001		

3. 注意事项 在深入探究药品不良反应的病例对照研究时，几个核心要素显得尤为重要。首先，病例与对照的精准选择是研究的基石，它们直接决定了研究结果的可靠性和有效性。其次，药物暴露信息的真实性对于评估药品安全性具有至关重要的影响，任何虚假或误报的信息都可能导致结论的偏离。最后，偏倚的有效控制是确保研究公正性和准确性的关键步骤，它有助于消除潜在的系统误差，使得研究结果更加接近真实情况。因此，在药品不良反应的病例对照研究中，必须高度重视病例与对照的选择、药物暴露信息的真实性以及偏倚的控制这三个关键环节。

（1）病例和对照的选择 在病例对照研究中，病例的选择是至关重要的一环。为了确保研究的准确性和可靠性，需要特别关注病例的筛选。首先，必须排除那些已知病因的病例。例如，在研究药物性肝损伤时，选择的肝炎病例必须排除由各种已知病毒性肝炎和寄生虫引起的肝损害。这是因为这些已知病因可能会干扰对药物性肝损伤的独立评估，导致研究结果失真。在病例的选择上，应尽可能选择新发病例，因为新发病例通常能够提供更准确的回忆信息。然而，由于药品不良反应的发生率通常较低，要收集足够数量的新发病例可能需要相当长的时间。在这种情况下，现患病例可能是一个更为实际的选择。但使用现患病例时，不能单纯依赖患者的回忆，而应尽可能查找客观的用药记录，如病历资料等，以确保药物暴露和混杂因素信息的准确性。同样，在选择对照时，也需格外谨慎。对照应当是未患病但具有相似特征的人群，并且需要特别注意排除那些潜在用药者。这是因为潜在用药者可能同样受到药物的影响，从而干扰对照组的纯净性，影响研究结果的有效性。

如研究水杨酸制剂和 Reve 综合征（一种儿童期急性脑病合并以肝脏为主的内脏脂肪变性为特征的综合征）的关系，应当排除因类风湿关节炎或其他风湿性疾病而入院的儿童，因为这些儿童使用阿司匹林的机会增加。为了增加研究的把握度，可以增加对照人数如采用 1：2～1：4 的研究。一般而言，应当将已知的危险因素进行匹配，但要避免匹配过头。

（2）药物暴露信息的真实性　在药物不良反应的评估过程中，药物暴露信息的准确性和完整性扮演着至关重要的角色。为了全面而精确地了解药物与不良反应之间的关系，研究者必须进行深入且细致的用药史调查。首先，研究者需要详尽地收集患者的用药史信息，这包括但不限于药物的具体种类、每次使用的剂量、用药的起止时间以及用药的频率等。这些信息对于分析药物与不良反应之间的潜在联系至关重要。然而，仅仅收集这些信息还不足以确保研究的准确性。研究者还需要验证这些用药史信息的真实性。这可能需要通过与患者、医生或其他医疗专业人士的沟通来核实，或者查阅相关的病历资料、药物处方和药房记录等。只有经过验证的信息才能作为研究的可靠依据。此外，研究者还应考虑潜在的药物相互作用和药物—疾病相互作用。药物之间可能会产生相互作用，影响彼此的代谢和效果，从而增加不良反应的风险。同时，药物与疾病之间也可能存在相互作用，某些药物可能会加重疾病的某些症状或引发新的并发症。因此，研究者需要全面了解患者的疾病状况和用药情况，以便准确评估药物暴露与不良反应之间的关系。在收集和分析这些数据时，研究者必须保持严谨的态度。他们需要使用科学的方法和统计工具来处理和分析数据，以确保结果的准确性和可靠性。通过这些努力，研究者可以准确评估药物暴露与不良反应之间的关联，为药品安全性的评估提供有力的支持。

（3）偏倚的控制　药物流行病学研究旨在评估药物在人群中的使用模式、效果和安全性。然而，这类研究同样面临着流行病学研究常见的三大偏倚问题：选择偏倚、信息偏倚和混杂偏倚。这些偏倚可能扭曲研究结果，导致对药物安全性和有效性的错误评估。因此，了解和控制这些偏倚是药物流行病学研究的重要部分。

1）选择偏倚　选择偏倚是指由于研究对象的选取过程导致研究结果偏离真实情况。在药物流行病学中，常见的选择偏倚包括：①渠道偏倚：患者就医和医生开药的倾向性可能导致特定类型的患者更可能接受某种药物，从而引入偏倚。②存活者治疗偏倚：对于病死率高的疾病，只有存活下来的患者才有机会接受后续治疗，这可能导致对治疗效果的过度乐观估计。③易感者损耗偏倚：不耐受药物的患者可能随时间退出研究，导致留在研究中的患者群体对药物相对更耐受，从而低估了药物的不良反应风险。

2）信息偏倚　信息偏倚发生在信息收集、记录或分析过程中，可能导致研究结果失真。在药物流行病学中，常见的信息偏倚包括：①错分偏倚：当研究对象的暴露状态或结局被错误分类时，可能导致结果偏倚。②非死亡时间偏倚：在队列研究中，如果未正确处理进入队列和首次暴露之间的"非死亡时间"，可能导致对药物效果的错误估计。

3）混杂偏倚　混杂偏倚（Confounding Bias）是药物流行病学研究中的一个关键问题，它指的是一个或多个与研究因素无直接关联的外部因素（即混杂因素）与研究因素和疾病结局之间存在的潜在关联，这种关联可能掩盖、夸大或缩小了真实的研究因素与疾病结局之间的关联。在药物流行病学中，除了传统流行病学常见的混杂因素如年龄、性别、教育程度、吸烟、饮酒等外，还有两类特殊的混杂因素尤为突出：适应证混杂（Confounding by Indication）和合并用药混杂（Confounding by Co - medication）。

①适应证混杂：是指由于具有某些特定医学问题或适应证的患者更可能接受某种药物治疗，从而导致对药物评价的混杂作用。如在评价华法林降低血栓风险的研究中，发现服用华法林的患者血栓风险高于未服用者。这可能是由于医生更倾向于给具有潜在血栓风险的患者开具华法林处方，而未服用者本身血栓风险较低。因此，观察到的结果并不完全反映华法林的实际效果，而是受到了患者本身病情的影响。适应证混杂可能导致对药物效果的误判，使得研究结果与预期相反或偏离真实情况。

②合并用药混杂：是指患者同时使用的其他药物与研究药物之间可能存在相互作用或共同效应，从而对药物评价产生混杂作用。合并用药可能改变研究药物在体内的代谢、分布和排泄，从而影响其疗效和安全性。此外，合并用药本身也可能具有疗效或不良反应，这些效应可能与研究药物的效应相互叠加或抵消。

为了控制这些偏倚，药物流行病学研究需要采取一系列措施，如选择适当的研究设计、制定明确的纳入和排除标准、使用标准化的数据收集工具和方法、进行充分的统计分析等。此外，对研究结果的解释和报告也需要谨慎，以避免误导读者或政策制定者。

三、衍生的研究方法

在药物流行病学的研究中，传统方法在面对数据缺失或不完整等实际问题时，往往显得力不从心，这促使了药物流行病学方法的持续发展和创新。其中，一个显著的例子是1991年由Maclure提出的病例交叉设计（case - crossover design）。当在实际研究中仅能获取到病例组的混杂因素资料，而无法得到对照组的相应数据时，病例交叉设计提供了一种独特的解决方案。病例交叉设计的基本原理在于，如果某一暴露因素与急性事件的发生有关，那么在事件发生前的短时间内（危险期），该暴露因素的出现频率或强度应当高于事件发生前更长一段时间内（对照期）的频率或强度。该设计方法的特点在于，它的研究对象同时包含了病例和对照两部分，但这两部分的信息均来源于同一个体。其中，"病例部分"指的是疾病或事件发生前的危险期，而"对照部分"则是危险期之外特定的一段时间。

通过比较同一个体在危险期和对照期内的暴露信息，如药物使用、运动等，能够更准确地评估暴露因素与急性事件之间的关联。例如，如果发现某种药物在猝死事件发生前的短时间内使用频率显著增加，那么这可能表明这种药物与猝死事件的发生有一定的关联性。然而，需要注意的是，病例交叉设计并不适用于所有情况。特别是当暴露因素可能随时间发生变化时，如药物使用的"自然增加"，这种设计方法可能会受到一定的限制。因为随着时间的推移，药物使用的增加可能与多种因素有关，如医疗措施的改变、对药物益处的认识加深等。这些因素可能会混淆病例交叉设计所得的结果。为了克服这一限制，可以考虑另设一组对照，即对照组中的每个研究对象也进行两次观测，以消除这些潜在的影响因素。这样的设计可以更准确地评估暴露因素与急性事件之间的关联，从而为药物安全性评估提供更加可靠的依据。

1995年Suissa提出的病例-时间-对照设计（case - time - control study），可解决随病情的改变暴露随时间改变的问题，表4-6总结了可用于药品安全性信号检验的各种衍生研究设计。

表 4 – 6　药品安全性信号检验的各种衍生研究设计方法

对比组	研究设计（提出时间）	基本思路			适用条件	统计分析
暴露 & 非暴露	队列研究（19 世纪）cohort study		发生结局	未发生结局	不适用于罕见结局	Cox 回归
		暴露组	A	B		
		对照组	C	D		
		Risk ratios, e. g. relative rate（RR）：$$\frac{A/(A+B)}{C/(C+D)} = \frac{Incidence_{exposed}}{Incidence_{unexposed}}$$				
病例 & 对照	病例 – 对照研究（20 世纪）case – control study, CCS		病例组	对照组	不适用于罕见暴露	Logistic 回归（匹配时，采用条件 Logistic 回归）
		暴露	A	B		
		非暴露	C	D		
		Odds ratios（$OR_{case-control}$）：$$\frac{A/C}{B/D} = \frac{AD}{BC}$$				
仅病例	自身对照病例系列（1995 年）self – controlled case series, SCCS	Risk ratios, e. g. relative rate（RR）：$$\frac{Incidence_{risk-period}}{Incidence_{control-period}}$$			暴露：瞬时效应 结局：急性事件 结局不影响暴露	条件 Poisson 回归
	病例交叉研究（1991 年）case – crossover study, CCO		对照期		暴露：瞬时效应 结局：急性事件 混杂：无随时间变化的混杂	条件 Logistic 回归
			暴露	非暴露		
		风险期　暴露	A	B		
		风险期　非暴露	C	D		
		Odds ratios（ORcase – control）：$\frac{A/C}{B/D} = \frac{AD}{BC}$				
	病例 – 时间 – 对照研究（1995 年）case – time – control, CTC	在 CCO 基础上，选择未发生所关注结局事件的个体作对照　Ratio of Odds $= \dfrac{OR_{Case-crossover}}{OR_{Case-control}}$			暴露：瞬时或慢性效应 结局：急性事件	条件 Logistic 回归
	病例 – 病例 – 时间 – 对照研究（2011 年）case – case – time – control, CCTC	在 CCO 基础上，选择未来发生所关注结局事件的个体作对照　Ratio of Odds $= \dfrac{OR_{Case-crossover(Case)}}{OR_{Case-control\ (future-case)}}$			暴露：瞬时或慢性效应 结局：急性事件	条件 Logistic 回归
仅暴露	仅暴露风险期设计（2001 年）risk – interval design, RI	Risk ratios, e. g. relative rate（RR）：$$\frac{Incidence_{risk-period}}{Incidence_{control-period}}$$			暴露：瞬时效应 结局：急性事件	条件 Poisson 回归

四、整合安全性信息证据的方法

随着循证医学的崛起，对于如何系统、全面地整合和分析既往的研究成果，以支持循证决策，提供高质量的证据，已成为医学研究的重要议题。系统综述（systematic review）和 Meta 分析（Meta – analysis）作为评估某一特定问题研究证据的有力工具，已被广泛认可并视为最高级别的证据来源。在过去的二十年里，这两种方法在医学研究领域得到了广泛的应用，特别是在对药物疗效或安全性存在争议，且缺乏大规模临床试验数据的情况下。系统综述通过系统地检索、筛选、评估和汇总相关研究，为研究者提供了一个全面的视角来审视某一特定问题。而 Meta 分析则更进一步，通过统计方法将多个研究的结果合并起来，以更准确地估计治疗效果或评估风险，从而增强了统计学检验的效能。以治疗糖尿病的药物罗格列酮（rosiglitazone）为例，其可能增加心脏病发病率和相关疾病死亡率的风险就是通过一项 Meta 分析得出的结论。这一发现不仅为医生提供了重要的用药指导，也为药物监管机构提供了决策依据，进一步证明了系统综述和 Meta 分析在医学研究中的重要性和应用价值。

系统综述和 Meta 分析作为对既往研究结果的回顾手段，实际上是一种观察性研究。尽管这些方法在整合和分析证据方面有着显著价值，但它们并不能消除原始研究中可能存在的偏倚。当原始研究的质量不尽如人意时，合并的结果可能会受到"垃圾进、垃圾出"的质疑。更为关键的是，在文献检索、筛选、数据提取和统计分析的每一个环节，如果处理不当，都有可能引入新的偏倚，从而扭曲合并后的结果，使其偏离真实情况。因此，在系统综述和 Meta 分析的设计与实施过程中，必须保持高度的科学性和严谨性。以下是几个需要特别关注的环节：

1. 选题的重要性　研究选题应具有显著的临床意义，且当前缺乏明确一致的结论，以确保研究的必要性和价值。

2. 文献的全面性　应采用多途径、多渠道的策略，确保最大限度地收集到所有相关文献，以避免信息遗漏。

3. 文献的筛选与排除　基于研究目的，明确设定文献的入选和排除标准，确保分析结果的针对性和准确性。

4. 研究质量的评估　对每个纳入的研究进行细致的质量评估，以识别并排除低质量研究对整体结果的影响。

5. 异质性的重视　在合并结果时，要特别关注研究间的异质性，避免盲目追求统计学上的合并。

6. 敏感性分析和亚组分析　通过敏感性分析和亚组分析，进一步探讨结果的稳定性和不同人群或条件下的差异。

7. 偏倚的识别与减少　努力识别并减少在证据合并过程中可能产生的偏倚，确保结果的客观性和准确性。

8. 报告撰写的规范性　采用标准规范的格式撰写总结报告，确保信息的清晰传达和研究的可重复性。

此外，除了传统的系统综述和 Meta 分析外，近年来还涌现出一些其他合成证据的方法。这些方法可以根据具体的研究目的和可用的文献资料进行灵活选择，以更好地服务于医学研究和临床实践。在运用这些方法时，同样需要注重科学设计和严格实施，以确保研究结果的可靠性和有效性。

（一）累积 Meta 分析

1. 概念及特点　累积 Meta 分析是一种动态且持续更新的研究方法，它不同于传统的一次性合并原始研究文献的 Meta 分析。累积 Meta 分析按照原始研究发表的时间顺序，每当一项新的研究被鉴定出来，就会进行一次新的资料分析，并将累积的结果以图形的方式按时间顺序排列。这种方法能够直观地展示研究结果的动态变化趋势，并评估各研究对综合结果的具体影响。累积 Meta 分析的独特之处在于，当研究某一疗法可能存在的有效或有害趋势时，它能够指出在某一选定的显著性水平下，该疗法疗效或安全性达到统计学显著性水平的最初时间点。这为科研人员开展新的研究、政策制定者制定相关政策提供了重要的方向和科学依据。

2. 累积 Meta 分析的实例　评估二膦酸盐治疗动脉粥样硬化时的副作用。

（1）背景与目的　为了评估二膦酸盐在治疗动脉粥样硬化时可能产生的副作用，研究者采用累积 Meta 分析的方法，对多个独立研究的结果进行了合并分析。

（2）方法

①数据提取：首先，研究者从多个来源提取了关于二膦酸盐相比对照组对心血管死亡率差异的数据。

②研究纳入：按照研究发表的时间顺序，研究者逐步将新的研究纳入分析。

③效应值合并：在每一步中，研究者使用 Mantel – Haenszel 固定效应模型对纳入的研究的效应值（如 OR 值）进行合并。

④结果展示：研究者用图表展示了逐步纳入研究后的每一个合并步骤的效应值的点估计值及其可信区间。

（3）结果

①动态变化：随着研究的逐步纳入，累积 Meta 分析展示了效应值的动态变化趋势。例如，在合并初期，效应值可能较高，但随着更多研究的加入，效应值可能趋于稳定或有所变化。

②异质性评估：研究者还通过计算不同步骤间的比值（即每一步的合并效应值除以上一步的合并效应值），评估了研究间的异质性。如果这一比值趋向于稳定且在 1 附近上下波动，说明研究间具有良好的一致性；如果波动很大，则提示研究间存在异质性。

（4）结论　在这个实例中，累积 Meta 分析揭示了二膦酸盐治疗动脉粥样硬化时心血管死亡率的影响随时间累积而变化的趋势。同时，通过评估不同研究对综合结果的影响，研究者能够更全面地了解该治疗方法的利弊，为临床决策提供了有力的证据支持。

（二）个体患者资料的 Meta 分析

传统的 Meta 分析主要聚焦于文献中的汇总性数据，通过统计方法将不同研究的结果进行整合。然而，在分析过程中，研究者时常面临一个挑战：尽管对特定亚组的结果充满兴趣，但往往难以在原始文献中直接找到这些详细数据。为了克服这一难题，研究者们越来越频繁地向各个研究的设计和组织者提出请求，以获取必要的补充资料。随着这一需求的增长，一些国际性协作组织的成员开始积极响应，他们不仅分享各自的研究数据，还促进了个体患者资料的充分利用。这一转变催生了一种新的 Meta 分析方法——单个病例资料的 Meta 分析，通常也被称为"pooling 分析"。这种方法的核心在于直接对原始研究数据进行合成分析，从而能够更深入地探索不同亚组之间的差异和关联，为临床决策提供更加精准和全面的证据支持。

例如，阿司匹林在心血管疾病一级和二级预防中的应用：有关随机试验个体患者资料的 Meta 分析是对 6 个一级预防试验和 16 个二级预防试验中的个体资料进行汇总，对比长期使用阿司匹林与安慰剂对严重血管事件（心肌梗死、脑卒中或血管性死亡）的预防作用。这种分析方法可以充分利用原始数据进行生存分析，根据患者基线特征的不同开展亚组分析，还可以仔细分析并调整混杂因素的影响。

（三）网络 Meta 分析

经典的 Meta 分析主要关注于收集头对头（head – to – head）比较两种不同处理方法的临床试验数据，以评估哪种治疗方法更优。然而，在实际的临床实践中，特别是在面对复杂疾病如糖尿病时，情况变得更为复杂。糖尿病作为一种慢性代谢性疾病，有多种药物可供选择作为治疗方案，每种药物都有其特定的疗效和副作用。在这种情况下，医生、患者和决策者都渴望了解这些不同药物之间的相对疗效，以便为个体患者制订最佳的治疗方案。然而，通过单一的大型随机对照试验（RCT）来直接比较所有可用的糖尿病药物是不切实际的。首先，这样的试验需要巨大的样本量和长时间的研究周期，这对研究资源和时间都是巨大的挑战。其次，由于药品生产者之间的竞争关系，协调多个制药公司共同参与一项研究是非常困难的。为了克服这些限制，网络 Meta 分析（network meta – analysis）作为一种间接比较的方法逐渐受到重视。网络 Meta 分析能够整合多个直接和间接比较的研究数据，通过构建一个包含所有药物和比较关系的网络，来评估不同药物之间的相对疗效。这种方法允许研究者利用已有的研究数据，即使这些研究并没有直接比较所有感兴趣的药物。

通过网络 Meta 分析，研究者能够更全面地了解不同糖尿病药物之间的疗效差异，为医生提供更为全面和准确的信息，帮助他们为患者制定更为精准的治疗方案。同时，这种方法也为药物研发和政策制定提供了重要的参考依据，有助于优化资源配置和提高医疗效率。

例如，在进行一项系统评价时，假设目标是对比两种干预措施 A 与 B 的效果，但当前的随机对照试验（RCT）并未直接比较这两种措施，而是各自与安慰剂或另一种干预措施 C 进行了比较（即 A 与 C 和 B 与 C 的比较）。在这种情况下，可以巧妙地利用 C 作为公共比较组，借助间接比较的方法，间接地推断出 A 相对于 B 的效果。此外，即使存在 A 与 B 的直接比较研究的证据，如果这些研究的数量较少或质量不高，间接比较的证据同样可以作为一个有力的补充。这种方法就是所谓的网络 Meta 分析，也被称为多种治疗比较的 Meta 分析。网络 Meta 分析不仅允许同时比较多种干预措施，还能有效地整合直接比较和间接比较的证据，从而提供更全面、更准确的结论。这种方法对于临床实践、政策制定和药物研发都具有重要的参考价值，能够帮助更好地理解和选择最优的治疗方案。

任务三　药物流行病学的研究设计原则

近年来，药物流行病学研究蓬勃发展，特别是在评估上市后药品的不良反应、效益等方面，如探讨葛根素注射剂与短期发热的关联度研究、长期应用降压药钙通道拮抗剂对冠心病患者的影响，以及雌激素替代疗法在预防老年性痴呆方面的作用等。然而，这些研究常常面临一个挑战：不同研究之间出现的结果往往存在矛盾，且部分报道不够充分和全面，这引发了社会的广泛关注以及医学界的激烈讨论。深入剖析这些矛盾与争议，发现问题的根源主要在于研究人员对流行病学原则的掌握不够深入，特别是对药物流行病学研究特殊性的认识不足。这导致他们在研究设计、资料来源、药物暴露和结局指标的定义、混杂因素的处理、资料分析及结果解读等多个环节上处理不当。

为了克服这些挑战，确保药物流行病学研究的准确性和可靠性，研究人员在进行研究设计时，应充分参考专业标准，如中国药学会发布的团体标准《中国药物流行病学研究方法学指南》（T/CPHAR-MA002 – 2019）。同时，还应深刻认识到药物流行病学研究的特殊性，并在实践中充分考虑这些特殊性，以确保研究的科学性和严谨性。这将有助于更好地理解和评估药物在人群中的真实效果，为临床用药提供更加准确和可靠的依据。

一、研究设计

研究设计是确保任何研究成功与否的关键所在，是研究成功的基石。其设计过程需遵循以下核心原则。

1. 确定研究意图与受众　首先，必须清晰地界定研究的目的，并确定研究推论所针对的总体人群。这有助于确保研究具有明确的方向和针对性。

2. 选择恰当的研究方法　基于研究目的，选择最为合适的研究方法，并了解各种方法论证因果关系的强度。不同的研究方法适用于不同的研究问题，选择正确的方法能够增强研究的科学性和有效性。

3. 坚持研究设计的四大原则

（1）代表性　确保研究对象能够代表一般人群，避免样本的偏差。

（2）可靠性　采用的各种诊断、测量方法必须准确、可靠，以保证数据的真实性和可信度。

（3）可比性　对比组之间除研究因素外，其他条件应尽可能相似，以消除潜在的干扰因素。

（4）显著性　保证足够的样本量，以检测出研究因素与结果之间的显著关系。

4. 保持设计的稳定性　一旦最终的设计方案确定，应确保其稳定性，避免在研究过程中随意更改。

在药物流行病学研究中，选择正确的研究人群尤为关键。例如，在评价某药品治疗效果和安全性时，优先招募新近使用该药品的患者，而非长期使用者。这有助于避免由于长期使用者可能存在的耐受性、存活者偏差或多重用药问题而带来的干扰。同时，使用新近用药者还能在研究初期即追踪记录重要的协变量，如合并症和合并用药情况，从而更准确地了解它们对治疗效果和临床结局的影响。此外，在招募研究对象时，选择新发病例而非现患病例，有助于避免遗漏那些在发病后迅速恶化或病情较轻未就医的患者，从而更准确地估计疾病风险。

除了研究对象的选择，研究实施阶段还需注意无应答和失访问题。通过加强研究对象对研究意义的理解，减少对他们带来的不便，来降低无应答率。对于无应答者，了解其无应答原因，并尽可能获取其基本信息，以评估其潜在影响。同样，失访问题也不容忽视，应仔细评估失访的原因，并考虑其对研究结果可能产生的偏倚。在药物流行病学研究中，选择合适的对照人群同样重要。对照组与研究组的可比性直接影响研究结果的准确性。因此，在研究设计中，需要明确入选和排除标准，并确保各比较组间严格遵循相同的入排标准。尽管由于观察性研究的本质特点，实现完全的可比性可能较为困难，但研究人员应努力减少潜在的偏倚和混杂因素，确保研究结果的可靠性。在某些情况下，如研究短暂暴露和即时效应时，可以采用自身对照方法，如病例交叉研究或病例—时间—对照研究，以最大限度地减少个体差异引起的混杂。

二、药物暴露

在药物流行病学研究中，对药物暴露的精准定义是确保研究质量和结果可靠性的基石。药物暴露不仅涉及药物本身，还涵盖其使用的时间、剂量、疗程等多个维度。研究中需要对药物暴露定义进一步细化与考量。

1. 药物服用时间

（1）起始时间　明确记录患者开始服用药物的具体时间，这有助于评估药物暴露的起始效应和早期反应。

（2）持续时间　记录患者持续服用药物的时间段，对于长期用药或间歇性用药的情况，应分别详细记录。

（3）暴露时程　根据研究目的，可能需要考虑药物暴露的累积时程，如累计暴露天数、暴露周期等。

2. 药物剂量

（1）日剂量　明确患者每日服用药物的剂量，注意区分固定剂量和变动剂量的情况。

（2）总剂量　根据治疗周期，计算患者在整个研究期间内所服用的药物总剂量。

（3）剂量调整　记录患者是否在治疗过程中调整过药物剂量，以及调整的原因和结果。

3. 疗程

（1）治疗周期　明确患者接受药物治疗的总时长，包括起始日期和结束日期。

（2）间歇期　对于需要间歇性治疗的药物，应记录每次治疗之间的间隔时间和原因。

（3）疗程变化　记录患者是否在治疗过程中改变过治疗周期，如延长或缩短疗程。

4. 对照药物的选择

（1）相似药物　优先选择与研究药物具有相似药理作用、治疗目标和不良反应的药物作为对照。

（2）治疗标准　对照药物应符合当前治疗该疾病的标准或推荐，以确保研究结果的广泛适用性和可靠性。

（3）对照条件　对照组和研究组在患者特征、病情严重程度、治疗环境等方面应尽可能相似，以减少潜在的偏倚。

5. 其他考量因素

（1）药物依从性　评估患者是否按照医嘱服药，包括漏服、错服和自行停药等情况。

（2）合并用药　记录患者是否同时使用其他药物，以及这些药物与研究药物的相互作用和潜在影响。

（3）药物来源　明确药物的来源，如处方药、非处方药、自购药等，以评估药物质量和可能存在的差异。

通过以上维度的详细定义和考量，可以更全面地了解药物暴露的复杂性和多样性，为药物流行病学研究提供更为准确和可靠的数据支持。

三、异常结局的精确界定

在药物流行病学研究中，异常结局的明确定义对于评估药物效果和安全性至关重要。当疾病作为研究的结局时，需要确保准确界定疾病发生的时间，并排除与研究药物无关的其他因素。异常结局的定义在药物流行病学研究中需要注意以下几个细节。

1. 时间窗口的确定　异常结局必须明确是在服用药物后发生的。例如，如果某种药物在开始服用后的前 4 周内和 10 周后通常不会出现副反应，那么研究的重点应放在第 4 周到第 10 周这一时间窗口内。确定合适的时间窗口有助于避免将与研究药物无关的其他因素纳入研究范围，从而提高研究的准确性。

2. 排除其他原因的干扰　在研究过程中，必须排除那些明显由其他原因引起的病例。这可以通过仔细审查病历、患者病史和潜在的混杂因素来实现。例如，在研究药物引起的肝损害时，需要排除那些已经患有急性肝炎或其他肝脏疾病的患者。

3. 考虑疾病的严重程度　疾病的严重程度可能会影响对药物效应的评价。因此，在研究过程中，需要考虑疾病的严重程度，并将其作为一个重要的变量进行分析。例如，在研究降压药物是否容易引发急性心肌梗死时，需要分析研究对象患高血压的严重程度，因为严重的高血压本身也是发生急性心肌梗死的危险因素之一。

4. 客观和定量的指标　使用客观和定量的指标来描述异常结局，如实验室检查结果、疾病症状的严重程度评分等。这有助于减少主观性和提高研究的准确性。

5. 数据收集的完整性　确保在收集数据时考虑到所有可能的异常结局，并尽可能收集完整的数据。

这包括记录所有与研究药物相关的异常事件，无论其严重程度如何。

6. 注意混杂因素　在药物流行病学研究中，药物暴露与不良反应之间的关系并非总是简单直接。这种关系常常受到多种混杂因素的影响，如年龄、性别、患者存在的其他疾病以及合并用药等。这些因素有时会扭曲或掩盖真实的药物与不良反应之间的关联，从而给研究结果的解读带来困难。因此，在药物流行病学调查研究中，对这类混杂因素进行深入的分析和严格的控制显得尤为重要。通过对混杂因素进行准确的识别、量化和调整，可以更准确地评估药物暴露与不良反应之间的真实关系，减少偏倚的影响，提高研究的科学性和可靠性。

此外，对偏倚的妥善处理也是药物流行病学研究的一个重要组成部分。偏倚可能源于多种原因，如研究设计、数据收集、数据分析等各个环节。因此，在研究的各个阶段，都需要采取相应的措施来识别和纠正潜在的偏倚，确保研究结果的准确性和可信度。

7. 合理使用统计分析方法　在流行病学研究中，数据分析方法扮演着至关重要的角色，常用的方法包括分层分析和多因素回归分析等。然而，在电子医疗数据库的研究中，由于混杂因素的普遍存在，传统的多因素协变量分析方法在评价分析时可能遇到较大的挑战和局限性。为了克服这些局限性，研究者们引入了倾向评分（Propensity Score，PS）和疾病风险评分（Disease Risk Scores，DRS）等作为综合变量的统计方法。这些方法在处理混杂因素方面展现出显著的优势，因为它们能够综合考虑多个变量对结果的影响，并提供一个更为全面和准确的评估框架。然而，值得注意的是，这些统计方法对数据有一定的要求。如果选用的统计方法不恰当或对变量的定义、分组不正确，就可能导致研究结果的失真甚至得出错误的结论。因此，在选择和使用这些方法时，研究者必须谨慎评估数据的特征和适用性，确保所选方法能够准确地反映数据的本质和潜在关联。

为了避免错误和偏倚，研究者需要在研究设计阶段就充分考虑数据的特点和潜在问题，并选择合适的统计方法进行分析。同时，他们还需要对数据进行充分的清洗、整理和预处理，确保数据的准确性和可靠性。通过这些措施，可以提高流行病学研究的科学性和准确性，为公共卫生政策的制定提供更为可靠和有效的依据。

8. 谨慎地解释研究结果　在药物流行病学研究中，特别是观察性研究，偏倚的存在是无法避免的。因此，当这些研究揭示出药品可能存在的不良反应或有益作用时，必须严格遵循因果关系推断的原则来合理解读这些发现，并考虑到可能存在的偏倚和限制，以避免在公众中引发不必要的恐慌和混乱。

为了确保结论的准确性和可靠性，需要在该基础上进行更深入、更全面的研究。可以通过加强数据透明度、多学科合作、风险评估与平衡、公众教育和沟通以及监管机构的角色，更加准确地评估药品的潜在风险和益处，为公众提供更加安全、有效的用药指导。

实训4　应用药物流行病学方法进行药物安全性评估

【实训目的】

1. 了解药物警戒中药物流行病学的重要性和应用。

2. 掌握药物流行病学在药物警戒活动中的关键实践步骤。

3. 分析药物警戒案例，识别药物流行病学的实践应用。

【实训准备】

1. 班级按要求分组、选举团队负责人、进行团队目标设置、任务拆解、任务分工。

2. 药物流行病学基础：定义、目的、方法论。

3. 收集药物安全性数据的渠道：自发报告系统、临床试验数据、电子健康记录等。

4. 成果范例。

5. 实训评分标准。

【实施步骤】

步骤1：团队组建与分工：组建 5~6 人的团队，选举团队负责人，明确成员分工。

步骤2：理论学习与资料搜集：学习药物流行病学和药物警戒的基础知识；搜集相关法规、指南和案例资料。

步骤3：案例选择与分析：选择一个或多个药物安全事件进行深入分析。

步骤4：模拟演练与风险管理：设计模拟情景，进行角色扮演和风险管理计划的制定。

步骤5：报告撰写与技术应用：撰写研究报告，应用相关软件和数据库进行数据分析。

步骤6：成果展示与评价：准备 PPT 展示，进行口头报告；根据实训评分标准进行自评和互评。

步骤7：反思与改进：根据反馈进行实训成果的反思和改进。

步骤8：在截止时间前提交到学习通《药物警戒实务》课程平台。

【注意事项】

1. 确保团队分工明确，成果中注明角色分工和自评分值。

2. 团队互评应公正，记录考核结果并提交。

3. 课堂分享后，根据反馈自愿进行作品的修改提升。

【评分标准】

【实训评分标准】

班级：　　　　　　姓名：　　　　　　学号：　　　　　　得分：

项目	分值	实训考核指标	得分及扣分依据
组织分工（20分）	6	团队角色清楚、自评互评公正	
	6	任务分解合理、团队分工明确	
	8	团队目标清晰、完成时限适当	
实训作品（70分）	5	作品构件元素完整	
	10	作品体例排版规范	
	10	作品内容概括简洁	
	10	作品设计美观大方	
	15	作品按时完成	
	10	作品形式与内容互融互合	
	10	作品内容完整	
分享或修改（10分）	10	课堂分享表达流畅或者修改后有明显进步	
总分			

目标检测

答案解析

一、单项选择题

1. 药物流行病学主要研究内容是（　　）
    A. 药物的临床效果
    B. 药物的副作用和安全性
    C. 药物的生产过程
    D. 药物的市场价格

2. 药物流行病学研究中，可以提供关于药物效果的直接证据的研究设计类型是（　　）
    A. 病例对照研究　　　B. 队列研究　　　C. 随机对照试验　　　D. 病例报告

3. 药物流行病学中，药物利用研究主要关注（　　）
    A. 药物的剂量
    B. 药物的适应证
    C. 药物的使用模式
    D. 药物的制备工艺

4. 以下不是药物流行病学研究的范畴的是（　　）
    A. 药物的疗效评估
    B. 药物的安全性监测
    C. 药物的剂量确定
    D. 药物的不良反应分析

5. 以下术语与药物流行病学研究无关的是（　　）
    A. 药物暴露　　　B. 药物效果　　　C. 药物相互作用　　　D. 药物依从性

二、多项选择题

6. 药物流行病学研究中可能使用的数据主要来源为（　　）
    A. 医院病历
    B. 药房记录
    C. 患者调查问卷
    D. 社交媒体数据
    E. 医药行业新闻报道

7. 以下因素可能影响药物流行病学研究的结果的有（　　）
    A. 选择偏倚
    B. 信息偏倚
    C. 混杂因素
    D. 样本大小
    E. 统计分析软件

8. 药物流行病学研究中，可以用来评估药物安全性的方法有（　　）
    A. 病例对照研究
    B. 队列研究
    C. 病例报告
    D. 药物利用研究
    E. 药物经济学研究

9. 药物流行病学研究中，可能导致选择偏倚的因素有（　　）
    A. 研究对象的不代表性
    B. 参与者的选择性
    C. 信息收集的不全面
    D. 数据分析的错误
    E. 合并用药的混杂

10. 在药物流行病学研究中，可能影响药物安全性评估的因素有（　　）
    A. 药物剂量
    B. 用药持续时间
    C. 患者的年龄和性别
    D. 患者的遗传背景
    E. 患者的年龄

项目五　药物警戒体系质量管理

PPT

学习目标

1. 掌握药物警戒组织机构与人员的合规要求。
2. 熟悉药物警戒体系及活动的质量管理。
3. 了解药物警戒体系概况。
4. 学会药物警戒体系的维护。
5. 养成药物警戒合规意识。

岗位情景模拟

情景描述　某企业药物警戒部经理招聘信息对药物警戒部经理岗位职责描述如下：①熟知国家法规要求，在本企业内贯彻落实国家关于开展药物警戒工作的有关法律法规及相关要求。②配合各级药品监督管理部门检查药品不良反应（事件）报告和监测工作的开展情况，负责药物警戒部各项检查整改缺陷项的整改计划、整改报告等的审核工作；③积极配合各级药品监督管理部门、卫生主管部门和药品不良反应监测机构做好有关品种的调查、分析、评价及上报工作；④建立本企业的药品不良反应报告和监测制度、药品安全问题处理机制等，并确保其能正常运行；成立药物警戒部并确保药品不良反应监测与报告的合规性；配合药品安全委员会处理重大药品安全事件；⑤对所生产的药品不良反应报道进行跟踪，并结合本企业所收集的资料对生产药品的不良反应发生情况进行分析、研究，根据结果在生产工艺、包装、说明书等有关药品质量标准等方面提出改进意见，并按规定上报，提高药品的安全性和有效性。⑥如公司产品发生重大药品不良反应事件，应上报公司药品安全委员会，开展相关问题处理工作；⑦负责审核药物警戒部门不良反应报告、定期安全更新性报告（PSUR）及其他相关报告；⑧负责药物警戒部门管理文件、操作文件、记录等的审核工作；⑨负责安全性信息沟通工作、公司产品药品安全和效用相关信息传递工作的审核；⑩负责日常风险信号监测、产品安全性信息上报、药物警戒计划及控制措施实施的审核工作；⑪负责药品上市许可持有人药品不良反应直接报告系统反馈数据的下载、客户/个人投诉、文献检索、自主收集等是否按规定时限上报的审核工作；⑫负责药品上市许可持有人药品不良反应直接报告系统的反馈数据是否按规定处理后纳入公司药物警戒数据库的监督审核工作；⑬开展药物警戒的培训和教育工作；⑭完成公司安排的其他工作。

对药物警戒部经理的任职条件要求如下：①教育程度：药学、医学等相关专业本科以上学历；②工作经验：从事相关工作3年以上，有质量管理经历者优先；③熟悉GVP规范的要求。熟悉药物警戒法规和指南，具有扎实的药物警戒理论知识。④具备良好的沟通能力和团队合作能力，具备良好的协调和组织协调能力。如果您是药学类专业大学生，请思考您该如何进行职业生涯规划，达到该岗位职责的要求。

讨论　1. 请您分析药物警戒部经理岗位职责的范围与胜任难度。

2. 假定毕业后五年成长为药物警戒部经理，请您围绕这一目标进行职业规划。

持有人和申办者应当基于药品安全性特征开展药物警戒活动，最大限度地降低药品安全风险，保护和促进公众健康。药物警戒活动是指对药品不良反应及其他与用药有关的有害反应进行监测、识别、评估和控制的活动。持有人和申办者应当建立药物警戒体系，通过体系的有效运行和质量管理，促使持有人持续符合法律法规的要求。药物警戒体系是开展药物警戒活动的基础和保障，体系是一组相关关联与相互作用的要素，持有人药物警戒活动中相互关联的组织机构、人员、制度、资源等要素，构成该持有人药物警戒体系。药物警戒体系的构建和质量管理是药物警戒活动合规高效开展的基础和保障。

任务一　基本要求

药物警戒工作包括质量管理体系的建设、药物警戒常规工作、风险管理与沟通、上市后安全性研究、风险获益评估、药物警戒计划等各环节。药品上市许可持有人开展药物警戒工件的基础是药物警戒体系的建设与管理。

一、GVP 相关条款

第六条　药物警戒体系包括与药物警戒活动相关的机构、人员、制度、资源等要素，并应与持有人的类型、规模、持有品种的数量及安全性特征等相适应。

第七条　持有人应当制定药物警戒质量目标，建立质量保证系统，对药物警戒体系及活动进行质量管理，不断提升药物警戒体系运行效能，确保药物警戒活动持续符合相关法律法规要求。

第八条　持有人应当以防控风险为目的，将药物警戒的关键活动纳入质量保证系统中，重点考虑以下内容：

（一）设置合理的组织机构；

（二）配备满足药物警戒活动所需的人员、设备和资源；

（三）制定符合法律法规要求的管理制度；

（四）制定全面、清晰、可操作的操作规程；

（五）建立有效、畅通的疑似药品不良反应信息收集途径；

（六）开展符合法律法规要求的报告与处置活动；

（七）开展有效的风险信号识别和评估活动；

（八）对已识别的风险采取有效的控制措施；

（九）确保药物警戒相关文件和记录可获取、可查阅、可追溯。

第九条　持有人应当制定并适时更新药物警戒质量控制指标，控制指标应当贯穿到药物警戒的关键活动中，并分解落实到具体部门和人员，包括但不限于：

（一）药品不良反应报告合规性；

（二）定期安全性更新报告合规性；

（三）信号检测和评价的及时性；

（四）药物警戒体系主文件更新的及时性；

（五）药物警戒计划的制定和执行情况；

（六）人员培训计划的制定和执行情况。

第十条　持有人应当于取得首个药品批准证明文件后的 30 日内在国家药品不良反应监测系统中完

成信息注册。注册的用户信息和产品信息发生变更的，持有人应当自变更之日起30日内完成更新。

二、GVP 合规检查要求

表 5 – 1　质量管理体系检查要点

编号	项目	检查项目（缺陷风险建议等级）	检查依据
PV08	质量管理体系	1. 持有人质量管理体系中是否包含对药物警戒体系及其活动的质量管理要求，是否对药物警戒体系及活动进行质量管理（＊＊） 2. 是否制定了药物警戒质量目标，是否将药物警戒的关键活动纳入质量保证系统中（＊） 3. 质量控制指标是否具体、可测量，并涵盖药物警戒的关键活动	GVP 第 6 ~ 9、106 条
PV14	信息注册与更新	持有人是否在国家药品不良反应监测系统中注册用户信息和产品信息，是否按要求变更（包括药品说明书）（＊）	GVP 第 10 条

三、检查方法和内容

了解持有人如何对药物警戒体系及活动进行质量管理。

查看药物警戒体系主文件中有关质量管理的描述。

查看持有人质量管理体系相关文件，如制度与规程、质量体系文件记录等。

查看国家药品不良反应监测系统中持有人用户信息和产品信息。

四、药物警戒体系

从宏观上看，科学完备的监测评价体系是药品安全监管的重要技术支撑。目前我国已建立由国家药品不良反应监测中心、34 个省级药品不良反应监测机构、400 余个地市级药品不良反应监测机构、2000 余个县级不良反应监测机构组药品不良反应监测体系。2021 年 5 月，《国务院办公厅关于全面加强药品监管能力建设的实施意见》中第十项重点任务提出"建设国家药物警戒体系。加强药品、医疗器械和化妆品不良反应（事件）监测体系建设和省、市、县级药品不良反应监测机构能力建设"。2021 年 12 月，国家药品监督管理局等八部门联合印发《"十四五"国家药品安全及促进高质量发展规划》，明确了"十四五"时期的主要发展目标，"十四五"期末，要实现技术支撑能力明显增强，全生命周期药物警戒体系初步建成。对建设国家药物警戒体系、提升技术支撑能力提出了迫切要求。

从微观上看，持有人和申办者首当其冲的是应当建立药物警戒质量管理体系。比如：①应该建立覆盖药品安全周期的药品安全数据库；②药物警戒资源应当与药品安全性匹配，必要的信息化系统可以提供资源整合能力；③风险识别和评估需要企业完善的信号发掘检测能力，这是人工难以完成的工作，需要信息化系统的辅助；④不良反应监测与报告需要具备完整的信息收集和整合能力；⑤数据和记录的真实、完整、可追溯，是信息化系统能够提供的重点保障。

GVP 要求 MAH 建立的药物警戒体系包括人、机、料、法、环等要素，是全面质量管理理念在 GVP 中的体现。GVP 第六条规定，药物警戒体系包括与药物警戒活动相关的机构、人员、制度、资源等要素，并应与持有人的类型、规模、持有品种的数量及安全性特征等相适应。换言之，MAH 应当建立的药物警戒体系就是人（机构/人员）、机（资源）、料（数据资源）、法（制度）、环（未提及）的集合。关于环，开展药物警戒工作的环境，在 GVP 第五条中有表述。在考虑是否与持有人的类型相适应时，不能只考虑组织内部的人员。如有委托第三方，同样应将其资源以及为委托付出的努力（受托方的服务事项）考虑在内。是否配备了恰当的资源，也是需要持有人来说明的。持有人需要有合适、合理的评估。质量保证系统就是保证质量目标能够达成的一套质量保证体系。

（一）药物警戒体系概述

药物警戒质量管理规范（GVP）阐明，药物警戒活动是指对药品不良反应及其他与用药有关的有害反应进行监测、识别、评估和控制活动。持有人和申办者应当建立药物警戒体系，通过体系的有效运行和维护，监测、识别、评估和控制药品不良反应及其他与用药有关的有害反应。持有人和申办者应当基于药品安全性特征，开展药物警戒活动，最大限度地降低药品安全风险，保护和促进公众健康。

药物警戒体系是用于履行与药物警戒有关的法律义务和责任的系统，旨在监测已获许可药品的安全性，评估产品获益－风险平衡的各种变化。与其他任何体系一样，药物警戒体系有其组织架构实现的目标和运行的流程。

（二）药物警戒体系构建

持有人依法履行安全主体责任，及时报告产品不良反应/不良事件、年度报告、定期安全性更新报告（定期获益－风险评估报告）等，加强产品风险获益评价，主动采取有效的风险控制措施，其前提是建立健全药物警戒体系。药物警戒体系包括与药物警戒活动有关的机构、人员、制度、资源等要素，并与持有人的类型、规模、持有品种的数量及安全性特征等相适应。药物警戒体系构成的各个环节和组成部门的描述应体现在质量管理体系文件当中，比如药物警戒体系主文件，组织机构图，负责人任命书，药物警戒工作人员的岗位描述文件，管理制度和规程文件等等。

药物警戒体系的构建，应当根据法律背景和企业发展阶段的不同而变化，是一个动态更新的过程，且应根据法律法规的变化更新、监管部门的要求，企业发展阶段，审计和检查结果等进行同步地更新和整改。每次组织机构的重大调整更新，应当经过企业管理层讨论批准，相应文件应当记录、存档备案。

药物警戒体系与其他任何体系一样，有其组织架构、实现的目标、运行的流程；任命和授权负责体系的建立、运行和维护的负责人，支持体系运行的人员、设备等资源；定义和管理体系运行的管理制度、规程文件。为了保障体系的有效运行，还应同时建立和完善药物警戒质量保证体系，实现设定的质量计划，执行和履行职责，进行资源管理，合规管理和文档管理，同时还应考虑药物警戒体系的可持续发展性以及应对紧急突发事件的应急预案。

中国医药行业规模、类型、持有产品种类以及组织构架差异很大，所以不同药企需要根据 GVP 和企业自身的特点，部署调整药物警戒体系，抓紧时间配备资源，调整机构。

GVP 借鉴国际经验，并充分考虑我国国情，特别在第二章"质量管理"第三节，对委托管理做了原则性规定，为药物警戒实践和发展留有空间。国内持有人可通过对内部体系的梳理，对有差距或目前内部资源配置暂有实施困难的部分药物警戒工作，遴选具备药物警戒条件和能力的受托方承担开展药物警戒相关工作。若是集团药企，集团内持有人之间以及总部和各持有人间可签定药物警戒委托协议，书面约定相应的职责和工作机制，相应的法律责任由持有人承担。

对于外资集团公司，通常全球有统一的药物警戒数据库管理来自全球各地各种来源的安全性数据。为了更全面地开展药物警戒活动，产品安全性评价和信号检测往往在总部开展，中国分部的药物警戒团队往往对全球产品在中国发生的不良反应和其他相关安全性问题开展前哨安全性信号监测，并依据中国法规和产品注册批件要求及产品的安全性特征，结合中国医疗实践和国情，落实产品风险管理计划在本地的实施等活动。因此，外资集团公司中国分部持有人需要梳理哪些药物警戒活动委托总部开展，哪些由本地分公司开展，并书面约定相应的职责。

因此，药物警戒体系的构建还应当考虑以下因素。

1. 经营模式

（1）境内企业多家子公司　集团公司内各持有人之间，以及总部和各持有人之间，因业务模块和分工不同，存在共同承担药物警戒体系工作的可能性。对药物警戒体系的构建，应通过书面协议约定药物警戒体系各组成部分的分工和分配，依据法律和法规进行设置，相应法律责任由各持有人承担。

（2）企业间合作构建　不同企业之间进行合作研发、销售，如临床试验或者上市后市场推广经营，药物警戒体系的构建，可以基于合作方中的持有人或申办者的责任归属，通过签订药物警戒协议，约定合作方之间在药物警戒体系中的分工和协作方式。例如在协议中约定安全性信息的交换、递交监管部门的责任。

（3）境外企业　药品上市许可持有人为境外企业的，应当由其指定的在我国境内的企业法人履行药品上市许可持有人义务，并承担连带责任。进口药品持有人应当指定我国境内企业法人作为代理人，具体承担进口药品不良反应监测、评价、风险评估等工作，并约定药物警戒体系中的责任。

2. 业务阶段　以研发阶段为主的初创公司规模较少，在发展初期各职能部门尚未健全，药物警戒关键活动多数通过委托进行。但申办者应根据药物警戒质量管理规范中委托管理的要求对受托方进行管理，并建立和维护药物警戒体系的相关文件。相应法律责任由申办者承担，对于安全性决策、与监管部门沟通以及药物警戒关键活动的质量管理应由申办者负责。

兼有研发阶段产品和上市后产品的企业，企业内部职能已相对健全，根据品种数量和安全性特征，配备足够数量且具有适当资质的人员，根据药物警戒质量管理规范的要求开展药物警戒工作，进行药物警戒体系内部的组织分工。

3. 委托警戒　企业因发展规模，技术能力和人员背景等原因，尚无法满足药物警戒体系各组成部分的配置，可以通过委托形式开展工作，如个例报告处理、信息化系统的开发运行以及部分药物警戒活动等。

通过委托开展的药物警戒活动，也是持有人或申办者药物警戒体系的构成部分，应纳入质量保证系统中，制定质量控制指标，受托方应通过考察和遴选。持有人或申办者应与委托方签订药物警戒协议，定期对受托方进行审计。持有人/申办者应当配备专职人员做好对受托方的监督和管理。相应法律责任由持有人或申办者承担。

（三）有效运行

持有人和申办者应当基于药品安全性特征，开展药物警戒活动，最大限度地降低药品安全风险，保护和促进公众健康。持有人或申办者应当制定药物警戒质量目标，建立质量保证系统，对药物警戒体系及活动进行质量管理，不断提升药物警戒体系运行效能，确保药物警戒活动持续符合相关法律法规要求。

1. 有效运行重点考虑的内容

持有人应当以防控风险为目的，将药物警戒的关键活动纳入质量保证系统中，重点考虑以下内容。

（1）设置合理的组织机构。

（2）配备满足药物警戒活动所需的人员、设备和资源。

（3）制定符合法律法规要求的管理制度。

（4）制定全面、清晰、可操作的操作规程。

（5）建立有效、畅通的疑似药品不良反应信息收集途径。

（6）开展符合法律法规要求的报告与处置活动。

（7）开展有效的风险信号识别和评估活动。

（8）对已识别的风险，采取有效的控制措施。

（9）确保药物警戒相关文件和记录可获取，可查阅，可追溯。

持有人应当定期开展内部审核，审核各项制度规程及其执行情况评估，药物警戒体系的适宜性，充分性，有效性。申办者阶段的药物警戒体系，结合实际开展药物警戒工作同样需要考虑上面这些有效运行的内容。

2. 有效运行应当考量的角度

（1）合法合规　满足法律、法规、规范性文件的要求是药物警戒合规的基本要求。法律法规有明确递交时限和格式要求的文件，应建立相关流程，保证递交的文件合规合法。如个例不良反应报告，安全性更新汇总报告等等。

监管部门通过检查，促进药物警戒体系各项工作规范开展，确定药物警戒体系是否具备符合法律法规所要求的机构、人员、制度和设施，持有人或申办者是否严格履行报告和监测责任，是否存在可能对公众健康造成威胁的因素和风险。监管部门检查的结果，可作为行政处罚的依据。持有人或申办者应根据检查中发现的问题，制定整改计划，落实整改及预防措施，对紧急和（或）重大问题应以优先处理，整改措施要具有针对性、可评估性，切实可行且时限明确，及时改进和完善药物警戒体系的各组成部分，并与监管部门保持沟通。

及时回复监管部门的问询并履行承诺。履行的承诺包括但不限于：持有人或申办者在递交临床试验申请和上市申请中，对于药物警戒体系相关工作的承诺；日常工作中收到的来自监管部门的要求和问询中回复的措施；对监管部门检查发现的缺陷项目进行整改的措施。承诺的内容在履行过程中应做好书面存档，在监管部门的沟通中保持公开透明，及时共享信息。

（2）支撑后续评价评估　持续的获益风险平衡的评价结果是递交给监管部门定期安全性更新报告的内容之一，也是从企业角度对企业产品安全性评估的重要结论。

对于风险管理计划中风险控制措施的有效性评价，应考虑过程指标和结果指标。过程指标用以证明措施是否按照计划成功实施，结果指标用于考量风险控制措施实现的程度和水平以及达到的效果。企业应根据评估结果进行风险管理计划的更新和调整。

如果发现产品的风险大于获益，且无法通过风险管理措施进行控制，应考虑药物警戒体系的有效性是否存在问题，并针对问题进行整改。例如信息收集的质量和及时性，安全性评估方法的科学性，风险控制措施的合理性和可行性。

（3）与企业发展相匹配　药物警戒体系应以持有人的类型、规模，持有品种的数量及安全性特征等相适应。药物警戒体系的构建和维护，应充分考虑企业的组织架构变化、产品研发管线的规划和全生命周期管理的目标等因素，做到与企业发展阶段相匹配。随着企业规模变化或者组织架构调整、产品管线的丰富，药物警戒体系也应作相应调整。

五、质量目标

药物警戒工作应当遵行风险管理、全程管控、社会共治的原则，风险管理通过识别和描述药物重要的已确定的风险、重要潜在的风险、缺失信息，进而提出与风险相匹配的药物警戒活动计划和风险最小化措施，以确保药品上市后在适用人群的临床用药过程中获益大于风险。

GVP第七条规定，持有人应当制定药物警戒质量目标，建立质量保证系统，对药物警戒体系及活动进行质量管理，不断提升药物警戒体系运行效能，确保药物警戒活动持续符合相关法律法规要求。

通俗而言，质量目标就是我们所希望在质量上达到的一种状态。质量控制指标，是质量目标的具体量化体现。例如，对于客户服务团队，可以将客户满意率作为质量目标。为了使这一目标可以被评价、考核，可以设定质量控制指标，比如客户满意率达到95%，或者客户满意率较上一年提升五个百分点。

1. 参与人员　谁将负责设定药物警戒的质量目标呢？根据法规，质量目标应当由药物警戒负责人进行设定，需要由公司法人代表或其他部门主要负责人对目标进行确认和认可。这些管理者需要为药物警戒目标的达成而努力。具体执行层面，要求药物警戒以及所有涉及药物警戒工作的部门共同努力。药物警戒工作需要多个部门、多个角色共同参与。

例如，质量目标当中设定药物安全委员会的运行机制能够得以有效运行。那么，这一目标的实现就需要药物安全委员会的所有成员，包括公司的最高管理者都能够为这一目标的实现而努力。

2. 设定频率　首先，要设定一个质量目标、制定明确的质量目标及质量控制指标，然后将其分解到所有相关的人员，作为大家共同的目标。全程持续跟进，定期回顾目标的实现情况。

质量目标的设定频率，可以按年度来进行设定。年初时制定质量目标及具体的控制指标，而后跟踪目标的执行情况，进行年度回顾考核，来确认药物警戒质量目标是否达成。通过PDCA循环，不断提升运行的效能，以保证质量目标能够达成。第二年可以提出更高的质量目标，如此呈现螺旋式上升，让药物警戒管理效能不断提升。

六、质量保证系统

GVP第八条规定，持有人应当以防控风险为目的，将药物警戒的关键活动纳入质量保证系统中，重点考虑以下内容：

（1）设置合理的组织机构。

（2）配备满足药物警戒活动所需的人员、设备和资源。

（3）制定符合法律法规要求的管理制度。

（4）制定全面、清晰、可操作的操作规程。

（5）建立有效、畅通的疑似药品不良反应信息收集途径。

（6）开展符合法律法规要求的报告与处置活动。

（7）开展有效的风险信号识别和评估活动。

（8）对已识别的风险采取有效的控制措施。

（9）确保药物警戒相关文件和记录可获取、可查阅、可追溯。

1. 质量保证系统　质量保证系统，是保证质量目标能够达成的一套体系。实现质量保证的重点如下：

（1）将质量目标拆解　将质量目标按时间段分解，并拆成一个个部门、岗位、个人的小目标，每个小目标逐个达成，最后有可能实现最终目标。

（2）明确质量角色及分工　想要实现质量保证，需要有方法来跟踪目标的执行情况。药品的生产线上有QA、QC等岗位的工作人员从系统与检测角度来保证产品质量。QA建立体系，QC检查产出物是否符合设定的质量控制指标的要求。药物警戒工作如要达到质量目标，也需要设定质量目标及对应的质量控制指标，并建立方法。药物警戒运营团队需要有QC岗位，QC负责开展结果的质量检查，检验是否达到了设定的目标。在质量与培训团队，需要有QA进行体系的检查。

（3）了解运行原理　质量保证体系的运行应以质量计划为主线，以过程管理为重心，按PDCA循环进行，通过计划（Plan）-实施（Do）-检查（Check）-处理（Action）的管理循环步骤展开控制，提高保证水平。PDCA循环具有大环套小环、相互衔接、相互促进、螺旋式上升，形成完整的循环和不断推进等特点。

建立质量保证系统并想实现质量目标时，整体上是按照第六条涉及的机构/人员、设备与资源、制度进行罗列。

2. 机构人员

（1）设置合理的组织机构。需要衡量组织设立的合理性，以及其开展的药物警戒活动的最终结果是否能达到合理这一要求。

（2）配备满足药物警戒活动所需的人员。需要保证组织机构中的人员，无论是数量还是质量，都能满足药物警戒活动需求。

3. 设备与资源

设备与资源需要包括：办公区域和设备、安全稳定的网络环境、纸质和电子资料存储空间和设备、文献资源、医学词典、信息化工具或系统等。

4. 制度　在进行制度的描述时，按照药物警戒工作的基本逻辑进行要求。原则性上要求：

（1）制定符合法律法规要求的管理制度　所制定的制度，需要合法合规，这是对公司制定的制度的基本要求。如出现违背，将构成重大缺陷。

（2）制定全面、清晰、可操作的操作规程　如何达到"全面、清晰、可操作"？如何评判是否达到？需要有方法进行检查检验。

（3）确保药物警戒相关文件和记录可获取、可查阅、可追溯　对于文档记录所提出的要求，用临床试验中的要求"没有记录等于没有发生"，同样适用于药物警戒工作，甚至更严格。那么，该要求同样需要有质量人员对其进行检查，确认是否达到相关的要求。

（4）建立有效、畅通的疑似药品不良反应信息收集途径　需要去检验信息收集途径是否有效、是否畅通。对于有效和畅通的检验方法相对比较简单，比如，用于接收安全性信息的电话，通过测试，即可验证信息是否真的会被收集到。

（5）开展符合法律法规要求的报告与处置活动　需要明确法律法规的要求是什么，比如时限、方法、内容等。质检人员需要检查所开展的活动是否符合法律法规要求。

（6）开展有效的风险信号识别和评估活动　需要设定相应的标准和控制指标，并检查是否真的有效。

（7）对已识别的风险采取有效的控制措施　如何评估是否采取了有效的风控措施，需要有质检人员去检查和确认。

持有人/申办者应从多个维度考虑质量保证系统应达到的状态；设定更为细化的质量控制指标；设定质量保证人员/角色（QA）与质量检查人员/角色（QC），明确分工；建立一套流程和机制来确保质量控制指标能被跟踪、被检查，确保是否达到要求；通过记录呈现质量保证的过程与结果，从而构成一套有效的质量保证系统。

七、药物警戒质量控制指标

GVP第九条规定，持有人应当制定并适时更新药物警戒质量控制指标，控制指标应当贯穿到药物警戒的关键活动中，并分解落实到具体部门和人员，包括但不限于：

（1）药品不良反应报告合规性。

（2）定期安全性更新报告合规性。

（3）信号检测和评价的及时性。

（4）药物警戒体系主文件更新的及时性。

（5）药物警戒计划的制定和执行情况。

（6）人员培训计划的制定和执行情况。

持有人需要设定并及时更新药物警戒质量控制指标，这些质量控制指标需要被分解到各个相关部门，最后被落地执行。这一要求与第八条，关于质量目标的设定及相关的指标并不是药物警戒一个部门就能做到的，是需要多个团队共同努力来达成。

值得关注的是，在第九条列出的六个指标当中，提到"两个合规""两个及时"及"两个制定和执行情况"。

1. 两个合规　不良反应报告的合规性，定期安全性更新报告的合规性。这里的合规性包含两层意思：第一层含义是合规性包括的范围，即应该递交的报告"是否递交"；第二层含义是合规性包括的时效性，将报告及时地按照法规的要求在时限内完成递交，需要一些量化指标来定义合规性，一般用合规率（百分比）来衡量。

2. 两个及时　信号检测与评价的及时性，药物警戒系统主文件（PSMF）更新的及时性。这里只强调了及时性，说明不存在"做或者不做"的问题，也就是说这两项工作必须要做，而且要及时去做。理论而言，应持续不断地做。PSMF 发生变化就要更新，每有收到新的安全性信息，就开展信号检测。实践中，如何定义及时性，犹如上述合规性，同样需要量化的指标来衡量。这些指标在实践中，在企业层面，至少制定相关的制度流程予以明确，并确保其能够执行。

3. 两个制定和执行　药物警戒计划及人员培训计划的制定与执行情况，首先要制定计划，并有指标来考核执行情况，是否达到了计划时所期望的目标，进一步反映了"定义明确－可执行－可衡量"的思维。在药物警戒体系建立过程中，需要将上述内容所指出的方面纳入考虑范畴，要确保这些方面的指标能够被量化、被考核。

在实践中，个例报告递交监管机构的合规率可以设定为不低于95%，也可以根据自身的情况设定更高的目标，如合规率在98%。其他涉及及时性的指标，也可以按这类百分比进行设定。

对于信号检测及时性，建议以不少于每月一次的频率开展信号检测。

对于药物警戒系统主文件的检查，以不少于每个季度一次的频率来检查是否需要更新，并及时更新相关内容。

对于药物警戒计划及人员培训计划方面，根据企业的产品和人员情况，制定相关策略。如涉及全员的药物警戒知识培训，理论上不低于每年一次的频率，并有相关的培训完成率和考试通过率的设定。

八、信息注册与变更

GVP 第十条规定，持有人应当于取得首个药品批准证明文件后的 30 日内在国家药品不良反应监测系统中完成信息注册。注册的用户信息和产品信息发生变更的，持有人应当自变更之日起 30 日内完成更新。

国家药品不良反应监测系统，针对的是有上市产品的持有人和即将有上市产品的申办者。对于申办者来说，取得首个药品批准证明文件后的 30 日内，在直报系统中完成注册；对于持有人来说，其已有信息发生变更后的 30 日内，需要完成信息更新。

（一）人员变动更新

药物警戒人员变动必须及时更新。药物警戒岗位人员流动较快，当企业的药物警戒人员发生变动时，应当及时清除该人员在直报系统中的账号权限。其主要目的在于保证信息安全，强调账号的安全性。

如果企业有多人从事药物警戒工作，应该做到每一个人只用自己的所属账号，任何情况不应当共享账号。这也是监管机构在进行相关检查时，可能会问及的地方。强调账号的唯一性和专属性的原因是，如果在检查中发现不当操作或不合规的报告处理，需要去了解问题发生的原因，此时账号就是一个用以追溯当时操作的重要依据。因此，不应将个人账号分享给组织内、或者受托方的任何人员。任何人员需要登录系统开展工作，均应为其配置和开通独立的账号，并要求其妥善保管密码。

（二）产品信息更新

产品信息在系统中应及时更新，持有人才能收到监管部门反馈的安全性数据（即反馈数据），从而也才能更好地体现药物安全工作开展的情况。因而，药物警戒团队应和公司的注册团队保持极为密切的关系，共同制定一套制度和流程，确保任何产品信息的更新，都能够在第一时间通知到药物警戒团队，使药物警戒团队有时间在直报系统中完成产品信息的更新。

如果企业拥有自己的药物警戒数据库，以上信息的变更同样需要在药物警戒数据库中更新，且一般要早于国家要求的 30 个工作日时限要求。因为在使用数据库的情况下，一旦人员和产品信息发生变动（增加或删除或更新），如不及时变更，将会导致药物警戒工作无法开展。因此，持有人和申办者应当要有自己的信息化系统来维护和更新人员及产品信息。直报系统中的信息登记或更新，只是一个非常简单的操作，仅仅是为了保持内部的管理信息与国家系统备案信息同步的一种行为。

任务二　内部审核

药物警戒法律法规的重大变更，如《药品管理法》的修订、《药物警戒质量管理规范》的发布；组织结构的变化，如管理药物警戒工作的团队发生变化，完成工作交接后，应考虑开展内审；产品范围发生重大变化，如仿制药生产企业开始研发创新药；以前产品仅在国内开展临床试验或上市销售，开始在其他国家开展临床试验或上市销售，药物警戒体系变更完成后，需考虑开展内审。

一、GVP 相关条款

第十一条　持有人应当定期开展内部审核（以下简称"内审"），审核各项制度、规程及其执行情况，评估药物警戒体系的适宜性、充分性、有效性。当药物警戒体系出现重大变化时，应当及时开展内审。

内审工作可由持有人指定人员独立、系统、全面地进行，也可由外部人员或专家进行。

第十二条　开展内审前应当制订审核方案。方案应当包括内审的目标、范围、方法、标准、审核人员、审核记录和报告要求等。方案的制定应当考虑药物警戒的关键活动、关键岗位以及既往审核结果等。

第十三条　内审应当有记录，包括审核的基本情况、内容和结果等，并形成书面报告。

第十四条　针对内审发现的问题，持有人应当调查问题产生的原因，采取相应的纠正和预防措施，并对纠正和预防措施进行跟踪和评估。

二、GVP 合规检查要求

表 5 – 2　内部审核检查要点

编号	项目	检查项目（缺陷风险建议等级）	检查依据
PV09	内部审核	1. 是否针对药物警戒体系及活动制定内审计划，并定期开展内审（＊＊） 2. 内审是否独立、系统、全面 3. 内审前是否制定审核方案，内审记录是否完整（＊） 4. 对于内审发现的问题是否及时采取纠正和预防措施，并进行跟踪和评估（＊）	GVP 第 11 ～ 14、106 条

三、检查方法和内容

了解持有人如何开展内审及审核人员情况。

查看药物警戒体系主文件中有关药物警戒内审的描述。

查看内审计划、内审方案、内审记录。

查看对于内审发现问题的纠正和预防措施，了解跟踪、评估情况。

四、内审合规实务

GVP 第十一条规定，持有人应当定期开展内部审核（以下简称"内审"），审核各项制度、规程及其执行情况，评估药物警戒体系的适宜性、充分性、有效性。当药物警戒体系出现重大变化时，应当及时开展内审。内审工作可由持有人指定人员独立、系统、全面地进行，也可由外部人员或专家进行。

（一）内审的时间安排

1. 定期内审　年度内审，或两年一次内审。也可以基于上一次的内审结果决定下一次内审时间，一般情况下，时间跨度不超过三年一次。

2. 及时内审　药物警戒体系发生重大变化，应及时内审。这种重大变化包括药物警戒法律法规的重大变更；组织结构的变化；产品范围发生重大变化，如，开始研发创新药；在其他国家开展临床试验或上市销售，药物警戒体系变更完成后需考虑开展内审。

（二）内审的相关方

内审工作可以由持有人指定人员，独立系统全面地进行，也可以由外部专家或人员进行。如果是持有人指定的内部人员，那么需要保证该内部人员的独立性。

1. 内审人员的不适用情况　药物警戒负责人的直接下属。一般而言，药物警戒负责人的直接下属，不应当负责药物警戒的内审，除非有明确的职责或机制保证内审员的独立性。

2. 合适的内审人员标准　并不是所有人都天然具备能力去审计另外一个团队。作为审计人员，除了需要有独立性，同时还需要有专业性。如果公司层面有专门的审计团队可以审计医学相关的工作、临床试验相关的工作，可以考虑由他们来负责药物警戒的内审。

不一定只有药物警戒工作背景的人才能从事药物警戒工作的审计，只要有深厚的质量管理体系的概念，理解审计要求，就可以开展药物警戒审计。但是，有药物警戒工作背景的人员作为审计官，将更容易抓住关键的问题以及问题的关键。如果内部没有合适的人选，可以找外部的第三方来开展药物警戒内审。

接受内审的不仅是药物警戒团队。审计药物警戒工作过程中，可能会涉及销售团队、市场团队、医学团队及公司管理层等各个团队。以审计形式，来检查药物警戒相关工作的质量，审核各项制度规程的执行情况，评估药物警戒体系的适宜性、充分性和有效性。

对药物警戒运营团队来说，药物警戒运营人员按照日常工作要求及流程开展工作，持续按 GVP 要求开展药物警戒活动。对于从事或计划从事药物警戒审计的人员来说，需要了解药物警戒审计的方案如何制定、审计标准，以及结果的输出即审计报告的要求。除了理解审计的基本逻辑，还需要了解药物警戒相关的法律法规，以及操作实践，如报告处理和递交等。

（三）内审方案

开展内审前需要制定审核方案。要有针对性地制定审核方案，如针对关键活动、关键岗位及既往审核结果。方案应当能够指导后续的工作。

内审方案中的"标准"，即：依据什么来进行审核，可以概括性地表述为依《药品管理法》《药物警戒质量管理规范》开展本次审核。"标准"类似于考试时的参考答案。同样的体系，按照某一法规标准，可以理解为符合要求，而按照另外的法规要求，则可能存在缺陷。明确审核标准，是对审计结果产生认同的根本性前提。审计人员必须以法律、法规、指南为前提，不能以个人经验、感受作为标准。

（四）内审准备

在确定了审计计划后，可提前告知被审计方，从而使其有一定的时间来准备审计。但审计的准备并不是在方案确定后才开始。

内部审核的目的是为了保证药物警戒体系的适宜性、有效性及充分性，从而保证在监管机构检查时达到合规性，因此应当时刻保持体系的适宜、有效及充分，时刻准备着被监管机构检查的状态。在平时的每一项工作当中，也应当以这样的理念来开展工作，保证日常的每个工作在被审核或被检查时，能清晰、完整地表述反映其真实客观的状态，达到通过审计的标准，做到持续合规合法。

（五）审核结果

多数审计根据结果分为（轻微 Minor、主要 Major、严重 Critical）三类，审核中发现的问题称作发现项（Finding），按其对于整个体系的影响程度判定轻中重度。

审核结果除了影响下一次开展审核的时间外，如果出现严重的发现项，往往意味着相关药物警戒的工作开展有重大问题，需要去思考责任人是否足够胜任该工作。如果是针对一个第三方供应商的审计，在过程中发现了严重发现项，可能导致无法开始合作或必须终止合作。所以，审计官在出具审计报告前，对严重发现项的评定一般非常谨慎。

如果所发现的内容仅为某些偶然的错误或失误，可以将其考虑为轻微发现项。非常严重的系统性问题（如根本不知道有 GVP 要求存在、公司无明确的药物警戒负责人），可能导致药物警戒活动无法开展，药物警戒的体系在某方面或者整体上无法产生效果，此时应考虑其为严重发现项。主要发现项，介于上述两者之间的发现项。经常包括类似于缺少某一流程或某一流程实际执行存在违背。

最后的结果判定是否通过审核，其判断标准往往与公司的质量标准有关。理论上讲，所有发现项均应解决。

（六）纠正和预防措施

针对内审发现的问题，持有人应当调查问题产生的原因，采取相应的纠正和预防措施（Corrective Action & Preventive Action，CAPA），并对纠正和预防措施进行跟踪和评估。

CAPA 是 MAH、制药公司用于识别、解决、预防、监管不合规情况的工具。药物警戒部门或质量部门在 CAPA 报告上记录问题或事件的详细信息，主要包括事件摘要、发生日期、涉及的项目和人员、采取的纠正措施以及为避免未来再次发生而制定的预防措施。CAPA 通常是为了响应客户投诉、内部审计、其他质量事件或安全问题而发起的。CAPA 的目的是记录为解决问题而采取的行动，并防止它在未来再次发生。

1. 原因调查 当我们针对发现的问题去寻找原因时，希望找到根本原因，而不仅仅是表面的、直观的一些回答。根本原因（Root Cause）是指导致事物发生变化的根源或者导致事物发生变化的最本质的原因。例如，发现的问题是培训记录缺失，那么原因可能是什么？最直接的回答有可能是某某同事忘记做培训，但这不是根本原因，我们需要多问几个为什么——为什么会忘记？因为他（她）不够重视。为什么他（她）不够重视？是不是最终反映的是建立的药物警戒体系存在问题？这就是根本原因的分析方法——"5 Why"法，通过不停地问"为什么"，一般不超过五个"为什么"，就能找到更深层次的根本原因。此外，分析根本原因，还有鱼骨图法、问题描述法等。

2. 解决已有问题 纠正（Correction）指的是对已经发生的错误进行改正的过程，针对的是既往存在的错误或问题。纠正是"返修""返工"，是对现有的不合格所进行的当机立断的补救措施，当即发生作用。例如，发现有一份个例报告没有按照规定及时完成递交，对其纠正，立即完成这份报告递交。

纠正措施（Corrective action）指的是系统性地改变之前错误的做法，在已发生不合格的被动情况下的积极反应（事后防范），是针对原因采取措施，如修订程序、改进体系等，从根本上消除问题根源，需要跟踪验证才能看到效果。

以"未及时递交个例报告"来举例，个例报告未及时递交的根本原因在于错误地理解了报告递交规则（这种情况在某些时候会被定义为严重缺陷项），此时需要改变这种错误的递交规则，从而确保后续的报告递交不会再受错误规则的影响，这就是纠正的措施，这是针对根本原因采取的改正行为。

预防（Prevention）指的是根据分析当前问题得出根本原因后，为了避免将来发生同类错误，主动确定改进机会的过程（事前防范）。

预防措施（Preventional action）是针对潜在的不合格或其他潜在不期望情况的原因采取措施，措施的效果一般需要较长时期才能够看到效果。效果需要过些时间才能看出来。

仍以"未及时递交个例"为例，在预防层面，应考虑未来如何避免对法规的错误理解。除了避免已经发现的针对个例报告递交的规则误解，那么对于其他药物警戒活动如何避免误解，如定期安全性更新报告的递交、风险管理及信号检测等法规要求，那么预防措施是要学习法规、参加培训、对法规掌握程度进行考核等等，采取措施避免一些未来可能发生但目前还没有看到的问题或发生的问题，通过巩固，不让其发生。

CAPA 的意义在于对于检查或内审过程中发现的缺陷项，需要"如实记录发现的缺陷项"。如在内审中发现问题，或者在监管机构检查前内部准备过程中发现了一些问题，最合理的做法应该是什么？是设法掩盖？还是即使检查到来之时改正尚未完成，但仍如实记录及时改正？显而易见，第二种方式更为合适。

对于企业而言，在内审检查过程中发现了相关问题，及时采取措施去改正。良好的纠正和预防措施（CAPA），是重视质量管理的体现，是质量管理体系持续完善中必不可少的一环。

五、内审记录

有行动必有记录。记录可证实确实地开展了相关的工作。实践中，应当把药物警戒的内审提到议事日程，重点予以关注。通过内审，不断地发现问题、解决问题，提升药物警戒工作的适宜性、充分性、有效性。内审记录的内容包括审核的基本情况、内容和结果等，并形成书面报告。

（一）内审记录的重要性

1. 自主行为记录　在药物警戒实践过程中，内审是否发生、如何发生以及发生的结果，均属于企业内部工作，在企业内部自主发生，如果没有记录，将无法确认是否开展了内审，无法了解开展情况。因此，强调内审需要有记录。

2. 外部检查的参考　内审的结果，往往是外部检查（监管机构）的一个重要参考依据。检查人员可要求企业提供过去一段时间的内审执行情况及结果。如果没有记录，本身就是一个重要缺陷项。而有了记录，相应记录单中的内容将会引导检查人员重点关注历史上曾经发现的问题是否得到解决。

（二）内审报告的要求

是否可以将内审报告"粉饰"一下，呈现一些不痛不痒的问题？答案是否定的。

1. 顺利交接　内审报告除监管机构人员会查看，组织内部的人员也需要关注。如果发现的问题不能够被很好地记录、不能客观地体现，当组织人员发生变动时，后面的同事将无法开展和完成药物警戒相关工作，会导致相应的问题越来越严重。

2. 职业道德危机　任何的粉饰，在本质上，是鼓励大家进行一些不诚信的行为，这种行为对于公司法人、对于药物警戒负责人将有致命伤害。如果药物警戒团队的人员提供的信息都不真实，那么，作为企业法人、企业药物警戒负责人，如何能够承担起相应的法律责任，如何有信心去做决策？所以，客观真实地记录活动的结果，有问题解决问题，才是一种正确的态度。

表 5-3　药物警戒内审报告

被检查部门	
检查日期	
内审类型	定期内审□　　　　　　　　不定期内审□
内审依据	
内审情况描述	
缺陷项汇总	
纠正与预防措施建议：	
被检查部门负责人签字： 　　　　　　　　　　　　　　　　　　　　　　　年　月　日	
内审小组全体成员签字： 　　　　　　　　　　　　　　　　　　　　　　　年　月　日	

（三）内审的价值

因为内审发现了比较多的问题，在外部检查中就一定会被记录有严重发现项吗？并非如此。所有的问题，所有内审的目的，都是希望能够发现问题，从而解决问题。对于发现的问题，能够及时地解决，就说明了企业整个管理体系的有效性。

没发现不等于没问题。如药物警戒工作本身一样，在监测药品不良反应期间，如果某个企业从来没有发现过药品的不良反应，并不直接等同于这个药品是安全的，而是应该去思考，是不是发现不良反应的能力有问题？如果企业的内审从来没有发现问题，并不足以说明整个体系是完善的，有可能是内审能力不足以发现相关的问题。

（四）提升组织效能

当我们发现了相关问题时，客观、及时、准确、清晰地记录问题，是对组织最有效的一种管理方式，也是提升组织效能、提升药物警戒体系有效性的最有效方式。

任务三　委托管理

持有人或申办者可以根据工作需要将药物警戒体系中的部分工作进行委托，通过委托解决资源或技术上的不足，相应的法律责任由持有人或申办者承担。国家药监局发布的《关于药品上市许可持有人直接报告药品不良反应事宜的公告》强调持有人委托其他公司或者机构开展药品不良反应监测工作，双方应当签订委托协议，持有人应当配备专职人员，做好对受托方的监督和管理等。药物警戒体系中委托工作应依据《药物警戒委托协议撰写指导原则》（试行）进行规范操作与管理。

一、GVP 相关条款

第十五条　持有人是药物警戒的责任主体，根据工作需要委托开展药物警戒相关工作的，相应法律责任由持有人承担。

第十六条　持有人委托开展药物警戒相关工作的，双方应当签订委托协议，保证药物警戒活动全过程信息真实、准确、完整和可追溯，且符合相关法律法规要求。

集团内各持有人之间以及总部和各持有人之间可签订药物警戒委托协议，也可书面约定相应职责与工作机制，相应法律责任由持有人承担。

第十七条　持有人应当考察、遴选具备相应药物警戒条件和能力的受托方。受托方应当是具备保障相关药物警戒工作有效运行的中国境内企业法人，具备相应的工作能力，具有可承担药物警戒受托事项的专业人员、管理制度、设备资源等工作条件，应当配合持有人接受药品监督管理部门的延伸检查。

第十八条　持有人应当定期对受托方进行审计，要求受托方充分了解其药物警戒的质量目标，确保药物警戒活动持续符合要求。

二、GVP 合规检查要求

表 5 - 4　委托管理检查要点

编号	项目	检查项目（缺陷风险建议等级）	检查依据
PV13	委托管理	1. 委托开展药物警戒活动的，持有人是否考察受托方的药物警戒条件和能力，双方是否签订协议或在集团内书面约定相应职责与工作机制（＊） 2. 委托协议或书面约定是否符合相关要求 3. 委托双方工作职责是否清晰、机制是否合理、衔接是否顺畅 4. 对受托方是否定期进行审计，对审计结果及存在的问题是否采取了纠正和预防措施（＊）	GVP 第 15～18 条

三、检查方法和内容

了解持有人是否存在药物警戒委托（包括集团内委托）情况。

查看药物警戒体系主文件中委托部分相关描述。

查看委托协议或书面约定的相关文件。

查看受托方对审计结果及存在问题的纠正和预防措施相关记录。

查看受托方培训与沟通记录等。

四、药物警戒委托管理

（一）委托前准备

是否进行委托以及如何选择委托方的工作，需要从企业发展阶段、研发产品管线，上市后产品销量变化趋势、现有资源和预算等角度综合考虑。

1. 委托需求评估　是否需要进行药物警戒委托，首先要对自身的药物警戒体系各项工作内容和资源进行回顾与自评。主要考虑以下因素：

（1）现有的药物警戒体系运行情况是否良好？能否满足法律法规和质量体系的要求？

（2）自有的资源和技术能力是否能支持药物警戒体系的各项工作和要求？

（3）是否存在药监部门检查和审计中发现的重大缺陷，并且在自有警戒体系内部暂时无法找到解决方案？

（4）企业内部是否有重大架构和人员调整，且影响到药物警戒体系的运行？

2. 确定拟委托工作范围　持有人对药物警戒工作进行自评，确定拟委托工作事项和需求。药物警戒委托事项可包括但不限于以下内容：个例药品不良反应和境外发生的严重药品不良反应收集、报告、评价，文献检索、评价，聚集性信号、药品群体不良事件以及药品风险信号监测、识别、评估和控制，药品重点监测，药品上市后安全性研究，定期安全性更新报告，年度报告等。

在药物警戒工作委托前，应当梳理药物警戒工作任务，明确任务中哪些由药物警戒部门独立负责执行，哪些属于策略性工作并需要跨部门合作。对由药物警戒部门独立负责执行的工作，可以列入拟委托工作范围。例如，药品不良反应报告的处理和递交、定期安全性更新报告的撰写，安全数据库的管理和维护等等。

3. 确定委托周期和受托方　根据拟委托工作的周期，确定委托周期。受托方可以是第三方合同研究组织、集团公司或子公司、商业合作方，委托前应对受托方进行考察。

4. 制定委托计划   体系自评后制定委托计划，委托计划应包括委托目的和原因，委托范围和形式，委托周期，交付内容，项目启动及时间节点表，预算（年度预费用，单个项目费用）等。委托计划应由药物警戒负责人批准，且经过公司管理层认可。

委托范围和形式有以下几种情况：①按工作任务委托：持有人或申办者有药物警戒体系的情况下，将部分工作任务委托，如个例报告的处理和递交。②按任务步骤委托：委托一项任务中的一个或几个步骤，如定期安全性更新报告的撰写。③按产品委托：委托一个或几个产品的药物警戒工作。④按项目委托。委托某一产品的一个或多个项目的药物警戒工作。

（二）考察和遴选受托方

持有人应当考察遴选具备相应药物警戒条件和能力的受托方。受托方应当具备保障工作有效运行的组织机构，具有可承担药物警戒委托事项相应的专业人员、管理制度、设施设备等工作条件和能力。受托方在接受委托前，应当对以上情况以及受托内容、受托工作量可否有效完成等情况进行自评，并向持有人提供可承接药物警戒工作的能力证明，确保所承接的药物警戒工作符合相关法律法规。受托方应当积极配合持有人开展相应的考察。

对受托方的选择应从以下几个方面进行综合考虑，并根据本企业供应商选择的流程进行选择，可以通过问卷调查、招标汇报、现场审计等方式，对受托方进行尽职调查。考察和遴选的部门组成除药物警戒部门外，根据委托需求和各企业制度要求，法务部门、质量保证部、财务、采购、IT 等部门，也应当参与评估遴选。

（1）资质信用   是否是我国境内企业法人？是否具备提供药物警戒服务的资质？历年的合规情况？

（2）人员情况   人员的学历背景，工作经历，是否能够满足药物警戒工作的要求？团队规模和人员储备，能否满足工作量要求？人员地域分布和稳定性？是否有人员培训流程？

（3）流程制度   受托方是否有与委托工作相关的流程制度？是否能够满足法律法规和规范性文件的要求？是否具备风险控制的能力？

（4）管理与沟通   受托方工作管理流程是否完善？是否有良好的沟通机制和畅通的沟通渠道，确保在发生问题时可以得到及时沟通和解决？

（5）数据管理   如果委托工作包括数据库服务，应考虑计算机系统验证，备份，升级和保密等情况。

（6）硬件设备   办公场所、设备和工具是否满足法律法规、规范性文件和可持续发展的要求，是否能保证委托工作顺利进行？

（7）背景调查   是否有相关药物警戒服务经验？是否有反馈和服务质量评价信息？

（8）服务费用   委托服务费用是否在预算范围以内？

（三）签订药物警戒委托协议

持有人和受托方签订的药物警戒委托协议需明确委托范围、内容和责任分工，内容完整、层次清晰、表述准确。双方严格履行协议约定的责任和义务。持有人和受托方应当充分协商、认真论证，经法律咨询形成药物警戒委托协议。协议主要包含但不限于以下内容：委托开展药物警戒的范围、义务和责任、各环节分工、委托事项，设备和数据管理，变更控制，质量控制和监督考核，争议的解决，有效期和终止条款，保密条款和违约责任等。

药物警戒协议相关要求参考《药物警戒委托协议撰写指导原则（试行）》。企业可以制定不同类型的委托协议模板，建立委托协议起草、审核、签批和存档规程文件，与商业合作伙伴共同起草药物警戒协议。明确哪一方是持有人/申办者，并由此确定哪一方负责个例报告和总结报告的递交。明确哪一方是全球安全性数据库的持有人，并由此确定哪一方负责个例报告的处理，总结报告的撰写，信号检测，风险管理计划的撰写等。根据相关法律法规的要求，明确双方交换安全性数据的时限、方式、格式等。同时，合作双方还应商讨明确风险管理计划的执行、监管机构问询的回复、质量管理、培训、审计和检查、安全性信息等相关工作的责任与分工。

GVP 第十六条规定持有人委托开展药物警戒相关工作的，双方应当签订委托协议，保证药物警戒活动全过程信息真实、准确、完整和可追溯，且符合相关法律法规要求。集团内各持有人之间以及总部和各持有人之间可签订药物警戒委托协议，也可书面约定相应职责与工作机制，相应法律责任由持有人承担。

当甲方并不清楚委托的工作内容如何开展时，签订合同往往比较被动。乙方可能利用信息不对称，在合同签订后，依据合同，不断要求增加收费项目。有过房屋装修经验的人，往往对此深有感触。

1. 多视角理解药物警戒委托协议

（1）甲方视角 作为甲方，希望委托出去的工作，能够很好地被执行，并且能够清晰了解乙方开展工作的过程以及质量。为保证甲方权益，通过签订合同，约定委托的内容、执行的标准、交付物要求（记录）、付费的标准以及违约追偿。因此，需要在合同中约定细节，从而能够通过合同约束乙方。

（2）乙方视角 对应甲方，乙方对合同的关注，更在意能否收到费用，付出的劳动（质量指标）与收入之间是否对等。认真的乙方会尽量谈清楚工作流程、质量要求，而不仅仅只关注收入。凡事都以金钱作为第一出发点的乙方，难以走得长久。甲方需要承担最终责任，此种情况下，甲方的风险巨大。就像装修，一般不合理的低价，往往意味着后面的"坑"。

（3）监管视角 监管部门希望能看到双方合作的协议，从而确认合作是存在的，并且基于协议判断甲方是否已开展了全部的药物警戒活动。

2. 常见的委托情况 基于甲方药物警戒体系的完整性不同，常见的委托情形包括：全包（零基础全权委托）、半包、清包（只干活）。

（1）全包 甲方无流程和标准，也尚不具备专业人员来建立标准，因而由乙方为其建立流程与标准，来满足法规要求，并且在合作过程中，甲方逐渐建立自己的标准。在药物警戒活动中，甲方负责监管。

（2）半包 甲方的流程不够完整或者资源不足，外包部分工作。在工作过程中，完善甲方的体系、补足资源。乙方按甲方标准开展工作。

（3）清包 甲方提供工作需要的所有资源，甲方有非常清晰的流程和标准，因人员不足，委托乙方来承担部分或全部工作。乙方只负责具体工作执行。

零基础起步，可以全包，而后逐渐半包、清包，直至自身规模足够大时，可能无需外包。外包过程中，需要考虑自身的体系是否会不断完善。无论何种情况，均需要将委托出去的工作在协议中将双方职责描述清楚。

3. 委托协议

（1）书面明确 一定要有明确的协议，或者集团层面下达的文件，明确甲乙双方的职责以及合作模式。这一方式的委托，往往与药物警戒体系的整体设计有关。

（2）可以收费 即使集团内部的委托，也是可以考虑收费的。当然收费模式可以更灵活，内部结算、预算转移等均可。建议委托方考虑支付费用，有经济上的约束，更有利于约束合作的双方。

如有委托的计划或已有委托，梳理下委托工作的质量是否已经以书面的形式明确。

4. 委托协议注意事项

（1）协议制订　持有人和受托方药物警戒相关负责人（包括其授权人）及相关负责部门参与药物警戒委托协议的起草和制定。持有人和受托方协商确认责任分工，明确委托开展药物警戒的详细内容。如有特殊需求应当予以明确。协议应当在双方协商一致的前提下，由持有人和受托方的法定代表人、主要负责人或其委托的药物警戒负责人签署后生效。

（2）审核与检查　持有人应当将药物警戒委托工作纳入质量管理体系，定期考核评定委托事项，必要时对受托方进行现场审核，根据审核结果可要求受托方对药物警戒相关工作进行纠正和预防，确保药物警戒工作持续符合要求。受托方应当配合持有人对委托事项的考核评定和现场审核。持有人在接受药品监管部门相关检查时，受托方应当配合。

（3）数据管理　持有人及受托方应当保证药物警戒工作所涉及的全部相关软硬件及数据的安全性、适用性和可用性，确保数据连续性，以便于可持续开展风险获益评估。受托方向多个持有人提供药物警戒服务时，应当保证不同持有人信息资料的安全性和保密性。持有人和受托方应当保证药物警戒数据真实、准确、完整和可追溯，不得隐瞒或者篡改任何信息或评估结果。妥善保存药物警戒过程中形成的电子和纸质资料，确保在接受审核或检查时可提供包括原始记录在内的相关数据信息资料。

（4）风险管理　持有人应当加强对已上市药品的持续管理，对委托开展药物警戒工作均应实现有效的风险管理。应当充分考虑委托事项可能涉及到的药品风险监测、识别、评估和控制各环节，确保受托方发现药品安全风险时能及时告知持有人，告知的情形、内容、程序及时限应当予以明确。

（5）沟通　持有人和受托方建立良好有效的沟通机制，制定沟通方案，确认沟通程序和具体联系人等，发现存在相关问题时应当及时沟通。

（6）变更　协议明确持有人和受托方均可通过沟通机制对协议启动变更，对变更内容进行协商、确认并最终执行。在药物警戒相关法律法规变更后，持有人和受托方需及时沟通，讨论决定是否调整、修改、完善或终止协议。

（7）违约处理　协议应当明确双方在委托工作中的法律责任及违约责任，发生违约行为按照法律法规和合同协议处理。

（四）受托方管理

与受托方合作过程中，根据双方签订的药物警戒委托协议，为受托方提供培训和管理流程，进行数据核对和质量抽查，以保证完成的工作目标，也可以通过制定工作关键性指标进行考核。在合作过程中双方约定定期沟通机制、问题反馈和争议处理机制、风险预警和解决方案。

持有人应在药物警戒体系主文件的相关章节，概述委托活动、受托方、委托内容、委托单位、合同协议期限与双方职责等内容。如果在合作过程中发现质量缺陷或未完成工作指标，应及时要求受托方提供整改计划并完成整改。如委托工作内容在监管部门的检查范围内，应保证受托方可配合检查提供支持。

双方合作结束时，应依据协议约定进行数据转移和销毁。如果受托工作是药物警戒体系业务持续发展计划的一部分，应当在相应文件中注明。

（五）MAH主体责任

持有人是药物警戒的责任主体，根据工作需要委托开展药物警戒相关工作的，相应法律责任由持有人承担。MAH需要承担主体责任，包括民事、刑事责任；需要证明已尽勤勉义务，无过错。

在中国药物警戒制度建立健全的趋势下，药物警戒委托可能成为一种常态。越来越多的药企开始重视药物警戒，真正开始细化药物警戒工作，也促成了药物警戒服务商成为各药企的合作伙伴，携手共同达成药物警戒目标。

责任主体指的是因违反法律、约定而承担法律责任的自然人、法人和其他社会组织。责任主体是法律责任构成的必备条件。"药物警戒的责任主体"，强调的是持有人应承担责任，因此在药品注册审批时，监管机构审批的不仅仅是药品本身，同时也审查申请人的资质和责任承担能力。无能力承担主体责任的企业，无法成为持有人，可能只能受托进行药品生产。

1. MAH 的民事与刑事责任　作为责任主体，其边界何在？目前理解，MAH 需承担民事侵权责任。如果 MAH 的过错导致患者的人身伤害，需要承担民事责任。如果并定义为故意、严重不作为，可能需要 MAH 或其中的责任人（在欧洲为 QPPV，中国为企业法人）承担刑事责任。

2. 过错责任，但举证可能倒置　按目前理解，MAH 需要承担的是过错责任，而非无过错责任。比如，应该在研发、生产、流通、使用环节主动收集信息、主动分析信息、主动明示风险、管理风险。如发生过错，导致伤害发生，需要承担责任。但实践中，由于药物警戒的专业性、安全性信息的机密性，在 MAH 面临指控时，可能需要自证清白，证明已尽到勤勉义务，阐述清楚未能及时警戒是"技术局限"（当前的认知水平）还是"态度"问题（未能尽到勤勉义务）。

3. 委托工作，保留责任　委托，即把事情托付给他人或其他机构（办理），也称为"外包"。有委托或外包，即存在甲乙双方，需使用协议或合同规范、约定双方的职责边界、质量标准及风险应对措施等。在实践中，需要结合企业发展规划，制定委托计划。委托不仅仅是"预算"的问题，更是一个策略问题。同时，从多个角度设定尽职调查表，包括：工作量，突发事件引起的工作量，工作任务类型，受托方地点，能否接受远程管理，工作语言，发展长期稳定性及口碑，企业资质，团队规模，服务商的药物警戒运营体系等。对委托方而言，委托工作是药物警戒体系的一部分，并不孤立存在，内部执行的质量管理标准对于委托也应一致。

（六）受托方的资质要求

GVP 第十七条规定，持有人应当考察、遴选具备相应药物警戒条件和能力的受托方。受托方应当是具备保障相关药物警戒工作有效运行的中国境内企业法人，具备相应的工作能力，具有可承担药物警戒受托事项的专业人员、管理制度、设备资源等工作条件，应当配合持有人接受药品监督管理部门的延伸检查。

持有人应当考察遴选具备相应药物警戒条件和能力的受托方。受托方需要具备以下资质：

1. 中国境内法人　受托方须为中国境内企业法人。这是为确保受托方受中国法律法规的监管，从而保障持有人和受托方的权利与义务。一般而言，受托方应该是法人而非自然人。绝大多数公司，除了顾问，不会与个人签订合作合同。这一要求与欧盟对警戒负责人（QPPV）的要求类似，QPPV 必须为欧盟的常驻居民。

另外要求为境内法人，有利于委托方与受托方的沟通，也有利于监管机构与受托方的沟通，确保对其延伸检查可以执行。

2. 具备相应能力　受托方应当具备相应的工作能力，需要评估受托方药物警戒服务能力。服务能力具体体现为：专业人员、管理制度、设备资源。这三点与持有人建立药物警戒体系需考虑机构人员、制度和资源是相一致的。受托方除满足机构人员、制度和资源这三方面要求外，还需要建立质量体系、开展内审等工作。

对于受托方能力的评估，目前并没有一个公认的检查列表。在考核时，受托方药物警戒体系的完整性可能更加重要。而在体系中，是否有完善的制度流程，是相对容易评估，也更为重要的事情。

通过制度评估能力，一般有良好制度的受托方，会具备以下特征：规模相对较大；分工明确、细化；流程与指南文件多；内部有体系化培训。受托方往往是以一个团队而非某一个人，为其委托方提供服务。任何组织都可能有人员的变动，但人员变动时，管理制度对于保持服务的质量显得尤为重要。受托方所有的知识、能力，应当通过制度进行呈现。在考察受托方时，应当更关注受托方的制度，而非某一明星员工（项目经理）。在签订委托合同时，如果仅关注其中某一两个人的能力来解决问题，在实际的合作中，受托方可能无法保证当初约定的人员始终为委托方提供服务，如人员变动或该人员同时负责其他的委托项目，可能导致服务质量的不稳定。

延伸检查的配合。受托方应当配合持有人接受药监部门的延伸检查。一般而言，受托方不会单独受到监管机构的检查。委托方接受检查的同时，其相关的药物警戒活动也可能被检查或被询问。因此，为保证此种情况下受托方能够积极配合检查，满足相关要求，应当在书面合同中进行约定，并且也应当考虑受托方在此种情况下开展积极准备带来的工作量，从而需要考虑受托方的服务费用，以确保其能有足够的资源和人员来支持相关的检查工作。

（七）受托方的审计

GVP 第十八条规定，持有人应当定期对受托方进行审计，要求受托方充分了解其药物警戒的质量目标，确保其药物警戒活动持续符合要求。

1. 定期审计

（1）首次审计　一般情况下，对受托方可以在开展合作之前进行第一次审计，也称之为"尽职调查"（Due Diligence）。有的公司可能先通过书面的尽职调查表对受托方进行信息收集，随后依据情况再决定是否开展现场首次审计；有的公司则直接会对受托方开展首次现场审计。如果在审计结果中发现问题，这些问题可能成为后续合作的风险。作为委托方，需要考虑风险是否可以接受。

（2）跟踪审计　在合作过程中，按照双方约定，可定期按一定频率开展审计。这一频率也可以按照 MAH 自身的审计频率进行要求。上一次审计的结果将会影响后续的审计频率。作为甲方，委托人也可以基于受托方工作中出现的问题随时决定开展审计。

2. 审计人员　关于审计人员的选择，可以由持有人自行开展审计，也可以由持有人委托其他第三方对受托方进行审计。

（1）委托人开展审计　委托人团队开展审计时，一般由持有人的质量团队、药物警戒团队或相关团队，对受托方进行审计。审计人员需要具备的资质，与开展内审时审计人员需要的资质是相同的。

（2）由专门的审计机构来对受托方进行审计　由于目前国内提供合格服务的药物警戒第三方公司数量相对有限，需要避免让受托方的 A 部门对 B 部门进行审计，否则难以体现审计独立性。如果聘请会计师事务所对受托方进行药物警戒审计，审计原理虽是一样的，但缺少专业的药物警戒知识，这种审计对于评估受托方的制度完整性、流程遵循性有一定作用。在实际操作中，可能出现过于机械强调制度与记录的情况，缺少对业务的深度讨论。

3. 审计目的　审计的目的是为了让受托方了解持有人的质量目标。通过审计和沟通，来评估持有人的质量目标是否被分解到受托方的相关工作中，从而判断其是否能够持续符合药物警戒相关工作要求。因此，在持有人开展审计的过程中，应当将受托方当作自己组织的一个部门来考虑，并进行审计。

对受托方的审计，类似于内部审计。内审的目的，永远是为了在外部检查中取得"好成绩"，尽可能多地发现问题、管理风险，是保证药物警戒工作高质量的重要手段。

实训 5　药品不良反应/事件信息收集与整理

【实训目的】

通过对某一药品的不良反应/事件信息收集与整理，了解 MedDRA 编码规范，熟悉药物警戒信息来源和查找方法，掌握药品不良反应/事件的范畴和具体内容，进而培养学生的药品不良反应/事件的信息收集与整理能力。

【实训要求】

1. 以某一药品为例，通过查询说明书、国内外专业书籍、网络、文献数据库，收集该药品的不良反应/事件信息；

2. 了解 MedDRA 的使用要求，对收集的药品不良反应/事件信息、药物治疗等内容进行编码尝试和整理；

3. 将收集到的该药品不良反应/事件信息，整理成该药品的有害反应报告。

【实施步骤】

1. 每位同学自选化药、中药、生物制品各一种药品，明确其药品名称、剂型、规格、成分，MAH、上市年限，制作成表格，并查阅其说明书，记录这 3 种药品的药品不良反应栏目的信息内容。

2. 从 3 种药品选出一种药品，注明选择的原由，到学术文献数据库中检索该药品的不良反应或事件的相关信息，请注明数据库名称、检索关键词、检索结果，并下载近三年的相关文献。

3. 搜索 MedDRA 的使用要求，了解编码规则，对下载的相关文献中的该药品不良反应/事件的信息尝试进行医学编码。

4. 将收集到的信息，整理成该药品的有害反应报告。

5. 老师收阅后进行评分，并择优课堂分享，对实训成果较差的作品进行点评。

【注意事项】

1. 实训作品名称文件命名要求：学号姓名＋＊＊药品有害反应报告。

2. 报告内容包括：①自选三种药品说明书查阅的基本信息表、不良反应栏目信息；②文献数据库中检索过程记录、相关文献列表；③MedDRA 的使用要求、编码规则；④该药品有害反应信息的整理内容。

3. 实训不得代做抄袭，报告应当排版规范。

4. 实训完成后交各班学习委员，由学习委员统一压缩打包传送到老师的电子邮箱。

目标检测

答案解析

一、单项选择题

1. 药物警戒体系包括与药物警戒活动相关的要素有（　　）

　A. 机构、人员、制度、资源

　B. 机构、环境、制度、持有品种

C. 类型、规模、持有品种的数量及安全性特征

D. 类型、规模、持有品种、机构

2. 持有人应当以防控风险为目的，将药物警戒的关键活动纳入质量保证系统中，重点考虑的内容不包括（ ）

A. 设置合理的组织机构；配备满足药物警戒活动所需的人员、设备和资源；制定符合法律法规要求的管理制度。

B. 制定全面、清晰、可操作的操作规程；建立有效、畅通的疑似药品不良反应信息收集途径；开展符合法律法规要求的报告与处置活动。

C. 开展药品不良反应的报告与监测活动；及时处理药品质量查询与投诉；主动进行质量问题的调查与分析。

D. 开展有效的风险信号识别和评估活动；对已识别的风险，采取有效的控制措施；确保药物警戒相关文件和记录可获取，可查阅，可追溯

3. PDCA 循环具有大环套小环、相互衔接、相互促进、螺旋式上升，形成完整的循环和不断推进等特点。PDCA 是指（ ）

A. 团建（Party）－实施（Do）－检查（Check）－处理（Action）

B. 计划（Plan）－实施（Do）－检查（Check）－处理（Action）

C. 团建（Party）－决心（Decide）－检查（Check）－处理（Action）

D. 计划（Plan）－实施（Do）－检查（Check）－态度（Attitude）

4. 药物警戒质量控制指标贯穿到药物警戒的关键活动中，并分解落实到具体部门和人员，不包括（ ）

A. 药品不良反应报告合规性；定期安全性更新报告合规性

B. 信号检测和评价的及时性；药物警戒体系主文件更新的及时性

C. 药物警戒计划的制定和执行情况；人员培训计划的制定和执行情况

D. 药物警戒人才的招聘和培训情况；药物安全委员会的组建与分工情况

5. GVP 第十条规定，持有人应当于取得首个药品批准证明文件后的（ ）内在国家药品不良反应监测系统中完成信息注册。注册的用户信息和产品信息发生变更的，持有人应当自变更之日起（ ）内完成更新。

A. 30 日，15 日   B. 30 日，30 日

C. 30 日，45 日   D. 60 日，30 日

6. GVP 检查项目"是否针对药物警戒体系及活动制定内审计划，并定期开展内审？"属于（ ）

A. 单＊项目   B. 一般缺陷项目

C. 双＊＊项目，严重缺陷项目   D. 主要缺陷项目

二、多项选择题

7. 持有人应当定期开展内部审核，审核各项制度、规程及其执行情况，评估药物警戒体系的（ ）

A. 适宜性   B. 系统性   C. 充分性

D. 必要性   E. 有效性

8. 多数审计根据结果分为三类，分别是（ ）

A. 轻微 Minor   B. 发现项 Finding   C. 主要 Major

D. 一般 Normal　　　　E. 严重 Critical

9. 纠正措施和预防措施包括（　　）

A. 纠正　　　　　　　B. 预防措施　　　　　　　C. 纠正措施

D. 预防　　　　　　　E. 措施

10. 委托需求评估，首先要对自身的药物警戒体系各项工作内容和资源进行回顾与自评。主要考虑以下因素（　　）

A. 现有的药物警戒体系运行情况是否良好？

B. 自有的资源和技术能力是否能支持药物警戒体系的各项工作和要求？

C. 是否存在药监部门检查和审计中发现的重大缺陷，并且在自有警戒体系内部暂时无法找到解决方案？

D. 现有的药物警戒体系能否满足法律法规和质量体系的要求？

E. 企业内部是否有重大架构和人员调整，且影响到药物警戒体系的运行？

项目六 药物警戒机构人员与资源

PPT

学习目标

1. 掌握药物警戒部职责、药物警戒人员岗位职责。
2. 熟悉药品安全委员会的职责。
3. 了解药物警戒资源要求。
4. 学会药物警戒专员岗位职责的描述与整理。
5. 养成药物警戒合规意识。

岗位情景模拟

情景描述　药物警戒部门的工作任务有哪些呢？GVP第二十一条规定，药物警戒部门应当履行的主要职责有：①疑似药品不良反应信息的收集、处置与报告；②识别和评估药品风险，提出风险管理建议，组织或参与开展风险控制、风险沟通等活动；③组织撰写药物警戒体系主文件、定期安全性更新报告、药物警戒计划等；④组织或参与开展药品上市后安全性研究；⑤组织或协助开展药物警戒相关的交流、教育和培训；⑥其他与药物警戒相关的工作。请您思考如何履行该部门岗位职责要求。

讨论　药物警戒部门与药品不良反应监测岗位的职责有什么异同？

药物警戒活动的开展，需要相应的组织机构、人员、资源支持。合理的组织机构、足够的专业人员、恰当适配的设施设备，是药品上市许可持有人药物警戒体系构建的基础和保障。

任务一　组织机构

一、GVP 相关条款

第十九条　持有人应当建立药品安全委员会，设置专门的药物警戒部门，明确药物警戒部门与其他相关部门的职责，建立良好的沟通和协调机制，保障药物警戒活动的顺利开展。

第二十条　药品安全委员会负责重大风险研判、重大或紧急药品事件处置、风险控制决策以及其他与药物警戒有关的重大事项。药品安全委员会一般由持有人的法定代表人或主要负责人、药物警戒负责人、药物警戒部门及相关部门负责人等组成。药品安全委员会应当建立相关的工作机制和工作程序。

第二十一条　药物警戒部门应当履行以下主要职责：

（一）疑似药品不良反应信息的收集、处置与报告；

（二）识别和评估药品风险，提出风险管理建议，组织或参与开展风险控制、风险沟通等活动；

（三）组织撰写药物警戒体系主文件、定期安全性更新报告、药物警戒计划等；

（四）组织或参与开展药品上市后安全性研究；

（五）组织或协助开展药物警戒相关的交流、教育和培训；

（六）其他与药物警戒相关的工作。

第二十二条　持有人应当明确其他相关部门在药物警戒活动中的职责，如药物研发、注册、生产、质量、销售、市场等部门，确保药物警戒活动顺利开展。

二、GVP 合规检查要求

表 6 – 1　药物警戒机构检查要点

编号	项目	检查项目（缺陷风险建议等级）	检查依据
PV01	药品安全委员会	1. 持有人是否建立了药品安全委员会（＊＊） 2. 药品安全委员会职责是否清晰、合理 3. 药品安全委员会组成是否满足要求 4. 是否建立合理的工作机制和程序，并按程序开展工作（＊）	GVP 第 19、20、99、106 条
PV02	药物警戒部门	1. 持有人是否设置了专门的药物警戒部门（＊＊） 2. 是否有部门职责和/或岗位职责，部门职责/岗位职责是否全面、清晰、合理	GVP 第 19、21、106 条，疫苗管理法第 54 条
PV03	相关部门	持有人是否明确各相关部门的药物警戒职责，相关部门可能包括药物研发、注册、生产、销售、市场、质量等部门（＊）	GVP 第 19、22、106 条

三、检查方法和内容

（一）药品安全委员会

（1）查看药品安全委员会组织结构，应包括委员会主要人员姓名、职位信息等。

（2）查看相关制度或规程文件，应包括委员会职责、工作机制、工作程序等描述。

（3）查看委员会工作纪录，如会议纪要、决策文件等。

（4）查看决策文件的实施和追踪是否与所描述的相一致。

（5）抽查询问药品安全委员会主要人员对岗位职责的了解程度及参与委员会工作的情况。

（二）药物警戒部门

（1）查看持有人组织机构图、药物警戒体系组织结构图（如果涉及集团持有人层面的药物警戒，图中应反映与集团中相关单位的关系）。

（2）查看药物警戒部门职责和/或岗位职责文件。

（3）查看药物警戒体系组织结构图。

（4）查看涉及相关部门职责的文件。

四、组织机构

结构合理、职责清晰的组织机构是药物警戒体系的基本支撑，是组织实施药物警戒活动的基础，是履行药物警戒职责、完成法定任务、承担合规义务的基本保障。

持有人的法定代表人或主要负责人，对药物警戒活动全面负责，应当指定药物警戒负责人，配备足够数量且具有适当资质的人员，提供必要的资源，并予以合理组织协调，保证药物警戒体系的有效运行及质量目标的实现。

药物警戒组织机构通常需要有决策机构（药物安全委员会）、执行机构（专门的药物警戒部门）和相应的运行机制，也就是需要明确药物警戒部门和其他部门的关系，建立良好沟通协调的机制。

（一）药品安全委员会

《药品管理法》（2019 年修订）第 108 条规定，药品上市许可持有人、药品生产企业……等，应当制定本单位的药品安全事件处置方案，并组织开展培训和应急演练。GVP 要求，持有人应当建立药品安全委员会，设置专门的药物警戒部门。GVP 第二十条对药品安全委员会的职责、组成及工作机制、工作程序进行了说明。GVP 第二十条规定，药品安全委员会的主要职责是负责重大风险研判、重大或紧急药品事件处置、风险控制决策以及其他与药物警戒有关的重大事项。药品安全委员会的组建，一般由持有人的法定代表人或主要负责人、药物警戒负责人、药物警戒部门及相关部门负责人等组成。药品安全委员会应当建立相关的工作机制和工作程序。

药品安全事件可能涉及到原辅料及包材质量、生产工艺、质量标准、生产过程、质量检验、储存运输、临床使用等各个环节，风险研判、处置措施、风险控制需要多部门、多专业、多环节的共同参与、协同完成。药品安全委员会的主要职责是负责重大风险研判、重大或紧急药品事件处置、风险控制决策以及其他与药物警戒有关的重大事项的决策。

1. 药品安全委员会职责　药品安全委员会是为保障药品安全、落实药物警戒制度和 GVP 而设置的专门组织，是在持有人管理层领导支持下负责重大风险研判、处置、控制以及药物警戒重大事项的决策机构。其职责包括：①组织对重大风险的研判；②组织对重大或紧急药品事件的调查、处置，这些事件包括突发死亡事件，群体性严重不良事件，聚集性不良事件，重大舆情事件等；③根据调查、处置和风险研判结果，做出风险控制决策，例如暂停药品生产、销售及产品召回等紧急控制措施，开展医务人员和患者的沟通和教育、药品使用环节的限制、患者登记等特殊风险控制措施，修订药品说明书、标签、包装，改变药品包装规格，改变药品管理状态等常规风险控制措施等，当评估认为药品风险大于获益的，应当主动申请注销药品注册证书；④审核药物警戒计划；⑤其他与药物警戒有关的重大事项的决策。

该团队主要职责为重大事项的决策，而非处理药物警戒工作中的日常运营问题。药品安全风险的评判，有时类似急诊科大夫诊治患者，即使信息不足够，也需要快速决策、采取措施。基于此类决策对于企业的产品、商业运营可能产生重大影响的考虑，若将决策权交给某一个人，可能导致决策过程信息评估得不够全面难以决策，或在决策时未能将患者安全放在第一位。而将决策权交给药品安全委员会，有利于科学决策，决策偏差可得到有效控制。

2. 药品安全委员会组成　药品安全委员会是一个跨部门组成的委员会，不是一个单独成立或设置的部门。药品安全委员会一般由持有人的法定代表人或主要负责人、药物警戒负责人、药物警戒部门负责人、以及研发、注册、生产、质量、销售、市场、医学等部门负责人组成。药品安全委员会的组建可由药物警戒负责人发起提名，药品上市许可持有人最高负责人审批，各部门负责人参与。一般企业负责人或董事长或法定代表人为主任，分管警戒、生产、质量的副职高管为副主任，必要时还需要充分考虑药品风险研判技术的覆盖面，作出风险研判结果的科学性，风险处置措施和风险控制方案的权威性，风险处置所需资源调用的及时性与有效性等因素增加有关领域的专家。

所有参与药品安全委员会的人员，应是所负责的部门、职能的负责人，从而保证各业务团队的观点得以体现，确保在进行重大决策时的研判，能够从不同的角度对患者和业务的影响进行评估。

药品安全委员会的运行，需要有协调人员。药物警戒负责人或是药物警戒部门负责人作为此协调人，同时又可以作为专业人员，从药物警戒专业角度给予支持，这有利于在当前药物警戒理念还需不断强化的环境下，推动药物警戒的发展。

3. 工作机制与程序 药品安全委员会应当有一套制度来保证其运行以及顺利开展工作。从药品全生命周期安全管理的角度来看，临床试验期间和上市后均应建立清晰明确的药品安全问题处理机制，在药物警戒体系中应当定义药品安全委员会组织结构、涉及部门、主要工作和职责、人员情况、委员会会议记录等。

重要的工作机制与程序应包括委员会的组建机制、会议机制（定期会议程序、紧急会议程序）、表决决策机制以及结论执行机制，尤其是表决机制，需要明确是按少数服从多数，还是采纳最高管理者意见，或按过半数人员的意见。工作机制与程序应当明确体现在企业的管理制度或管理规程当中。

药品安全委员会可以通过定期沟通和临时会议的形式，制定工作流程来约定相应的工作机制，建立并及时更新药品安全委员会的成员列表，包括岗位名称、姓名及联系方式。药品安全委员会的重要成员的联系方式，应互相公开。定期沟通的目的是各部门分享和讨论药品安全性的数据趋势，安全性决策和回顾主要的安全性问题；临时会议主要用于解决紧急突发事件。

药品安全委员会建成后，需在组织架构图中加以呈现。药品安全委员会的各种活动应有相应可供追溯的规范记录，如会议纪要、决策文件等。根据活动内容和方式，记录可以包括活动通知、出席人员列表及签字记录、活动主题、讨论过程、表决情况、决策结论、安排部署等。对于药品安全委员会作出的重大决策，建议发放至涉及的所有部门负责人，组织各部门依职责实施。各部门按照药品安全委员会会议决策所采取的处置措施和控制结果，要向药品安全委员会报告，并保留相应记录。

（三）药物警戒部门

药物警戒部门，作为企业组织机构的一个组成部分，体现在企业的组织架构图和审批流程中，负责人的任命，专职机构的建立和完善，均应由法定代表人或主要负责人进行审批和管理。

药物警戒部门的描述文件应当清晰概述包括受托方或合作方在内所涉及的药物警戒部门以及与药物警戒工作开展有关的各个组织单位，标注药物警戒负责人、机构中的人员分工（比如，个例不良反应报告的收集评估，信号管理和风险管理等）。委托开展的活动应注明，比如列出受托方信息人员情况和管理流程。

1. 部门职责 药物警戒部门应当履行的主要职责有：①疑似药品不良反应信息的收集、处置与报告；②识别和评估药品风险，提出风险管理建议，组织或参与开展风险控制、风险沟通等活动；③组织撰写药物警戒体系主文件、定期安全性更新报告、药物警戒计划等；④组织或参与开展药品上市后安全性研究；⑤组织或协助开展药物警戒相关的交流、教育和培训；⑥其他与药物警戒相关的工作。

药物警戒部门的职责，应当分解并体现在药物警戒部门每一位工作人员的岗位描述文件和考核文件之中，并根据变化进行更新和补充。从风险管理的角度归纳起来，该部门职责主要为：

（1）发现风险 药物警戒部门承担着各来源、各渠道的个例安全性报告的收集工作，并对这些报告进行标准化处理（处置），从而决定是否要向监管机构报告（递交）。从这一连串的工作中，其重点是从数据中发现风险，识别风险。

（2）评价风险 当收集到一定量的个例报告后，需要对药品的风险进行评估，累积一定时间段的数据，撰写"定期安全性更新报告（PSUR）"，描述药品获益 - 风险。如为上市前产品，需要撰写研发期间定期安全性更新报告（DSUR），需结合 GVP 条款第 123 条规定进行处理。

（3）理解风险 药品的风险特性可能永远无法了解全面、透彻。因此，为了更广泛了解药品的安全特性，去发现一些临床试验期间尚未被监测到的安全隐患，去理解药品为何会出现不良反应，理解其发生机制，以避免或预防再次发生。所以，对某些药品，除了常规的药物警戒活动进行监测外，还需要开展一些上市后安全性研究，可以由 PV 部门组织或参与，PV 部门可对上市后安全性研究的方案的相关规定进行审阅。

（4）预防风险　基于对药品安全特性的了解，制定药物警戒计划。开展常规或特定的药物警戒活动，提出风险管理建议，开展风险控制及风险沟通等活动，进一步预防风险的发生，真正达到药物警戒的终极目标——保护患者安全。

（5）体系管理　药物警戒工作需要一套体系来支持，并需要对该体系进行不断完善和改进，从而保证其持续、有效、适宜、充分。而体系的呈现最终由药物警戒体系主文件（pharmacovigilance system master file，PSMF）来承载和呈现，药物警戒工作由谁做、做些什么、怎么做、用什么工具和流程来支撑等等，如实地记录以上内容从而形成 PSMF。

药物警戒活动中最不可或缺的是"人"，因此需要持续地组织或开展关于药物警戒的交流、教育和培训，不仅仅是针对药物警戒部门的人员，还需要开展全员培训，对其他部门的相关人员如 CRA 或销售等做特定培训。对于药物警戒部门的专职人员、药物警戒负责人可安排参加行业、监管机构组织的相关培训和交流，充分利用各类活动与业内专家、同行展开交流，互相取长补短。

在实际操作过程中需要检查药物警戒部门的岗位职责描述是否清晰。药物警戒部门的职责描述是每家公司依据实际业务情况基于 GVP 合规要求对设置岗位职责的概括描述，可增删，无需统一模板。详细的职责描述，对人员分工，新进人员了解岗位职责更有帮助，有利于其他部门的人员增加对药物警戒部门的认识和理解。

2. 药物警戒部门的模式　根据企业不同的规模架构和发展阶段，药物警戒部门可以有不同的模式，可进行实时调整和更新。

（1）临床研究阶段和上市后产品阶段　企业从初创期研发阶段到产品获批上市，药物警戒部门的工作范围也从只涉及临床研究阶段，逐步过渡到建立上市后的流程、招聘和培养人员、更新文件、升级数据库等。临床试验和上市后的工作流程中共性的部分制定统一的流程。对于阶段特有性的流程进行单独规定。如果在临床研究阶段和上市后建立两个药物警戒体系，应充分考虑资源的共享。

（2）不同工作流程　对于企业架构和产品线相对稳定的大中型企业，药物警戒专职部门在具备一定的规模和相对完善的情况下，可以根据不同的工作流程进行药物警戒体系组织机构的设立，按照工作流程和模块分为数据处理、运营和质量管理、安全评估等，通过岗位描述文件明确对每个岗位的工作范围和职责，在工作规程文件中注意机构内部工作的衔接和过渡。

（3）不同产品线　对于企业主体架构按照几个主要产品线或者疾病治疗领域规划，为了便于企业内部药物警戒部门与其他部门合作沟通，药物警戒部门可以与企业产品线或治疗领域保持一致进行分工。对药物警戒部门内部的部分流程进行共享，如数据库、文件管理和合规管理。在这种架构下，药物警戒体系内部的工作规程文件应统一规划和管理。

（4）部分委托　如果对药物警戒部门的部分工作进行委托外包，在药物警戒部门职责描述文件当中应有所体现。企业内部的药物警戒体系职能，委托外包之外的部分，仍需要进行清晰的分工和界定。在规程文件中对委托外包的流程和职能与本企业内部保留的流程和职能之间的分工和衔接进行描述，在审计计划中予以体现，并且要求受托方提供清晰的组织架构、人员情况和质量管理规程文件等。

（5）集团和分公司、子公司，各分公司、子公司之间　集团和分公司子公司之间，各分公司子公司，存在共享药物警戒体系职能与资源的情况，应根据药品上市许可的持有情况或者临床试验申请人归属情况，进行责任和义务的界定划分。如果集团和各分公司子公司均为药品上市许可持有人或申请人，药物警戒体系部分职能共享，药物警戒体系组织机构文件则应该进行清晰的描述，且在规程文件中进行界定。对于共享的职能或者集团分公司子公司之间委托的情况，应当通过协议进行约定。规程文件对流程衔接和过渡进行描述，相应法律责任由各持有人承担。

（四）药物警戒相关部门

GVP 第二十二条规定，持有人应当明确其他相关部门在药物警戒活动中的职责，如药物研发、注册、生产、质量、销售、市场等部门，确保药物警戒活动顺利开展。药物警戒相关部门是指除药物警戒部门以外，其他与持有人履行药物警戒职责相关的部门，包括药品研发、注册、生产、销售、医学、市场、质量等部门。如市场营销团队涉及信息收集，医学团队涉及信息研判以及生产质量，市场营销等团队涉及风险管理。显然，药物警戒部门和其他部门的关系为合作关系，需在各个部门的职责描述中予以明确。其他相关部门的岗位设置与人员配备情况也应在药物警戒体系主文件中予以描述。

药物警戒不仅仅是一个部门的事情，需要相关部门的共同努力，以达成药物警戒的目标和质量要求。

1. 全体员工 在药物警戒的安全性信息收集过程中，持有人所有员工均有义务在规定的时间之内（一般为 24 小时）向药物警戒部门报告不良事件及其他安全性信息。

2. 研发团队 临床前研发团队负责为药物警戒的相关报告如风险管理计划（Risk Manage Plan，RMP）、研发期间安全性更新报告（Development Safety Update Report，DSUR）等文件提供其中需要的临床前安全性资料；临床开发团队，在开展临床研究过程中，团队中的临床研究监查员（Clinical Research Associate，CRA）或临床项目经理（Project Manager，PM），负责督促研究者或临床研究协调员（clinical research coordinator，CRC）按时报告严重不良事件（Serious Adverse Event，SAE），回复质疑、跟进质疑回复，协调药物警戒专员（PV）与数据管理员（Data Manager，DM）开展 SAE 的一致性核查。

同时，需要按照 GCP 要求，在规定的时间内分发可疑的非预期的严重不良反应（Suspected Unexpected Serious Adverse Reaction，SUSAR）报告；在撰写 DSUR 过程中提供所有的临床试验项目信息。

3. 注册部门 产品上市前，注册团队负责提供临床试验申请的时间计划及相应的上市前产品信息，便于 PV 部门准备相应的体系建设相关资料；产品上市后，需要注册部门持续提供上市后产品信息，同步至 PV 部门；为定期安全更新报告（Periodic Safety Update Report，PSUR）递交，注册部门负责提供注册批件、产品说明书、质量标准及公司核心数据表（Company Core Data Sheet，CCDS）。

4. 生产部门 一线生产团队，看似与 PV 团队并无交集，但事实上，在进行事件调查时，需要生产部门提供药品生产合格证明、生产过程调查等资料，在 PSUR 撰写时需提供生产量相关数据。

5. 质量部门 质量部指的是负责公司整体质量体系的部门。药物警戒的质量体系应该属于质量体系的一部分。质量部门也有必要指导药物警戒部门按照公司整体的质量体系建立药物警戒质量体系，双方在药物警戒质量管理上进行协作。

6. 销售部门 销售部门的员工作为最前线的人员，与医生、药师、经销商、甚至患者进行沟通。在日常工作的过程中如有发现不良事件，需要及时进行上报。同时也需要协助获得随访信息。销售部门在 PSUR 递交撰写时，负责提供销售数据从而计算患者暴露量。

7. 市场部门 市场部所发起的各种各样的市场活动中，可能涉及药物安全性信息，比如，在病例征集活动中收到的不良反应处理的讨论，在演讲稿中提及药品的不良反应。市场部有义务将四要素齐备的不良事件报告传递给药物警戒部门。在市场部发起的市场调研、或者开办/支持的一些网站中，也可能有类似的药物安全性信息。市场部需要与药物警戒部门合作，建立机制，确保安全性信息能够被识别、并汇总到药物警戒部门。

药物警戒工作的核心之一在于跨部门沟通和协作，需要梳理药物警戒相关部门的职责，在其部门人员的岗位描述中进行描述。药物警戒部门需要主动建立跨部门合作，建立长期合作，达成共识。

药物警戒相关部门的职责，应明确体现在书面文件上，并及时更新。药物警戒职责，应当以本部门的工作内容相关，包括共同的药物警戒职责和基于部门工作的药物警戒职责。共同的药物警戒职责，包括报告不良事件，接受药物警戒相关培训，协助药物警戒体系主文件相关章节内容、药物警戒体系其他相关文件的审核审批，支持药物警戒检查、安全性相关危机事件或者突发事件的处理等。基于部门工作的药物警戒职责，比如研发部门的临床研究流程中应当包括试验方案等安全内容审核；注册部门应包括支持定期安全性更新报告和说明书更新；销售部门应包括个例报告的随访支持；市场销售部门应包括市场项目的药物警戒审核。

药物警戒相关部门应当与其他部门做好沟通，制定沟通计划，准备沟通文件，做好记录与存档。在制度层面，需要明确药物警戒部门和其他部门的关系，并建立良好的沟通协调机制。沟通协调机制包括药物警戒质量体系与公司整体质量管理体系、其他质量管理体系（GXP）间的关联与协调。药物警戒的质量体系隶属于整个公司的质量体系，与药品生产 GMP、药品研发 GCP、药品经营 GSP 均有关联，需要协调，但层级上属于同等地位。

GVP 规定，持有人/申办者应当与医疗机构、药品生产企业、药品经营企业、药物临床试验机构等协同开展药物警戒活动。鼓励持有人/申办者与科研院所、行业协会等相关方合作，推动药物警戒活动深入开展。因此，除药物警戒内部相关部门以外，持有人/申办者还应当积极加强与外部相关方的沟通与合作。

任务二　人员与培训

一、GVP 相关条款

第二十三条　持有人的法定代表人或主要负责人对药物警戒活动全面负责，应当指定药物警戒负责人，配备足够数量且具有适当资质的人员，提供必要的资源并予以合理组织、协调，保证药物警戒体系的有效运行及质量目标的实现。

第二十四条　药物警戒负责人应当是具备一定职务的管理人员，应当具有医学、药学、流行病学或相关专业背景，本科及以上学历或中级及以上专业技术职称，3 年以上从事药物警戒相关工作经历，熟悉我国药物警戒相关法律法规和技术指导原则，具备药物警戒管理工作的知识和技能。

药物警戒负责人应当在国家药品不良反应监测系统中登记。相关信息发生变更的，药物警戒负责人应当自变更之日起 30 日内完成更新。

第二十五条　药物警戒负责人负责药物警戒体系的运行和持续改进，确保药物警戒体系符合相关法律法规和本规范的要求，承担以下主要职责：

（一）确保药品不良反应监测与报告的合规性；

（二）监督开展药品安全风险识别、评估与控制，确保风险控制措施的有效执行；

（三）负责药品安全性信息沟通的管理，确保沟通及时有效；

（四）确保持有人内部以及与药品监督管理部门和药品不良反应监测机构沟通渠道顺畅；

（五）负责重要药物警戒文件的审核或签发。

第二十六条 药物警戒部门应当配备足够数量并具备适当资质的专职人员。专职人员应当具有医学、药学、流行病学或相关专业知识，接受过与药物警戒相关的培训，熟悉我国药物警戒相关法律法规和技术指导原则，具备开展药物警戒活动所需知识和技能。

第二十七条 持有人应当开展药物警戒培训，根据岗位需求与人员能力制定适宜的药物警戒培训计划，按计划开展培训并评估培训效果。

第二十八条 参与药物警戒活动的人员均应当接受培训。培训内容应当包括药物警戒基础知识和法规、岗位知识和技能等，其中岗位知识和技能培训应当与其药物警戒职责和要求相适应。

二、GVP 合规检查要求

表 6 – 2 人员与培训检查要点

编号	项目	检查项目（缺陷风险建议等级）	检查依据
PV04	药物警戒负责人	1. 持有人是否指定了药物警戒负责人负责本企业药物警戒体系的运行和维护（＊＊） 2. 药物警戒负责人的职务、专业背景、资质和工作经历是否符合相关要求，是否熟悉相关法律法规等（＊） 3. 药物警戒负责人职责是否全面、清晰、合理 4. 药物警戒负责人是否在国家药品不良反应监测系统中登记，有变更是否及时更新（＊）	GVP 第 23、24、25、75、82、106 条
PV05	专职人员	1. 持有人是否配备满足药物警戒活动需要的专职人员（＊） 2. 专职人员是否具备开展药物警戒活动所需的专业背景、知识和技能，是否熟悉我国药物警戒相关法律法规等 3. 专职人员是否接受过药物警戒相关培训（＊）	GVP 第 23、26、106 条，疫苗管理法第 54 条
PV06	人员培训	1. 是否制定年度培训计划并按计划开展培训（＊） 2. 参与药物警戒活动的所有人员是否均接受了培训 3. 培训内容是否合理，是否与药物警戒职责和要求相适应 4. 是否对培训效果进行评估	GVP 第 26 ~ 28 条

三、检查方法和内容

1. 药物警戒负责人 查看药物警戒负责人聘任证明或岗位证明文件、背景和资质证明（如学历和学位证书、技术职称、工作简历、培训证明等）；查看药物警戒负责人岗位职责文件；检查该负责人在国家药品不良反应监测系统中的登记情况；询问该负责人对药物警戒相关法律、法规、规范等的熟悉程度。

2. 药物警戒专职人员 了解专职人员数量；查看专职人员聘用证明或岗位证明文件、专业背景证明（如学历学位证书、工作经历、培训证明等）；抽查询问专职人员对药物警戒相关法律、法规、规范等的熟悉程度。

3. 药物警戒培训 查看药物警戒培训计划、记录和档案，包括培训通知、签到表、培训材料、考核记录、培训照片等。

四、药物警戒人员

GVP 第二十三条规定，持有人的法定代表人或主要负责人对药物警戒活动全面负责，应当指定药物警戒负责人，配备足够数量且具有适当资质的人员，提供必要的资源并予以合理组织、协调，保证药物警戒体系的有效运行及质量目标的实现。

法定代表人是法律规定的对外代表公司，对公司全体事项承担责任的人。主要负责人除董事长之外还包括副董事长、总经理、财务总监等在企业运营中有实际权力的管理层人员。法定代表人或主要负责人具有足够的权力了解产品全维度的生产和研发信息。

法定代表人或主要负责人的职责主要有：①指定药物警戒负责人：作为管理者或最终承担责任的人员，法定代表人或主要负责人，应当，也必须指定专门人员负责药物警戒工作，从而保证不违规，而只需自身承担责任。②配备足够数量且具有适当资质的人员：人员的数量应与持有人的类型、规模、品种数量及安全性特征相适应，合适数量的人员有利于团队的健康发展；③提供必要的资源：为药物警戒活动的顺利开展配备满足药物警戒活动所需的设备与资源，这些软硬件资源包括办公区域和设施、安全稳定的网络环境、纸质和电子资料存储空间和设备、文献资源、医学词典、信息化工具或数据库系统等。④予以合理组织、协调：法定代表人或主要负责人，有能力也有权力在组织内协调各部门，促进药物警戒活动各环节的沟通与合作，为药物警戒活动的顺利开展提供资源支持与业务配合。

（一）药物警戒负责人

1. 资质要求　药物警戒负责人应当是具备一定职务的管理人员，有医学、药学、流行病学或相关专业背景，本科及以上学历或中级及以上专业技术职称，三年以上从事药物警戒相关工作的经历，熟悉我国药物警戒相关法律法规和技术指导原则，具备药物警戒管理工作的知识和技能。

药物警戒负责人任命与授权，应当有任命书。集团内各持有人之间，以及总部和各持有人之间存在交叉任命的情况时，应当由持有人的法定代表人或主要负责人签发任命书。药物警戒负责人应在组织架构图中进行标注，职责应列入岗位描述文件之中。当架构调整或职责等信息发生变化时，应及时更新。

药物警戒负责人还应当在国家药品不良反应监测系统中登记，相关信息发生变更时，药物警戒负责人应当自变更之日起30日内完成更新。

2. 岗位职责　药物警戒负责人负责药物警戒体系的运行和持续改进，确保药物警戒体系符合相关法律法规和本规范的要求，承担以下主要职责：①确保药品不良反应监测与报告的合规性；②监督开展药品安全风险识别、评估与控制，确保风险控制措施的有效执行；③负责药品安全性信息沟通的管理，确保沟通及时有效；④确保持有人内部以及与药品监督管理部门和药品不良反应监测机构沟通渠道顺畅；⑤负责重要药物警戒文件的审核或签发。

根据企业的实际情况，药物警戒负责人岗位职责描述文件中还可列入：①负责药物警戒体系的建立、运行和维护；②全面了解产品的安全性信息，上市后研究计划和开展情况；③负责审计和检查；④了解委托情况和药物警戒协议签署情况；⑤负责药品安全委员会的相关事务。

具体来说，药物警戒负责人的职责内容可以分解如下：

（1）以法规为基石，持续改善PV体系　物警戒体系作为主线，贯穿药物警戒工作始终。通过PD-CA循环，使PV体系有效运行，从而符合法律法规及GVP要求。从另一个角度来说，法规是药物警戒工作的基石，体系持续改善是药物警戒负责人的首要责任。就这点而言，与欧盟QPPV的职责一致。

（2）确保监测与报告合规　合规性作为药物警戒质量目标之一，通过设定量化的质量控制指标，来衡量药物警戒体系是否有效运行。如果合规性指标未达标，需要进行根本原因分析在哪个环节出现失误，需要考虑是否培训不到位，是否流程不清晰，亦或是体系出现漏洞，影响到药物警戒质量目标的达成。

（3）监督管理，关注过程和结果有效　药物警戒是基于发现风险、管理风险为主要逻辑的工作，药物警戒负责人应根据其经验、知识和技能等，从更高层面对其所负责的药物警戒体系从过程和结果的有效性进行监管，包括其质量体系和风险管理体系。

（4）协调管理，关注信息沟通形成闭环　药物警戒又是一门沟通的科学，安全性信息是药物警戒工作的重要输入，药物警戒负责人需确保沟通渠道通畅和沟通有效。①沟通渠道通畅：建立多渠道的安全性信息上报途径，包括电话、传真、邮件、小程序等，让员工可以任意使用便捷的方式上报不良事件；建立和药监机构通畅的沟通机制，可以在第一时间联系到药物警戒负责人（部门）反馈安全性问题或其他工作指示，如开展检查等。②沟通有效：药物警戒负责人的联系方式应根据工作职责需要进行公开，节假日或者个人休假无法处理工作期间，需要预留紧急联系人的联系方式。药物警戒部门与员工、药监人员、专业医护人员等相关方沟通时应提供并收集与效益风险评估相关的信息，并做出充分而及时的回复，保持对外沟通信息的一致性，确保沟通有效。

（5）文件签发，关注重要文件　药物警戒负责人需要对重要文件进行审阅和签发。重要文件是指GVP中特定指明的文件，包括定期安全性更新报告和上市后安全性研究方案，因而重要文件的边界可定义为需要向药监机构递交的汇总性文件或报告。需要签发的文件一般还包括药物警戒体系主文件（PSMF）、研发期间安全性更新报告（DSUR）、药物警戒计划、风险管理计划等。需要说明的是，个例报告文件一般由 PV 人员把关，按照递交标准执行即可，通常不纳入重要文件。如该药物警戒负责人同时为该部门负责人，还需要签发药物警戒 SOP 文件。

3. 任职要求　药物警戒负责人（Qualified Person for Pharmacovigilance，QPPV）是药物警戒（PV）体系中的重要组成部分之一。药物警戒负责人需具有医学、药学、流行病学的专业要求，需为管理人员且应当具备一定职务。药物警戒工作具有高协调性的特点，需要对多个部门甚至全公司人员进行协调。作为管理人员，才能协调药物警戒团队中的医、药学等不同专业背景的人员。QPPV 关注的不仅是某个报告怎么处理，更需要考虑药物警戒战略相关问题。从职级而言，QPPV 至少需要是主管、经理以上级别。各公司称谓不同，但肯定不能只是一线主要负责日常运营工作的专员。GVP 第二十四条未明确管理岗位的级别，从经理到总监至副总裁均有可能成为药物警戒负责人。定义清晰的 QPPV 职责，与任职要求相适应，形成药物警戒负责人岗位说明书（job description，JD），为人员招聘、职级晋升、PSMF 撰写、药监检查等做好全面的准备。

（二）药物警戒专职人员

药物警戒部门应当配备足够数量并具备适当资质的专职人员。专职人员应当具有医学、药学、流行病学或相关专业知识，接受过与药物警戒相关的培训，熟悉我国药物警戒相关法律法规和技术指导原则，具备开展药物警戒活动所需的知识和技能。

药物警戒部门岗位设置一般包括：部门负责人，药物警戒管理/合规专员、信息收集处置专员、风险识别/评估/控制专员、文件/报告/研究专员及交流/培训兼职人员。在高管层面，药物警戒部门的领导为药物警戒负责人。

1. 任职条件　专职人员岗位的设立应当体现在药物警戒部门的岗位描述文件中。专职人员的资质通过简历和培训记录体现；专职人员的工作绩效，通过设定岗位目标和绩效考核进行管理。

专职人员的招聘和培训计划，应根据药物警戒体系发展阶段制定，匹配相应的专业、学历背景和工作经验，且根据法律法规和技术指导原则的更新变化，组织相应的培训。比如负责报告医学审阅和评价的专职人员，应当具备医学专业背景。药物警戒专职人员胜任岗位需要的药物警戒知识和技能具体如下。

（1）知识方面

1）医药学知识　药物警戒专职人员需要具备医药学或相关知识。医药学涉及的内容非常多，如药学，涉及药物的来源、炮制、性状、作用、分析、鉴定、调配、生产、保管和寻找（包括合成）新药等。医药类学科专业性强，学制至少 4～5 年，课程体系庞大。药物警戒的工作逻辑为：发现、评价、理解、预防。为此，药物警戒专职人员需具备的医药学知识主要包括：诊断与鉴别诊断学（AE 识别、实验诊断、辅助诊断，医学评审、信号确认、医学编码、报告评价）；产品相关的医学知识（如肿瘤学）；药理学（药物编码）；药物治疗学等。药物警戒专职人员综合应用上述知识，开展报告评价、品种评价、风险管理等工作。除此之外，医药学知识还有助于药物警戒人员向患者及大众科普安全合理用药的知识。

2）药物警戒知识　药物警戒专职人员需要具备建立与维护药物警戒体系所需的药物警戒知识。具体包括：药物警戒的重要性与药物警戒理论；药物警戒法律法规，如涉及境外药物警戒业务，还需要了解全球其他国家/区域的相关法律法规；药物警戒技术指导原则（主要为 ICH E2 系列）；药物警戒体系构成要素，包括机构人员、制度、资源及相关的细节要求；药物警戒术语；掌握质量管理体系，如全面质量管理的相关知识。

（2）技能要求　药物警戒专业技能。相较于知识，技能需要通过反复训练而习得，尤其是药物警戒专业技能，更偏重于实操层面。持续学习和实践后，可达到精进娴熟。药物警戒专业技能主要包括信息化系统的使用技能，如 PV 数据库及文件管理系统的使用，医学术语（MedDRA）编码技能、药物名称（WHO Drug）编码技能、安全性监测的文献检索技能以及患者咨询回复技能。

1）沟通技能　药物警戒是一个强沟通、重逻辑、有体系的工作，需要具备一定的软技能。尤其是演讲与沟通技能。演讲技能有助于开展内外部培训，提升所有员工对于药物警戒的认知。药物警戒人员需要具备良好的沟通技能，以实现与公司高管、医疗专业人员、监管机构开展安全性信息的沟通；也需要与患者沟通，从而可以传递药物安全信息，收集需要的安全性信息。沟通技能同时需具备情绪管理能力，不至因为不良事件等负面情绪影响对事件的处理、或导致纠纷扩大。

2）管理技能　药物警戒人员也需要具备项目管理技能，将每一项工作作为项目，进行管理与跟进，有始有终，形成闭环，不断提升药物警戒体系效率与完善度。

（三）人员培训

持有人应当开展药物警戒培训，根据岗位需求与人员能力制定适宜的药物警戒培训计划，按计划开展培训并评估培训效果。药物警戒培训分全员培训和专职人员培训；药物警戒培训需要制定年度培训计划，进行培训费用预算，检验培训效果。

药物警戒体系的有效运行，需要公司全员的共同参与和努力，方可达成质量目标。足够数量的、具备相应资质、有胜任能力的药物警戒工作人员是合规开展药物警戒活动的人力资源保障。开展培训需自上而下，获得高层和 HR 部门的支持和协助。制定药物警戒培训计划，在合适的时间点，开展药物警戒培训。

1. 开展药物警戒培训的必要性　提升全员药物警戒意识，明确药物警戒的价值。药物警戒以"保护患者安全"为目的，需要通过不断的宣传培训，保证公司所有员工理解这一点；提升特定岗位人员报告能力，如医药代表、CRA 及其他非专职药物警戒人员，识别、上报安全性信息的意识与能力，确保安全性信息及时传递；提升药物警戒专职人员的工作能力，包括持续提升知识、技能水平，提升药物警戒工作的效率与质量。

2. 药物警戒培训计划制定考虑要点

（1）培训对象　所有参与药物警戒活动的人员都应当接受初级培训和持续培训。因此，持有人或申办者，应清晰界定参与药物警戒培训的人员范围。

受训人员一般分为药物警戒专职人员和非药物警戒专职人员。非药物警戒专职人员是指公司全体人员中除药物警戒专职团队外的人员及合作方工作人员，包括但不限于：公司法人，前台、保安，非正式员工（如实习生），承包商（如 CRO 公司或代理商），第三方合作方（如研究者、许可合作伙伴 License Partner）等。

（2）培训内容　培训内容应与岗位需求相适应。遇到法律法规、技术指导原则、规章制度和规程修订更新，需要安排全员进行定期培训。对于新入职的员工，需要根据不同的药物警戒资历和专业，定制个人的岗前培训计划，确保培训后，业务能力能够满足岗位需求。人员的培训，需考虑新老搭配的人才梯队培养。对于重要岗位，需要制定接班人培训计划。

对非药物警戒专职人员的培训内容主要有"什么是不良反应/不良事件"，当获知涉及公司产品的不良事件后，如何上报到药物警戒团队；销售人员除了明确上报渠道外，还需配合随访；培训药物安全委员会成员了解其职责、管理制度、决策机制。

对药物警戒专职人员的培训内容主要有以下几个方面：①药物警戒基础知识。包括药物警戒相关的概念，工作方法和基本流程。例如，药品不良事件、不良反应的定义，个例不良反应报告的处理流程，定期安全性更新报告撰写方法，信号管理和风险管理计划制定等。培训内容设计应考虑不同分工和岗位的要求。②法律法规文件。包括药物警戒相关的法律法规及规范性文件、相关的技术指导原则。③药物警戒体系制度和规程。④MedDRA 编码技能、医学知识、文献检索技巧等专业技能培训。⑤沟通技巧、演讲技巧、项目管理等。

（3）培训组织形式　可以内部自行组织培训，也可以邀请行业专家到公司授课，或参与外部培训。无论何种方式，均需要考虑培训预算。对于内部的新员工培训，可以与 HR 沟通，在入职培训中增加药物警戒内容。全员培训每年进行一次。药物警戒专职人员的培训，难点在于形成体系化。培训形式包括面对面线下课堂教学、线上视频（音频）课程自学、专业书籍阅读等。非药物警戒人员的培训覆盖率及考核合格率，应在药物警戒质量目标及各部门负责人的业绩指标中予以体现。

（4）培训效果评估　培训效果的评估，最直接的体现在考试。根据需要掌握的知识点，列出一些考题，所有参与培训的人员必须通过考试，以此检查培训效果。

培训计划应该基于对培训需求的评估，并且应该接受监督。应当保管培训计划和记录，以记载、维护和提高人员的能力。

3. 药物警戒培训层级　GVP 第二十八条规定，参与药物警戒活动的人员均应当接受培训。培训内容应当包括药物警戒基础知识和法规、岗位知识和技能等，其中岗位知识和技能培训应当与其药物警戒职责和要求相适应。

随着药物警戒质量管理规范的贯彻实施，GVP 培训项目不断推出，从不同维度讲解、传递药物警戒知识。如果要让参与药物警戒活动的每个人员，能够根据其岗位和职责获得与其职责对应的不同层级的 PV 知识和技能，则须从药物警戒从业者角度出发，构建有体系化的 PV 培训项目。

　　回顾药物警戒的定义，药物警戒是发现、评价、理解、预防不良反应以及其他与药物安全有关问题的科学研究与活动。按照 DIKW（Date – Information – Knowledge – Wisdom，数据 – 信息 – 知识 – 智慧）模型，药物警戒的工作可以表述为：发现（数据）、评价（信息/信号）、理解（知识）、形成预防伤害（智慧）这几个阶段。基于此，药物警戒培训体系可分成 6 个层级，包括：①形成认知（警戒体系）：了解药物警戒基础；②报告处理（发现数据）：处理发现/收到的药物安全性信息；③报告评价（评价信息）：从信息角度评价个例安全报告；④品种评价（评价信号）：从品种角度整体评价药品安全；⑤理解安全（形成知识）：以研究的方法理解品种安全机制；⑥风险管理（智慧应用）：基于机制理解产品的风险。前三个阶段的适用人群、课程目标与课程内容简介如下：

　　（1）阶段 1：形成认知

　　适用人群：药物警戒零基础人员或未经过系统化培训人员；希望进入 PV 行业的专职人员和相关人员（医药产品/软件产品产研销人员）。

　　课程目标：理解药物警戒工作的目的与本质；理解企业为什么开展药物警戒；理解药物警戒相关法规；理解药物警戒相关术语及定义；让初学者具备 PV 基本认知。

　　课程内容：

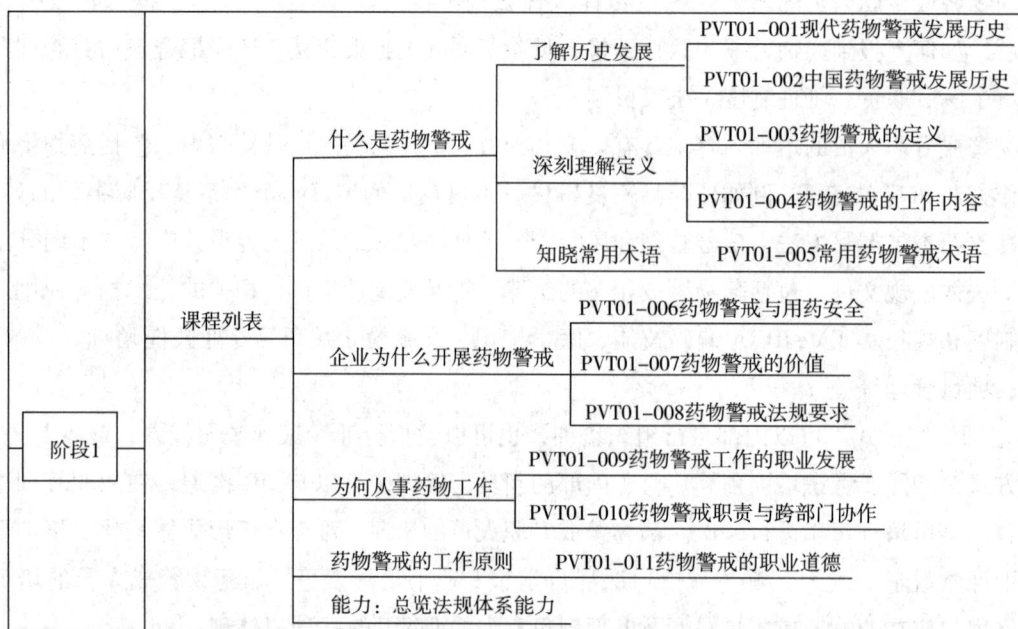

　　适用场景：企业全员 PV 意识培训；药物警戒专职人员入门培训；药企/CRO/软件开发公司新员工入职培训。

　　考核形式：阶段 1 均为知识型课程，考核形式为理论考试。

　　（2）阶段 2：报告处理

　　适用人群：经评估通过阶段 1 考核的人员；从事个例报告处理或与患者、药物使用者接触的人员。

　　课程目标：掌握各种来源的安全性信息的收集、处理与随访的原则；让人员具备药物警戒个例报告处理能力。

　　课程内容：

PVT02-001安全信息的来源	
PVT02-002个例报告ICSR的定义	
PVT02-003有效个例报告的标准与案例	理解什么是个例报告
PVT02-004无效报告的标准及案例	
能力：报告必要性判断能力	
PVT02-005 PV数据库功能概述	
PVT02-006 PV数据库选择考虑要点	
PVT02-007 PV系统上线标准	了解PV数据库
PVT02-008 PV数据验证文档标准	
PVT02-009 PV数据库录入标准流程	
PVT02-010临床研究个例报告处理流程	
PVT02-011境外上市后报告处理流程	
PVT02-012反馈数据处理流程	
PVT02-013上市后自发报告处理流程	
PVT02-014妊娠报告处理流程	掌握报告处理要点
PVT02-015文献报告处理流程	
PVT02-016事件描述撰写要求	
PVT02-017个例报告翻译质量标准	
PVT02-018揭盲管理流程	
PVT02-019 MedDRA编码系列课程	掌握术语编码
PVT02-020 WHODrug编码系列课程	
PVT02-021个例递交课程	掌握报告递交的标准
PVT02-022自发报告的随访	掌握个例报告随访流程
PVT02-023临床研究个例质疑流程	
PVT02-024热线体系搭建及接听流程	掌握热线接听处理原则
PVT02-025医学咨询和产品投诉处理流程	

（课程列表　阶段2）

考核形式：阶段2为知识+技能型课程，考核形式为理论+实践考试。

（3）阶段3：报告评价

适用人群：经评估通过阶段2考核的人员；从事个例报告评价的人员。

课程目标：掌握个例报告评价的方法、原则；理解个例报告评价的价值；让人员具备药物警戒个例报告评价能力。

课程内容：

```
                                              ┌─ PVT03-001预期性判断标准
                           了解个例评价3要素 ─┤── PVT03-002相关性判断标准
                                              └─ PVT03-003严重性判断标准
                                              ┌─ PVT03-004诊断学
                                              │  PVT03-005药理学
                                              │  PVT03-006药物治疗学
  阶段3 ── 课程列表                            │  PVT03-007临床医学
                           了解如何做个例评价 ┤── PVT03-008临床药学
                                              │  PVT03-009医学评述写作方法
                                              │  PVT03-010相关性评价方法学
                                              │  PVT03-011个例报告医学评审流程
                                              └─ PVT03-012相似事件（AOSE）分析
```

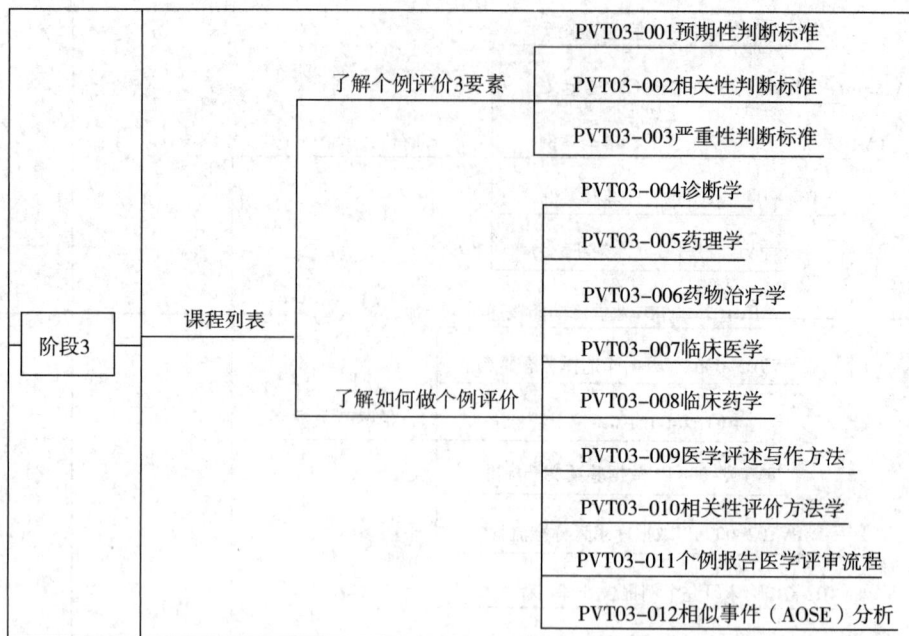

考核形式：阶段3为知识型课程，考核形式为理论考试。

任务三　设备与资源

一、GVP 相关条款

第二十九条　持有人应当配备满足药物警戒活动所需的设备与资源，包括办公区域和设施、安全稳定的网络环境、纸质和电子资料存储空间和设备、文献资源、医学词典、信息化工具或系统等。

第三十条　持有人使用信息化系统开展药物警戒活动时，应当满足以下要求：

（一）明确信息化系统在设计、安装、配置、验证、测试、培训、使用、维护等环节的管理要求，并规范记录上述过程；

（二）明确信息化系统的安全管理要求，根据不同的级别选取访问控制、权限分配、审计追踪、授权更改、电子签名等控制手段，确保信息化系统及其数据的安全性；

（三）信息化系统应当具备完善的数据安全及保密功能，确保电子数据不损坏、不丢失、不泄露，应当进行适当的验证或确认，以证明其满足预定用途。

第三十一条　持有人应当对设备与资源进行管理和维护，确保其持续满足使用要求。

二、GVP 合规检查要求

表6-3　资源检查要点

编号	项目	检查项目（缺陷风险建议等级）	检查依据
PV07	设备资源	1. 持有人是否配备了满足药物警戒活动所需的设备与资源（＊） 2. 设备资源的管理和维护是否能持续满足使用要求 3. 药物警戒信息化系统（如有）是否满足相关要求，是否具有实现其安全、保密功能的保障措施	GVP第29～31、106条

三、检查方法和内容

查看办公区域、办公设施、网络环境、资料档案存储空间和设备。

了解 MedDRA 医学词典、文献检索资源配备情况。

查看信息化工具（如存储、分析不良反应报告的数据库软件）或信息化系统（如采用 E2B 格式的报告系统、信号检测或风险预警系统等），了解信息化系统是否具有系统灾难恢复计划及业务应急计划等。

查看安全保密措施是否到位；可要求进行功能演示。

四、设备与资源

药物警戒工作开展所需要的设备与资源。设备是有实物形态的；而资源可以是开展工作所需的软件、系统等。

（一）设备（硬件条件）

药物警戒工作开展所需的硬件条件包括：办公场所、办公区域及办公设施。需要为药物警戒人员，配备笔记本电脑（非台式机），需要配备专门的移动电话，需要有存储文件的文件柜。

1. 笔记本电脑　药物警戒工作强调及时性，因此需要使用笔记本电脑而不能是台式机。便于携带的笔记本，支持移动办公，保证 7×24 小时随时待命。并且，这些笔记本电脑只能为工作所用，需接受公司信息安全的管控。药物警戒工作中，必须有足够的信息安全意识。

2. 专门电话　药物警戒团队需要配备专用电话（移动电话），用于接收来自患者、消费者、医务人员等各来源的不良反应报告，或用于随访、核实相关信息。该电话号码需以公司名义注册、申请，以保证即使人员变动，该号码产生的电话记录也可随时获取。

3. 文件存储柜　文件存储分为短期存档和长期存档。长期存档要求颇高，需防火、防盗、防蛀等，因此市场上也有专业的文件存档管理供应商，以满足此类需求，且配置文件查询追溯功能。很多国际性制药公司，按固定时间频率或按项目，以专用纸箱将文件打包、存储、编号，寄送至供应商管理。需要时再进行提取。短期存档，药物警戒日常工作中产生的可能仍需随时使用的文件，一般存储在办公区域附近的文件柜中，为了确保药物安全相关资料的保密性，文件柜必须上锁，仅供药物警戒人员使用。对于办公区域，提倡"清洁"原则，打印的药物警戒相关资料及时取走，任何可能涉及安全性信息的资料均不能随意放置在公共区域。可以说药物警戒工作区域，对于信息安全的要求可能比其他区域更高，必须有相应的门禁管理，非公司人员不能够随意进出。

（二）资源

1. 安全可用的网络环境　药物警戒工作大多通过网络开展，安全稳定的网络成为工作之必需。电子存储成为现代常用的存储形式。一般公司内部服务器上具有独立开辟的公用的存储盘（以下简称公司公盘），但公司公盘存储可能存在一定的安全隐患，公盘读取无稽查痕迹，相关文件可能因误操作被删除，未及时发现可能导致无法找回。因此，电子存储建议使用具有文件存储功能的信息化系统，如 eArchive。

2. 医学词典　药物警戒工作的开展必须要有医学词典 MedDRA。MedDRA 词典的购买费用与公司的收入规模有关，可能从一年几千元到一年几万、几十万元不等。随着 ICH 相关要求的不断推进，出于合规考量，越来越多 MAH 优先考虑 MedDRA 词典。

3. 药物安全数据库　药物警戒的工作从信息的获悉开始,安全性信息形成报告,最终需要存储到一定形式的表格或系统中。越来越多的公司使用药物安全数据库(如,eSafety)管理公司所有安全性信息,持续累积数据,汇总分析、深度挖掘数据和实现数据价值利用,真正开展对药物的安全进行警戒和提示。药物安全数据库已成为开展药物警戒工作必需的、基础性资源。

4. 文献数据库　文献是安全性信息的重要来源,文献数据库也是开展药物警戒工作所必须购买的资源。文献资源的购买,可以直接购买数据库,也可以只在必要时购买全文。国内文献绝大多数可免费查询摘要,如需获得全文,另行购买。也可考虑文献数据库提供商的警戒文献检索服务,一站式解决文献检索与安全性报告处理的相关工作。

(三) 信息化系统要求

开展药物警戒活动需要信息化系统(数据库),从而对安全性信息进行有效、高效、安全地管理,发挥数据的价值。如何选择符合要求的信息化系统? 信息化系统本身是否符合 GVP 要求?

GVP 第三十条规定以信息化系统验证为核心,对信息化系统的设计、安装、配置、测试、培训、使用、维护等环节提出要求。作为规范的信息化系统,必须经过验证,并满足安全管理的要求,同时具备完善的数据安全及保密功能。

计算化系统验证,就是对系统的性能、特征,进行验证,检查计算机化系统是否符合 GVP 的要求。具体而言,就是检查系统是否能支持 GVP 相关的检查、审计,系统中的签名、痕迹均是否可被追溯。

(1) 计算机系统验证的原因　在互联网行业,软件从业者知道有软件测试、有软件运维,但对验证可能了解并不多。制药行业作为强监管的行业,对数据的准确性、安全性、完整性非常重视。经过验证的系统,其功能可以按照设定(设计)的方式运行、并且功能运行的结果也是稳定的,从而保证最终数据的真实、准确、完整。即,GVP 相关软件必须进行验证,其目的在于确保软件功能足够满足 GVP 相关要求。比如,GVP 要求所有记录,不能物理删除,那么就需要验证证明,数据不会被物理删除,永远是可以复现的。

(2) 验证的内容　验证需要包括的软件开发环节:设计、安装、配置、验证、测试、培训、使用、维护等环节。

验证关注的非功能性需求包括安全管理和电子记录。安全管理涉及有访问控制、权限分配、审计追踪、授权更改、电子签名等控制手段;电子记录涉及到数据安全、保密、数据不损坏、不丢失、不泄露。

(3) 计算机系统验证的过程　目前,比较通行的系统验证为,遵循良好自动化生产实践规范指南(GAMP 5) 进行系统验证。系统验证过程贯穿于整个软件项目实施阶段。系统验证又常称为 3Q 验证,即安装确认(IQ)、运行确认(OQ)、性能确认(PQ),配合验证计划、验证报告,形成完整的验证记录。

1) 安装确认(IQ)　证明系统是按照书面的、预先已批准的规范进行安装的。在进行系统安装前,制定安装计划;执行安装过程中,进行记录;最终检查安装结果,确认"软件安装"结果与计划是否一致。如此即完成安装验证。

2) 运行确认(OQ)　证明系统在规定的运行范围内,按照书面的、预先已批准功能需求进行工作,功能正确运行,能够支持具体业务流程。OQ 验证是验证过程中工作量最大的部分。需要验证所有之前期望的功能是否均已实现,并有正确的结果输出。同样是先有验证计划,而后执行验证的用例(比如,测试用例),判断结果是否满足业务期望。

3) 性能确认(PQ)　证明系统在业务流程和运行环境范围内,能够按照书面的、预先期望的性能开展工作,达到性能要求。比如,期望能一次性导入 1000 条数据,验证系统能否达到相关要求。

（四）设备与资源维护

药物警戒活动的设备与资源需要定期维护，从而保证药物警戒工作可持续。

1. 具有使用寿命或空间、容量限制的设备　一般而言，如内部服务器、电脑、文件存储柜这一类设备，尽管其使用寿命相对较长，但仍有限制，因此需要定期维护，必要时进行扩容、更换。

对于服务器硬盘存储资源设备，需要定期维护、清理，确保其可用。对于文件存储的空间环境同样需要维护，确保其整洁、清洁、防火、防潮、仍有足够空间，并且只有相关人员有权限，无关人员的权限已被清除，从而保证可持续使用。

硬件设备的维护，一般而言，公司有整体规划，按行政部或资产管理人员相应的流程与要求开展维护工作。

2. 需要定期支付费用的资源　一些资源需要支付费用后才能获得相应的使用权限。如热线电话，用于连接患者、消费者、医务人员，甚至监管机构。如果出现欠费，将可能导致信息缺失。所以，热线电话必须保持其连通性，无论使用哪一个运营商，都要及时缴费、续费，必要时办理后付费而不是预充值业务。

对热线电话的可用性需要定期进行测试，监测是否可以接通、以及接通的及时性。如果使用传真设备，对传真设备也可按如上方式进行定期检测。值得注意的是，以上的测试，均需要将测试过程和结果完整记录，必要时可作为内审或药监检查的依据。

对于此类资源，我们始终需要清楚谁是管理员、何时需要检查其工作状态是否良好。这是一个很小的事情，但在实践中确实容易被忽略、被忽视。需要注意的是，药物警戒特别强调业务的持续性，甚至为了保证持续性，需要设置后备方案。

3. 订阅式的工具或软件　MedDRA 医学词典，这类资源采用的是订阅形式，按年付费。一旦订阅到期，不及时续费，后续将无法使用最新版本。因此，需要注意对此类信息的维护，确保发生人员变动也能及时管理资源，始终使用最新版本。药物安全数据库也是如此，越来越多的企业采用订阅方式，按年采购药物安全数据库，在期限届满之前，启动新一轮续费，从而保证能够持续使用。

临床研究项目制系统可能导致安全性数据散落于受托方；可能导致数据库资源不能持续可用。申办者应对此问题进行评估。

需要建立一个跟踪记录表格，用以记录资源的使用期限、性能要求，以及定期的维护记录。

任务四　药物警戒计算机系统

药物警戒计算机系统的发展历程是一个不断演化和完善的过程，包括法规的制定、技术的应用、国际合作的加强以及对药品安全性的持续关注。它起步于"收集和记录系统"，逐渐发展成"互动系统"，随着科技的发展和对药品安全问题的日益重视，现在正向着更加智能化、高效化和国际化的"智能系统"方向发展（图 6-1）。

1. 起源阶段（20 世纪 60 年代至 90 年代）　早期的药物警戒系统主要是由监管部门内部或持有人自主开发的非常基础的不良反应报告和药物警戒软件，功能十分有限。例如，1964 年英国成立了药品安全委员会，开始实行药物不良反应监测自觉呈报系统，该系统仅可以收集和记录基本数据。

2. 发展阶段（20 世纪末至 21 世纪初）　为了收集和存储 ICSR 案例数据，一些商业软件应运而生。这时期的系统只是一个基本数据收集和记录系统，主要功能是允许用户将这些案例输入数据库并进行查看，或者打印监管报告，如 MedWatch、C1OMS 等。这些系统主要是基于客户端系统，网络能力有限，工作效率低下。例如，同一跨国制药公司在不同国家的药物警戒系统彼此完全独立，无法相互通信或交换数据。每个系统只负责向本国监管部门提交报告，各系统无法互通，系统之间的任何数据交换都必须依靠邮件或传真进行。

3. 扩展阶段（21 世纪初至今） 这一阶段的药物警戒系统开始快速扩展，但案例处理和存储能力满足不了行业和监管需求，生成复杂报告的互动能力开始出现并日趋成熟，全球用户"互动系统"极大地提高效率和降低成本。

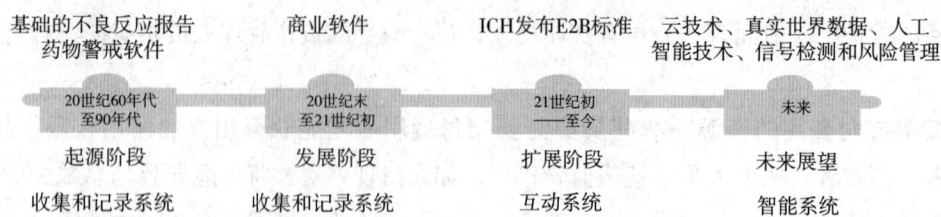

图 6-1 药物警戒计算机系统发展历程图

4. 未来展望 ①云技术：云技术在药物警戒系统领域的应用主要体现在信息化系统的建设与运营上。这些系统旨在支持全生命周期药物警戒活动的开展，包括药物警戒体系建设与管理、药物安全数据采集与处理、安全性信息传递、递交与分发、信号管理、风险管理及文件管理等方面。②真实世界数据（RWE）和人工智能技术：药物警戒科学是药物安全方案的关键第一步。未来的药物警戒系统可能会更多地依赖于 RWE 和人工智能技术。2016 年，美国《21 世纪治愈法案》批准利用 RWE 取代传统临床试验进行扩大适应证的研究，RWE 逐渐受到多国药监部门的认可，并成为药品上市后评价研究的重要方式之一。此外，基于人工智能的可穿戴设备、植入式装置和移动应用可以实现患者用药情况的实时监测和远程监控，及时发现和干预用药问题。例如，加州大学洛杉矶分校的研究团队开发的一种可穿戴贴片，它使用微针来分析皮肤下面不到一毫米的细胞之间的液体，并连续记录体内药物的浓度。③信号检测和风险管理：信号检测旨在发现药品与不良反应或不良事件之间可能存在的新的关联性或已知关联性的变化。信号检测是确保药品安全的关键措施，需要持有人、监管机构和相关专业人员共同努力，通过科学的方法和技术进行有效管理。在药品领域，风险管理旨在通过科学的方法，对药品在研发、生产、上市和使用过程中可能出现的风险进行管理，以确保药品的安全性、有效性和质量可控。MAH 需要通过药物警戒系统建立风险管理体系，开展上市后药品常规风险和额外风险管理活动。④智能文档处理技术：越来越多的医药公司通过智能文档处理等技术手段直接从案例报告源（即直接数据源）输入数据，节省成本和减少人为错误。例如，使用 E2B 格式从其他各种数据库导入药品相关信息，如病例系列评价数据库、医生报告数据库等。

一、系统构架和组建

（一）系统构架

经典药物警戒系统通常采用三层架构模式，这种模式旨在提高软件的可维护性、可扩展性和灵活性，包括系统进入和用户界面、数据存储和处理、功能流程处理（图 6-2）。目前用户界面层升级到网页浏览（Web），业务逻辑层是基于微软的服务器，数据访问层则使用甲骨文（Oracle）/Unix 操作系统。

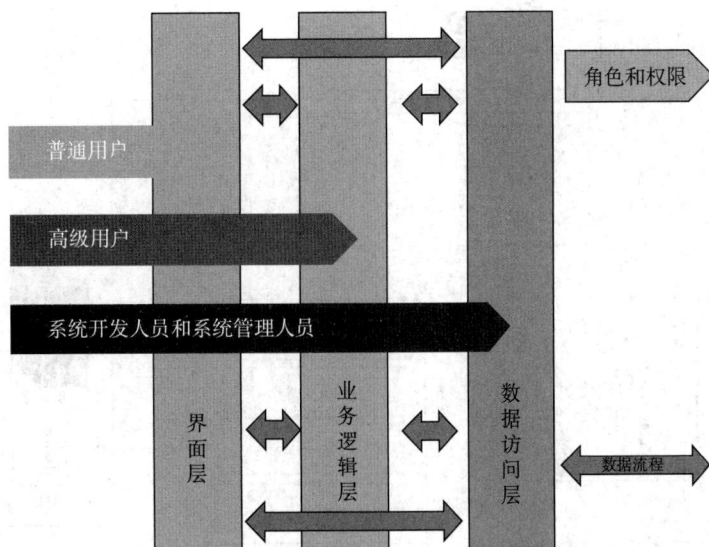

图 6 - 2　经典药物警戒系统图

1. 界面层：用户界面　该层是用户与系统互动的地方，它负责用户与系统交互，如网页前端、移动应用等。

2. 业务逻辑层：中层服务器　该层负责处理具体的业务需求。例如，它处理界面层转发过来的前端请求（具体业务），将从数据访问层获取的数据返回到界面层。可以看出，业务逻辑层是系统架构中的核心部分。

3. 数据访问层：数据库　该层负责与数据库或其他数据源进行交互，执行数据的增添、删除、修改、查找等操作，并将获得的数据返回到上一层（业务逻辑层）。目前甲骨文（Oracle）公司研发的 Argus Safety 系统是一个被全球广泛认可的药物警戒系统。

（二）组建模块

药物警戒系统变得越来越复杂和强大，一个完整/完善的药物警戒系统主要包括：录入模块、数据处理和审查模块、监管报告模块、数据仓库和报表模块、信号侦测模块等（图 6 - 3）。

1. 数据录入模块　此模块允许用户通过手动、自动、直接导入等各种方式将报告数据录入系统。

例如，通过智能手机应用软件等方式直接收集数据，并进行风险评估、风险沟通和信号检测。

2. 数据处理和审查模块　此模块是药物警戒系统的关键部分，允许用户执行药物警戒的核心任务，比如数据录入、检查数据质量、医学编码、医学审查和评估等任务。

3. 监管报告模块　此模块可以生成 ICSR、各种行列表报表、汇总报表、分析报告、监管机构要求的其他报告；可以提供通过电子邮件或其他方式分发或提交报告的功能；增加 E2B 报告功能，生成需要的 E2B XML 文件，并随时更新上报记录。这些功能对于确保 MAH 遵守药品不良事件报告义务至关重要。

4. 数据仓库和报表模块　此模块是是业务智能的核心组成部分，允许不同级别的数据整合、分析和报告来支持业务决策。数据仓库通常有自己的数据库，通过提取、转换和加载过程，从负责收集报告的数据库中提取药品不良事件数据，然后根据业务逻辑组织并转换为多种单项和综合指标的数据仓库，以便进行分析。

5. 信号侦测模块　信号侦测软件是一种可个性化的计算机系统，内嵌自动信号侦测模块，可针对 SAE 进行实时监控，指定周期内发生一定频次的该不良事件，系统则自动提醒相关用户及时发现问题。

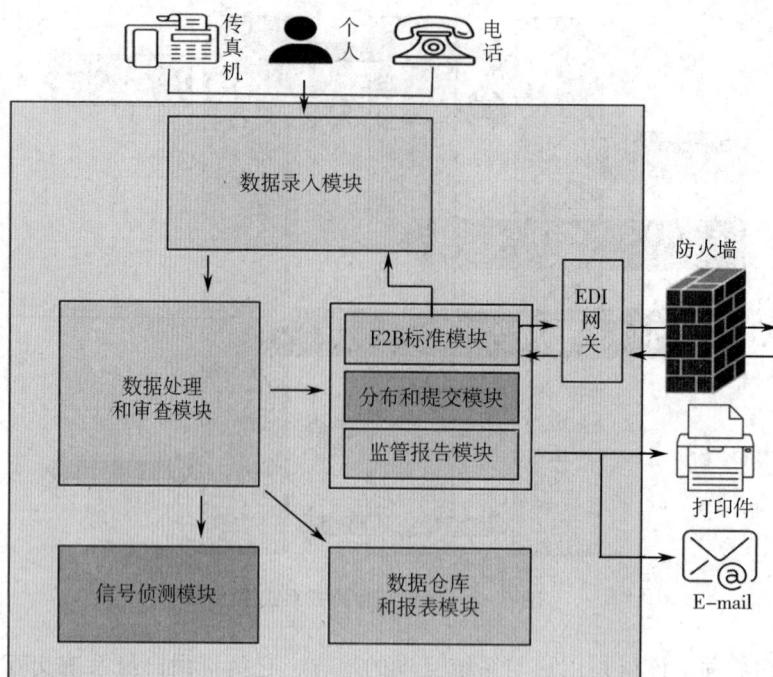

图 6-3　完整药物警戒系统图

二、系统功能和特性

（一）主要功能

1. 多途径获取数据　药品不良事件报告的第一步是收集信息和数据。目前个例报告主要来自电子邮件发送的药品不良事件报告或传真扫描图像，但 E2B 数据交换是首选方法，它可以在医药企业和监管部门等机构的安全信息的系统之间准确有效地进行交换数据。

2. 数据输入/更新/删除/查找　数据输入、更新、删除和查找是用户在系统上使用最多的操作，它是药物警戒系统的最基本、最核心的功能之一。一个良好的药物警戒系统应具备方便用户比照 E2B 标准的功能，系统数据处理过程必须与 E2B 标准的数据元素和编码系统相匹配。

3. MedDRA 编码　药物警戒系统应同时支持医学字典的自动编码与人工编码，试验过程中医学字典可一键升级，并且可支持不同试验不同词典版本的升级。

4. 评审和质量控制　药物警戒系统应遵循 ICH E2B 的指导原则，对录入数据进行逻辑核查和有效性校验，以确保数据质量。此外，系统还会根据记录的稽查轨迹，实现数据的可靠性和可追溯性，从而确保数据符合报告目的的标准。

5. 支持个性化的工作流程　系统一般支持可配置的用户界面和操作流程，符合国内外法规、行业规范要求，确保数据的质量和完整性，同时提供用户友好的操作体验（图 6-4）。

6. 分发和提交　MAH 负有法律义务向属地监管部门报告药品不良事件。药物警戒系统应当能够产生和分发所有必要的监管报告和创建以电子方式提交 E2B R2 和 R3 格式的文件。

7. 数据查询和检索　药物警戒系统可以对多源数据进行挖掘与融合，用户充分利用数据，并通过数据与其他用户充分交流。系统应当具备多数据字段的智能化案例查询功能，支持逻辑组合进行检索，避免案例重复录入。此外，系统还能进行多层面的安全数据统计、分析报告，减少案例处理时间，提高效率。

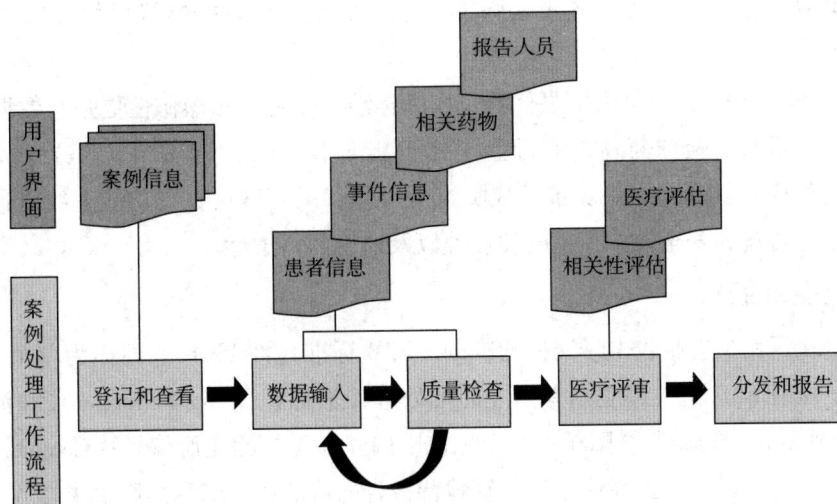

图6-4 可个性化工作流程和用户界面图

8. 信号检测和风险管理 药物警戒系统信号检测和风险管理是确保药品安全、有效和质量的重要环节。药物警戒工作作为风险管理和决策的一部分,系统应当为风险管理提供技术和数据支持,包括产生、识别、分析、评估信号,进行风险信息探测和数据分析提供参考方案。

(二)主要特性

1. 系统安全性 系统应从使用规则和技术上对系统访问进行严格控制。只有经过严格培训且具有相应责任的用户才能授权使用该系统,并且只有经过授权的用户可以进入系统。

2. 合规性 建立合规的药物警戒体系已成为 MAH 的普遍诉求。根据不同的法规要求,对药物警戒系统进行合规性评估,以确保系统符合 GVP(基本的国际制药要求)和 21 CFR Part 11(美国《联邦法规 21 章》第 11 款,美国 FDA 关于电子记录和电子签名的法规)等标准。合规性评估需要考察系统的数据可靠性、数据审计跟踪、电子记录和电子签名等方面。

3. 可追溯性 审计追踪是药物警戒系统必不可少的功能。完整审计追踪(Audit Trial)查询记录以确保数据完整性。一个完善的系统需要保证试验数据的完整性以及安全性,审计追踪稽查轨迹,可以查看录入、输出、修改等操作日志。所有稽查痕迹不可修改,但可以直接调出查看并保存。

4. 系统稳定性 系统稳定性依赖于组织结构的稳固、制度流程的规范管理、人员的专业培训、设备的充足资源、信息化系统的安全保障、风险管理的有效实施以及文件、记录和数据管理的严谨性。定期数据系统备份和系统配置的重复性可以有效地提高系统的高稳定性和数据的连续性。

5. 保护隐私 药物警戒系统的设计通常会遵循相关的法律规定和隐私政策,确保个人信息的收集、存储和使用符合要求,会采用加密技术和访问控制等技术手段,对个人信息进行匿名化处理,以减少对个人隐私的侵犯,保护个人信息的安全。

三、E2B 标准和 EDI 网关

E2B 是 ICH 发布的药品不良事件报告电子版标准,是药物警戒系统不可或缺的组成部分,电子数据交换(EDI)网关系统(Gateway)则是药物警戒系统的重要延伸。

(一)E2B、E2B(R2)和 E2B(R3)定义

E2B 标准是由国际人用药品注册技术协调理事会(ICH)制定的一种用于药品不良反应报告的国际

标准。2001 年，ICH 通过了第一个 E2B 正式版本，之后经历过 E2B 标准修订版（R2）。2011 年，E2B（R3）正式发布。

E2B（R3）比 E2B（R2）更具有明显优势：国际标准更完善、互操作性更强、数据元素精度更高、隐私保护能力更大。目前，全球药物警戒行业正处于从 E2B（R2）向 E2B（R3）过渡的阶段。2019 年，我国药监部门积极升级系统，并发布区域实施指南。E2B（R3）直报功能上线将进一步提升 ICSR 报告数据的标准性、传输的安全性、上报的便捷性以及监管的科学性。

（二）电子提交和确认

E2B 定义了个例不良反应报告电子交换的准则。E2B 标准允许 ISCR 文件作为单个文件或多个批处理文件进行传输，所有 E2B 文件都应具有标准的批处理传输标识（batch wrapper）和消息头（message wrapper）。首次创建的每个报告都被赋予一个全球范围内独一无二的注册编号（Company_ Num）代码，这个代码的不可变更性可以大大提高追踪和识别独特报告的可能性。E2B 准则要求接收方在接收文件时向个例不良反应报告文件的发送方提供回执。

（三）EDI 网关

通过 EDI 网关传输、发送药物警戒系统创建的 E2B 各种文件，通过网关和药物警戒系统生成、传送和上传信息传递通知（MDN）、肯定/否定回执（图 6-5）。利用网关来交换电子版的药品不良事件报告，对药物警戒体系产生了极为深远的影响。

E2B 标准独立于特定的药物警戒系统，可有效保证数据互操作性和可追溯性。E2B/EDI 系统可显著提高不良反应报告的效率以及合规率。数据标准化可帮助及早发现药物警戒管理问题，提高患者用药安全。

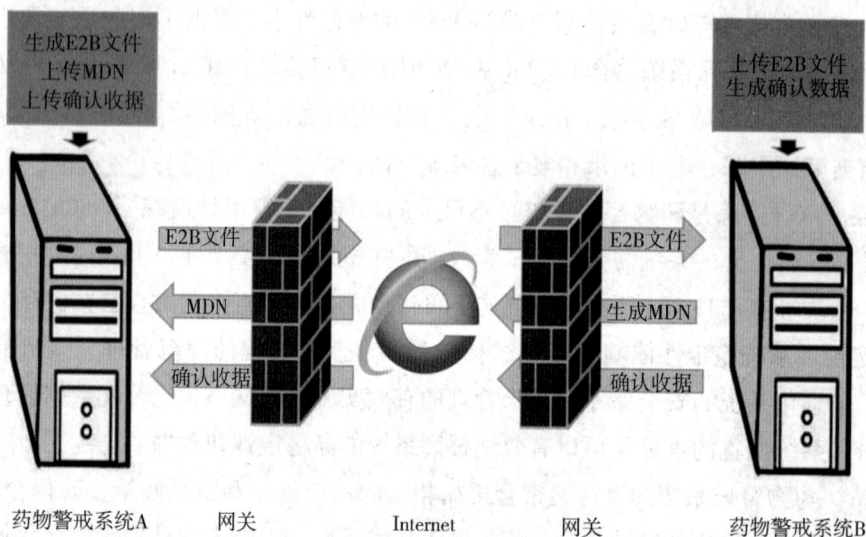

图 6-5　E2B 文件交换工作流程图

四、系统验证

（一）系统验证的定义

系统验证是一种确保药物警戒系统满足特定条件或标准的检验过程。它通常用于计算机化系统，以确保系统能够正确地执行预期的功能，避免或减少系统故障或错误，可以帮助提高药品质量，降低运营成本，增强客户信任。

（二）系统验证的必要性

系统验证是确保系统质量和可靠性的重要手段，无论是在技术层面还是在法规层面，都有其必要性和重要性，主要体现在：确保系统稳定性，降低用药风险和降低药物警戒负担、提高用户体验增强用户信心、满足法规需求等方面。

（三）系统验证的主要步骤

一个已验证的药物警戒系统应在整个系统生命周期（SLC）内保持其已验证状态。一个完善的具备系统验证能力的计算机系统主要包括：测试/开发环境、验证环境和生产环境，还有训练环境（图6-6）。

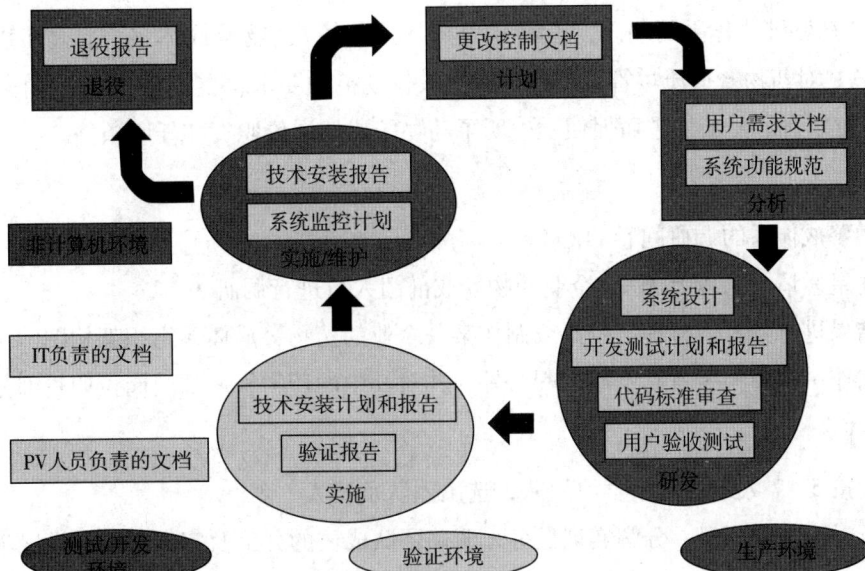

图6-6　系统生命周期与系统验证工作流程图

SLC由许多明确定义和不同的工作阶段、工作内容组成，各个阶段如图6-7所示。

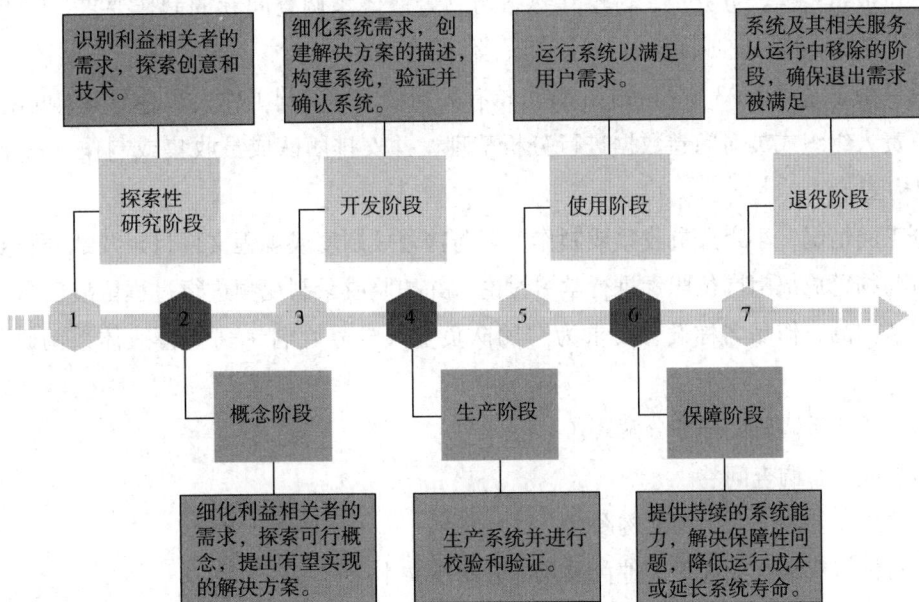

图6-7　系统生命周期各个阶段图

（四）V模式流程

V模式流程通常指的是一种结构化的方法，用于管理药物警戒的各个环节。这种模式强调从源头到终点的连续监控，确保药物安全信息的准确收集、及时报告和有效管理。业务人员和 IT 人员在各自职责范围内完成工作。这个模式的核心是可追溯性，水平图层指示活动及其追溯文档，所有活动可追溯到系统设计和软件开发计划。

实训 6　药物警戒体系的调研

【实训目的】

通过对 MAH 药物警戒体系的调研，了解 GVP 对 MAH 建立药物警戒体系、成立药物警戒部门的合规要求，熟悉 GVP 对药物警戒质量管理制度、标准操作规范的要求，重点掌握 GVP 对药物警戒部门职责、药物警戒岗位职责的要求，进而促使学生明了药物警戒的岗位职责和任职条件。

【实训要求】

1. 设计药物警戒体系的调研问卷。

2. 通过问卷星邀请十家以上 MAH 企业药物警戒部门人员进行调研。

3. 对调研结果进行分析、整理，收集或制作某一企业的药物警戒体系组织架构图。

4. 收集或制作一套药物警戒制度或规程文件，并对其中的药物警戒部门岗位职责部分进行研读。

【实训步骤】

1. 班级同学按 5～7 人组成若干学习团队，选出团队负责人 1 名。

2. 各组分析讨论实训项目，分解实训任务，明确团队成员的分工及完成时限，设置学习目标。

3. 做好准备，共同学习实训任务的相关知识，列出药物警戒体系调研的任务分解表、完成时间、具体负责成员。

4. 团队每位成员根据任务分工，讨论并熟悉药物警戒体系调查问卷的制作要求、问卷内容对后续实训任务完成的支持度等，完成问卷的设计，并上传问卷星。

5. 每位成员分工邀请 2～3 家药品上市许可持有人药物警戒部门工作人员参与问卷的填写。

6. 团队负责人组织成员对问卷数据进行分析整理，并安排团队成员收集或制作一家企业的药物警戒体系组织架构图。

7. 根据分工的情况，小组成员收集或制作一套药物警戒制度或规程文件目录及部分制度文本。

8. 团队对药物警戒部门岗位职责进行学习讨论，并拍照或录制视频进行过程留痕记录。

9. 形成团队作品，作品名称设置要求为"团队负责人学号姓名＋药物警戒体系调研"，作品内容包括：

（1）药物警戒体系调研的任务分解表。

（2）药物警戒体系调查问卷。

（3）企业的药物警戒体系组织架构图。

（4）一套药物警戒制度或规程文件目录及部分制度文本。

（5）药物警戒部门岗位职责进行学习照片、视频。

10. 在截止时间前提交到老师的电子邮件。

【注意事项】

1. 团队分工必须明确，在成果中注明每位成员学号姓名、角色分工、个人贡献、自评分值，不得代做抄袭。

2. 团队负责人应当认真组织,有责任心,公平公正,做好团队考核记录并提交给老师。

目标检测

答案解析

一、单项选择题

1. 药品安全委员会一般由持有人的法定代表人或主要负责人、( )、药物警戒部门及相关部门负责人组成

    A. 质量管理负责人   B. 质量受权人

    C. 安全负责人   D. 药物警戒负责人

2. 严重不良事件的英文缩写为 ( )

    A. ADE   B. SAE   C. ADR   D. SUSAR

3. 定期安全更新报告的英文缩写为 ( )

    A. RMP   B. DSUR   C. SUSAR   D. PSUR

4. 以下检查项目(缺陷风险建议等级)为双星严重缺陷项目的是 ( )

    A. 持有人是否设置了专门的药物警戒部门

    B. 药品安全委员会职责是否清晰、合理

    C. 是否有部门及岗位职责,部门及岗位职责是否全面、清晰、合理

    D. 持有人是否明确各相关部门的药物警戒职责

5. 培训内容应与岗位需求相适应。药物警戒专职人员的培训内容,除基础知识和法规外,更注重( )等专业技能培训

    A. 医学知识、不良反应/不良事件概念、不良事件上报

    B. 药品有害信息上报渠道、医学知识、随访

    C. MedDRA 编码技能、医学知识、文献检索技巧

    D. 医学知识、药物警戒管理制度、决策机制

6. 持有人应当配备满足药物警戒活动所需的设备与资源,不包括 ( )

    A. 文献资源   B. 数据清洗设备

    C. 医学词典   D. 信息化工具或系统

二、多项选择题

7. 药品安全委员会的主要职责是负责 ( )

    A. 重大风险研判   B. 重大药品事件处置

    C. 风险控制决策   D. 其他与药物警戒有关的重大事项的决策

    E. 紧急药品事件处置

8. 药物警戒部门应当履行的主要职责有 ( )

    A. 疑似药品不良反应信息的收集、处置与报告

    B. 识别和评估药品风险,提出风险管理建议,组织或参与开展风险控制、风险沟通等活动

    C. 组织撰写药物警戒体系主文件、定期安全性更新报告、药物警戒计划等

D. 组织或参与开展药品上市后安全性研究

E. 组织或协助开展药物警戒相关的交流、教育和培训

9. GVP 规定，药物警戒负责人的任职条件应当是（　　）

A. 具备一定职务的管理人员，具备药物警戒管理工作的知识和技能

B. 具有医学、药学、流行病学或相关专业背景

C. 本科及以上学历或中级及以上专业技术职称

D. 3 年以上从事药物警戒相关工作经历

E. 熟悉我国药物警戒相关法律法规和技术指导原则

10. 药物警戒培训体系分出 6 个层级，包括（　　）

A. 形成认知（警戒体系）：了解药物警戒基础

B. 报告处理（发现数据）：处理发现/收到的药物安全性信息

C. 报告评价（评价信息）：从信息角度评价个例安全报告

D. 品种评价（评价信号）：从品种角度整体评价药品安全

E. 理解安全与风险管理：基于机制理解产品的风险

项目七 疑似药品不良反应信息监测与报告

PPT

学习目标

1. 掌握上市后个例药品不良反应收集、评价和报告。
2. 熟悉临床试验中个例药品不良事件收集和报告。
3. 了解上市后疫苗不良反应的监测与报告。
4. 学会个例药品不良反应报告的整理与录入。
5. 养成药物警戒合规意识。

岗位情景模拟 --

情景描述 药物警戒专员的工作职责主要有：收集、识别、评价和理解药物/药品不良事件相关的信息，并在药物警戒系统中，对个例安全性报告（ICSR）进行整理、录入？如果您从事药物警戒工作，请问如何完成该类工作任务？

讨论 1. 药物/药品不良事件相关的信息的收集有哪些合规要求？

2. 个例安全性报告（ICSR）应该如何合规整理、录入？

《药品管理法》规定，药品上市许可持有人应当开展药品上市后不良反应监测，主动收集、跟踪分析"疑似药品不良反应信息"。持有人应当尽可能多地收集疑似药品不良反应信息，包括任何无法排除药品和不良反应/不良事件因果关联性的，或者报告人员无法判定药品和不良反应/不良事件相关性的信息。

任务一 信息的收集

药品不良反应信息的收集是持有人开展药物警戒工作的基础，是企业开展药品不良反应工作的源头，决定着后续企业产品风险获益评估的质量和风险控制措施制定的科学性和合理性。

一、GVP 相关条款

第三十二条 持有人应当主动开展药品上市后监测，建立并不断完善信息收集途径，主动、全面、有效地收集药品使用过程中的疑似药品不良反应信息，包括来源于自发报告、上市后相关研究及其他有组织的数据收集项目、学术文献和相关网站等涉及的信息。

第三十三条 持有人可采用电话、传真、电子邮件等多种方式从医疗机构收集疑似药品不良反应信息。

第三十四条 持有人应当通过药品生产企业、药品经营企业收集疑似药品不良反应信息，保证药品生产、经营企业向其报告药品不良反应的途径畅通。

第三十五条　持有人应当通过药品说明书、包装标签、门户网站公布的联系电话或邮箱等途径收集患者和其他个人报告的疑似药品不良反应信息，保证收集途径畅通。

第三十六条　持有人应当定期对学术文献进行检索，制定合理的检索策略，根据品种安全性特征等确定检索频率，检索的时间范围应当具有连续性。

第三十七条　由持有人发起或资助的上市后相关研究或其他有组织的数据收集项目，持有人应当确保相关合作方知晓并履行药品不良反应报告责任。

第三十八条　对于境内外均上市的药品，持有人应当收集在境外发生的疑似药品不良反应信息。

第三十九条　对于创新药、改良型新药、省级及以上药品监督管理部门或药品不良反应监测机构要求关注的品种，持有人应当根据品种安全性特征加强药品上市后监测，在上市早期通过在药品说明书、包装、标签中进行标识等药物警戒活动，强化医疗机构、药品生产企业、药品经营企业和患者对疑似药品不良反应信息的报告意识。

二、GVP 合规检查要求

表 7 - 1　信息收集检查要点

编号	项目	检查项目（缺陷风险建议等级）	检查依据
PV15	信息收集途径	1. 持有人是否建立了自主的疑似药品不良反应信息收集途径（＊＊） 2. 信息收集途径和方法是否全面、畅通、有效；收集途径是否包括：医疗机构、药品生产企业、药品经营企业、学术文献、上市后研究、数据收集项目、相关网站等（＊） 3. 对于境内外均上市的药品，是否建立了境外信息收集途径（＊）	GVP 第 32 ~ 38、106 条，疫苗管理法第 54 条
PV18	加强药品上市后监测	1. 对于创新药、改良型新药及监管机构或不良反应监测机构要求关注的品种，持有人是否结合品种安全性特征进行了加强监测？ 2. 监测方法是否适当？ 3. 对监测结果是否进行了分析、利用？	GVP 第 39 条

三、检查方法与内容

了解持有人信息自主收集的途径和方法（包括电话、传真、电子邮件等方式），可验证相关报告途径和方法的有效性。

查看药物警戒体系主文件中有关疑似不良反应信息来源的描述。

了解持有人近五年获批的创新药、改良型新药，以及监督管理部门或不良反应监测机构要求关注的品种情况。

查阅加强监测的相关资料，如方案、记录、报告等。

四、信息收集合规要求

疑似药品不良反应信息，包含正常用法用量下的与用药目的无关的不良反应，以及可能因药品质量问题引起的或可能与超适应证用药、超剂量用药、禁忌证用药、妊娠及哺乳期暴露、药物无效、药物相互作用等和用药有关的有害反应等相关信息。

（一）信息的合规收集

GVP 第三十二条规定，持有人应当主动开展药品上市后监测，建立并不断完善信息收集途径，主动、全面、有效地收集药品使用过程中的疑似药品不良反应信息，包括来源于自发报告、上市后相关研究及其他有组织的数据收集项目、学术文献和相关网站等涉及的信息。

1. 主动监测的重要性　MAH 应主动开展监测，主动收集疑似不良反应信息。主动监测是 MAH 承担主体责任的体现。药品审批上市前，临床试验观察的样本量有限、观察时长有限、有严格的入组标准、未纳入特殊人群，诸多原因导致对药品的认识存在局限。因此，需要上市后主动开展药品安全性监测、收集相关信息、不断加深对药品安全性特征的认识，实施药物警戒，保证用药安全。

2. 信息收集的要求

（1）主动　MAH 对于安全性信息的收集应具有主动性，主动建立信息收集渠道，并开展疑似不良反应信息的收集。

（2）全面　MAH 通过尽可能多的途径、来源和形式收集安全性信息。安全性信息不仅仅是不良事件，还包括妊娠、哺乳期暴露、父源暴露、用药过量、超说明书用药、药物无效、药物相互作用等和用药有关的情况，均属于药物警戒关注的范畴。这些信息经过评价可能成为疑似不良反应。

（3）有效　MAH 建立的信息收集途径应有效，应确保途径通畅，从而收集到有效信息，并确保信息满足最低上报要求，可用于数据分析。

3. 信息收集途径

（1）自发报告　自发报告是医疗保健专业人士或消费者主动发起与公司、监管机构的沟通，报告患者接受一种或多种药物后发生的疑似不良反应。此类信息并非来自研究或任何有组织的数据收集计划。

（2）上市后相关研究　MAH 有必要开展上市后研究，其中包括企业自主开展和按监管机构要求开展。上市后药品在真实世界的使用更复杂多样，也可能有不合理用药情况，MAH 通过研究可以收集更多、更广泛的安全性信息，促进临床合理安全用药。

（3）其他有组织的数据收集项目　美国 FDA 的迷你哨点项目，在多方合作（FDA、学术界、数据持有者和制药企业）共同努力下，实现了多机构多数据来源、覆盖大量人群的数据采集。通过建立并使用通用数据模型（Common Data Model，CDM）开展主动监测，开展一系列的药物安全性研究。我国同样可以在保证合规性的前提下，基于医院信息系统（Hospital Information System，HIS）或院内的临床数据系统（clinical data repository，CDR），开展医疗卫生数据二次利用、加强主动监测，提升药品安全性监测与评价工作质量。

（4）学术文献　MAH 可通过对文献的检索，对已发表的包含本持有人药品的文献进行安全性信息的获取、识别与处理。根据药品销售实际情况，如上市国家或地区、上市日期等信息，制定恰当的文献检索策略，始终获得最新文献中关于药物安全的信息。

（5）相关网站　MAH 如有自己的门户网站或合作网站，有可能通过该网站收集到安全性信息。比如其中有类似评论区的功能（可自由输入信息），需作为重点关注，患者/消费者可能借助这个功能报告不良事件。

MAH 需有规划、主动、多途径、多方法收集安全性信息，如仅被动等待数据，可能一无所获。

（二）源自医疗机构的信息收集

GVP 第三十三条规定，持有人可采用电话、传真、电子邮件等多种方式从医疗机构收集疑似药品不良反应信息。

《国家药品不良反应监测报告》（2022）的统计数据显示，来自医疗机构的药品不良反应报告占比仍最高。根据《国家药品监督管理局关于药品上市许可持有人直接报告不良反应事宜的公告》要求，MAH 应当建立面向医生、药师和患者的有效信息收集途径。为保证从医疗机构收集信息的途径畅通，首先需要 MAH 与医疗机构达成合作意向，可通过签订相关的协议来建立与医生、药师、护士等的联系。找到合适的人，用合适的方式，获得药品的使用反馈。

医生是医疗机构中接触患者最多的人群，通过问诊、查房、处方、解答等过程与患者沟通交流，从而可能在第一时间获知患者用药后的情况。临床试验研究者，对于上市前的产品开展临床试验期间，基于合同的约束，研究者作为安全性信息（主要是 SAE）报告的主要责任人，需要根据申办者的要求（一般为 24 小时）上报至申办者的药物警戒部门。临床医生，对于上市后产品，尤其是新药上市，药品的临床使用尚未积累足够经验，可能会产生较多的疑问，因而产生不良事件咨询/报告。持有人需始终以患者安全为中心，与医生保持紧密沟通，及时发现、收集和传递药品的安全性信息。药师是医院内药物安全最主要的负责人，在药品安全性信息收集过程中承担着重要职责，包括发现药品质量问题、包装问题、疑似不良反应。药师作为药品管理方面的专家，也是链接患者和药企的关键纽带。护士作为药品使用医嘱的执行方之一，在打针、输液等与患者接触过程中，可能观察到使用药品期间发生的任何不适。护士可能是第一时间获知信息的人。护士也是安全性信息收集的重要报告者。

药物警戒信息化工具的创造和开发，如 SAE 管家、eSafety APP、微信小程序等，让医疗机构人员免于纸质报告填写，直接在线填报，一键传输至申办者/持有人，或者一个电话或者医药代表及时到医院去，联系临床科室、药学老师，收集安全性信息。

目前持有人与医疗机构在药品不良反应信息沟通中还存在着沟通意愿欠缺、沟通渠道不畅、沟通信息内容有限以及沟通效果不佳等问题。医疗机构不愿意将不良反应直接报告给持有人的原因有很多，如患者信息泄露而引起医疗纠纷的担忧，MAH 对药物警戒工作不重视等。因此，MAH 医学专员、药物警戒人员需要及时回应报告者，对医疗机构人员上报的安全性信息做出积极响应，及时找到合适的人员来解答问题，有回应，信息闭环，形成良性循环。

随着药物警戒意识不断增强，医疗机构与持有人之间关于药物警戒的合作将促成药物警戒生态的形成。持有人可以结合自身产品风险特点，与医疗机构开展风险沟通活动，与医疗机构医务人员进行产品安全性信息沟通与收集。具体可通过以下几种沟通方式：①通过风险沟通收集药品不良反应。例如持有人及时关注自身产品国内外相关研究信息和重点文献报道，并及时向医疗机构反馈，在反馈与沟通过程中获取药品不良反应信息。②与医疗机构签订药品购销合同收集药品不良反应。持有人或其经销商与医疗机构签订药品购销合同时，可在合同中明确医疗机构需向持有人反馈药品不良反应信息，并约定反馈途径与频次等要求。③组织学术交流会收集 ADR 信息。持有人可按照相关管理规定组织学术交流会，收集药品不良反应信息。

（三）源自生产经营企业的信息收集

GVP 第三十四条规定，持有人应当通过药品生产企业、药品经营企业收集疑似药品不良反应信息，保证药品生产、经营企业向其报告药品不良反应的途径畅通。

《药品管理法》（2019 年修订）实施后，药品上市许可持有人可以自己生产，也可以委托他人生产药品。但是，MAH 须承担安全性信息的收集与报告责任。为了能够落实这一主体责任，MAH 需要与药品生产企业及药品经营企业开展合作，得到合作方的协助，收集疑似 ADR 信息。

药品生产企业受委托生产产品，应当执行 GMP，保证药品的原料药质量、制剂工艺、生产全程合规，确保药品质量，MAH 才能对药物安全有基本的放心。由于药品包装标签中有受托生产商的联系信息，患者、消费者有一定概率会联系药品生产企业反馈产品的情况。生产企业获悉任何药品安全性信息后，均须告知 MAH。生产企业的质量部，可能从产品的质量投诉中获悉并发现药品的安全性信息；客服部可能在为患者、消费者的服务过程中获知并发现安全性信息。这就需要持有人与药品生产企业签订书面合同，明确生产企业向持有人报告的时限和内容要求。为保证药品安全性信息反馈通畅，持有人可以建立专线反馈渠道，以确保疑似药品不良反应信息能够自由流动、信息同步。

药品经营企业包括代理商、批发企业及零售药店等。药品零售企业是药品的销售终端。一般而言，经营企业在接触医生、药师、患者、消费者过程当中最可能获悉药品安全性信息。MAH 与药品经营企业建立密切的协作关系，让他们及时反馈产品的安全性信息。MAH 要顺利从生产企业及经营企业收集产品安全性信息，需要做到以下几点。

1. 合同约定，定期培训　MAH 首先需要与药品生产企业、药品经营企业签订书面的流程、协议、合同，确保双方信息的同步、一致。在商业合同或者单独签署的文件中，明确生产企业、经营企业向 MAH 报告的时限、内容要求。其次，MAH 至少每年一次为药品生产企业、药品经营企业（及其成员）进行"安全性信息上报"的知晓度培训。通过培训，让生产企业、经营企业人员具备上报意识，并在培训中提供全面的报告途径，实现有效、全面、高效地报告。为鼓励药品生产企业、药品经营企业团队人员积极、及时报告安全性信息，MAH 可适时设置并发起一些活动，进行适当激励，提升合作方药物警戒人员报告的积极性。

2. 专线传输，定期核对　对于有合作关系的药品生产企业、经营企业，MAH 应建立专线渠道，确保信息沟通持续通畅，安全性信息能够自由流动。药品生产企业、药品经营企业也可要求 MAH 提供更多的报告方式，比如电话、传真甚至当面。为保证收集途径通畅，MAH 还需设置多种报告方式。为了确保和合作机构之间的信息传输是完整的，没有遗漏的，MAH 药物警戒专员每个月定期核对信息传递数量以及关键信息的质量。

（四）个人报告信息途径

GVP 第三十五条规定，持有人应当通过药品说明书、包装标签、门户网站公布的联系电话或邮箱等途径收集患者和其他个人报告的疑似药品不良反应信息，保证收集途径畅通。

作为持有人，MAH 需要保证提供给公众一个顺畅的信息反馈渠道。患者是药品的直接使用者，感受着第一手的药品使用信息。随着患者用药安全意识的增强，他们可能会第一时间联系药企，解决困惑。因此，法规要求持有人应建立相关机制，收集患者和其他个人报告的疑似不良反应信息。那么，如何保证收集途径畅通呢？

1. 设立报告途径　持有人应设置电话或邮箱用于信息的收集。电话作为信息收集渠道，可以设置固定电话、400 号码和 800 号码。专用邮箱，应是公司药物警戒部门的公共邮箱，而不是个人邮箱，且该邮箱需有专人进行查收、负责与维护。

2. 公布报告的途径　持有人应通过药品说明书、包装标签、公司门户网站公布联系电话或邮箱。一旦有联系方式的变化或已不再使用原电话号码或邮箱，应及时更新公布，确保说明书、标签和网站上的信息保持一致。

3. 保证途径畅通　对于热线电话的维护，确保电话的畅通，需注意以下事项：

（1）呼叫转移移动电话　如能将来电呼叫转移到手机上，可保证随时有人接听。

（2）设置语音留言　如无法做到 7×24 小时随时接听，可以设置留言信箱，鼓励来电者语音留言，在工作时间再进行留言检查、回拨。

（3）设置语音提示　如客户在非工作时间致电公司总机，可在固话的留言中加入提示语，说明企业的工作时间，建议在工作时间再次拨打。如"您要报告不良事件，请拨打手机号 138×　××××　××××"，以此确保报告途径的通畅。

（4）外包电话服务　比较可靠的方式是通过第三方公司管理热线电话，通过工作人员的排班来实现 7×24 小时全覆盖。

对于公共邮箱的维护，需确保有专人定期检查公共邮箱的内容，并进行归类、存档。需定期对邮箱进行可用性检测，确保邮箱的容量足够，可持续接收信息。

总之，MAH 需检查是否已建立电话、邮箱等报告途径；需检查以上信息是否和说明书、标签、网站上公布的信息一致；最后需设立规则，进行定期维护和检查。

（五）文献监测

文献，是安全性信息的重要来源，文献检索是药物警戒中必不可少的环节。GVP 第三十六条规定，持有人应当定期对学术文献进行检索，制定合理的检索策略，根据品种安全性特征等确定检索频率，检索的时间范围应当具有连续性。

学术文献是高质量的药品不良反应信息来源之一，医、药、护理专业人员会将自己的科学研究结果、医药护理实践心得以学术论文等文献的形式发表，一些药品不良反应信息就包含在这些文献中。因此，定期对文献数据库进行检索，收集相关药品不良反应个案信息，对于了解药品风险情况是十分必要的。持有人从上市许可申请起就要开始文献检索，并持续于整个上市许可的有效期内。持有人需要配备满足药物警戒活动所需的文献资源，定期对学术文献进行检索。持有人应当制定文献检索规程，对文献检索数据库的选择、检索时间范围、检索频率、文献类型等进行规定，形成有效的检索策略，确保文献检索的结果完整、有效，充分发现产品风险。文献检索的时间范围必须具有连续性，不能间断。需要注意的是，如果执行检索工作和不良反应信息处理工作由不同的人员来完成，则文献检索人员应与个例报告处理人员做好交接记录，以免遗漏信息，造成迟报、漏报等情况的发生。文献检索后还应当记录检索日期、人员、检索策略等，保存检索获得的原始文献；如果未检索到相关信息也要进行记录。历史上的"氯仿致死"案引起公众和专业人士对麻醉剂安全的关注，《柳叶刀》杂志因此请求英国及其殖民国的医生报告麻醉剂相关的死亡事件。1893 年《柳叶刀》期刊陆续报道了这些发现，药物警戒自发报告文献逐渐成为药品安全性信息的来源。

文献监测，是药物警戒人员的必修课。开展文献监测的步骤如下：

1. 制定合理的检索策略

（1）检索策略　应满足法规要求，检索及时，覆盖全面，根据实际情况平衡查全率与查准率，适应产品和疾病的特点。文献检索策略应包含但不限于以下内容：数据库名称、网址、产品名称、检索条件与流程，检索周期、检索频率、策略制定者与审核者，版本及生效时间等。

持有人在针对所持产品的安全性进行文献检索时，可制定以下检索策略。中国知网文献数据库，可检索"TKA =（产品名称 + 主要成分 1 + 主要成分 2）"AND"TKA =（禁忌 + 注意事项 + 不良反应 + 安全性 + 毒性 + 中毒 + 副作用 + 副反应 + 过敏 + 死亡）"；万方文献数据库，可检索"主题：（"产品名称"OR"主要成分 1"OR"主要成分 2"）AND 主题：（"禁忌"OR"注意事项"OR"不良反应"OR"安全性"OR"毒性"OR"中毒"OR"副作用"OR"副反应"OR"过敏"OR"死亡"）；国外 PubMed/Medline/Embase 数据库，可检索"主要成分 + Adverse"。

（2）检索频率　对于首次上市或首次进口五年内的新药，文献检索至少每两周进行一次，其他药品原则上每月进行一次，也可根据品种风险情况确定。检索的时间范围要有连续性，不能间断。

（3）策略评估　应每年评估一次检索策略是否需要更新，并记录评估结果。如需更新，应对检索策略进行更新并保留更新记录。

2. 制定鉴别及处理流程

（1）文献识别　需要依次判断是否为本公司产品、是否包含不良事件、作者是否认为不良事件与公司产品有关、是否为有效报告（四要素）等。

（2）报告处理 对于从文献中识别出不良事件或其他安全性信息，按照个例不良事件处理流程，创建相应的个例报告。文献检索当天即应判断该文献是否涉及不良事件及其他安全性信息，当天即公司首次获知日（DAY0）。

3. 确定文献病例的随访流程 需要与文献作者（一般为通讯作者，或者第一作者）确认产品是否为本公司产品，或为获得更多的事件信息而随访文献作者。有以下情形之一的，可终止随访：从报告者处获得的信息已足够；报告者明确没有进一步信息或拒绝随访；两次随访之后没有新的信息，并且继续随访也无法获得更多信息；不同日期三次以上均联系不上报告者；邮件、信函被退回且没有其他可用的联系方式。

4. 确定文献检索记录存档范围 文献检索应记录检索日期、人员、检索策略等，保存检索获得的原始文献；如果未检索到相关信息也应记录。所有原始资料、电话录音（电话随访）、往来邮件均需保存，以备核查。有关随访的邮件、快递单、随访信、电子存档，均应做好相应存档。

表 7-2 文献检索记录登记表

检索日期					检索人员			
检索策略								
检索时间范围			检索文章数量				下载文章数量	
序号	文章名称	作者	杂志/期刊名称	年，卷（期）	文献类型	检索来源	是否下载	备注

5. 利用信息化平台提高文献检索效率 基于文献监测的流程，文献数据库提供商通过深度学习算法，精确标引每篇文章的主题特征，通过智能主题检索，以保证检索结果的检全率、检准率和及时性。通过设置"一键检索""中英文跨语言检索""智能标引技术＋人工团队标引""综合计算精确和模糊的匹配方式"及"检索结果按时间排序"等，按不同企业品种设定检索策略，主动推送药品不良反应相关文献，提高文献监测效率。同时，文献数据库提供商对于检索结果提供认证复核，并给出评价，提高检索结果的准确性，认证结果可作为该项工作完成质量的佐证。

开展文献监测是药物警戒活动之一，需制定文献监测系列 SOP。当产品种类多，文献识别量大时，可以考虑借助文献监测平台提高效率。

（六）来自研究/项目的报告

由持有人发起或资助的上市后相关研究或其他有组织的数据收集项目，持有人应当确保相关合作方知晓并履行药品不良反应报告责任。国家药监局发布的《关于药品上市许可持有人直接报告不良反应事宜的公告》及《关于发布个例药品不良反应收集和报告指导原则的通告》中，也有针对持有人的收集职责，需落实到相关合作方，帮助持有人推进不良反应的收集广度。

1. 上市后研究或项目 持有人发起或资助的上市后相关研究或其他有组织的数据收集项目，可收集关于产品安全性、有效性或最佳使用的信息。根据 ICH - E2D 及欧盟 GVP 中的定义，上市后研究或其他有组织收集项目包括：上市后 IV 期研究、安全性研究、重点监测、患者支持项目、患者援助项目、市场调研、市场推广项目、上市后指定的患者使用计划、其他患者支持和疾病管理计划等。

对于附条件批准的药品，持有人应当采取相应风险管理措施，并在规定期限内按照要求完成相关研究；逾期未按照要求完成研究或者不能证明其获益大于风险的，药监机构可能会依法处理，直至注销药品注册证书。

2. 相关合作方   上市后研究，一般由医学部发起，首先考虑和医疗机构合作，医生、药师、护士则可能为相关合作方，需要知晓并履行报告责任。药物警戒人员需要审核上市后研究方案中的安全性部分，以确保安全性信息报告的责任得到充分体现。其他有组织的数据收集项目，一般由市场部发起，合作方可能是广告公司、基金会等第三方，药物警戒人员需要告知市场部相关要求，并参与合同审阅，以确保相关合作方对安全性报告的职责理解并按要求执行。

持有人需确保相关方履行责任。可签订书面的流程、合同，确保双方信息的同步、一致；或者单独签署文件，明确相关合作方的报告时限、内容要求；如有必要，对漏报、少报给予相关的惩处措施。MAH 还需为相关合作方提供安全性信息收集和上报流程培训，让相关人员知晓并履行上报责任。合作过程中还需要关注上市后研究或其他数据收集项目中的数据质量，必要时进行随访，获得详细信息，以递交监管机构。

（七）境外信息的收集

GVP 第三十八条规定，对于境内外均上市的药品，持有人应当收集在境外发生的疑似药品不良反应信息。

1. 境外发生的疑似药品不良反应信息的理解   境外发生，指出口至境外（含港澳台地区）的药品以及进口药品在境外发生的不良反应，无论患者的人种，均需要进行收集。如果患者在境内购买，在境外旅游时发生了不良反应，也属于境外发生。疑似药品不良反应信息，指不确定为不良反应的安全性信息。安全性信息不仅仅是不良事件，还包括妊娠、哺乳期暴露、父源暴露、用药过量、超说明书用药、药物无效、药物相互作用等和用药有关的情况，均属于药物警戒关注的范畴；这些信息经过评价可能成为疑似不良反应。

境内外均上市药品，持有人应当收集境内外同一活性物质药品的所有疑似药品不良反应信息。若为同一活性物质，但境内外产品类型不同（分别为药品、器械），提前与监管部门沟通确认，最好应收尽收。根据《个例药品不良反应收集和报告指导原则》中"由企业发起的上市后研究（包括在境外开展的研究）或有组织的数据收集项目中发现的个例不良反应均应按要求报告"，因而只要药品在境内已上市，无论在境外是否上市，持有人均应收集境外发生的疑似药品不良反应信息。

境外报告 Day 0 怎么计算？应从境外持有人/申办者获知不良反应信息开始启动报告计时。持有人需承担主体责任，无论产品进口或出口，应把控全局。应当建立覆盖全球范围的药物警戒体系，收集所有国家和地区发生的安全性信息。

（八）药品上市后的监测

对于创新药、改良型新药、省级及以上药品监督管理部门或药品不良反应监测机构要求关注的品种，持有人应当根据品种安全性特征加强药品上市后监测，在上市早期通过在药品说明书、包装、标签中进行标识等药物警戒活动，强化医疗机构、药品生产企业、药品经营企业和患者对疑似药品不良反应信息的报告意识。

临床试验由于病例少，试验过程短，对试验对象的要求和用药条件控制严格，以及试验目的单纯等因素，对不良反应发生率低及在特殊人群中才能发生的不良反应不易被发现。因此，加强药品上市后的监测，有利于及时发现各种类型的不良反应，特别是严重的和罕见的不良反应及其发生频率。

1. 加强上市后监测范围　创新药、改良型新药，因药品安全性信息积累较少，风险未明确，因此除了通过常规的途径收集安全性信息，持有人还应根据品种安全性特征加强主动监测，以观察上市后药品在广泛人群使用情况下的不良反应。

监管机构要求关注的品种，因监管层面的考虑，除了 GMP 检查时被重点关注，在 GVP 符合性检查中也可能是着重检查的对象，如是否开展额外的上市后监测活动及相应的活动记录，均可能被关注。

2. 加强上市后监测的方式　加强上市后监测指的是除了建立常规的安全信息收集途径，持有人还应主动开展有一定规模的上市后安全性研究，收集真实世界中的安全性信息，方式如下：

（1）**药品重点监测**　指为进一步了解药品的临床使用和不良反应发生情况，研究不良反应的发生特征、严重程度、发生率等开展的药品安全性监测活动。根据信息收集形式的不同，可采用住院患者集中监测、登记－回访和问卷调查等方法。

（2）**处方监测**　向开处方的医生或患者发送随访调查问卷，以获得预后信息。在调查问卷中，可以收集人口统计学特征、治疗的适应证、治疗的持续时间（包括开始时间）、记录临床事件，以及中止治疗等信息，处方监测适用于产品上市早期的安全性收集，可以从大量医生和（或）患者处收集不良事件的更详细信息。

（3）**注册登记研究**　指有组织地在特定疾病、病情或暴露的群体中，使用观察性方法收集特定结局的数据的方法。患者登记可用于研究特定群体的药品暴露情况，比如孕妇。可以长期随访患者，并使用标准化的问卷收集不良事件。

3. 提供有效途径，强化报告意识　鉴于目前国内的药物警戒生态，无论是医疗专业人士，还是患者/消费者，对于不良反应的报告意识尚未完全建立，或不知道不良反应可以报告，或对已发生的不良反应不够重视，或无法找到相关的报告途径。

因此，持有人可能需要采取以下行动，来强化潜在报告者的报告意识，也是持有人加强药品上市后监测的体现。采取以下措施：

在药品说明书、包装、标签、门户网站等地方标识联系电话或邮箱等联系方式，给予医疗机构、药品生产企业、药品经营企业和患者等潜在的报告人员提醒，并且确保途径通畅；加强与医疗机构、药品经营企业和药品生产企业的沟通，对于药品经营企业和药品生产企业，亦可采取合同约束的方法；引导医疗专业人士在就诊过程中，与患者沟通用药情况，以收集安全性信息。

持有人应根据持有品种的安全性特征，在产品注册审批前考虑是否需要开展主动监测，以何种方式开展主动监测。

GVP实务示例

上市药品安全信息收集操作规程

颁发部门：药物警戒部	题目：上市药品安全信息收集操作规程		
文件编码：PV－CB－001－0	替代：	起草： 日期：	修订： 日期：
审阅： 日期：	审核： 日期：	批准： 日期：	生效日期：
份数：	分发部门：		

一、目的：规范上市药品安全信息收集。

二、责任：药物警戒总负责人、ADR专员，以及各部门协助管理。

三、范围：适用于本公司关于上市药品安全信息的收集。

四、内容

（一）药品不良反应的收集

1. 药品经营企业　药品经营企业应直接向持有人报告不良反应信息，持有人应建立报告信息的畅通渠道。

持有人通过药品经销商收集不良反应信息，双方应在委托协议中约定经销商的职责，明确信息收集和传递的要求。持有人应定期评估经销商履行信息收集责任的能力，采取必要措施确保所收集信息的数量和质量。

持有人或其经销商应确保药品零售企业知晓向其报告不良反应的有效方式，制定信息收集计划，并对驻店药师或其他人员进行培训，使其了解信息收集的目标、方式、方法、内容保存和记录要求等，以提高不良反应信息的准确性、完整性和可追溯性。

2. 电话和投诉　药品说明书、标签、持有人门户网站公布的联系电话是患者报告不良反应、进行投诉或咨询的重要途径。持有人应指定专人负责接听电话，收集并记录患者和其他个人（如医生、药师、律师）报告的不良反应信息。持有人应确保电话畅通，工作时间应有人接听，非工作时间应设置语音留言。电话号码如有变更应及时在说明书、标签以及门户网站上更新。持有人应以有效方式将不良反应报告方式告知消费者。

持有人应报告通过法律诉讼渠道获悉的不良反应，无论该报告是否已由其他报告人向监管部门提交。

3. 学术文献　学术文献是高质量的药品不良反应信息来源之一，持有人应定期对文献进行检索，并报告文献中涉及的个例不良反应。持有人应制定文献检索规程，对文献检索的频率、时间范围、文献来源、文献类型、检索策略等进行规定。

对于首次上市或首次进口五年内的新药，文献检索至少每两周进行一次，其他药品原则上每月进行一次，也可根据品种风险情况确定。检索的时间范围要有连续性，不能间断。持有人应对广泛使用的文献数据库进行检索，如中国知网（CNKI）、维普网（VIP）、万方数据库等国内文献数据库和Pubhled、Embase、Ovid等国外文献数据库。国内外文献均要求至少要同时检索两个数据库。

有关不良反应的文献类型主要包括：个案报道、病例系列、不良反应综述等，此外临床有效性和安全性研究、荟萃分析等也可能涉及到药品的不良反应。文献来源的个例不良反应主要通过检索不良反应个案报道（对单个患者的不良反应进行描述和讨论，如"××药致肝衰竭一例"）和不良反应病例系列（对多个患者同一性质的不良反应进行描述及讨论，如"××药致过敏性休克四例"）获得。对于其他类型文献报道（如以观察疗效为主要目的临床观察性研究）中的不良反应，一般不作为个例报告。

持有人应制定合理的检索策略，确保检索结果全面，减少漏检。例如，关键词可使用药品的国际非专利名称（INN）/活性成分进行检索，或使用药品监督管理部门批准的药品通用名称、商品名称和别名组合进行检索。

4. 互联网及相关途径　持有人应定期浏览其发起或管理的网站，收集可能的不良反应病例。原则不要求持有人搜索外部网站，但如果持有人获知外部网站中的不良反应，应当评估是否要报告。

持有人应利用公司门户网站收集不良反应信息，如在网站建立药品不良反应报告的专门路径，提供报告方式、报告表和报告内容指导，公布完整、最新的产品说明书。

由持有人发起或管理的平面媒体、数字媒体、社交媒体/平台也是个例药品不良反应的来源之一，例如利用企业微信公众号、微博、论坛等形式收集。

5. 上市后研究和项目　由企业发起的上市后研究（包括在境外开展的研究）或有组织的数据收集项目中发现的个例不良反应均应按要求报告，如临床试验、非干预性流行病学研究、药品重点监测、患者支持项目、市场调研或其他市场推广项目等。

上市后研究或项目中发现的不良反应，原则上应由持有人向监管部门报告，但持有人不得以任何理由和手段干涉研究或项目合作单位的报告行为。

6. 监管部门来源　境内监管部门向持有人反馈的药品不良反应报告，主要用于持有人对产品进行安全性分析和评价。持有人应对反馈的报告进行处理，如术语规整、严重性和预期性评价、关联性评价等，并按照个例药品不良反应的报告范围和时限要求报告。

（二）安全性信息的涵盖范围

1. 公司的报告收集要求

（1）不良反应/事件　在使用我公司产品过程中，凡是出现任何与用药时间相关的不利的和与用药目的无关的身体变化（例如体征、症状或不正常的实验检查所见），而不考虑是否与用药有因果关系（被认为与该产品可能无关的事件也收集，无论该产品被用于何种疾病病症）。

（2）新的药品不良反应/事件

1）药品说明书中未载明的不良事件。

2）说明书中已有描述，但不良事件发生的性质、程度、后果或者频率与说明书描述不一致或者更严重的，按照新的药品不良事件处理（已经在该产品说明书/已授权的产品信息上列出的事件也收集，即该产品的预期的副作用）。

（3）严重不良反应/事件

1）致死；

2）危及生命；

3）致癌、致畸、致出生缺陷；

4）导致显著的或者永久的人体伤残或者器官功能的损伤；

5）导致住院或者住院时间延长；

6）导致其他重要医学事件，如不进行治疗可能出现上述所列情况的。

2. 其他应收集的安全性信息　我公司还要求收集其他类型的安全性信息。这类信息在性质上可能是或并非是不利的，但它仍然构成了产品安全特性的一部分，被用于趋势预测和监测目的。这些与我公司产品有关的情况应该被收集，无论是否与不良事件有关。

（1）药物过量/药物不足　患者（意外或有意）服用了的某种剂量的药物，超过/低于了说明书/已授权的产品信息中规定的最大/最低推荐剂量。

（2）药物相互作用　包括与另一种药物、器械、疾病、食物或酒精的相互作用。

（3）药物暴露　意外暴露于我公司产品（可能是或不是由于某人职业的原因）。

（4）在孕期/哺乳期使用。

（5）父源暴露　由于父亲服用我公司产品而通过精液导致的子宫内胚胎或胎儿药物暴露。

（6）给药错误　非故意地不正确地应用我公司产品。可能是已经发生的实际的错误、被制止的错误（几乎发生）或可能发生的错误（潜在的）。

＊无论是否服用，给药错误都应被收集；

＊无论是否导致了不良事件，给药错误都应被收集。

（7）产品混淆　一种给药错误，包含我公司产品之间的混淆或我公司产品与另一个生产厂家的产品之间的混淆。（可能包含相似的包装、剂型外观、产品名称发音，或者不清楚的商标或使用说明）。

（8）超出说明书/已授权的产品信息的药物使用　可能是有意的（例如适应证外应用、误用、或滥用），无意的（例如用药错误），或意图未知。

（9）缺乏疗效　我公司的药物无效（不起作用）或没有达到预期的效果。

（10）非预期的治疗获益/效果　某种产品的超出给定用途之外的有益效果。

（11）经可疑污染的药品传播疾病　某种传染源（任何微生物、病毒或传染性颗粒）的传播很可疑，临床体征或症状、或实验检查中提示，该病人是使用某一药品后而感染。

（三）药品安全信息记录

所有收集的药品安全信息记录在《药品安全性信息收集表》，经整理汇总后，记录于《药品安全性信息汇总表》。

任务二　上市药品临床安全性文献评价指导原则

为进一步落实药品上市许可持有人药品安全主体责任，提升持有人履职能力，规范持有人开展临床安全性文献的系统评价，国家药品监督管理局 2019 年组织制定了《上市药品临床安全性文献评价指导原则（试行）》。

一、概述

上市药品临床安全性文献评价，是指尽可能全面系统地收集一定时间范围内、特定上市药品的临床安全性研究相关文献，在对文献资料进行系统筛选、资料提取、质量评价和归纳整理的基础上，进行定性或定量综合分析评价，并形成评价报告的过程。

国家药品监督管理局《关于药品上市许可持有人直接报告不良反应事宜的公告》（2018 年第 66 号）第四款规定，持有人应当定期对药品不良反应监测数据、临床研究、文献等资料进行评价。上市药品临床安全性文献评价，是药品上市后临床研究的主要方法之一，包括文献评价的一般流程、方法学要点以及评价报告撰写规范。

《上市药品临床安全性文献评价指导原则》借鉴循证医学证据分类、分级、严格评价和持续更新的理念与方法，参考卫生技术评估的指标与形式，运用 Cochrane 系统评价规范化操作流程和全程质量控制的方法，旨在为药品上市许可持有人开展上市药品（包括中药、化学药和生物制品）的临床安全性文献评价和撰写文献评价报告提供指导。

二、方法学要点

（一）一般流程

文献评价一般流程见图 7-1。

1. 确定评价目的　根据管理部门的要求或者持有人的自身需求明确研究目的。可采用循证医学 PICOS 格式明确研究问题，从而准确定位评价目的，使后续工作更有针对性、提高研究效率。PICOS 为研究对象（Patient/Population）、干预措施（Intervention）、对照措施（Comparison/Control）、结局指标

（Outcome）和研究设计（Study design）英文首字母的组合。

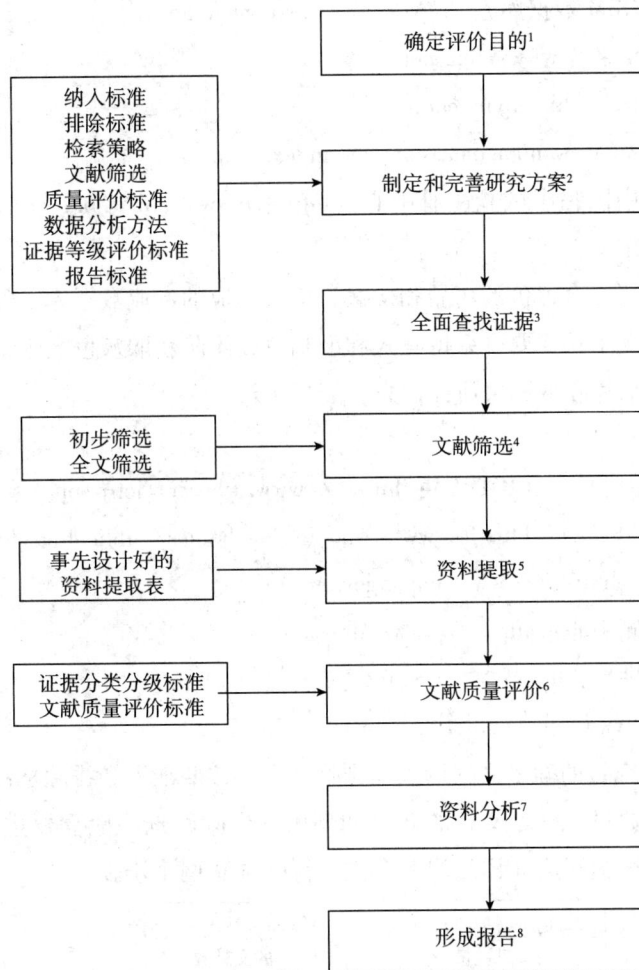

图 7-1　文献评价一般流程

2. 制定研究方案　研究方案包括文献纳入标准、文献排除标准、检索策略、文献筛选、原始研究质量评价方案、信息提取方案、统计分析计划、证据等级评价方案以及不良事件术语标准化方案。检索策略包括检索的数据库、检索范围（如主题等）、检索词、检索式（即检索词组合方式）和时间范围等，应当根据不同的研究目的制定。

3. 全面查找证据　根据所确定的检索策略，通过各种有效途径（如电子检索/手工检索）全面查找证据。数据资料包括常用数据库、专业数据库、政府网站、会议摘要、学术论文集以及其他未公开发表的文献等。鼓励不限制语种，全面检索中外文数据库。如果在查找证据时限制了发表文献的语种、时限、设计类型等条件，应当在报告中注明。查找时应当注意收集未公开发表的文献，即"灰色文献"，如会议论文、未发表的学位论文、产业报告、咨询报告等。灰色文献中可能包含阴性研究结果，这些结果在通常情况下公开发表的机会较小，若文献评价中只纳入已公开发表的文献会引入发表偏倚。常用数据库和相关网站有：

（1）常用数据库

Cochrane 数据库：http：//www. cochranelibrary. com/，http：//www. cochranelibrary. com/about/central–landing–page. html

Pubmed 数据库：https：//www. ncbi. nlm. nih. gov/pmc/

Embase 数据库：https：//www. elsevier. com/solutions/embase – biomedical – research

SinoMed 数据库（含 CBM 数据库）：http：//www. sinomed. ac. cn/

CNKI 全文数据库：http：//www. cnki. net/

维普全文数据库：http：//lib. cqvip. com/

万方数据库：http：//new. wanfangdata. com. cn/index. html

临床试验数据库：如中国临床试验注册中心（http：//www. chictr. org/cn/），美国临床试验注册平台（https：//clinicaltrials. gov/）等。

除以上数据库外，需要结合评价的药品和疾病，检索相应的专业数据库，如中医药需要检索相应的专业文献数据库。必要情况下还需要联系持有人和已知研究团队获取灰色文献，检索已经发表文献的参考文献，通过临床研究注册库获取相关研究信息。

（2）其他相关网址

WHO 国际临床试验注册平台（ICTRP）：http：//www. who. int/ictrp/en/

WHO 基本药物目录（EML）：http：//www. who. int/medicines/publications/essentialmedicines/en/

国家药品监督管理局：http：//www. nmpa. gov. cn/

国家药品不良反应监测中心：http：//www. cdr – adr. org. cn/

美国食品药品监督管理局：https：//www. fda. gov/default. htm

欧洲药品局：http：//www. ema. europa. eu/ema/

4. 文献筛选　根据研究目的确定文献纳入和排除标准，按照纳入和排除标准进行文献筛选（图 7 – 2），应当说明纳入文献的数量、排除文献的数量和理由。文献筛选一般需要进行初步筛选（利用题目和摘要进行初步筛选）和全文筛选（详细阅读全文进行筛选）两个步骤。

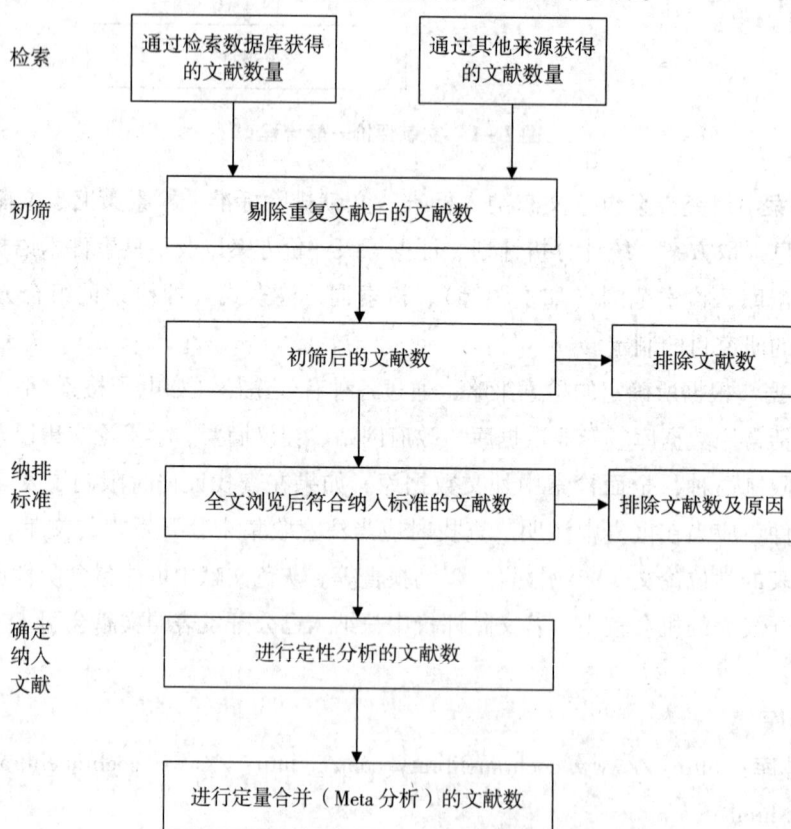

图 7 – 2　文献筛选流程图（参考 PRISMA）

5. 资料提取　根据研究目的、所关注的问题、拟分析的内容等设计资料提取表，表格内容应当详略得当。资料提取表设计时应当参考循证医学 PICOS 原则、质量评价方法的相关要求，纳入文献资料提取表（表7-3，表7-4，表7-5，表7-6）。提取资料主要包括文献一般情况（编号、题目、作者、来源、出版时间等）、研究的 PICOS 信息、文献质量信息（研究的设计类型和存在的偏倚，如数据收集是否合理，分析的方法是否恰当等）、主要结果资料以及其他信息（如有无持有人资助）等。资料提取表设计完成后应当进行预提取，并根据预提取结果进行适当调整和完善。

表7-3　RCT研究文献特征摘录表

纳入研究	研究地区	人群	例数 I/C	年龄 I	年龄 C	性别（M/F） I	性别（M/F） C	病程（年） I	病程（年） C	疾病类型	疾病分期	干预措施	对照措施	疗程	结局指标	资助类型
研究1																
研究2																
……																
研究n																

注：1. I：试验组；C：对照组；M：男性；F：女性。
　　2. 每一个文献评价的纳入文献特征表都可以在共性条目基础上增加个性化条目，下同。
　　3. 资助类型指资助来源，比如国家或者省级科技计划、自然基金等公共经费以及持有人资助等。

表7-4　临床试验/队列研究不良反应/事件发生情况信息摘录表

编号	作者+年份	研究地区	人群	事件数/样本量（n/N）研究组	事件数/样本量（n/N）对照组	年龄	研究组剂量	对照组剂量	合并用药	观察时间	病程
研究1											
研究2											
……											
研究n											

表7-5　病例系列/横断面研究不良反应/事件发生情况信息摘录表

编号	作者+年份	研究地区	人群	样本量	年龄	剂量	合并用药	观察时间	不良事件发生数	不良事件预后
研究1										
研究2										
……										
研究n										

表7-6　不良反应/事件个案报道基本情况表

编号	作者+年份	研究地区	基础疾病	剂量	年龄	过敏史	既往史	自服药起到出现不良事件的时间	不良事件表现	处理	转归	作者推论
研究1												
研究2												
……												
研究n												

6. 文献质量评价　文献质量评价是文献研究不可缺少的重要环节，文献质量评价标准参见表7-7。如果原始文献质量不高，文献评价也难以产生高质量的综合分析结果。文献质量评价包括方法学质量评

价和报告质量评价，前者主要涉及偏倚风险评价即原始研究的真实性评价，后者主要涉及报告的完整性和透明性。关于这两个方面，多个组织已经制定了国际公认的、针对不同研究设计的评价量表与清单，研究者应当根据不同研究目的选择恰当工具。

随机分组的对照研究见表7-7。

表7-7　纳入文献质量评价表（以 RCT 质量评价举例）

研究	随机序列生成	分配方案隐藏	盲法（每个结局单独评价）	随访完整性（数据缺失）	选择性报告结局	基线可比性	试验提前终止
研究1							
研究2							
……							
研究n							

（1）随机序列生成　是否详细描述用于生成分配序列的方法，如参考随机数字表、使用计算机随机数字生成器、扔硬币、洗牌的卡片和信封、掷骰子、抽签等，以评估产生的分组是否具有可比性。

（2）分配方案隐藏　是否详细描述隐藏分配序列的方法，以决定干预的分配在纳入之前或纳入过程中是否可见。

（3）盲法　是否描述对参与者和实施者行盲法、避免其了解干预信息的所有措施，提供任何与所实施的盲法是否有效的相关信息。是否描述对结局信息采集者和评价者、统计分析者行盲法、避免其了解自己所接受的干预信息的所有措施，提供任何与所实施的盲法是否有效的相关信息。

（4）随访完整性　是否详细记录并报告各组病人失访/退出数据及具体原因。

（5）选择性报告结局　是否按照方案中的结局设置（包括测量方法、时点和统计方法）报告结果信息，并且报告了所有临床上认为应该有的重要结局；如果方案不可及，判断研究是否报告了所有应该有的重要结局。

（6）基线可比性　A 可比；B 不清楚；C 不可比。

（7）试验是否提前终止　是否提前终止及其提前终止标准和原因。

（8）观察的治疗期间是否恰当，或治疗周期是否合理。

非随机分组的对照试验方法学评价指标采用 MINORS 清单（Methodological Index for Non-Randomized Studies，MINORS）。

（1）研究目标。

（2）连续患者的入组。

（3）前瞻性的数据收集。

（4）合适的研究终点指标。

（5）终点指标的无偏倚评价。

（6）主要终点指标的随访时间。

（7）失访不超过5%。

在比较研究中增加：

（8）对照组是否是干预的金标准。

（9）是否平行组。

（10）基线是否相当。

（11）样本量计算是否合理。

（12）统计分析是否与研究设计相适应。

（来源：Slim K，Nini E，Forestier D，Kwiatkowski F，Panis Y，Chipponi J. Aust NZ J Surg. 2003；73：712 – 716）

队列研究与病例对照研究应采用 Newcastle – Ottawa Scale（NOS）文献质量评价量表（中文版）评价研究文献。

（1）病例对照研究

注意：选择与暴露类每项最多给一星（＊）；比较类每项最多给两星（＊＊）。

选择

1）病例定义是否准确　a）是，有单独的确认＊；b）是，例如记录链接或者基于自报告；c）未描述。

2）病例代表性　a）连续性的或者具有显著代表性的病例系列＊；b）有潜在的选择偏倚或者未描述。

3）对照的选择　a）社区对照＊；b）医院对照；c）未描述。

4）对照的定义　a）无疾病（终点）史＊；b）未描述。

比较

基于研究设计或者分析，病例与对照的可比性。a）对照目的：（选择最重要的因素）＊；b）对照目的是其他因素（该标准可能会修订成"指出具体对照的次重要因素"）＊。

暴露

1）暴露的确认　a）可靠的记录（如手术记录）＊；b）当病例与对照处于盲态时开展结构化的访谈＊；c）当病例与对照不处于盲态时开展访谈；d）仅有书面的自报告或者医疗记录；e）未描述。

2）对病例与对照的确认是否采用相同的方法　a）是＊；b）否。

3）无应答率　a）两组有相同的应答率＊；b）未描述；c）两组应答率不同并且未定义应答率。

（2）队列研究

注意：选择与暴露类每项最多给一星；比较类每项最多给两星。

选择

1）暴露队列的代表性　a）描述了社区里真正具有代表性的暴露平均水平＊；b）描述了社区里有一定程度代表性的暴露平均水平＊；c）用户组（如护士、志愿者）的选择；d）未描述队列的来源。

2）非暴露队列的选择　a）与暴露队列在同一社区选择＊；b）从不同来源选择；c）未描述非暴露队列的来源。

3）暴露的确认　a）有把握的记录（如手术记录）＊；b）结构化的访谈＊；c）书面的自报告；d）未描述。

4）在研究启动时，并未提出所关注结局事件　a）是＊；b）否。

可比性

1）基于研究设计或者分析，队列的可比性　a）对照目的：（选择最重要的因素）＊；b）对照目的是其他因素（该标准可能会修订成"指出具体对照的次重要因素"）＊。

结局

1）结局的评估　a）盲态独立评估＊；b）记录链接＊；c）自报告；d）未描述。

2）为发现结局事件，随访时间是否足够长？　a）是（对于所关注的结局事件，选择了充分的随访时间）＊；b）否。

3）队列的随访是否充分？　a）全部随访＊；b）少量失访不会带来偏倚，超过____％的随访，或者描述了失访者的情况＊；c）低于____％的随访，并且未描述失访者的情况；d）未描述

（来源：Wells G，Shea B，O'Connell D，et al. http：//www.ohri.ca/programs/clinical_ epidemiology/nosgen.pdf）

病例系列研究的评价。英国国立临床优化研究所（National institute for clinical excellence，NICE）对病例系列的质量评价做如下推荐：

（1）为了提高研究结果的代表性，病例系列中的病例最好来自不同级别的医疗机构，开展多中心的研究院；

（2）清楚明确的描述研究的假说或目的、目标。

（3）清楚的报告纳入和排除标准。

（4）对测量的结局做出明确的定义。

（5）收集的数据应达到预期目标。

（6）准确描述患者是连续招募的。

（7）清楚明确描述研究主要发现。

（8）将结局进行分层分析及报告，如按照疾病分期、化验结果异常、患者的特征等。

7. 资料分析　根据资料的具体情况，采取定性或定量分析方法。定性分析是叙述性汇总入选研究结果的方法，可以采用表格对入选研究的特征和研究结果进行对比和总结。定量分析是应用统计学方法对入选研究结果进行汇总分析，包括异质性检验、Meta 分析、敏感性分析以及亚组分析等。当入选研究的异质性较大时，可通过亚组分析和 Meta 回归探讨异质性来源；如果异质性仍无法降低，则不适合进行定量分析。需要对研究主要结局汇总结果的稳健性进行评价，一般采用敏感性分析的方法。一般不良反应/事件数量相对较低，甚至为"0"。出现这种情况时，可以考虑在做 Meta 分析时用"0.5"来替代"0"进行计算。若通过文献质量评价发现检索到的原始研究质量普遍不高、偏倚较大、不能满足评价要求或不能解决现有问题，可以调整文献检索策略重新检索新的证据（但必须在最终报告中着重说明），或者根据实际工作需要提出下一步研究计划。

8. 形成文献评价报告　文献评价报告应当说明是基于何种级别的证据所获得的结论，同时说明结果的外推性。证据分级标准参见表 7-8、表 7-9。撰写文献评价报告可参考系统综述/Meta 分析优先报告的条目（Preferred Reporting Items for Systematic reviews and Meta - Analyses，PRISMA）、流行病学观察性研究的 Meta 分析（Meta - analysis Of Observational Studies in Epidemiology，MOOSE），PRISMA 声明和MOOSE 声明参见表 7-10、表 7-11。

表 7-8　GRADE 证据 4 个等级的含义

质量级别	当前定义
高	非常确信真实的效应值接近效应估计值
中	对效应估计值有中等程度的信心：真实的效应值有可能接近估计值，但仍存在二者大不相同的可能性
低	对效应估计值的确信程度有限：真实值可能与估计值大不相同
极低	对效应估计值的确信程度很低：真实值很可能与估计值大不相同

来源：GRADE guidelines：3. Rating the quality of evidence（April 2011）

表 7 – 9　GRADE 证据质量分级法总结

研究设计	证据质量	如存在以下情况 则证据降级	如存在以下情况 则证据升级
随机化试验	高 + + + +	• 偏倚风险 －1 严重 －2 非常严重 • 不一致性 －1 严重 －2 非常严重 • 间接性 －1 严重 －2 非常严重 • 不精确性 －1 严重 －2 非常严重 • 发表偏倚 －1 可能 －2 非常可能	• 效应量大 +1 大 +2 非常大 • 剂量反应 +1 梯度证据 • 所有可能的混杂因素 +1 降低所展示的效应 +1 如果研究结果显示无效，提示这是一种假效应
	中 + + +		
观察性研究	低 + +		
	极低 +		

来源：GRADE guidelines：3. Rating the quality of evidence（April 2011）

文献评价报告撰写可参考系统综述和 Meta 分析优先报告的条目（PRISMA 声明）、流行病学中观察性研究的 Meta 分析。

（二）安全性文献评价注意事项

1. 文献检索范围　安全性文献评价应当检索与研究药品有关的所有国内外文献资料，包括以药品安全性为研究目的资料、以药品有效性为主要研究目的资料、正在研究（已获得中期研究结果）或已完成研究但未发表的临床研究（灰色文献）及不良反应个案报道等。

2. 重点纳入观察性研究结果　安全性文献评价应当重点纳入观察性研究结果。随机对照试验和非随机对照试验也应当纳入。观察性研究包括队列研究、病例对照研究、现况研究、生态学研究、病例系列、病例报告及其他衍生的流行病学研究类型（病例交叉研究、病例—时间—对照研究等）。

3. 评价内容及重点　需结合具体情况评价不同类型研究的质量。评价内容主要考虑研究设计、实施、统计分析和结果报告等，评价时重点关注原始文献可能存在的偏倚及偏倚控制。文献质量评价结果应当在药品安全性文献评价下结论时加以考虑。

4. 资料提取表　安全性文献评价的资料提取表，除包括文献评价的一般内容外，还应当包括不良反应/事件发生情况描述、用药情况、合并用药情况、不良反应/事件转归、关联性评价等。应当尊重原始研究论文作者对药品不良反应/事件的判断。

5. 评价方法　安全性文献评价可以采用描述性分析方法对安全性资料进行归纳，可采用列表形式报告结果。

6. 严重不良反应/事件文献信息处理　文献资料中出现的严重不良反应/事件，对于可以获取个例信息的，应当逐例进行详细描述，包括但不限于患者基本人口学特征、病情、诊疗过程、联合用药、发生不良反应/事件的过程、处理方法与结局转归。对于严重病例应当评价资料是否齐全，因果关系是否成立。应当结合因果关系判断原则谨慎分析并做出结论。必须对个案病例进行总结分析。

7. 药品不良反应监测数据分析　对于企业发起或者资助的上市药品临床安全性文献评价，应当包括药品不良反应监测数据的分析。对于监测数据的分析重在关注药品的安全风险信号。对于个别报告有细节信息（如药品批号）与实际不符的，也不能剔除该报告。应当根据药品不良反应监测相关指南规范药品不良反应名称，对不良反应/事件进行因果关系评价。基于监测数据的分析，应当分析监测数据与药品说明书安全性信息的差异，分析新的且严重的不良反应的发生情况，讨论是否需要采取风险管理措施并提出获益风险评估的意见。

8. 不良反应/事件发生率　计算不良反应/事件发生率时应当慎重。评价药品安全事件的重要性和影响程度时应当结合不良反应/事件发生率及其严重程度进行综合评价，并对安全性评价结果进行解释。在安全性文献评价的基础上，应当基于药品的有效性，做出药品获益风险评估的综合结论。

9. 比较　应当与已经发表的相关系统综述、Meta 分析进行比较，包括（但不局限于）纳入和排除标准、纳入文献范围、干预、对照、结局、数据分析方法、结果和结论。

10. 分析　应当明确分析本文献评价的优点和局限性。

11. 文献清单　需要提供所有纳入文献清单以及全文筛选阶段被排除的文献清单和排除原因。

知识链接 ---

药品不良反应因果关系评价标准

1. 时间顺序：前因后果，即使用药品在不良事件发生前。

2. 联系强度：与对照比较关联度大小指标，越大提示因果关系存在的可能性越大，例如比值比和相对危险比。

3. 存在剂量效应关系。

4. 暴露与不良事件分布一致。

5. 可重复性。

6. 再激发阳性。

7. 医学或生物学上合理

8. 终止效应：去除某因素（如某药品），不良事件消失。

一般而言，满足上述标准越多，存在因果关联的可能性越大。

（三）质量控制注意事项

在正式研究开展之前，应当制定内容完整的研究方案。鼓励持有人严格依据研究方案开展后续研究工作，如与研究方案有出入的应当予以说明。鼓励持有人对研究方案进行注册。

鼓励在文献检索、筛选、资料提取、质量评价与数据录入过程由两名评价员独立进行。在文献初筛阶段，如两名筛选员中有一人认为可以纳入，则该文献予以纳入；在文献全文筛选、资料提取和质量评价阶段，如两位独立评价员意见不一致，需要通过协商解决，若无法达成共识，则需由第三方裁决。鼓励记录并评价两位独立评价员在文献筛选、资料提取和质量评价结果的一致性，如 kappa 值。

鼓励尽可能获取所有相关研究信息。若已发表文献不能提供足够信息，如研究方法的重要细节、研究结果的主要数据等，需要联系作者获取相关资料。对于持有人发起或资助的灰色文献，应当纳入研究；应当尽力获取其他灰色文献。

鼓励对相关原始资料留存备查，包括但不局限于：检索策略，每个数据库的检索记录（如时间、检索策略、检索结果）；文献及题录信息的存储（每个数据库的文献存储），删除重复文献的方法和结果；每位文献筛选员的文献筛选表，汇总并达成共识的文献筛选结果；每位资料提取员的资料提取表，汇总并达成共识的资料提取表；每位质量评价员的质量评价表，汇总并达成共识的质量评价表；与作者、持有人、研究团队进行联系和沟通的原始记录。

三、报告撰写规范

撰写文献评价报告应当遵循一定的规范。"提高医疗卫生研究质量和透明性工作网（Enhancing the Quality and Transparency of Health Research Network，EQUATOR）"官方网站（http：//www. equator – net-work. org/）收集了数百个相关报告指南，其中常用的报告规范有 PRISMA 声明（表7 – 10）和 MOOSE 声明（表7 – 11）。这两个声明都以清单条目形式提供了不同原始研究类型系统评价的报告框架。撰写报告时应当逐一对照清单条目，简洁、清晰、真实、完整地报告各项内容。

表 7 – 10　PRISMA 声明

内容/条目	编号 *	标准 PRISMA 条目要求
标题		
标题	1	表明研究是系统综述、Meta 分析或两者均是
摘要		
结构化摘要	2	使用结构化的格式，包括：背景、目的、数据来源、研究纳入标准、研究对象、干预措施、评价和合成研究结果的方法、结果、局限性、结论及主要发现的意义、系统综述注册号
引言		
理论基础	3	介绍当前已知的理论基础
目的	4	明确描述临床问题，包括说明研究人群、干预措施、对比组、研究结局及研究设计
方法		
研究方案及注册	5	表明是否撰写研究方案、如有则是否及在何处可获得该方案（如网络下载地址），如有可能应当提供含注册号的注册信息
纳入标准	6	详述作为纳入标准的研究特征（如 PICOS，随访时间等）及报告特征（如发表年、语言、发表状态等），并作合理说明
信息来源	7	介绍所有检索的信息来源（如注明收录年份的文献数据库、与作者联系以识别更多研究）及末次检索的日期
检索	8	至少报告对一个数据库使用的全部电子检索策略，包括所有使用的限制项，以保证该检索可被重复
研究选择	9	描述选择研究的过程，如筛选、纳入标准、是否纳入系统综述、是否纳入 Meta 分析等
数据提取	10	描述从研究报告中提取数据的方法（如使用经过预试验后定制的提取表格、独立提取、重复提取等）及从研究者索取或确认数据的过程
数据变量	11	列表定义所有数据提取变量（如 PICOS，资助来源等）及对数据变量的任何假设和简化形式
单项研究偏倚	12	描述评价单项研究可能存在的偏倚的方法（说明评价是针对研究还是仅针对研究结果），以及在数据合并中如何使用这些偏倚评价结果
概括效应指标	13	描述主要效应测量指标，如相对危险比，均值差等
研究结果合成	14	描述处理数据及合并结果的方法，如做了 Meta 分析，还应当说明每项 Meta 分析的异质性检验方法（如 I^2 等）
合并研究偏倚	15	说明对可能影响数据合并结果的合并研究偏倚（如发表偏倚，研究内选择性报告结果等）的评估方法
其他分析	16	描述其他分析方法，如敏感性分析、亚组分析、Meta 回归等，并说明哪些是事先计划的分析
结果		
研究选择	17	提供筛选研究数、进行纳入评价的研究数、最终纳入研究数，并说明各阶段排除理由，最好绘制流程图

续表

内容/条目	编号 *	标准 PRISMA 条目要求
研究特征	18	描述每个被提取数据资料的研究的特征（例如样本量、PICOS、随访时间等），并标出引文出处
单项研究内部偏倚	19	展示各单项研究可能存在偏倚的相关数据，如有可能，列出偏倚对结局影响的评价结果，参见条目 12
各单项研究结果	20	对所有结局指标（获益或危害），均报告：（a）每个干预组的摘要数据；（b）效应估计值及其 CI，最好用森林图展示
研究结果合成	21	展示每项 Meta 分析的结果，包括 CI 及异质性检验结果
合并研究偏倚	22	展示对合并研究偏倚的评估结果，参见条目 15
其他分析	23	如进行了其他分析，则描述其结果，如敏感性分析、亚组分析、Meta 回归等，参见条目 16
讨论		
总结证据	24	总结主要发现，包括在每项主要结局指标上证据的有力程度，考虑这些发现对主要利益相关者（如卫生服务提供者，使用者及政策制订者）的参考价值
局限性	25	讨论单项研究及其结局层面的局限性（如存在偏倚的可能性）和系统综述研究层面的局限性（如未能获得所有已识别文献具体信息，报告偏倚等）
结论	26	结合对其他相关证据的描述，提出对研究结果的概要性解读，及其对进一步研究的启示
资助		
资助来源	27	描述系统综述的资金资助和其他资助（如提供数据）的来源，及资助者在完成系统综述中所起的作用

表 7 – 11　MOOSE 声明

报告要求

研究背景
　　　定义研究问题
　　　陈述研究问题假设
　　　确定研究结局
　　　暴露/干预措施
　　　研究设计类型
　　　研究人群
文献检索策略
　　　文献检索的资格（如图书管理员和调查员）
　　　文献检索策略，包括文献检索的时间范围和使用的关键词
　　　尽可能获取所有文献，包括研究文献作者的个人通信
　　　检索的数据库和档案库
　　　采用检索软件及其版本号，包括使用的特殊功能（如进行主题词及其下位词的扩展检索）
　　　手工检索（如已有文献的参考文献清单）
　　　列出纳入和排除的文献，以及判断标准
　　　处理非英语文献的方法
　　　处理只有摘要和未发表文献的方法
　　　介绍个人通信的情况
研究方法
　　　描述检索文献是否符合研究问题
　　　数据整理和编码的基本原则（如有完善的临床编码规则以便于编码）
　　　数据分类和编码的记录（如多个文献评价者，盲法，以及文献评价者之间的一致性）
　　　混杂的评估（如入选研究中病例和对照的可比性）
　　　评价研究质量，包括对质量评价者采用盲法，对研究结果的可能预测值进行分层分析或者回归分析
　　　评价研究异质性
　　　详细介绍统计分析模型，以便能重复该研究（如详细描述采用的固定效应模型或者随机效应模型，采用该研究模型分析研究结果的理由，剂量反应关系模型，或者累积 Meta 分析）
　　　　提供合适的统计图表
研究结果

报告要求
绘图总结入选各研究和汇总研究结果 　　列表描述入选各研究结果 　　研究结果的敏感度分析（如亚组分析） 　　研究结果统计学稳健性的指标 讨论 　　定量地评价偏倚（如发表偏倚） 　　解释排除标准的合理性（如排除非英语文献） 　　评价入选研究的质量 研究结论 　　导致观察到结果的其他可能原因 　　根据研究所得的数据，在评价文献涉及的领域，对研究结论进行适当地外推 　　为以后该问题的研究提供指导意见 　　公布研究资助来源

文献评价报告的正文部分需涵盖以下内容，报告撰写格式如下。

---

1. 封面

上市后文献评价报告

编号：

　　　　　　　　　评价题目：＿＿＿＿＿＿＿

　　　　　　　　　评价机构：＿＿＿＿＿＿＿

　　　　　　　　　主要研究者：＿＿＿＿＿＿＿

　　　　　　　　　评价时间：＿＿＿＿＿＿＿

　　　　　　　　　报告时间：＿＿＿＿＿＿＿

　　　　　　　　　更新时间：＿＿＿＿＿＿＿

项目来源：

项目发起者：

年　　　月　　　日

2. 摘要：

　题目

　背景

　目的

　资料与方法

　结果

　结论与建议

3. 正文

　题目

　背景：说明立项依据和意义

　目的

　研究设计

　资料与方法

　结果：按评价设计分部分报告结果、安全性评价结果和有效性评价结果

　讨论：

　总结，回答问题，提出结论证据及强度，指出本评价的局限性，建议今后开展研究或者评价的内容与方向

4. 参考文献

5. 评价者、评价单位、评价日期

（一）背景及目的

描述选题背景、立题依据（重要性）以及开展此次评价的目的，并根据 PICOS 原则清晰表达本次研究拟解决的问题。

（二）方法

描述文献纳入和排除标准、检索策略、文献筛选、数据提取、质量评价、资料处理与数据分析。

1. 文献纳入和排除标准　纳入和排除的研究类型、研究对象、干预措施、结局指标（包括主要指标、次要指标，应当说明是否为替代指标）。文献排除标准应当在文献纳入标准之上，具体说明哪些研究不符合进一步分析的要求而被排除。

2. 文献检索策略　检索途径、检索数据库、检索时限及检索式。应当说明是否有检索限制（如语言限制）、是否手工检索、是否检索灰色文献等关键问题。

3. 文献筛选　文献筛选流程、结果与质控，应当说明是否由两名评价者独立进行文献筛选及如何解决分歧。

4. 资料提取　交代资料提取方法及所提取的内容，说明是否由两名评价者独立进行资料提取及如何解决分歧。

5. 质量评价　描述所用的评价工具/标准或列出参考文献，说明是否由两名评价者独立进行质量评价及如何解决分歧。

6. 资料处理与统计分析　描述数据的处理方法。若有定量合成过程，需要说明采用何种合并效应量，说明何种统计分析方法。

（三）结果

描述研究的主要发现。包括文献检索结果、研究特征和质量评价结果、数据合并结果。

1. 文献检索结果　描述初检出文献量，最终纳入文献量，绘制文献筛选流程图直观显示逐项排除的文献量及原因。

2. 研究特征和质量评价结果　可用表格的形式，直观表达纳入研究的特征以及质量评价结果。研究特征表常用的变量包括纳入研究的年限、地域、样本量、人群、研究类型、干预措施、对照措施、结局指标、效应量与可信区间以及质量评价结果等。

3. 数据合并结果　按评价指标逐条整理归纳、报告。定量资料经异质性检验合格，进行合并分析并报告定量分析结果。定性资料可按同质性分类、归纳、整理，并报告分析结果。对于定量合并应当提供合并效应量及可信区间，最好提供森林图。

（四）讨论

讨论是对结果的分析，而不是对结果进行重复描述。讨论应当紧密围绕研究目的进行，一般对以下内容进行讨论：主要结果的产生原因或意义，文献证据质量及其对结果的影响，本评价的质量、偏倚控制及局限性（如是否纳入所有相关研究、是否获得所有相关资料、所采用的方法是否会带来偏倚），本研究结果与其他类似研究或评价结果的异同点，作者结论，提出推荐的证据级别，指出本评价的局限性，以及对今后开展类似研究或者评价的改进建议。

任务三　报告的评价与处置

一、GVP 相关条款

第四十条　持有人在首次获知疑似药品不良反应信息时，应当尽可能全面收集患者、报告者、怀疑药品以及不良反应发生情况等。收集过程与内容应当有记录，原始记录应当真实、准确、客观。

持有人应当对药品不良反应监测机构反馈的疑似不良反应报告进行分析评价，并按要求上报。

第四十一条　原始记录传递过程中，应当保持信息的真实、准确、完整、可追溯。为确保个例药品不良反应报告的及时性，持有人应当对传递时限进行要求。

第四十二条　持有人应当对收集到信息的真实性和准确性进行评估。当信息存疑时，应当核实。

持有人应当对严重药品不良反应报告、非预期不良反应报告中缺失的信息进行随访。随访应当在不延误首次报告的前提下尽快完成。如随访信息无法在首次报告时限内获得，可先提交首次报告，再提交跟踪报告。

第四十三条　持有人应当对药品不良反应的预期性进行评价。当药品不良反应的性质、严重程度、特征或结果与持有人药品说明书中的表述不符时，应当判定为非预期不良反应。

第四十四条　持有人应当对药品不良反应的严重性进行评价。符合以下情形之一的应当评价为严重药品不良反应：

（一）导致死亡；

（二）危及生命（指发生药品不良反应的当时，患者存在死亡风险，并不是指药品不良反应进一步恶化才可能出现死亡）；

（三）导致住院或住院时间延长；

（四）导致永久或显著的残疾或功能丧失；

（五）导致先天性异常或出生缺陷；

（六）导致其他重要医学事件，若不进行治疗可能出现上述所列情况的。

第四十五条　持有人应当按照国家药品不良反应监测机构发布的药品不良反应关联性分级评价标准，对药品与疑似不良反应之间的关联性进行科学、客观的评价。

对于自发报告，如果报告者未提供关联性评价意见，应当默认药品与疑似不良反应之间存在关联性。

如果初始报告人进行了关联性评价，若无确凿医学证据，持有人原则上不应降级评价。

二、GVP 合规检查要求

表 7-12　信息处置检查要点

编号	项目	检查项目（缺陷风险建议等级）	检查依据
PV16	信息处置	1. 信息收集是否有原始记录（＊） 2. 记录在传递过程中是否保持信息的真实、准确、完整、可追溯；原始记录表格（如有）设计是否合理 3. 严重不良反应报告（含死亡病例报告）、非预期不良反应报告中缺失的信息是否进行随访，随访是否及时，是否有随访记录 4. 对监督管理部门反馈的数据信息，是否定期下载并按要求处置（＊） 5. 是否配合对药品不良反应、疫苗 AEFI 的调查工作 6. 对于境内外均上市的药品，是否及时报告了药品在境外因安全性原因暂停销售、使用或撤市等信息	GVP 第 40~42、51 条，AEFI 方案四"调查诊断"、七"职责"

三、检查方法与内容

了解不同途径来源信息的记录、传递、核实、随访、调查等过程。

抽查原始记录、随访记录、调查报告。

查看监督管理部门反馈数据的下载记录，了解反馈数据的分析评价和报告情况。

四、信息处置

（一）反馈数据的处理

GVP 第四十条规定，持有人在首次获知疑似药品不良反应信息时，应当尽可能全面收集患者、报告者、怀疑药品以及不良反应发生情况等。收集过程与内容应当有记录，原始记录应当真实、准确、客观。

持有人应当对药品不良反应监测机构反馈的疑似不良反应报告进行分析评价，并按要求上报。

1. 反馈数据　根据《国家药品监督管理局关于药品上市许可持有人直接报告不良反应事宜的公告》："国家药品不良反应监测系统将及时向持有人反馈收集到的药品不良反应信息，持有人应当对反馈的药品不良反应信息进行分析评价，并按个例不良反应的报告范围和时限上报。"

国家药监部门转给 MAH 的药品不良反应数据，称为反馈数据，是持有人收集相关产品不良反应的重要报告类型，反馈数据也是具有中国特色的一种报告途径。

（1）报告来源　反馈数据来自药监机构，通过药品上市许可持有人药品不良反应直接报告系统（http：//daers. adrs. org. cn）数据库即直报系统反馈。

（2）实时反馈　反馈数据实时发送至直报系统，但并无自动通知功能。持有人需每天至少一次甚至多次登陆直报系统，监测并下载反馈数据。

首次获知时间（DAY 0），以国家发送反馈数据至持有人直报系统的时间作为持有人首次获知时间。严重报告应在 15 日内上报，一般报告应在 30 日内上报。

反馈数据存在的问题一般有：①报告量大。如持有人产品众多，反馈数据量大，相应的报告处理任务繁重，部分持有人日反馈数据达几百份，持有人有限的人力可能无法规范高效完成反馈数据处理。②数据质量较难控制。因反馈数据大多由医疗机构报告，对不完整、不清晰及存疑的信息，较难，实施跟踪随访，所以相对于其他报告类型，反馈数据的质量较难控制。

2. 处理流程

（1）监测识别　持有人根据预先配置的账号和密码登录直报系统，将识别、下载的反馈数据报告导入持有人药物警戒系统（数据库），生成对应的报告，确定首次获知日期。药物警戒专职人员对下载的数据进行初步的检查，查看是否满足四要素，是否为重复报告。若确定为需要上报的 ICSR 后，需对安全性事件进行处理。

（2）数据处理　对导入的反馈数据，按照报告处理流程，对原始信息如不良反应术语、病史、怀疑用药、合并用药、事件描述等部分进行规整和编码。首先，数据规整：①确定 DAY0；②对原患疾病、不良事件等信息进行规整与编码。其次，对药品不良反应的预期性/严重性/相关性进行初步判断。然后，数据审核：对数据的原始信息、编码情况、相关性判断等进行审核。

（3）质量控制　药物警戒质控人员对报告质量进行核查，避免遗漏和错误。

（4）医学审核　持有人的医学人员对反馈数据需从专业的医学角度对不良反应的预期性、严重性、相关性信息进行终判，最终形成 ICSR 报告。

（5）递交上报　药物警戒专职人员登陆国家直报系统对最终形成的 ICSR 报告进行提交。持有人应及时对收集到的个例药品不良反应进行提交，严重不良反应在获知信息后的 15 日内进行提交，非严重不良反应应在获知信息后的 30 内进行提交。死亡病例获知后应立即上报。持有人将处理评价的反馈数据再次通过直报系统递交监管机构，如委托第三方一般建议以 E2B 形式递交，从而减少重复录入。

（6）记录　持有人针对药物警戒活动的所有工作都应有记录，记录包括纸质记录和电子记录，记录应按相应的规程进行存档；工作的过程应留痕，对于配置有药物警戒信息化系统的持有人，药物警戒电子信息化系统的审计追踪功能即可实现留痕，对于没有配置药物警戒电子信息化系统的持有人可通过电子邮件截图等方式实现。

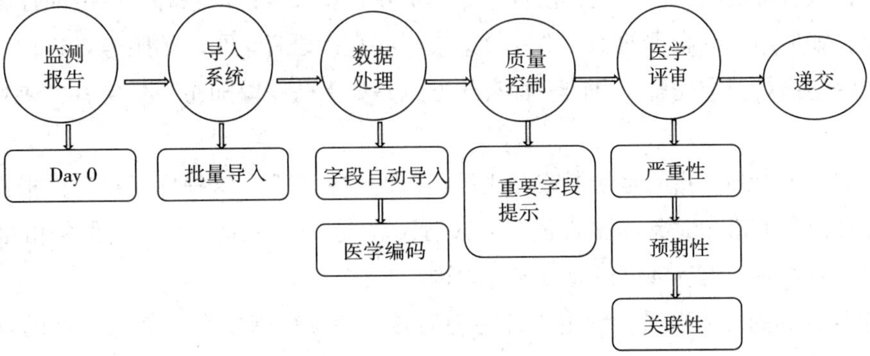

图 7 - 1　反馈数据处理流程图

3. 注意事项　反馈数据处理和记录过程中应注意：①将反馈病例上报后的企业病例编码和国家反馈码进行关联；②需要注意的是，如果碰到国家直报系统出现反馈病例信息完全一致或经判断为一致的重复病例，可以根据反馈码的异同尝试采用如下方法进行处理。其一，反馈码相同：同时反馈了两个或多个相同反馈码的病例，可以将其中一个病例进行下载并分析评价后进行上报，这时系统中相同反馈码的重复病例一般可以同时更新为已上报状态。如果在一个病例已经完成上报后又反馈了一个相同反馈码的病例，此时持有人可以与已上报的病例进行复核确认是否为重复病例，如果为重复病例可以不再进行上报并在《国家反馈数据处理记录表》中记录未上报原因，或者重新上报该例安全性报告，并在个例报告的备注信息内将首次上报时的企业病例编号进行备注说明。其二，反馈码不相同但报告信息相同：除非持有人对两个病例进行随访确认，否则持有人很难通过反馈信息来确认不同反馈码的疑似病例为重复病例，所以建议持有人仍然按照正常流程分析评价后进行上报。

持有人不应删除怀疑药品和并用药品，或调整怀疑药品的顺序。持有人评价为可能无关的病例也须上报。认为怀疑药品非本持有人的，以下两种情况可以不处理，并做好书面记录：①在监管部门未注册过此品种；②长年未生产过该品种，市场上不可能有销售。其他情况认为不是本持有人品种的，也应该上报，可在备注中说明情况。

持有人应建立反馈数据报告处理流程（SOP），保证报告的质量。对于产品较多、报告量大的企业，可考虑借助信息化系统批量处理反馈数据。

（二）记录传递合规要求

GVP 第四十一条规定，原始记录传递过程中，应当保持信息的真实、准确、完整、可追溯。为确保个例药品不良反应报告的及时性，持有人应当对传递时限进行要求。

当任意一名员工作为第一接收人，获知某个产品的安全性信息，不管是好的还是不好的反馈，员工都应保证该报告真实、准确、完整，及时传递到药物警戒部门，并保证每份报告的原始来源和传递过程都可追溯。

1. 安全性数据记录的质量要求　过程记录遵循"没有记录，没有发生"原则，确保收集过程具有相应记录，作为过程文件存档。如不良反应来源于文献检索，需记录每次文献检索的数据库、检索时间、检索策略、检索结果，并截图保存；文献识别过程包括审阅人、审阅时间及文献识别依据原因等，过程需如实记录，确保信息可追溯。

记录应当真实、准确、完整。安全性报告的数据应确保不遗漏。真实，报告者、患者/受试者真实存在，收集过程真实记录；准确，安全性报告涉及的不良事件，其发生时间、严重性、严重程度、转归，合并/治疗用药信息；报告者相关性判断等重要内容，若未提供，或前后矛盾，信息不明确，需发质疑询问直到获得报告者的确认。完整，报告传递人员在知悉安全性信息时，尽可能仔细询问、收集全面的安全性信息，如使用设计合理的不良事件收集表，或直接语音记录、拍照等方式，以便捷的途径收集完整信息。跟踪随访是获取完整信息的一种有效方式，如无法跟踪随访到报告者，或被拒绝随访，也需如实记录。

记录应可追溯。可追溯，指的是根据或利用已记录的"标识"（这种标识对每份报告及记录过程都具有唯一性，即标识和被追溯对象（报告及记录过程）间是一一对应关系，确保每份报告及记录过程从记录到传递再到归档每一流程都可以通过该标识进行查询。

2. 安全性报告传递的时限要求　约定内部传递时限。为了确保安全性信息传递的及时性，企业应当约定内部传递时限；通常内部传递时限考虑为24小时或1个工作日。企业可根据实际情况进行约定，并在公司层面的制度文件中有所体现。

约定报告处理环节的时限。为了保证报告按照期限递交监管部门，企业应当对药物警戒部门参与报告处理人员如录入、质控、医学评审等各个环节制定时限要求，以确保在递交期限之前完成所有环节的处理。

持有人应建立药物警戒知晓度培训制度，约定安全性信息传递的时限要求；持有人需建立个例报告处理流程，约定各环节处理时限，以满足个例报告递交的时限要求。

（三）信息核实与随访

GVP第四十二条规定，持有人应当对收集到信息的真实性和准确性进行评估。当信息存疑时，应当核实。持有人应当对严重药品不良反应报告、非预期不良反应报告中缺失的信息进行随访。随访应当在不延误首次报告的前提下尽快完成。如随访信息无法在首次报告时限内获得，可先提交首次报告，再提交跟踪报告。

1. 信息核实

（1）核实范围　信息核实的范围包括信息的真实性和准确性。

真实性，即满足四要素。一份有效的报告应至少包括四个元素：可识别的患者、可识别的报告者、怀疑药品、药品不良反应。其中可识别的患者、可识别的报告者是判断报告是否真实存在的关键要素。核实真实性的方式之一是通过与该信息的报告者或患者进行沟通并确认。

准确性，报告者所提供的信息中，个别信息可能并不准确，甚至相互矛盾，为了不影响对病例的评估，持有人在收到报告时，需对报告的准确性进行评估。

当一份报告来源于监管机构，应该默认其具有真实性和准确性，但是对可能影响药品的整体安全性评估的，持有人仍需要对此类信息进行核实。如针对反馈数据的产品信息的核实，可能需要根据反馈码定位报告来源，但因缺乏患者信息，一般较难开展核实工作。

（2）核实流程　信息核实的基本流程如下：药物警戒人员需要逐条核实其中的具体内容是否存在错误信息、逻辑矛盾信息、模糊信息，包括但不限于：①查看患者基础信息，如体重、年龄、既往疾病史、既往药品不良反应等。②查看怀疑用药的批准文号、通用名称、上市许可持有人、批号等信息，确定是否为本持有人产品，如果是本持有人产品，则需进一步进行相关内容的确认。如确定非本持有人产品，需按照持有人药物警戒工作流程的规定进行处理。③查看怀疑药品的开始使用时间及结束时间、用药原因、用法用量等信息。④查看药品不良反应的名称、过程描述、治疗信息、转归信息、去激发和再激发信息、检查信息等，通过对药品不良反应发生过程进行审阅，可以发现其中的不良事件与不良反应名称是否一致。并且需要将药品不良反应过程中发生的所有药品不良反应列出，保证信息的准确全面。

（3）问题处理　对信息核实发现的问题（重要的信息缺失、用药基础信息缺失、怀疑药品生产批号缺失、合并用药信息缺失、用药剂量缺失、去激发/再激发信息缺失、药品不良反应名称缺失和是否为严重药品不良反应信息缺失等）应及时反馈给第一接收人。

第一接收人应尽可能及时、详细、准确地核实信息后尽快修改或补充并传递至持有人药物警戒部门，避免出现传递不及时而影响个例药品不良反应报告提交的情况。对于报告内容与原始记录不符、报告内容出现修改但未标注修改原因的情况，应尽快找到记录或修改的人员进行核实。信息核实发现问题的记录及对应的修正、补充信息记录也属于原始记录，应将核实过程以及修正过程的相关记录作为原始记录保存。对于无法立即核实或核实有难度的，也应在持有人质量体系文件规定的时限内递交报告，报告的内容以现有原始资料中确定的信息进行上报，对于错误信息、逻辑矛盾信息、模糊信息也应在报告的备注中进行说明。

2. 随访的报告范围　信息核实发现问题，应要求当事人尽快落实整改，对于信息错误或缺失的情况及时进行随访核实，防止真实、准确的信息因时间的推移而进一步丢失。在首次收到安全性报告时信息不完整，持有人应当建立随访流程，依据流程开展随访，以获取科学评估病例的重要详细补充信息。

需要随访的报告范围：①既满足严重条件又满足非预期条件的报告中有缺失信息的；②满足严重条件或满足非预期条件的报告中有缺失信息的；③非严重的报告怀疑其有严重可能性，也需要对其缺失的信息进行随访；④报告中涉及特别关注的事件；⑤前瞻性的妊娠报告；⑥患者死亡的病例；⑦报告新风险或已知风险变化的病例监测。

如何进行随访？应在不耽误首次报告递交（监管部门）的前提下，尽快完成随访，避免因时间过长而无法获取相关信息；如果无法在递交期限前获得随访信息，以递交优先，后续可建立随访报告后再次递交，随访报告也应按照时限要求进行递交；持有人应使用有针对性的特定表格来预设特定的问题，以便锁定缺失信息并对其进行随访，避免要求报告者重复提供首次报告中提供过的信息。

3. 开展随访的建议

（1）随访的优先级　非预期且严重不良反应病例＞其他严重不良反应病例＞非预期且非严重不良反应病例。一些具有特殊重要性的病例报告，如管理部门要求关注的，以及可能导致说明书修订的任何病例，也应作为优先随访的对象。

（2）随访的记录　任何为了获取随访信息而做的工作都应该有记录，包括内容、过程、随访失败原因、口述信息需书面记录。

（3）妊娠病例的随访　对于收到的所有妊娠暴露病例，持有人应尽可能随访至妊娠终止，并明确记录妊娠结果。

（4）随访的终止　有以下情形之一的，可终止随访：报告者处已获取充分信息；报告者明确没有进一步信息或拒绝随访；两次随访之后没有新的信息，并且继续随访也无法获得更多信息；不同日期三次以上均联系不上报告者；邮件、信函被退回且没有其他可用的联系方式。

持有人应当制定随访流程（SOP），并有相关随访记录存档。

（四）预期性评价

GVP 第四十三条规定，持有人应当对药品不良反应的预期性进行评价。当药品不良反应的性质、严重程度、特征或结果与持有人药品说明书中的表述不符时，应当判定为非预期不良反应。

1. 非预期（新的）不良反应　非预期不良反应指的是：不良反应的性质、严重程度、特性或结果与说明书中的术语或描述不符的反应。

为什么要判断药品不良反应的预期性？因为药物临床试验病例数有限等原因，对药品的安全性了解有限，对于未知的、新发现的不良反应，其发生机制、严重程度、是否可控、风险获益比等因素均未知，无论从产品的长期发展来看还是从患者的安全出发，企业或监管机构都需重点关注非预期的不良反应。因此，应广泛收集包括以前未发现或未记录的不良反应，必须建立标准来定义"非预期"或"预期"。

2. 预期性判断的考虑因素

（1）本质考虑　如果在说明书中仅有短暂肝功能异常，则长期肝功能异常即为非预期。

（2）严重程度　如果在说明书中仅有肝酶增高或肝炎，则上报的不良事件肝坏死即为非预期。

（3）特征　如果在说明书中仅有脑血管意外，则上报的不良事件脑血管炎即为非预期。

（4）同类产品的处方说明书或动物试验中的相关数据不应作为预期性判断的参考信息。

（5）特殊情况　①相对于说明书而言，发生率显著增加的事件，通常被认为非预期的。②产品疗效不足通常认为是预期的。但是如果对患病人群有显著危险，如治疗危重疾病的药物疗效不足或经过医务人员证明的口服避孕药失效导致怀孕，则被认为需要快速上报。③当上市许可持有人不能确定某个不良反应为预期与否，则应该认为是非预期。④当不良反应有致命性结果时，除非在产品安全性参考文件中特别提及，否则应视为非预期。

3. 信息化系统自动判断预期性　持有人产品较多时，面临不少的报告量，每份报告都需要一一核对药品说明书，并进行预期性判断，是一项比较繁琐费时且费人力的工作。

信息化系统自动判断预期性的工作流程一般为：数据导入，将安全性信息参考文件中的所有预期不良反应导入，进行 PT 编码；自动识别，不良事件经过编码后，与导入的 PT 编码值匹配，自动判断预期性；产品独立，按照产品制定预期不良反应清单，产品之间互不影响；及时更新，当产品的预期不良反应变更时，在信息化系统中也应及时更新。

4. 预期性判断要求　针对上市后产品，因各地区、各国家的上市后产品说明书不尽相同，法律法规要求亦可能存在差别，尤其是对于需要根据预期性来递交监管机构的报告，预期性仍需根据当地说明书来判断。

在临床试验过程中 SAE 预期性主要由申办者判断，除非有特别说明，需要研究者判断。

持有人应重点关注其产品非预期的不良反应/事件，并在药品定期安全性更新报告（PSUR）要求的章节中进行汇总分析。

（五）ADR 的严重性评价

GVP 第四十四条规定，持有人应当对药品不良反应的严重性进行评价。符合以下情形之一的应当评价为严重药品不良反应：①导致死亡；②危及生命（指发生药品不良反应的当时，患者存在死亡风险，并不是指药品不良反应进一步恶化才可能出现死亡）；③导致住院或住院时间延长；④导致永久或显著的残疾或功能丧失；⑤导致先天性异常或出生缺陷；⑥导致其他重要医学事件，若不进行治疗可能出现上述所列情况的。

当持有人收到安全性报告时，首先要区分该事件是否严重。药物警戒始终以患者为中心，关注患者安全。在大量安全性信息面前，按"要事第一"原则，需要判断不良事件是否为严重的事件。

1. 严重性与严重程度　　"严重性（seriousness）"与"严重程度（intensity）"并非同样的概念。"严重性（seriousness）"往往基于患者发生的事件，"导致"可能的结果。其中"导致"是关键词。例如导致患者住院或者住院期间延长，危及生命或者导致患者死亡。严重不良事件/反应中的"严重"指的是"严重性（seriousness）"而非"严重程度（intensity）"。因此，首先要满足不良事件的条件，再来判断是否满足"严重性标准"，可以说，"严重性（seriousness）"作为向药监部门报告的标准之一。

"严重程度（intensity）"用于描述某一特定事件的程度，如"轻度（mild）""中度（moderate）"或"重度（severe）"。而事件本身可能医学意义较小，如重度的头痛，不一定满足 GVP 中任一严重性标准。

2. 严重性标准的含义

（1）导致死亡　　"致死"既是严重性标准，又是转归（结局）。在作为严重性标准选项时，指的因不良事件（如败血症）导致的死亡，而非只看病例结局本身。不良事件（AE）指患者使用药品出现的任何不利的医学事件，且不一定与此治疗存在因果关系。

例如，一位原患病为"肺癌"的患者，在服用怀疑用药之后，出现了"轻度的恶心"，但是随后患者却因为"肺癌"去世了，这种情况需要判断"恶心"的严重性标准时，选择"导致死亡"吗？答案是否定的，不是因为不良事件（AE）"恶心"导致死亡的情况下，不需要将 AE 的严重性判断为"导致死亡"。需注意的是，只有是不良事件直接造成患者死亡，才需要考虑选择"导致死亡"的严重性标准。

（2）危及生命　　指的是患者在不良事件发生时即刻存在死亡的风险，并非是指假设将来发展严重时可能导致死亡。

例如，报告中提到"动脉栓塞"，严重性标准为"导致住院"，并在事件描述中说到"如果不接受手术治疗可能会危及生命"，在判断严重性标准时，是否需要纳入"危及生命"呢？答案是否定的，只有事件在发生时，直接威胁到患者生命安全的情况下才需要判断为"危及生命"，并不需要考虑事件进一步发展之后的影响。

（3）导致住院或住院时间延长　　指的是因不良事件导致的住院或住院时间延长，而非因择期手术、非医疗原因等导致入院或住院时间延长。

例如，一名患者在服用怀疑药物之后，发生了"急性胆囊炎"，并根据医生的判断需要住院治疗，但由于该医院没有床位，患者无法办理入院。请问"急性胆囊炎"是否需要评价为"导致住院"？答案是肯定的，发生的 AE 导致了需要住院进行治疗，却因为"医疗条件"或"经济状况"造成的无法住院的情况，仍属于满足事件需要住院的条件，需要判断该事件的严重性为"导致住院"。

（4）导致永久或显著的残疾或功能丧失　　指的是不良事件结果可能对患者的正常生活和活动造成严重不便或干扰。

例如，造成患者视力或听力减弱，严重影响患者生活的情况。在实际工作中仍然需要根据临床经验来判断所谓的"持续"或"显著"残疾或功能丧失。

（5）导致先天性异常或出生缺陷　　指的是患者的后代出现畸形或先天的功能缺陷等。

（6）其他重要的医学事件（Important Medical Event，IME）　　必须运用医学和科学的判断决定是否对其他的情况加速报告，如重要医学事件可能不会立即危及生命、死亡或住院，但如需要采取医学措施来预防以上情形之一的发生，也通常被视为是严重的。

作为严重不良事件判断的辅助工具，欧盟药品监管局下属的药物警戒系统专家工作小组制定的严重医学事件（IME）列表可提高严重性判断的标准化和一致性，减少漏报可能性；对产品安全性的关注上，确保公司内部理解一致。

例如，一位患者在服用怀疑用药之后发生了过敏性支气管痉挛在急诊室或在家进行了强化治疗，没有提到不良事件造成的后果，该事件是否可作为"严重的事件"进行评价？答案是肯定的。该事件虽然没有造成上述任何一种严重后果，但该患者进行了医疗措施以避免上述情况的发生，该事件仍然满足严重性标准的第六种情形"其他重要事件"。IME 如需要大强度治疗的过敏性支气管痉挛、没有住院的癫痫发作、用药后发展为药物依赖或滥用等，是一个相对主观的判断。在实际的日常严重性评估工作中，有大量不良事件需要运用临床医学知识、实际的临床经验并参照监管机构的法规进行判断。持有人也可在公司内部按品种建立始终作为严重事件清单（Always Serious List，ASL），以此作为内部判断严重性的标准。

◌ GVP实务示例 -

药品安全信息审评操作规程

颁发部门：药物警戒部		题目：药品安全信息审评操作规程		
文件编码： PV – CB – 003 – 0	替代：	起草： 日期：		修订： 日期：
审阅： 日期：	审核： 日期：	批准： 日期：	生效日期：	
份数：	分发部门：			

一、目的：规范药品安全信息审评操作规程。

二、责任：药物警戒总负责人及 ADR 专员。

三、范围：适用于本公司药品安全信息审评操作规程的确认。

四、内容

1. 信息分析

1.1 目的：及时识别对公众健康有重要影响的，或对药品在接受治疗的患者中的效益风险状况有重要影响的已确认的信息。

1.2 考虑因素

1.2.1 对患者的影响（严重性、可逆性、可预防性及临床相关性）；

1.2.2 中断治疗所产生的影响，以及其他药品的可获得性；

1.2.3 支持关联性关系的证据（生物可信度、报告数量快速增加、报告比例失衡、使用环境下的差异、数据来源等）

1.2.4 临床背景

1.2.5 对公众健康的影响（普通群体或特殊群体、标签外使用或误用等）

1.2.6 新药

2. 信息评估

2.1 目的：进一步评估已确认的信息，并明确是否需要继续收集其他数据或采取任何监管措施。

2.2 评估内容

2.2.1 药理学数据

2.2.2 非临床数据

2.2.3 临床数据

2.2.4 文献资料

2.2.5 自发报告

2.2.6 专家咨询

2.2.7 新的临床研究

2.2.8 其他

2.3 考虑因素

2.3.1 每种来源的优势和局限性

2.3.2 不良反应术语的扩展

3. 信息评价后续方案的制定

3.1 信息评价过程

3.2 尚不明确的信息提示的潜在风险，需要制定后续方案：收集更多的 ADR 报告、补充相关证据（流行病学研究、Meta 分析）

3.3 明确的风险，制定药物风险沟通和风险最小化方案

任务四　报告的提交

一、GVP 相关条款

第四十六条　持有人向国家药品不良反应监测系统提交的个例药品不良反应报告，应当至少包含可识别的患者、可识别的报告者、怀疑药品和药品不良反应的相关信息。

第四十七条　持有人应当报告患者使用药品出现的怀疑与药品存在相关性的有害反应，其中包括可能因药品质量问题引起的或可能与超适应证用药、超剂量用药等相关的有害反应。

第四十八条　个例药品不良反应报告的填写应当真实、准确、完整、规范，符合相关填写要求。

第四十九条　个例药品不良反应报告应当按规定时限要求提交。严重不良反应尽快报告，不迟于获知信息后的 15 日，非严重不良反应不迟于获知信息后的 30 日。跟踪报告按照个例药品不良反应报告的时限提交。

报告时限的起始日期为持有人首次获知该个例药品不良反应且符合最低报告要求的日期。

第五十条　文献报道的药品不良反应，可疑药品为本持有人产品的，应当按个例药品不良反应报告。如果不能确定是否为本持有人产品的，应当在定期安全性更新报告中进行分析，可不作为个例药品不良反应报告。

第五十一条　境外发生的严重不良反应，持有人应当按照个例药品不良反应报告的要求提交。

因药品不良反应原因被境外药品监督管理部门要求暂停销售、使用或撤市的，持有人应当在获知相关信息后 24 小时内报告国家药品监督管理部门和药品不良反应监测机构。

第五十二条　对于药品上市后相关研究或有组织的数据收集项目中的疑似不良反应，持有人应当进行关联性评价。对可能存在关联性的，应当按照个例药品不良反应报告提交。

第五十三条　未按照个例药品不良反应报告提交的疑似药品不良反应信息，持有人应当记录不提交

的原因，并保存原始记录，不得随意删除。

第五十四条　持有人不得以任何理由和手段阻碍报告者的报告行为。

二、GVP 合规检查要求

表 7-13　评价与报告检查要点

编号	项目	检查项目（缺陷风险建议等级）	检查依据
PV17	评价与报告	1. 报告表填写是否真实、完整、准确、规范，符合相关填写要求（＊） 2. 药品不良反应严重性、预期性、关联性评价是否科学、合规 3. 报告范围、报告时限是否合规（＊） 4. 原始记录、随访记录是否可追溯 5. 疫苗持有人是否依职责向受种者所在地的县级疾病预防控制机构报告所发现的疫苗 AEFI	GVP 第 43～54 条 AEFI 方案三"报告"、七"职责"

三、检查方法与内容

1. 抽查不同类别（一般、严重、死亡）疑似药品不良反应/AEFI 报告表，查看报告表填写和评价情况。

2. 追溯原始记录和随访记录，检查报告内容是否与原始记录一致。

3. 检查报告时限是否合规。

四、个例药品不良反应报告的合规提交

（一）个例药品不良反应报告的有效性判断

GVP 第四十六条规定，持有人向国家药品不良反应监测系统提交的个例药品不良反应报告，应当至少包含可识别的患者、可识别的报告者、怀疑药品和药品不良反应的相关信息。

对接受过药物警戒知晓度培训或从事药物警戒工作的人员来说，四要素（报告者、患者、怀疑药品、事件）应该并不陌生，四要素是判断一个报告是否有效的关键信息。如何识别一个病例报告是否满足四要素？

⇒ 案例分析 --

要素一　可识别的报告者

案例 1　一份报告来自医生 A，医生 A 描述了从医生 B 处听说了一名成人男性患者在服用怀疑药品 X 之后出现了腹泻。那么医生 B 是否为一个可识别的报告者呢？

案例 2　一位来自中国 C 医院的医生报告了一名女性老年患者在服用怀疑药品 X 后发生了恶心的不良事件。那么这位医生是否为可识别的报告者呢？

案例分析：可识别的报告者为一位或多位身份可识别的报告者。依据 ICH E2D，"可识别"意味着，基于现有的信息，被告知病例的机构有足够的证据证明存在报告实情的人。根据 ICH E2B，至少需要一位报告者的资质和国家信息，才能进行不良反应报告的电子传输。

对于来自互联网的病例报告，报告者的可识别性取决于是否能够核实报告者的存在，如提供有效的电子邮箱或者其他联系方式。

根据上述要求，案例 1 中的医生 B 属于传闻的人物，在与医生 B 取得联系之前，其属于不可识别的报告者；案例 2 中的医生满足了所有国家和资格的必要信息，同时提供了所在单位，可以认为是可识别

的报告者。

要素二　可识别的患者

案例3　一份来自文献的报告，记载了5名患者在使用怀疑药品X之后发生了高血压，请问这五名患者属于可识别的患者吗？

案例4　一份来自文献的报告，记载了5名老年患者在使用怀疑药品X之后发生了高血压，请问这五名患者属于可识别的患者吗？

案例分析：患者应当通过以下至少一种合格的描述来识别：姓名或姓名缩写、医疗记录编号、出生日期、年龄或年龄段、妊娠期、性别。此外，根据ICH E2D的相关规定，在没有上述合格的描述信息的情况下，涉及确切患者例数的报告视为无效报告。

综上所述，案例3的5名报告者因为只涉及确切患者数，没有合格的描述信息，所以不属于可识别的患者；案例4虽然提到了确切的患者人数，但"老年"的信息满足了合格的患者描述信息，因此案例4有5个可识别的患者，需要分为5个个例报告进行处理。二字之差，处理方式却截然不同，处理报告时需要谨慎对待。

要素三　怀疑药品

案例5　一个病例，报告者只提供了怀疑用药的通用名称，但未说明厂家是A公司还是B公司，如果A公司收到该不良事件报告，是否可以认为该药物为一个可识别的怀疑用药呢？

案例分析：一种或多种怀疑的物质/药品，相互作用的物质或药品，视为怀疑药品。只要患者服用了该怀疑药物，且该药物与持有人的产品成分相同，持有人在获得证据排除其为A公司的产品之前，都应当把其当作自家的产品进行评价。因此该药物应当被认定为可识别的怀疑用药。

要素四　一个或多个可疑的不良事件

案例6　一份报告只报告了一个男性患者在服用怀疑药物之后发生了"不良事件"。请问该事件是否为一个有效的事件？

案例7　一份报告报告了合并疾病包括胆囊结石的患者，在服用怀疑药物之后，住院接受了"碎石术"。请问"住院"及"碎石术"是否满足为可疑的不良事件呢？

案例分析：不良事件指的是任何发生在患者或受试者用药后出现的不利的医学事件，不一定与药物有因果关系。如果报告者只提供了患者出现了不明的不良反应，没有提供有关该不良反应类型的信息，则该报告也不构成有效的报告。如果仅报告了结果（或后果），而没有提供有关临床情况的任何其他信息，也无法确定是否为可疑的不良反应。如一份报告只提到了"住院""外科手术"或"其他医学处置"，此外没有提供任何临床信息，则该报告不应当被当作有效的报告。

综上所述，案例6和7均不满足可识别的不良事件。案例6未提供有关该不良反应类型的信息，所以被认为不满足不良事件定义；案例7只报告了患者的结果和处置，且进行处置的原因在服用怀疑药物之前就已存在，因此"住院"与"碎石术"均不满足不良事件的定义。

个例药品不良反应报告如缺乏四要素中任一信息，则视为无效报告。对于无效的报告，应采取以下措施：①对缺失的信息进行随访；②对基本信息不完整的报告，仍然应当记录在药物警戒数据库中，以便在持续的安全活动评估中使用。

（二）报告范围

GVP第四十七条规定，持有人应当报告患者使用药品出现的怀疑与药品存在相关性的有害反应，其中包括可能因药品质量问题引起的或可能与超适应证用药、超剂量用药等相关的有害反应。

1. 报告原则：可疑即报　患者使用药品发生与用药目的无关的有害反应，当无法排除反应与药品存在的相关性，均应按照"可疑即报"的原则报告。此处的"报告"指的是持有人通过直报系统上报至 ADR 中心。

2. 报告范围　常规报告范围：在正常用法用量下出现的不良反应，即常说的 ADR。

特殊报告范围：包括可能因药品质量问题引起的或可能与超适应证用药、超剂量用药等相关的有害反应。

（1）药品质量问题　药品质量问题一般包括：破碎的药片、褪色的药片、可疑的污染、可疑的稳定性、有缺陷的包装、因打印错误/缺失导致的标签问题等。

主要处理措施：当不良事件伴随产品质量投诉时，持有人应充分收集不良事件和产品质量缺陷的完整信息。当可疑不良反应与可疑/已确认的假冒药品或药品质量缺陷有关时，递交的不良反应报告应包含质量缺陷信息。持有人应该有相关的制度，确保对涉及假药或药品质量缺陷的可疑不良反应报告及时展开调查，将确定的质量缺陷分别报告至生产商和监管机构。为了保护公众健康，有时需要采取紧急措施，如产品召回。

（2）超剂量用药（药物过量）　超剂量用药是指单次或累积使用的药品量，超过获批的产品信息中建议的最大剂量。且应始终参考临床判断。

主要处理措施：持有人应当收集所有与产品有关的药物过量信息。与不良事件结果无关联的药物过量报告无需作为个例反应报告递交，但应收集并在定期安全性更新报告中进行分析。导致不良反应的药物过量应按个例药品不良反应进行报告，并对它们应进行常规随访以保证症状、治疗和结果等相关资料尽可能完整。

（3）超适应证用药　超适应证用药是指超出药品说明书所标明的适应证范围而用药的行为。

处理措施：超适应证用药无相关可疑不良反应的报告，无需作为个例不良反应递交，应该在获悉此类报告时记录并在适用的情况下，考虑纳入定期安全性更新报告中。超适应证用药伴随可疑不良反应的报告，应按照常规进行随访，确保有关症状、治疗、结果、发生背景（如处方、给药、剂量、未经批准的适应证等）的信息尽可能完整。

（4）其他情况有关的不良事件　药物误用，指不按照已获批的产品信息，有意且不恰当地使用药品的情况，如有意按错误的途径使用产品。

药物滥用，指持续或间歇地，故意过度使用药品，并伴随身体和心理的有害效应。

用药错误，指药物治疗过程中无意识的疏忽，会导致或可能导致患者损害，如药名混淆、药物标签混淆、药房配药错误、非故意漏用药物剂量等。

职业暴露，指个体因为专业或非专业的职业原因而暴露于药品的情况，不应包括成品放行之前的在生产过程中暴露于任一成分。

以上情况如涉及不良反应，应将完整信息递交至监管机构。

持有人应在上市后个例安全性报告处理的相关 SOP 中明确收集和报告范围，规定除了收集和报告药品正常剂量下的不良反应外，也应收集上述情况下的药物反应，并明确相应的收集和报告处理流程。

（三）信息收集和处理过程中应遵循的原则性要求

1. 真实　报告中的信息如报告者、患者应真实存在，不能无中生有，记录的信息保持与所收集的原始资料一致，不人为新增或减少信息，从而有利于药物警戒人员后续处理，减少质疑。

2. 准确　不猜测、不主观臆断并变更原始资料中的内容，对于任何数据疑问或缺失的信息，应经过质疑或随访确认。

3. 完整　在安全性信息收集阶段，可设计符合 E2B 标准的信息收集表，呈现需要收集的数据元素，便于记录和问询，不遗漏原始资料的信息。在报告处理阶段，如使用药物警戒信息化系统处理，可以利用系统的校验功能，对于缺少必要的字段元素或矛盾的数据元素，校验提醒后及时完善与修正。

4. 规范　持有人应制定个例录入指南和处理规则，对于不同报告的同一个数据元素，填写规则应保持一致，报告填写涉及的 MedDRA 编码、WHO – drug 编码，也应制定编码规则。

（四）填写要求

个例安全性报告 E2B（R3）区域实施指南，对个例安全性报告的数据元素进行了描述，并定义如何填写每个 E2B（R3）数据元素的信息。

为落实药品上市许可持有人药品安全主体责任，指导持有人报告个例药品不良反应，国家药品不良反应监测中心组织制定了《上市许可持有人药品不良反应报告表（试行）》及填表说明。

表 7 – 14　上市许可持有人药品不良反应报告表（试行）

严重报告□　　境外报告□　　首次报告□　　跟踪报告□　　病例编号*

报告来源*　医疗机构□　经营企业□　个人□　文献□　研究□　项目□　其他□　监管机构□

患者信息								
姓名*	性别*	出生日期*	年龄	国籍	民族/种族	身高（cm）	体重（kg）	联系电话

医疗机构/经营企业名称：	既往药品不良反应及药物过敏史　有□　无□
病历号/门诊号：	

相关重要信息：
吸烟　有□　无□　　　不详□
饮酒　有□　无□　　　不详□
其他过敏史　有□　无□　　　不详□
其他（如肝病史，肾病史，家族史）　有□　无□　　　不详□

相关疾病信息（可重复）

序号	疾病名称	开始日期	结束日期	报告当时疾病是否仍存在
1				是□　否□　不详□

怀疑用药（可重复）

序号	批准文号*	商品名	通用名称*	剂型*	规格	上市许可持有人/生产企业*	产品批号	失效日期/有效期至	用法用量 给药途径	用法用量 单次剂量	用法用量 给药频次	用药起止日期* 起	用药起止日期* 止	用药时间	治疗疾病*	是否存在以下情况（可多选）注1	对药品采取的措施注2
1																	
2																	

注1：1 – 假药　2 – 用药过量　3 – 父源暴露　4 – 使用了超出有效期的药品　5 – 检测并合格的批号　6 – 检测并不合格的批号　7 – 用药错误　8 – 误用　9 – 滥用　10 – 职业暴露　11 – 超说明书使用

注2：1 – 停止用药　2 – 减少剂量　3 – 增加剂量　4 – 剂量不变　0 – 不详　9 – 不适用

合并用药（可重复）

序号	批准文号	商品名	通用名称*	剂型*	规格	上市许可持有人/生产企业	产品批号	失效日期/有效期至	用法用量			用药起止日期		用药时间	治疗疾病*	是否存在以下情况（可多选）注1	对药品采取的措施注2
									给药途径	单次剂量	给药频次	起	止				
1																	
2																	

注1：1－假药　2－用药过量　3－父源暴露　4－使用了超出有效期的药品　5－检测并合格的批号　6－检测并不合格的批号　7－用药错误　8－误用　9－滥用　10－职业暴露　11－超说明书使用

注2：1－停止用药　2－减少剂量　3－增加剂量　4－剂量不变　0－不详　9－不适用

相关器械：

不良反应（可重复）

怀疑药品—不良反应术语*：

发生时间*：　年　月　日　　结束时间：　年　月　日　　　持续时间：　　　（分/小时/天）

严重性* 非严重□

导致死亡□　危及生命□　导致住院或住院时间延长□　导致永久或显著的残疾/功能丧失□　先天性异常/出生缺陷□　导致其他重要医学事件，如不进行治疗可能出现上述所列情况□

非预期*　是□　否□

停药或减量后，反应是否消失或减轻*　　　是□　否□　不详□　不适用□

再次使用可疑药品后是否再次出现同样反应*　是□　否□　不详□　不适用□

结　果*　治愈□　好转□　未好转□　有后遗症□　死亡□　不详□

初始报告人评价*　　　肯定 □ 很可能□ 可能□ 可能无关 □　待评价 □　无法评价 □

上市许可持有人评价*　肯定 □ 很可能□ 可能□ 可能无关 □　待评价 □　无法评价 □

不良反应过程描述*（包括发生场所、症状、体征、临床检验等）及处理情况（可附页）：

死亡时间：　年　月　日　　直接死因：

是否尸检：是□　否□　不详□　尸检结果：

相关实验室检查信息　（可重复）

序号	检查项目	检查日期	结果（单位）	正常值范围（低值－高值）
1				

妊娠报告有关信息

父/母姓名	性别	出生日期	年龄	身高（cm）	体重（kg）	末次月经时间

妊娠相关描述项（既往妊娠史，本次妊娠单胎、多胎，妊娠结局，生产方式，胎儿结局等）（可附页）：

相关疾病信息（可重复）

序号	疾病名称	开始日期	结束日期	报告当时疾病是否仍存在
1				是□　　否□　　不详□

既往用药史（可重复）

序号	药物名称	开始日期	结束日期	治疗疾病
1				

初始报告人姓名*	职业* 医生□ 药师□ 护士□ 其他医务人员□ 消费者□ 其他人员□		
所在单位：	联系电话：	电子邮箱：	
事件发生国家/地区*：	首次获知时间*：	企业病例编码*：	
最近一次获知时间*（仅适用于跟踪报告）：			
上市许可持有人名称*：	联系人*：	电话*：	地址*：
备注	其他需说明的情况：		

《上市许可持有人药品不良反应报告表（试行）》分为以下几个部分：报告基本情况、患者信息、使用药品情况（包括怀疑用药和合并用药）、不良反应信息、相关实验室检查信息、妊娠报告有关信息、报告人/报告来源信息、备注。

1. 报告基本情况

（1）严重报告　报告中任意一个不良反应符合以下任意一条严重性标准的报告为严重报告：导致死亡；危及生命；导致住院或住院时间延长；导致永久或显著的残疾/功能丧失；先天性异常/出生缺陷；导致其他重要医学事件，如不进行治疗可能出现上述所列情况的。

（2）境外报告　指不良反应发生国家/地区在中国大陆以外（包括香港、澳门、台湾）的报告。

（3）首次报告　上市许可持有人首次在报告系统中提交的有效报告（包含以下四要素：可识别的患者、可识别的报告者、怀疑药品、不良反应）。

（4）跟踪报告　指首次报告以后，获悉其他与该报告相关的包含随访信息的报告。

（5）病例编号　必填项。首次报告时系统会自动赋予每份报告唯一识别码。

（6）报告来源　必填项。填写持有人获得不良反应的来源。研究指不良反应报告来源于上市后研究；项目指不良反应报告来源于面向患者或医生的市场项目等。若报告来源为文献，则需附上全文。

2. 患者信息

（1）患者姓名　必填项。尽可能填写患者真实全名。如无法获得全名，则尽量填写可识别患者的相关信息（如临床试验患者编号、姓名拼音缩写，或患者姓氏，如张先生）；如果无法获得患者姓名信息，填写"不详"，如相关法规不允许提供相关信息，填写"隐藏"。

当发现患儿有出生缺陷时，如果报告者认为这种出生缺陷可能与父母使用药品有关，此处填写患儿姓名信息（也可填写×之子或×之女），父母信息填写在"妊娠报告有关信息"项下。如果出现胎儿畸形、死胎、孕妇早产、流产等不良妊娠结局，报告者认为可能与孕妇或其配偶使用药品有关，此处填写孕妇姓名，配偶信息填写在"妊娠报告有关信息"项下；如果母亲使用药品后，患儿和母亲均发生了不良反应，应填写两张报告表，并且在备注中注明两张报告表的相关性。

（2）性别　必填项，填写男、女或不详。

（3）出生日期　必填项。出生日期填写格式为年/月/日。

（4）年龄　如患者的出生日期不详，也可填写不良反应发生时的年龄。年龄以"岁"为单位，对于1岁以下婴儿，填写月龄；对于新生儿，填写日龄。

（5）国籍　填写不良反应发生时，患者的国籍。

（6）民族/种族　根据实际情况填写。民族适用于中国籍病例。种族适用于非中国籍病例。

（7）身高　不良反应发生时患者的身高，单位为厘米。如果不知道准确的身高，请做一个最佳的估计。

（8）体重　不良反应发生时患者的体重，单位为千克（公斤）。如果不知道准确的体重，请做一个最佳的估计。

（9）联系电话　可联系到患者进行随访的电话，可填写手机号码或固定电话号码，固定电话需要填写区号。

（10）医疗机构/经营企业名称　报告来源为医疗机构的填写医疗机构名称，来源为经营企业的，填写经营企业名称。

（11）病历号/门诊号　根据实际情况填写，如未知，可填写"不详"。

（12）既往药品不良反应及药物过敏史　指患者既往发生的和使用某种或几种药物有关的不良反应（如药物性肝损伤）和药物过敏反应。如有，应具体列出相关药物，不良反应发生时间及表现症状等。

（13）相关重要信息

①吸烟：请尽可能填写日均吸烟支数及吸烟年数。

②饮酒：请尽可能填写日均饮酒量及饮酒年数。

③其他过敏史：填写除药物过敏史以外其他过敏史，如食物，花粉等过敏。

④其他（如肝病史，肾病史，家族史）：填写其他家族性遗传病、传染病，以及影响药物代谢的肝病或肾病史。如有，应在"相关疾病信息"处填写详细信息。

（14）相关疾病信息　应填写完整的现病史以及怀疑对此次不良反应发生有影响的既往病史。需要注明疾病开始时间和报告时疾病是否仍存在，如已结束需填写结束时间。

3. 药品信息　怀疑用药是指可能与不良反应发生有关的药品。对于有多个怀疑用药者，按照与不良反应关联性从强到弱的顺序填写。患儿的不良反应与父母使用药品有关时，此处填写父母用药的信息。

合并用药是指不良反应发生时，患者同时使用的其他药品（不包括治疗不良反应的药品）。

（1）批准文号　必填项。应完整、准确填写最近一次批准证明文件上的药品批准文号。对于本持有人/生产企业的药品，必须填写批准文号；对于其他持有人/生产企业的怀疑用药，应尽量填写此项，无法获知时可填写"不详"。

（2）商品名　根据实际情况填写。

（3）通用名称　必填项。准确完整填写药品标准中收载的药品名称。不得使用简称。

（4）剂型　必填项。按照批准证明文件（包括药品说明书）中的剂型填写。对于本持有人的药品，不能填写"不详"。

（5）规格　填写药品规格。

（6）上市许可持有人/生产企业　必填项。应完整填写药品说明书中标明的上市许可持有人名称，不得用简称；如无上市许可持有人，应填写生产企业。非本企业生产的药品如无法获知生产企业，可填写"不详"。

（7）批号　填写药品包装上的生产批号，请勿填写批准文号。

（8）失效日期/有效期至　填写药品包装上的失效日期/有效期至。本持有人的药品如获得了批号信息，应填写该批次药品的失效日期/有效期至。

（9）用法用量　包括给药途径、单次剂量和给药频次信息。例如，口服，5mg，每日2次。注意药品的剂型与用法是否相对应，药品的用量是否符合常规。

①给药途径：根据实际情况填写。对于非直接暴露于药品的情况，如哺乳暴露等，此处应填写具体暴露途径。

②单次剂量：填写每次用药剂量数值和单位。如果填写了剂量数值，剂量单位则必须填写。

③给药频次：填写每次用药时间间隔数值和单位。如果填写了频次，则必须填写频次单位。如已知药品的使用总量，但不明确药品使用的具体剂量和剂量间隔，则每次给药剂量和单位填写"总量"，可不填写给药频次。

（10）用药起止日期　必填项。是指同一剂量药品开始和停止使用的时间。如果用药过程中改变剂量，应另行填写该剂量的用药起止时间，尽量按"×年×月×日×时×分－×年×月×日×时×分"格式填写，无法获知具体时刻时，应至少具体到日。如果无法获知准确的停药时间或患者未停药，用药截止日期可以填写不良反应发生时间。如具体用药起止时间不详，此处可填写"不详"，同时应填写"用药时间"。

（11）用药时间　填写总的用药时间。适用于对具体用药起止时间不详，但可获知用药时间的情形。如用药起止日期有准确信息，应填写"用药起止日期"，可以不填写此项。此处填写的是总的用药时间，也包括所有间断或周期用药时间，间断或周期用药的详细信息可以在"不良反应过程描述"项下记录。

（12）治疗疾病　必填项。填写使用药品治疗的适应证。例如：患者既往高血压病史，此次因肺部感染而注射氨苄青霉素引起不良反应，治疗疾病栏应填"肺部感染"；患者因脑梗死使用活血化瘀类中药进行治疗，治疗疾病应填"脑梗死。推荐使用 MedDRA/ICD 编码。尽量避免使用"抗感染""抗病毒""清热解毒""活血化瘀""提高免疫力"等模糊描述。

（13）是否存在以下情况　根据实际情况填写，可多选。

①假药：依据《中华人民共和国药品管理法》的定义进行判断。

②用药过量：超过说明书推荐的给药剂量。

③父源暴露：仅适用于妊娠报告，药品为父亲使用。

④使用了超出有效期的药品：按照药品失效日期判断。

⑤检测并合格的药品/检测并不合格的药品：如果患者使用的药品因不良反应进行了检测，应根据检测结果选择。

⑥用药错误：临床使用中可以防范的导致患者发生潜在或直接损害的用药疏失，不包括滥用、超说明书使用、误用。

⑦误用：患者或消费者出于治疗目的故意不遵医嘱或不按药品说明书使用药品。

⑧滥用：出于非医疗目的反复、大量的使用具有依赖性的药品。

⑨职业暴露：由于职业关系而暴露于药品，不包括在药品生产过程对相关活性成分的暴露。

⑩超说明书使用：指医务人员出于治疗目的未按照药品说明书使用药品，主要包括适应证、给药途径、用法用量、用药人群等。

（14）对药物采取的措施　该项描述因不良反应对药品采取的措施。应结合"用药起止日期"项内容填写。如果患者未停药，可按照实际情况选择 2，3，4。当患者死亡或在不良反应发生之前已停药，则选择"9－不适用"。

（15）相关器械　可能与不良反应相关的器械信息，如注射器、输液器的名称、生产企业、批号等。

4. 不良反应　如果患者出现了多个不良反应，应对怀疑药品与每一个不良反应分别填写 1～10 项信息。

（1）怀疑用药－不良反应术语　必填项。应使用 MedDRA（LLT）或 WHO－ART（IT）术语报告不良反应。如果同时有疾病诊断和相关症状，应将疾病诊断作为不良反应术语报告，相关症状可以在

"不良反应过程描述"部分进行详细描述，如报告症状为皮疹、紫绀、血压下降、呼吸困难，诊断为过敏性休克，则不良反应术语为"过敏性休克""皮疹、紫绀、血压下降、呼吸困难"，症状在不良反应过程描述中列出；如果只有症状/体征，未能明确疾病诊断的情况，可以将每个症状/体征作为术语报告。详见 MedDRA 术语选择考虑要点。

（2）发生时间　必填项。填写不良反应发生时间或疾病明确诊断时间。如不良反应表现为检验检查异常，此处填写检查日期。对于出生缺陷，不良反应发生时间为患儿出生日期。对于早产或流产，不良反应的发生时间就是妊娠终止日期。

（3）结束时间　应结合不良反应结果综合考虑。如为死亡，则填写死亡时间；如为治愈或好转，填写治愈或好转时间；如为有后遗症，则填写后遗症诊断时间。

（4）持续时间　如无法准确获知不良反应发生时间或截至报告时不良反应仍在持续，可以填写持续时间。

（5）严重性　必填项。需选择所有适用的严重性标准。不符合任何一项严重性标准时，选择非严重。严重性不是严重程度。比如头痛可以程度很重，但不是严重事件。严重性判断标准按照《个例药品不良反应收集和报告指导原则》。

如果持有人和初始报告人对不良反应的严重性判断不一致时，此处填写持有人的评判。初始报告者评价可以在"不良反应过程描述"中说明。

（6）非预期　必填项。按照该药品在中国的获批说明书和/或公司核心数据表（CCDS）进行判断。如果不良反应已有描述，但其发生的性质、程度、后果或者频率比现行说明书和/或 CCDS 更严重或描述不一致，也应判断为非预期。

（7）停药或减量后，反应是否消失或减轻　必填项。请按实际情况填写。不良反应发生后，未停药或减量的情况，选择"不适用"；患者发生猝死，没有对药品采取措施，这种情况也可以选择"不适用"。

（8）再次使用可疑药品后是否再次出现同样反应　必填项。请按实际情况填写。未停药/减量的情况，或停药后未再次使用的情况，选择"不适用"；患者发生猝死，没有再次使用药品，这种情况也可以选择"不适用"；

（9）结果　必填项。填写不良反应的结果信息，而非原患疾病的结果。

①治愈：指不良反应消失。

②好转：不良反应明显减轻或缓解，在报告时尚未痊愈。

③未好转：至报告时不良反应仍未减轻或缓解。

④有后遗症：不良反应导致长期的或永久的生理机能障碍。后遗症临床表现应填写在"不良反应过程描述"部分。注意不应将恢复期或恢复阶段的某些症状视为后遗症。

⑤死亡：指患者因该不良反应导致死亡。如果患者同时报告有多个不良反应，其中仅一个不良反应导致死亡，其他未导致死亡的不良反应的结果不应选择死亡。

（10）初始报告人评价/上市许可持有人评价　必填项。根据《个例药品不良反应收集和报告指导原则》进行关联性评判。若无确凿医学证据，原则上持有人不应降级初始报告人的关联性评价。对于自发报告，如报告者未提供关联性评价，报告的因果关系默认可能相关。

①肯定：用药与不良反应的发生存在合理的时间关系；停药后反应消失或迅速减轻及好转（即去激发阳性）；再次用药不良反应再次出现（即再激发阳性），并可能明显加重；同时有文献资料佐证；并已排除原患疾病等其他混杂因素影响。

②很可能：无重复用药史，余同"肯定"，或虽然有合并用药，但基本可排除合并用药导致不良反应发生的可能性。

③可能：用药与反应发生时间关系密切，同时有文献资料佐证；但引发不良反应的药品不止一种，或不能排除原患疾病病情进展因素。

④可能无关：不良反应与用药时间相关性不密切，临床表现与该药已知的不良反应不相吻合，原患疾病发展同样可能有类似的临床表现。

⑤待评价：报表内容填写不齐全，等待补充后进行评价，或因果关系难以定论，缺乏文献资料佐证。

⑥无法评价：报表缺项太多，因果关系难以定论，资料又无法补充。

（11）不良反应过程描述（包括发生场所、症状、体征、临床检验等）及处理情况　必填项。用于详细描述不良反应发生和处理情况，填写应尽量体现出以下信息：

①不良反应发生的时间；采取措施干预不良反应的时间；不良反应结束的时间。

②第一次药品不良反应出现时的相关症状、体征和相关检验检查结果；药品不良反应动态变化的相关症状、体征和相关检验检查结果；发生药品不良反应后采取的干预措施及结果。

③不良反应的表现填写时要尽可能明确、具体。如为过敏性皮疹，要填写皮疹的类型、性质、部位、面积大小等；如为心律失常，要填写何种心律失常 ；如为上消化道出血，有呕血者应尽量估计呕血量的多少等；严重病例应注意生命体征指标（体温、血压、脉搏、呼吸）的记录。

④与可疑不良反应有关的辅助检查结果要尽可能填写。如怀疑某药引起血小板减少症，应填写病人用药前的血小板计数情况及用药后的变化情况；如怀疑某药引起药物性肝损害，应填写用药前后的肝功变化情况，同时要填写肝炎病毒学检验结果，所有检查要注明检查日期。如果某项实验室检查的结果是量化指标，应在"相关实验室检查信息"中详细填写。

（12）死亡相关信息　包括死亡时间、直接死因，是否尸检，尸检结果。直接死因参考 MedDRA 或国际疾病分类（international Classification of diseases ，ICD），尸检结果以尸检报告为准。

（13）相关实验室检查信息　此处填写用来诊断或确定不良反应的实验室检查信息，包括那些用于排除诊断的检查信息（例如针对疑似药物性肝损害进行的感染性肝炎的血清学检查）。检查项目推荐使用 MedDRA 编码。

5. 妊娠报告有关信息　当报告患者为有出生缺陷的患儿时，这种出生缺陷可能与父/母使用药品有关，填写父/母信息。当报告患者为出现胎儿畸形、死胎、早产、流产等不良妊娠结局的孕妇时，若怀疑与配偶用药有关，填写配偶信息。

（1）父/母姓名　尽可能填写真实全名。如无法获得全名，则尽量填写可识别的相关信息（如姓名拼音缩写，或姓氏，如张先生）；如果无法获得患者姓名信息，填写"不详"，如相关法规不允许或患者拒绝给监管机构提供相关信息，填写"隐藏"。

（2）性别　填写男、女或不详。

（3）出生日期/年龄　出生日期填写格式为年/月/日。如出生日期不详，也可填写不良反应发生时的年龄。

（4）身高　单位为厘米。如果不知道准确的身高，请做一个最佳的估计。

（5）体重　单位为千克（公斤）。如果不知道准确的体重，请做一个最佳的估计。

（6）末次月经时间　末次月经开始时间。此处只适用于母亲。

（7）妊娠相关描述项　可报告既往妊娠史，本次妊娠单胎、多胎、妊娠结局、生产方式、胎儿结局等。此处只适用于母亲。

（8）相关疾病信息　此处提供与出生缺陷或不良妊娠结局有关的父/母相关疾病信息，导致不良妊娠结局的风险因素，如高血压、糖尿病、癫痫、甲状腺疾病、哮喘、过敏性疾病、心脏病、抑郁或其他精神疾病、性传播疾病、肝炎、艾滋病等。

（9）既往用药史　填写妊娠期间除怀疑药品和合并用药外的其他用药信息。具体填写原则参考前面怀疑用药/合并用药部分。

6. 报告人信息

（1）初始报告人姓名　必填项。指首次报告该不良反应的人员。尽可能填写真实全名。如无法获得全名，则尽量填写可识别的相关信息（如姓名拼音缩写，或姓氏，如张医生）；如果无法获得姓名信息，填写"不详"；如相关法规不允许提供相关信息，填写"隐藏"。

（2）职业　必填项。按实际情况勾选。

（3）所在单位、联系电话、电子邮箱　根据实际情况填写。

（4）事件发生国家/地区　必填项。指不良反应发生的国家或地区。

（5）首次获知时间　必填项。首次获知时间为持有人首次获知包含四个基本要素（可识别的患者、可识别的报告者、怀疑药品、不良反应）的不良反应报告的日期，即第0天。

（6）企业病例编码　必填项。企业内部数据库分配编码，应确保是同一病例的唯一标识。

（7）最近一次获知时间（仅适用于跟踪报告）　必填项。持有人获知最近一次跟踪信息的日期。

（8）上市许可持有人名称　必填项。为提交本份报表的药品上市许可持有人名称。

（9）联系人、电话、地址　必填项。提供本份报表填写人的相关信息。

7. 备注　对于其他不适用于在上述表格中填写，但需补充的内容可填于备注。对于分别报告了患儿和母亲的不良反应报告，相关编码请填写至备注。

其他说明：《上市许可持有人药品不良反应报告表（试行）》是药品安全性监测工作的重要档案资料，需要长期保存。报告表应由专业人员填写，内容应真实、完整、准确，不主观臆造、弄虚作假，严格按照原始数据填写。注意必填项，尽可能详细地填写报告表中所要求的项目。

（五）个例报告递交方式

1. 直报系统在线填写递交　将收集到的药品不良反应信息在直报系统中进行在线填写，使用该种方式填写药品不良反应报告，当持有人需要汇总或分析已上报的不良反应时，不易调动数据。

另外，对于境外严重报告自2020年1月1日起，可通过网关传输或在线形式按个例提交，也可通过行列表形式提交；自2022年7月1日起，应按个例提交。对于报告量大的企业来说是一个不小的挑战。

2. 药物警戒信息化系统电子递交传输　在持有人的药物警戒信息化系统中填写，填写后可以暂存至直报系统，而后登录直报系统进行递交；亦可完成药物警戒信息化系统与E2B（R3）电子传输系统的对接，通过网关传输一键递交至监管部门。该种方式递交药品不良反应报告，报告保存在药物警戒信息化系统，系统内不良反应信息可直接导出用于汇总分析。同时，基于药物警戒信息化系统功能，能有效提高药品不良反应报告的处理效率及保证不良反应报告的完整性。

持有人应使用药物警戒信息化系统填写个例药品不良反应报告，同时应根据相关文件，制定个例药品不良反应报告的填写指南及规则，用以规范日常的个例药品不良反应报告填写工作。

（六）报告时限

GVP第四十九条规定，个例药品不良反应报告应当按规定时限要求提交。严重不良反应尽快报告，不迟于获知信息后的 15 日，非严重不良反应不迟于获知信息后的 30 日。跟踪报告按照个例药品不良反应报告的时限提交。报告时限的起始日期为持有人首次获知该个例药品不良反应且符合最低报告要求的日期。

个例药品不良反应报告要满足递交监管部门的最低要求，即满足有效报告的四要素；不良事件与怀疑用药的关联性无法排除；来自境外的严重不良反应报告也需要提交。

死亡报告，但是 GVP 并未对上市后死亡报告做出时限要求，如何确保期限合规呢？《药品不良反应报告和监测管理办法》（2011 年）规定，死亡事件必须在 24 小时内按现有信息做出科学的评价之后立即进行报告，并对与死亡有关的事件在 15 日内完成调查报告。

无论是来自境内的报告，还是来自境外的报告，关联性无法被排除的严重不良反应报告都应当在 15 日内进行提交。

非严重的不良反应报告，只要是来自境内的关联性无法被排除的不良反应，即使是非严重的报告，也需在 30 天内提交。

随访报告，报告的严重性由非严重变为严重，应当按照严重的 15 日期限标准进行报告。变为非严重的病例，降级版本的报告通常仍应该按照严重报告的 15 日期限进行报告。在此后的随访报告中如果不涉及严重性的变更，则适用非严重报告的 30 日期限。

首次获知日期（起始日期）的计算，持有人或其委托方/供应商的任意员工首次获知该个例不良反应，且达到最低报告要求（即满足有效报告的四要素）的日期，记为第 0 天（Day 0）。第 0 天需要被记录，是评估报告是否及时提交的依据。来自境外的报告，境外的报告起始日应该以境外持有人获知不良事件的时间来作为第 0 天。在处理文献报告时，文献报告的第 0 天应为持有人或其受托方检索到该文献的日期。

在时限管理上，对于报告递交期限的合规率并没有一个统一的标准，诸多因素都可能导致报告递交的延迟，因此在现实中无法做到 100% 达到报告递交期限的合规率。因此持有人在制定递交合规率时需要考虑以下因素：①编码准确性；②关联性评价准确性；③时效性；④内容完整性等。制定原则可根据企业的报告量，合理设置递交合规率。合规指标的设置可根据欧盟和 MHRA 及药物警戒行业通用规则，以 98% 作为递交合规目标，当前中国监管机构尚未对此提出具体的合规性标准。建议使用欧盟或 MHRA 或行业通用标准。警戒提示上，在部分指导文件中提到如低于 95% 的警戒线，则可能被监管机构在检查时被关注。持有人应建立递交系列流程和质量保证机制，从而提升递交质量。

（七）文献识别

GVP 第五十条规定，文献报道的药品不良反应，可疑药品为本持有人产品的，应当按个例药品不良反应报告。如果不能确定是否为本持有人产品的，应当在定期安全性更新报告中进行分析，可不作为个例药品不良反应报告。

文献识别，是文献监测后一个重要步骤，持有人应该对文献监测结果进行识别，依次判断是否为本公司产品、是否包含不良事件、作者是否认为不良事件与持有人产品有关、是否为有效报告（四要素）等。对于文献检索出的药品不良反应，应当根据是否为本持有人产品，按个例药品不良反应报告或在定期安全性更新报告中进行分析。

1. 摘要识别　主要是对文献检索得到的文献，根据摘要部分包括文献标题、关键词和摘要内容进行判断，是否可能包含安全性信息或潜在的个例安全性报告，从而决定是否需要下载全文后进行全文识别。文献若无法判断是否含有被检索产品的不良事件信息，需要被纳入下载范围。

2. 全文识别　下载全文的文献，通过通篇阅读文献全文，对文献中涉及的产品安全性信息进行标注，判断是否为本持有人产品、是否有 AE、是否为潜在个例、是否包含其他安全性信息、是否需要随访作者。

3. 识别要点　确认是否为本公司产品是识别要点。如果不含不良事件，或作者认为不良事件与公司产品无关，则作为无效文献记录；如果包含不良事件，且无法排除不良事件与公司产品相关性，且为有效报告，则进入个例报告处理流程；如为无效报告（如无可识别的患者），则进行随访，根据随访结果再决定是否按个例报告进行报告。当无法判断是否为公司产品的时候，如果包含不良事件，且无法排除不良事件与公司产品相关性，则在定期安全性更新报告中进行分析。

4. 识别结果　对文献识别后将判断依据进行记录，并对该文献的用途进行分类：创建个例报告或用于定期安全性更新报告文献分析。

5. 识别注意事项

（1）文献中涉及多种怀疑药品　应报告怀疑药品，由怀疑药品的持有人进行报告。怀疑药品由文献作者确定，通常在标题或者结论中作者会提及怀疑药品与不良反应之间的因果关系。如果报告人认为怀疑药品与文献作者确定的怀疑药品不同，可在报告的备注中说明。

（2）文献中涉及多名患者（可识别）　文献中每一位身份可识别的患者（当患者的下列一项或几项可获得时，即认为患者可识别：姓名或姓名缩写、性别、年龄/年龄组、出生日期、患者的其他识别代码），都应该按照单个病例在药物警戒系统中进行录入。因此，如果一篇文献中涉及多名可识别的患者，应建立相应数量的个例报告。

（3）文献中涉及多名患者（不可识别）　如果一篇文献中涉及多名患者，且无法判断患者与不良事件的对应关系，则应标记为无效文献。

从文献中识别出的其他安全性信息，如超适应证用药、药物过量，也需创建相应的个例报告。持有人应制定文献监测系列 SOP。

6. 境外严重不良反应报告　GVP 第五十一条规定，境外发生的严重不良反应，持有人应当按照个例药品不良反应报告的要求提交。因药品不良反应原因被境外药品监督管理部门要求暂停销售、使用或撤市的，持有人应当在获知相关信息后 24 小时内报告国家药品监督管理部门和药品不良反应监测机构。

（1）境外个例报告提交的要求　原则上均需使用中文进行填写，部分内容可以填写中文或英文，如病例叙述（H.1）、报告者的评论（H.2）以及发送者的评论（H.4）、确定的死因（D.9.4.r.2）。

《个例安全性报告 E2B（R3）区域实施指南问答文件》明确可通过 E2B（R3）网关传输或在线形式按个例提交，也可通过行列表形式提交；但自 2022 年 7 月 1 日起，应按个例提交。

（2）报告时限：24 小时内报告

及时性。持有人是药物警戒的责任主体，在获知境外被暂停或撤市等信息后可能需要收集相关资料，24 小时内报告的时间可能是一个较大的挑战。建议持有人主动通过邮件及口头形式向国家药监部门和药品不良反应监测机构进行报告，让监管部门第一时间获知并采取措施。

准确性。参考国家药监局网站公布的信息，报告内容建议至少包含药品基本信息、境内外上市情况、境外药监部门的具体处理措施、境外药监部门要求暂停销售或暂停使用或撤市的原因。

全面性。可以在邮件及口头报告时向监管部门询问持有人需要提供的资料，再通过邮件将相关资料尽快补充收集后再次报告至国家药监部门和药品不良反应监测机构。

境外报告应当以个例形式的要求提交，建议仍以行列表形式提交的持有人尽早使用 E2B 提交形式。

持有人需承担主体责任，无论产品进口或出口，应积极应对风险大于效益的产品，保障患者安全。应当建立覆盖全球范围的药物警戒体系，第一时间报告任何国家的药监部门以及持有人主动对产品采取的风险控制措施。

（八）关联性评价

关联性评价，又叫做相关性评价或医学评审，用以评价药物—事件之间的相关性，从而判断一个事件是否为不良反应。关联性评价应科学、客观；关联性评价是持有人维护安全性信息的依据。

1. 关联性评价结果分级

（1）根据世界卫生组织（WHO）相关指导原则，关联性评价结果分为肯定、很可能、可能、可能无关、待评价、无法评价 6 级。

（2）其他国内常用的评判结果还包括：

七分法：肯定、很可能、可能、可疑、不相关、待评价、无法评价/判断。

六分法：肯定、很可能、可能、可疑、待评价、无法评价/判断。

五分法：肯定相关、很可能相关、可能相关、可能无关、不相关。

二分法：相关、不相关。

2. 中国关联性评价方法：

目前中国的关联性评价方法主要为通过对五项不良反应分析内容做出选择，进而在 6 级关联性评价中做出选择。此方法多用于药品上市后个例不良反应的评价，新药临床试验中采用可能存在一定局限性，申办者和研究者可参考。

五项不良反应分析内容如下：用药与不良反应的出现有无合理的时间关系；反应是否符合该药已知的不良反应类型；停药或减量后反应是否消失或减轻；再次使用可疑药品是否再次出现同样反应；反应是否可用并用药物的作用、患者病情的进展或其他治疗措施来解释。

六分法分为肯定、很可能、可能、可疑、待评价、无法评价/判断。具体判断依据如下：

肯定：用药与不良反应的发生存在合理的时间关系；停药后反应消失或迅速减轻及好转（即去激发阳性）；再次用药不良反应再次出现（即再激发阳性），并可能明显加重；同时有说明书或文献资料佐证；并已排除原患疾病等其他混杂因素影响。

很可能：无重复用药史，余同"肯定"，或虽然有合并用药，但基本可排除合并用药导致不良反应发生的可能性。

可能：用药与反应发生时间关系密切，同时有文献资料佐证；但引发不良反应的药品不止一种，或不能排除原患疾病病情进展因素。

可能无关：不良反应与用药时间相关性不密切，临床表现与该药已知的不良反应不相吻合，原患疾病发展同样可能有类似的临床表现。

待评价：报表内容填写不齐全，等待补充后再评价，或因果关系难以定论，缺乏文献资料佐证。

无法评价：报表缺项太多，因果关系难以定论，资料又无法获得。

以上 6 级评价可通过下表表示：

关联性评价	时间相关性	是否已知	去激发	再激发	其他解释
肯定	+	+	+	+	−
很可能	+	+	+	?	−
可能	+	±	±?	?	±?
可能无关	−	−	±?	?	±?
待评价	需要补充材料才能评价				
无法评价	评价的必须资料无法获得				

1. +表示肯定或阳性；−表示否定或阴性；±表示难以判断；? 表示不明。
2. 时间相关性：用药与不良反应的出现有无合理的时间关系。
3. 是否已知：不良反应是否符合该药已知的不良反应类型。
4. 去激发：停药或减量后，不良反应是否消失或减轻。
5. 再激发：再次使用可疑药品是否再次出现同样的不良反应。
6. 其他解释：不良反应是否可用并用药品的作用、患者病情的进展、其他治疗的影响来解释。
　考虑到同一种语言中，不同的人对术语的含义和权重（probably vs. possibly vs. likely，很可能、可能、极可能等）几乎没有一致意见，为了使研究者给出更确切的评价，CIOMS Ⅵ 工作组建议要求研究者对严重不良事件的药物因果关系使用简单的二分法（有关或无关）。

3. 关联性评价的原则

（1）科学　报告中的多种因素可能会干扰因果关系判断，如原患疾病、并用药品或药品存在可疑的质量问题等，评价人员应科学评估，不能盲目将这些因素作为排除药品与不良反应关联性的理由，从而不予上报。

（2）客观　不夸大、不遗漏任何信息，应基于合理的理由及证据判断药物—事件相关性。

（3）从严　报告者作为直接与患者接触的医疗或相关的人员，是患者情况的第一来源。因此持有人在评估关联性时需要充分考虑报告者的意见，在报告者提供的信息和科学的评估方法的基础上，谨慎地进行评估；在缺少必要信息的情况下，需要以尽可能保守的方式从严评估，避免遗漏需要上报的个例报告。

（4）可疑即报　为了满足可疑即报的原则，对于自发来源的报告，报告中没有对关联性做出评估的情况下，企业在评估不良事件与怀疑药品的关联性时，应当默认其为有关联。

持有人不应对初始报告人的关联性评价的报告进行降级评价，即持有人对关联性的评价应高于或等于报告者的评价；如果持有人需要进行降级评价，则需要有充分的医学证据，并在企业的意见中做出说明。

4. 关联性评价的应用　不良事件通过关联性评价，可以筛选出药物不良反应。持有人应对这些不良反应不断进行评估，以确认这些不良反应是否需要在研究者手册（Investigator's Brochure，IB）、药品说明书或是安全性参考信息（Reference Safety Information，RSI）中进行更新或修订，以优化产品的持续安全使用。

在临床试验期间，需注意切忌因上市申请的顾虑，而忽略对安全性事件的收集和客观评价。

5. 关联性评价的关注要点　对于药品上市后相关研究或有组织的数据收集项目中的疑似不良反应，持有人应当进行关联性评价。对可能存在关联性的，应当按照个例药品不良反应报告提交。

上市后研究或其他有组织收集项目中出现的安全性信息，应同其他报告类型的要求一样。安全性信息不仅仅是不良事件，还包括妊娠、哺乳期暴露、父源暴露、用药过量、超说明书用药、药物无效、药物相互作用等和用药有关的情况，均属于药物警戒关注的范畴。

初始报告人会按照约定的要求将患者发生的安全性信息进行报告，持有人需对收集到的所有信息进行关联性评价，是否为疑似不良反应。若不存在关联性，无需按照个例报告提交。

哪些属于可能存在关联性？包括肯定有关、很可能有关、可能有关、可能无关、无法评价，建议以直报系统中设置的关联性评价选项作为可能存在关联性的判断标准。如果初始报告人与持有人的关联性评价不一致，如何处理？关于此种情况，GVP与《个例药品不良反应收集和报告指导原则》的定义不一致，在GVP生效后以GVP为准。不一致的内容如下：GVP第52条规定，当持有人进行关联性评价后认为可能存在关联性的，应按照个例报告提交。根据《个例药品不良反应收集和报告指导原则》中"对于来自上市后研究或有组织的数据收集项目中的不良反应，经报告者或持有人判断与药品存在可能的因果关系，应该向监管部门报告"，也就是报告者或持有人任意一方认为存在关联性，即需按个例报告提交。

情况一：初始报告人认为存在关联性，持有人认为不存在关联性。如果初始报告人进行了关联性评价，若无确凿医学证据，持有人原则上不应降级评价，即持有人也应认为存在关联性，并按要求进行提交。若有确凿医学证据（包括但不限于证明疑似不良反应的发生与患者的现病史肯定有关；有明确医学证据证明不存在关联，并通过及时随访获知报告人认为存在关联性是由于其他社会因素），则无需提交，因此科学、严谨的医学诊断和鉴别诊断是评价关联性的基础。

情况二：初始报告人认为不存在关联性，持有人认为存在关联性。可能存在患者认为安全性信息的发生与产品无关，但相关合作方为了收集所有安全性信息，均报告给持有人的情况。只要持有人科学评估后认为可能存在关联性时即可进行提交，可在备注中说明与初始报告人评价意见不一致。持有人需分析初始报告人认为不存在关联性的原因，可以通过随访向初始报告人了解更多信息。

（九）不提交的原因记录

GVP第五十三条规定，未按照个例药品不良反应报告提交的疑似药品不良反应信息，持有人应当记录不提交的原因，并保存原始记录，不得随意删除。

如实记录，是药物警戒人员第一准则！

1. 需要记录不提交的原因　未按照个例药品不良反应报告提交的理由可能很多，需要对每一份报告进行递交性（包括严重性、预期性、相关性）判断，进而明确是否提交至监管机构。

如判断结果为无需递交，应及时记录不提交的原因，以便未来内审与药监部门检查时均有足够的材料证明报告提交的合规性。

2. 无需按个例报告提交的情形

（1）未满足法规要求提交的条件。例如，境外发生的非严重不良反应不满足严重这一条件等。

（2）持有人关联性评价为肯定无关的报告。初始报告人认为存在关联性的疑似不良反应，持有人有确凿医学证据将关联性评价降级为肯定无关。

（3）部分安全性信息不满足不良反应提交标准。例如，未导致不良反应的药品过量事件、文献报告中不确认是否为本持有人产品等。

3. 未按照规定提交报告可能的原因　未建立相关SOP，由于未明确个例报告的提交标准，导致报告提交人对哪些情况无需按个例报告进行提交的定义不够清晰。

无递交规则，对报告提交最终结果的呈现没有清晰、明确的要求。例如，通过网关（Gateway）传输时，电子数据交换（EDI）传输查看界面必须成功收到正确的ACK（acknowledgement，确认）回执。

📖 拓展阅读 ---

电子数据交换（Electronic Data Interchange，EDI）

电子数据交换（EDI）是一种按照国际标准进行的电子数据传输方式，能够实现企业间结构化或标准格式的业务数据在网络上的自动传递。通过 EDI，企业可以无纸化地自动交换标准格式的订单、发票、库存报告等业务单据，可减少人工操作的重复工作，提高业务处理的效率。EDI 在推动企业数字化转型、优化供应链管理、提升业务竞争力方面可发挥重要作用，是现代商务交流中的重要工具之一。电子数据交换（EDI）与应用程序接口（API）是两种不同的数据交换技术。虽然 API 在现代数字化时代的应用更为普及，但 EDI 在特定场景中仍有独特的优势。Gateway 属于 EDI 传输。

《药物临床试验期间安全性数据快速报告标准和程序》要求，2018 年 5 月 1 日后开始实施的临床试验，按照本标准和程序执行。该标准要求申请人通过 Gateway to Gateway（网关对网关）方式或在申请人之窗，向国家药品审评机构提交符合 ICH E2B（R3）规范的药物临床试验期间个例安全性报告。Gateway to Gateway（网关对网关）方式采用 AS2（HTTPS）传输协议，药品审评中心收到并处理 ICSR，并向发送方返回电子回执。

----

4. 应当记录不提交的原因及时间　当在系统中处理完报告，判断个例报告递交性后提交至完成时，可以记录不提交的原因。当回顾个例报告递交合规性时，在发现漏报后第一时间将报告进行提交，并记录漏报、晚报原因。

5. 如何记录不提交的原因　通过药物警戒信息化系统记录，保证原始数据可被追溯；使用纸质文件记录；通过 tracking 表记录；使用 CAPA 表记录晚报或漏报的原因，并按要求进行存档。

6. 未按照规定提交报告的后果　在药监部门检查或药物警戒内审时，报告提交如不合规，将被记录发现项，从而影响整个体系的合规指数。

《药品管理法》明确提出，药品上市许可持有人未按照规定开展药品不良反应监测或者报告疑似药品不良反应的，责令限期改正，给予警告；逾期不改正的，责令停产停业整顿，并处十万元以上一百万元以下的罚款。

建议持有人建立个例报告递交规则；如出现漏报、晚报，也不必过于恐慌，需及时将原因及纠正措施如实进行记录。

（十）不得阻碍提交报告

GVP 第五十四条规定，持有人不得以任何理由和手段阻碍报告者的报告行为。

之所以会有阻碍报告的行为，根源在于误解了不良反应与药品质量问题的联系，不能正确对待药品的风险，无法接受药品有不良反应报告，缺乏对药物警戒的基本理解。这一条内容非常简洁，但也有几点值得思考：不得阻碍谁进行报告？不得阻碍向谁报告？什么情况下会被认为是阻止？

1. 不得阻碍向监管机构报告　第五十四条出现在"报告的提交"章节，因此，基于上下文，这里所讲的报告，应该与向监管机构提交报告有关。也就是说，持有人不得阻碍任何人向监管机构递交报告。

2. 持有人有可能阻碍谁向监管机构报告　报告者可能是谁？报告者可能是持有人内部的人，也可能是持有人外部的人。

（1）通过审批阻止内部人员报告　持有人内部的报告者，比如药物警戒人员，他们的报告行为确实有可能受到持有人的影响。具体对报告者实施影响的人，可能是法人代表、主要负责人、或者任何可以代表持有人利益的个人。

在既往的实践中，确实有药物警戒团队提出某一份报告需要向监管机构进行递交，但公司规定在递交前，必须先获得管理者审批。如果管理者认为，"报告太多了，我们就交一个吧"，类似这种以非专业性的意见干扰报告递交工作，既属于上述的阻碍报告行为。

（2）施加影响阻碍外部人员报告　医疗机构发现了药品的不良事件/反应，及时通知了持有人进行干预、处理。按照规范，医疗机构也需向监管机构进行可疑不良反应的报告。此时，若是持有人通过学术以及非学术的行为影响报告者的判断，利诱甚至通过报告者的上级进行行政要求，都应属于使用"任何理由和手段阻碍报告"的行为。

由此可见，报告者的报告行为是自由的，不应受到阻碍。这一条款是针对持有人的要求，但合理引申，申办者也不得阻碍任何人向监管机构报告不良事件/不良反应。

（3）审阅 SAE 报告草稿，是否属于阻碍报告的行为？

在实践中，某些申办者有要求，临床试验发生的 SAE，在正式报告至申办者之前，需由指定人员进行报告内容的审核，如认为不符合 SAE 的定义与标准，则要求取消该报告。此种行为，也可能是某种意义上阻碍报告的行为。应保证研究者可以自由地进行报告，如有不同的学术意见，可以通过质疑、随访，进行澄清、确认，而不是阻碍报告的发生。如果报告不良反应还需要管理者的审批，应尽快设法推动取消该要求。

2017 年 6 月我国加入 ICH，2018 年 6 月成为 ICH 管理委员会成员，我国药品监管与国际药品监管开始快速接轨，ICH 各级指导文件开始适用于监管要求当中。将个例报告递交至监管机构是 MAH 等企业的主体责任，我国 2018 年发布的《药物临床试验期间安全性数据快速报告的标准和程序》明确了可疑且非预期严重不良反应（SUSAR）报告必须以 E2B（R3）标准进行递交。

随着我国医药企业的快速发展以及国际化进程的迫切需求，医药企业向国外监管机构递交 ICSR 的频率越来越高。日本 PMDA、欧盟 EMA、韩国 MFDS 等国外监管机构明确要求，医药企业递交的 ICSR 必须遵照 E2B（R3）标准，即使拥有成熟质量管理体系和药物警戒系统的跨国公司也不例外。而医药企业数据库能否与监管机构成功对接，决定了 ICSR 递交的合规性。

GVP 要求 MAH 将"药品不良反应报告合规性"的质量控制指标纳入整体 GVP 质量目标。向监管机构递交个例安全性报告（individual case safety reports，ICSR）是药物警戒活动中一项基础性、合规性、高频率工作。MAH 或开展药物临床试验的药品注册申请人应按照法规规定的递交范围、时限及方式，及时、准确地完成递交要求。ICSR 递交可采用电子传输方式。建立、保存和维护 ICSR 递交相关流程和文件记录，是药物警戒审计或监管机构的检查项之一。ICSR 递交虽是整个安全性报告管理流程中的收尾工作，但却又是 GVP 合规性的影响指标之一。若出现高频或大量的报告延迟递交，按照药企的质量管理体系，可能将被记录为发现项。

🔬 GVP实务示例 --

个例药品不良反应上报操作规程

一、目的：规范个例药品不良反应上报操作。

二、责任：药物警戒总负责人、ADR 专员。

三、范围：适用于本公司关于个例药品不良反应上报操作。

四、内容

1. 主动收集药品不良反应信息，获知或发现药品不良反应后要详细记录、分析、处理，填写《药品不良反应/事件报告表》并报告。

1.1 记录

应尽可能全面获取不良反应信息，包括患者情况、报告者情况、怀疑和并用药品情况、不良反应发生情况等。如果全面获取信息困难，应尽量首先获取四要素信息。

对各种途径收到的不良反应信息，如电子邮件、信函、电话、医生面访等均应有原始记录。除报告者外，也应记录提供病例报告信息的其他相关人员情况，保证信息提供者具有可识别性。记录应真实、准确、客观，并应妥善保存。原始记录可以是纸质记录，也可以是电子文档、录音或网站截屏等。电话记录、医生面访等常规收集途径应制定原始记录表格。

所有原始记录应能明确持有人或其委托方本次获得该药品不良反应的日期以及第一接收人的姓名及其联系方式。文献检索应记录检索日期、人员、检索策略等，保存检索获得的相关原始文献；如果未检索到相关信息也应记录。

对于监管部门反馈的数据，持有人应确保反馈数据及时下载，记录下载时间、数量、操作人员等信息。

1.2 传递

个例药品不良反应的原始记录由第一接收人传递到药物警戒部门的过程中，应保持记录的真实性和完整性，不得删减、遗漏。为确保报告的及时性，应对传递时限进行要求。所有对原始数据的改动均应进行备注说明。持有人应制定有关缺失信息的处理规则，确保处理的一致性。药物警戒部门应对接收的所有个例不良反应报告进行编号，编号应有连续性，根据编号可追溯到原始记录。

1.3 核实

持有人应对个例不良反应信息的真实性和准确性进行评估。当怀疑患者或报告者的真实性，或怀疑信息内容的准确性时，应尽量对信息进行核实。监管部门反馈的报告默认为具有真实性和准确性，但如果持有人认为该报告可能影响药品的整体安全性评估，也应尽量核实。

药品不良反应如果来自持有人以外的合作方，如企业委托信息收集的单位、委托文献检索的机构、研究合作单位等，双方协议中应有约束规定，确保合作方收集的信息真实准确。持有人有责任对合作方提供的不良反应信息进行审核，并对提交给监管部门的报告负责。

1.4 个例药品不良反应报告的确认

通过各种途径收集的个例药品不良反应，应进行确认。需要确认的内容主要包括：是否为有效报告、是否在报告范围之内、是否为重复报告等。经确认无需向监管部门提交的个例药品不良反应，应记录不提交的原因，并保存原始记录。

1.4.1 有效报告

首先应确认是否为有效报告。一份有效的报告应包括以下四个元素（简称四要素）：可识别的患者、可识别的报告者、怀疑药品、不良反应。如果四要素不全，视为无效报告，应补充后再报。

"可识别"是指能够确认患者和报告者存在。当患者的下列一项或几项可获得时，即认为患者可识别：姓名或姓名缩写、性别、年龄（或年龄组，如青少年、成年、老年）、出生日期、患者的其他识别代码。提供病例资料的初始报告人或为获得病例资料而联系的相关人员应当是可识别的。对于来自互联网的病例报告，报告者的可识别性取决于是否能够核实患者和报告者的存在，如提供有效的电子邮箱或者其他联系方式。

1.4.2 报告范围

患者使用药品发生与用药目的无关的有害反应，当无法排除反应与药品存在的相关性，均应按照"可疑即报"的原则报告。报告范围包括药品在正常用法用量下出现的不良反应，也包括在超说明书用药情况下发生的有害反应，如超适应证用药、超剂量用药、禁忌证用药等，以及怀疑因药品质量问题引起的有害反应等。

应收集药物过量信息，并在定期安全性更新报告中进行分析，其中导致不良反应的药物过量应按个例药品不良反应进行报告。

出口至境外的药品（含港、澳、台）以及进口药品在境外发生的严重不良反应，无论患者的人种，均属于个例报告的范围。非严重不良反应无须按个例报告提交，应在定期安全性更新报告中汇总。

对于来自上市后研究或有组织的数据收集项目中的不良反应，经报告者或持有人判断与药品存在可能的因果关系，应该向监管部门报告。其他来源的不良反应，包括监管部门反馈的报告，无论持有人是否认为存在因果关系，均应向监管部门报告。

文献报告的不良反应，可疑药品如确定为本持有人产品，无论持有人是否认为存在因果关系，均应报告；如果确定非本持有人产品的则无需报告。如果不能确定是否为本持有人产品的，应在定期安全性更新报告中进行讨论，可不作为个例不良反应报告。

如果文献中提到多种药品，则应报告怀疑药品，由怀疑药品的持有人进行报告。怀疑药品由文献作者确定，通常在标题或者结论中作者会提及怀疑药品与不良反应之间的因果关系。如果报告人认为怀疑药品与文献作者确定的怀疑药品不同，可在报告的备注中说明。

1.4.3 重复和未提交的报告

为避免因收集途径不同而导致重复报告，持有人应对收到报告进行查重，如有重复报告，及时记录《不良反应重复病例汇总表》，剔除重复报告后上报。对于不能确定是否重复的报告，应及时上报。

1.5 个例药品不良反应的评价

药物警戒部门人员在收到个例药品不良反应报告后（包括监管部门反馈的报告），应对该报告进行评价，包括对新的不良反应和严重不良反应进行判定，以及开展药品与不良反应的关联性评价。

1.5.1 新的药品不良反应的判定

当不良反应的性质、严重程度、特性或结果与本持有人说明书中的术语或描述不符，应当被认为是新的不良反应（或称非预期不良反应）。持有人不能确定不良反应是新的或已知的，应当按照新的来处理。

导致死亡的不良反应应当被认为是新的不良反应，除非说明书中已明确该不良反应可能导致死亡。

同一类药品可能存在某个或某些相同的不良反应，称之为"类反应"。仅当在说明书中已有明确描述时，类反应才能认为是已知的不良反应，例如："与同类其他药品一样，药品××也会发生以下不良反应。"或"同类药品，包括药品××会引起"。"如果药品××至今没有发生该不良反应的记录，说明书中可能出现如下描述"已有报告同类其他药品会引起…"或"有报告同类药品会引起…"，但至今尚未收到药品××的报告。"在这种情况下，不应当认为该不良反应对于药品××是已知的不良反应。

1.5.2 严重药品不良反应的判定

存在以下损害情形之一的不良反应应当被判定为严重药品不良反应：①导致死亡；②危及生命；③导致住院或住院时间延长；④导致永久或显著的伤残/功能丧失；⑤先天性异常/出生缺陷；⑥导致其他重要医学事件，如不进行治疗可能出现上述所列情况的。

对于不良反应来说，"严重程度"和"严重性"并非同义词。"严重程度"一词常用于描述某一特定事件的程度（如轻度、中度或重度心肌梗死），然而事件本身可能医学意义较小（如严重头痛）；而"严重性"则不同，是以患者/事件的结局或所采取的措施为标准，该标准通常与造成危及生命或功能受损的事件有关。严重药品不良反应是指其"严重性"而非"严重程度"。

死亡病例应理解为怀疑因药品不良反应（如室颤）导致死亡的病例，而非只看病例结局本身。如果死亡病例的不良反应仅表现为轻度皮疹或腹痛，并不能导致死亡，患者死亡原因可能是原患病（如癌症）进展，则不能判定为严重药品不良反应，也不能归为死亡病例。

1.5.3 因果关系的判定

因果关系的判定又称关联性评价，是评价怀疑药品与患者发生的不良反应/事件之间的相关性。根据世界卫生组织（WHO）相关指导原则，关联性评价分为肯定、很可能、可能、可能无关、待评价、无法评价6级，参考标准如下。

肯定：用药与不良反应的发生存在合理的时间关系；停药后反应消失或迅速减轻及好转（即去激发阳性）；再次用药不良反应再次出现（即再激发阳性），并可能明显加重；同时有说明书或文献资料佐证；并已排除原患疾病等其他混杂因素影响。

很可能：无重复用药史，余同"肯定"，或虽然有合并用药，但基本可排除合并用药导致不良反应发生的可能性。

可能：用药与反应发生时间关系密切，同时有文献资料佐证；但引发不良反应的药品不止一种，或不能排除原患疾病病情进展因素。

可能无关：不良反应与用药时间相关性不密切，临床表现与该药已知的不良反应不相吻合，原患疾病发展同样可能有类似的临床表现。

待评价：报表内容填写不齐全，等待补充后再评价，或因果关系难以定论，缺乏文献资料佐证。

无法评价：报表缺项太多，因果关系难以定论，资料又无法获得。

以上6级评价可通过下表表示：

关联性评价	时间相关性	是否已知	去激发	再激发	其他解释
肯定	+	+	+	+	−
很可能	+	+	+	?	−
可能	+	±	±?	?	±?
可能无关	−	−	±?	?	±?
待评价	需要补充材料才能评价				
无法评价	评价的必须资料无法获得				

1）+表示肯定或阳性；−表示否定或阴性；±表示难以判断；? 表示不明。

2）时间相关性：用药与不良反应的出现有无合理的时间关系。

3）是否已知：不良反应是否符合该药已知的不良反应类型。

4）去激发：停药或减量后，不良反应是否消失或减轻。

5）再激发：再次使用可疑药品是否再次出现同样的不良反应。

6）其他解释：不良反应是否可用并用药品的作用、患者病情的进展、其他治疗的影响来解释。

初始报告人（如报告的医生、药师）可能对报告进行了关联性评价，原则上持有人评价意见不应低于初始报告人。持有人与初始报告人评价意见不一致的，可在备注中说明。多种因素可能会干扰因果关系判断，如原患疾病、并用药品或药品存在可疑的质量问题等，评价人员应科学评估，不能盲目将这些因素作为排除药品与不良反应关联性的理由，从而不予上报。

2. 个例药品不良反应报告的提交

2.1 提交路径

持有人应通过"药品不良反应直接报告系统"提交个例不良反应报告，并对系统注册信息进行及时维护和更新。

2.2 报告时限

药品不良反应报告应按时限要求提交。报告时限开始日期为持有人或其委托方首次获知该个例不良反应，且达到最低报告要求的日期，记为第0天。第0天的日期需要被记录，以评估报告是否及时提交。文献报告的第0天为持有人检索到该文献的日期。

新药监测期内的国产药品应当报告该药品所有不良反应；其他国产药品，报告新的和严重的不良反应。进口药品首次获准进口之日起5年内，报告该进口药品的所有不良反应；满5年的，报告新的和严重的不良反应。

发现或获知新的严重的药品不良反应在15个日历日内报告，其中死亡病例应立即报告；其他不良反应在30个日历日内报告；有随访信息的，应当及时报告。境外严重不良反应在15个日历日内报告。

对于持有人委托开展不良反应收集的，受托方获知即认为持有人获知；对于境外报告，应从境外持有人获知不良反应信息开始启动报告计时。

当收到报告的随访信息，需要提交随访报告时，应重新启动报告时限计时。根据收到的随访信息，报告的类别可能发生变化，如非严重报告变为严重报告，随访报告应按变化后的报告类别时限提交。

3. 个例药品不良反应上报后及时记录《药品不良反应/事件上报记录表》。

实训7　个例不良事件上报

【实训目的】

通过对国内药物个例不良事件的模拟上报与评价，全面了解个例不良事件报告的合规要求，熟悉个例不良事件表格的填报内容与要求，掌握上市后个例药品不良反应报告处置流程，从而提升药物警戒实务的操作能力。

【实训要求】

1. 登录国家药品不良反应监测中心官网，下载《上市许可持有人药品不良反应报告表》及填表说明。

2. 实训团队组织学习药品不良反应报告表的表格内容及填表说明。

3. 实训团队模拟填写药品不良反应报告表的表格内容。

4. 实训团队模拟上报药品不良反应报告表。

【实训步骤】

1. 班级同学按5~7人组成若干学习团队，选出团队负责人1名。

2. 各组分析讨论实训项目，分解实训任务，明确团队成员的分工及完成时限，设置学习目标。

3. 下载《上市许可持有人药品不良反应报告表》及填表说明，共同学习实训任务的相关知识，制定实训任务分解表、完成时间、具体负责成员的分工情况。

4. 团队负责人负责下载表格及填表说明、组织学习、确定待模拟的案例情形，并进行分工和记录。团队任务分工：1名同学负责搜集药品不良反应/事件案例，1名同学模拟扮演患者，1名同学模拟MAH药物警戒专员，1名同学模拟药品不良反应监测中心工作人员。

5. 案例样式1：患者，男性，67岁，因心绞痛入院，诊断为冠心病，使用单硝酸异山梨注射液20mg+5% GS25ml 静注，每日1次，用药6小时后，患者起床站立时出现晕厥，此时测血压75/

50mmHg，立即平卧 2~3 分钟自行清醒，停用该药，患者未再出现上述症状。

案例样式 2：患者，女，25 岁，因肺部感染使用注射用头孢曲松钠 1g + 5% GS100ml 静滴，每日 1 次，用药约 10 分钟后，患者出现胸闷、头晕，观察患者口唇发绀，面色苍白，意识恍惚，此时测血压 70/40mmHg，立即停药并给予吸氧，皮下注射肾上腺素 1mg，静脉推注地塞米松注射液 10mg，约 15 分钟后，上述症状缓解，测血压 110/70mmHg，留院观察。

案例样式 3：患者，男性，50 岁，因败血症于 2024 年 4 月 5 日使用注射用盐酸万古霉素 1g + 0.9% NS250ml 静滴，每日 2 次。患者用药前肾功能及尿量均正常。4 月 5 日患者尿量明显减少，300ml/d。急查肾功能，肌酐 476μmol/L，尿素氮 22.4 mmol/L。立即停用盐酸万古霉素，停药后，患者尿量逐渐增多，至 4 月 10 日尿量恢复正常。4 月 11 日复查肾功能，肌酐 128μmol/L，尿素氮 6.9 mmol/L。

6. 团队负责人组织成员分析讨论调查结果，并安排团队成员准确、规范、尽可能多地填写《上市许可持有人药品不良反应报告表》的相关内容。

7. 模拟药品不良反应上报流程上报，负责扮演 ADR 中心工作人员的同学对上报表格的填写内容的完整性、规范性进行审查，将空缺栏、不正确的内容修改完善并保存为正式提交版。

8. 团队进行学习讨论时，进行拍照，做好过程留痕记录。

9. 形成团队作品，作品名称要求为"团队负责人学号姓名 + 个例不良事件上报"，作品内容包括：

（1）任务分解表。

（2）学习讨论情景图片。

（3）收集的案例，遴选的案例及其原由。

（4）填好的《上市许可持有人药品不良反应报告表》。

10. 在截止时间前提交到老师的电子邮件：renfuw@163.com。

【注意事项】

1. 团队分工必须明确，在成果中注明每位成员学号姓名、角色分工、个人贡献、自评分值，不得代做抄袭。

2. 团队负责人应当认真组织，有责任心，公平公正，做好团队考核记录并提交给老师。

3. 表格内容尽可能填写完整，有些栏目内容确实无法模拟时，可填写"不详"，正式提交版本应当是最后修正版本。

4. 在上报不良反应报告时，要注意区分一般的、新的、严重的不良反应概念，避免出现病例报告分类错误。

5. 诊断病名的填写应当尽量按照规范的病名填写；不良反应过程描述应当包括事件发生、发展的过程，即不良反应表现、动态变化、持续时间、相关治疗和有关检查结果；明确治愈、好转、有后遗症、死亡等不良反应结果；确定不良反应关联性评价结果。

目标检测

答案解析

一、单项选择题

1. 文献监测的检索频率要求，对于首次上市或首次进口五年内的新药，文献检索至少（　　）进行一次，其他药品原则上每月进行一次

　A. 每两周　　　　　　　　　　　　　　B. 每周

　C. 每旬　　　　　　　　　　　　　　　D. 每 20 天

2. 以下 GVP 检查项目（缺陷风险建议等级）为双星、严重缺陷项目的是（　　）

　A. 信息收集途径和方法是否全面、畅通、有效

　B. 持有人是否建立了自主的疑似药品不良反应信息收集途径

　C. 对于境内外均上市的药品，是否建立了境外信息收集途径

　D. 收集途径是否包括：医疗机构、药品生产企业、药品经营企业、学术文献、上市后研究、数据收集项目、相关网站等

3. GVP 第四十六条规定，持有人向国家药品不良反应监测系统提交的个例药品不良反应报告，应当至少包含（　　）

　A. 可识别的病症、可识别的报告者、怀疑药品和药品不良反应的相关信息

　B. 可识别的患者、可识别的医疗场景、怀疑药品和药品不良反应的相关信息

　C. 可识别的患者、可识别的报告者、怀疑药品和药品不良反应的相关信息

　D. 可识别的患者、可识别的报告者、怀疑药品和药品不良事件的相关信息

4. 目前中国的关联性评价方法主要为通过对五项不良反应分析内容做出选择，进而在（　　）关联性评价中做出选择

　A. 七分法：肯定、很可能、可能、可疑、不相关、待评价、无法评价/判断；

　B. 六分法：肯定、很可能、可能、可疑、待评价、无法评价/判断；

　C. 五分法：肯定相关、很可能相关、可能相关、可能无关、不相关；

　D. 二分法：相关、不相关

5. 以下情形，不属于需要随访的报告范围的（　　）

　A. 既满足严重条件又满足非预期条件的报告中有缺失信息的

　B. 满足严重条件或满足非预期条件的报告中有缺失信息的

　C. 患者死亡的病例

　D. 报告已知风险的病例

6. 不良反应的性质、严重程度、特性或结果与说明书中的术语或描述不符的反应是指（　　）

　A. 非预期（新的）不良反应　　　　　　B. 严重的不良反应

　C. 已知的不良反应　　　　　　　　　　D. 群体不良反应

二、多项选择题

7. GVP 第三十二条规定，持有人应当主动开展药品上市后监测，主动、全面、有效地收集药品使用过程中的疑似药品不良反应信息，包括来源于（　　）

　A. 自发报告

　B. 上市后相关研究及其他有组织的数据收集项目

　C. 学术文献

　D. 相关网站

　E. 临床前研究毒理试验报告

8. 持有人收集药品使用过程中的疑似药品不良反应信息的要求为（　　）

　A. 主动　　　　　　B. 准确　　　　　　C. 全面

　D. 正确　　　　　　E. 有效

9. 属于药物警戒关注的安全性信息包括（　　）等和用药有关的情况

A. 不良事件

B. 妊娠、哺乳期暴露

C. 父源暴露

D. 用药过量、超说明书用药

E. 药物无效、药物相互作用

10. GVP 第四十八条规定，个例药品不良反应报告的填写应当（　　），符合相关填写要求。

A. 真实

B. 准确

C. 完整

D. 主动

E. 规范

项目八　药品安全风险识别与评估

PPT

学习目标

1. 掌握信号检测方法、风险评估、获益/风险平衡。
2. 熟悉药物警戒计划、说明书中安全性信息的更新要点。
3. 了解聚集性事件处理、风险控制措施策划。
4. 学会识别风险信号、风险评估。
5. 养成药物警戒合规意识。

岗位情景模拟

情景描述　药物警戒专员如何开展风险识别与评估工作呢？一般来说，药物警戒专员可对收集到药物/药品不良事件相关信息，按照GVP及《定期获益–风险评估报告（PBRER）》（E2C（R2））的相关要求进行识别、评价和理解，进行获益–风险评估，形成相关报告，最终向相关监管机构递交合规的报告。假如您是承担该项任务的药物警戒专员，请思考如何完成该工作？

讨论　您将了解和熟悉哪些相关要求，如何开展该项工作？

风险识别与评估主要是多途径综合信号检测、信号排序、信号评价、风险评估、聚集性事件处理、风险控制措施策划，从各个角度识别风险信号，实时监控风险信号，发现风险信号及时反馈相应工作人员，对风险信号进行及时处理，通过消息提醒等方式第一时间通知工作人员进行处理。

任务一　信号检测

一、GVP 相关条款

第五十五条　持有人应当对各种途径收集的疑似药品不良反应信息开展信号检测，及时发现新的药品安全风险。

第五十六条　持有人应当根据自身情况及产品特点选择适当、科学、有效的信号检测方法。信号检测方法可以是个例药品不良反应报告审阅、病例系列评价、病例报告汇总分析等人工检测方法，也可以是数据挖掘等计算机辅助检测方法。

第五十七条　信号检测频率应当根据药品上市时间、药品特点、风险特征等相关因素合理确定。对于新上市的创新药、改良型新药、省级及以上药品监督管理部门或药品不良反应监测机构要求关注的其他品种等，应当增加信号检测频率。

第五十八条　持有人在开展信号检测时，应当重点关注以下信号：

（一）药品说明书中未提及的药品不良反应，特别是严重的药品不良反应；

（二）药品说明书中已提及的药品不良反应，但发生频率、严重程度等明显增加的；

（三）疑似新的药品与药品、药品与器械、药品与食品间相互作用导致的药品不良反应；

（四）疑似新的特殊人群用药或已知特殊人群用药的变化；

（五）疑似不良反应呈现聚集性特点，不能排除与药品质量存在相关性的。

第五十九条　持有人应当对信号进行优先级判定。对于其中可能会影响产品的获益-风险平衡，或对公众健康产生影响的信号予以优先评价。信号优先级判定可考虑以下因素：

（一）药品不良反应的严重性、严重程度、转归、可逆性及可预防性；

（二）患者暴露情况及药品不良反应的预期发生频率；

（三）高风险人群及不同用药模式人群中的患者暴露情况；

（四）中断治疗对患者的影响，以及其他治疗方案的可及性；

（五）预期可能采取的风险控制措施；

（六）适用于其他同类药品的信号。

第六十条　持有人应当综合汇总相关信息，对检测出的信号开展评价，综合判断信号是否已构成新的药品安全风险。

相关信息包括：个例药品不良反应报告（包括药品不良反应监测机构反馈的报告）、临床研究数据、文献报道、有关药品不良反应或疾病的流行病学信息、非临床研究信息、医药数据库信息、药品监督管理部门或药品不良反应监测机构发布的相关信息等。必要时，持有人可通过开展药品上市后安全性研究等方式获取更多信息。

第六十一条　持有人获知或发现同一批号（或相邻批号）的同一药品在短期内集中出现多例临床表现相似的疑似不良反应，呈现聚集性特点的，应当及时开展病例分析和情况调查。

二、GVP 合规检查要求

表 8-1　信号检测与分析评价检测要点

编号	项目	检查项目（缺陷风险建议等级）	检查依据
PV19	信号检测	1. 持有人对各种途径收集的疑似药品不良反应信息是否开展了信号检测（＊＊） 2. 信号检测的方法和频率是否科学、适当（＊） 3. 信号判定（如关注信号的判定、无效信号的判定、优先级判定）的原则是否合理	GVP 第 55~59 条
PV20	信号分析评价	1. 是否对检测出的信号进行了评价（＊＊） 2. 评价是否全面，是否提出合理的评价意见 3. 检测出的呈现聚集性特点的信号是否及时进行了病例分析和情况调查（＊）	GVP 第 60 条

三、检查方法与内容

（1）了解纳入信号检测品种的覆盖范围。

（2）检查信号检测工作开展情况，查看信号检测记录。

（3）了解信号检测的方法、频率、程序。

（4）了解信号判定的原则和标准。

（5）查看有无检出的信号和重点关注信号（包括呈现聚集性特征的信号）。

（6）查看信号评价记录或报告，了解评价过程、结果及建议。

（7）查看呈现聚集性信号的病例分析和情况调查资料。

（8）查看通过信号检测和评价有无发现新的药品风险。

四、信号

信号是指来自一个或多个来源的，提示药品与事件之间可能存在新的关联性或已知关联性出现变化，且有必要开展进一步评估的信息。

2002年，WHO将药物警戒信号定义为"不良事件与药物间可能存在因果关系的信息，这种关系是以前未知的或未完全记录的。通常，产生一个信号需要不止一个病例报告，取决于事件的严重性和报告信息本身的质量。"

CIOMS VI工作组将信号定义为"与治疗有未知因果关系的、值得进一步探索和继续监测的一份或多份不良事件个例报告。"

CIOMS VIII工作组最终修订的对于信号的定义为"一个或多个来源（包括观察性和实验性）的报告信息，提示干预措施与某个或某类不良或有利事件之间存在新的潜在因果关系、或某已知关联事件的新的信息，且被认为有必要进行进一步验证。"简单来说，信号是待验证的线索（讯息）。

（一）药物警戒信息的来源

CIOMS V工作组的报告和ICH指南E2D"上市后安全数据管理"（加速报告的定义和标准）中简要回顾了药物警戒信息的来源。具体情况见表8-2。

表8-2 个例报告来源表

个例报告来源	来源描述
非主动来源	自发性报告、文献、互联网、新闻媒体或其他媒件
主动来源	有组织的数据收集系统（包括临床试验、登记研究、上市后患者赠药项目、其他患者援助项目和疾病管理项目，患者或医疗保健专业人员的调研，关于疗效或患者结局的信息收集；其中一些可能有交集，即在两个或更多个文件中查找同一个体）
合同协议	公司间安全信息交换
监管机构来源	个例安全性报告，例如源自监管机构的可疑非预期严重不良反应（SUSAR）

（二）风险

信号不等于风险，如将信号升级成为风险，需要一些其发生可能性的合理理解。

风险可分为已识别风险和潜在风险。已识别风险是指有充分的证据表明与关注药品有关的风险。潜在风险是指有依据怀疑与关注药品有关，但这种相关性尚未得到证实的风险。

一般将信号和风险做如下对应："不确定"信号关联"潜在风险"，潜在风险的定义为"有依据怀疑与所关注的药品可能有关的不利事件，但关联性尚未确认。"

同样，"确认的信号"关联为"已识别的风险"，指的是事件和药物之间的关联性已被确认，且其发生的可能性也得到合理的确认。

药品安全风险包括自然风险和人为风险。

自然风险属于药品设计风险，由药品本身决定，是一种必然风险、固有风险，是药品的内在属性。该风险来源于已知或未知的药品不良反应，其特点包括：①复杂性；②不可预见性；③不可避免性。人为风险指的是人为有意或无意违反法律法规而造成的药品安全风险，属于制造和使用风险，是一种偶然风险。

人为风险是我国药品安全风险的关键因素，主要来源包括：不合理用药、用药差错、药品质量问题、政策制度设计及管理导致。

因此，药物警戒活动的目的是识别信号，经进一步评估，识别出之前"未知"（未确认或识别）或未充分了解的药品不良反应。基于药物警戒的定义，从各种来源收集数据，从而开展评价，从中去发现信号，并开展信号的评估，以此确定药品是否存在安全风险。信号检测的基础是基于强大的数据，持有人或申办者需对产品的安全性信息纳入统一的数据库中，有利于实现持续开展信号检测。

（三）信号检测方法的选择

GVP 第五十六条规定，持有人应当根据自身情况及产品特点选择适当、科学、有效的信号检测方法。信号检测方法可以是个例药品不良反应报告审阅、病例系列评价、病例报告汇总分析等人工检测方法，也可以是数据挖掘等计算机辅助检测方法。

信号检测的应用方法可以大致分为定性和定量两种类型。这和方法应用的数据信息发展历史是分不开的。历史上，药物上市后的安全性信息监测是通过自发报告系统（spontaneous reporting system，SRS）来进行的。20 世纪 60 年代沙利度胺悲剧之后，世界各国才开始实施这些被动的公共卫生监测系统。

用于分析自发不良事件报告的传统信号检测方法包括：审查药物警戒数据库或已发表医学或科学文献中的个例报告或一组报告；用绝对病例计数、简单报告率或校正的暴露报告率对病例报告进行汇总分析。

传统的信号检测方法在评估医学事件（designated medical event，DME）或罕见事件中尤其重要，为此个例病例的临床评价更为重要，并且相对于特异度、灵敏度具有特别高的权重。一旦依据自发不良事件报告的个例或汇总分析的结果检测出信号，则需要通过一系列的步骤进行研究，包括信号筛选、分类与早期评估，如果有需要，应使用独立数据集进行正式评估，如进行假设检验研究。此时的信号检测方法还停留在定性和简单的定量分析阶段。

随着这些自发报告系统获取的不良事件报告越来越多，采用传统药物警戒方法显得力不从心。当仅使用传统方法时，这些大数据库中的数据量和复杂性可能导致不能尽早发现某些药物诱发的不良反应信号，从而影响公共健康。20 世纪 90 年代后期，统计学数据挖掘方法出现了，并且很快成为传统信号检测方法自发不良事件报告常规评估的有力补充。

用于统计学数据挖掘方法包括：经典或频率方法，即在长期的重复试验或采样机制中的发生频率；贝叶斯方法，贝叶斯学派的概率是根据新的信息对先验概率加以更新而得出的后验分布置信度。

特别需要指出的是，不能仅仅依据不相称测定的结果而推断出因果关系；高于预期的报告频率必须进一步评估，包括临床审查。背景数据集的选择会影响不相称分析结果；数据集的大小及关于其体现的产品（药品）和不良事件的异质性是影响分析结果的关键因素。

选择不相称测定分析（如：数据源、统计方法、筛选阈值）的方法以及应用药物警戒专业知识和临床判断来解释不相称测定结果需要一系列的决策过程。对定量信号检测中发现的药品与事件的关联性进行解释和进一步评估，需要一个跨部门的专业团队，包括药物安全专家、流行病学专家、统计学专家、数据分析师和医生。

因此，我们有必要整合传统方法与统计学数据挖掘方法。而每个持有人应当根据自身情况及产品特点，选择适当、科学、有效的信号检测方法。统计数据挖掘方法与传统的药物警戒信号检测方法整合的关键点是科学的评价不相称测定分析结果。法无定法，基于产品数据出发，将定量和定性信号检测方法有效、科学地结合才是持有人最适当的选择。

在实际工作中，假如持有人的产品数据库数据信息比较有限，采用传统的信号检测方法也是一种适当、科学、有效的方法。

（四）信号检测频率的设定

GVP 第五十七条规定，信号检测频率应当根据药品上市时间、药品特点、风险特征等相关因素合理确定。对于新上市的创新药、改良型新药、省级及以上药品监督管理部门或药品不良反应监测机构要求关注的其他品种等，应当增加信号检测频率。

确定信号检测频率的相关因素主要包含了药品上市时间、药品特点、风险特征等相关因素。

1. 药品上市时间　在产品首次上市后的早期阶段：严重依赖于临床试验的安全数据。如药物很快得到广泛应用，那么临床试验中未观察到的警示性不良反应案例可能会开始出现。

首次上市之后的几年：对上市后罕见事件或潜伏期较长事件的安全数据的重视会逐渐增加。长期观察研究也许会被考虑用于结构化或有针对性的数据收集以解决特殊的安全性问题，此时可以根据需要增加信号检测的频率。

产品上市许多年后：由于产品的成熟以及安全性概况的确定，故检测出新安全信息的概率将降低。到这个阶段，可以适当减少信号检测频率。

2. 药品特点和风险特征　药物的不良反应类型与药品自身的特点息息相关。信号也可借用不良反应分类，按药理作用的关系分型，可以分为 A 型、B 型和 C 型。

A 型（量变型异常）是由药物的药理作用增强所致，其特点是可以预测，常与剂量有关，停药或减量后症状很快减轻或消失，发生率高，但死亡率低。副作用、毒性反应、继发反应、后遗效应、首剂效应和撤药反应等均属 A 型不良反应。

B 型（质变型异常）是与正常药理作用完全无关的一种异常反应，发生率低，但死亡率高。过敏反应、特异质反应属于此类。

C 型一般在长期用药后出现，潜伏期较长，没有明确的时间关系，难以预测。

按照产生的症状和对患者重要器官或系统、生命的损害程度一般分为轻度、中度、重度三级。因此，我们需要基于药品的药理机制、安全数据特点，科学评估患者产生各种不良反应的类型、时间和发生率，来相应地确定信号检测频率。

3. 增加信号检测频率　新上市的创新药和改良型新药，由于国外同类上市产品极少或者没有，可供借鉴的同类药品安全性数据缺乏，仅靠临床试验的不良反应数据远远不能反映出上市后药品的风险。因此，对该类创新药增加信号检测频率是必须而且必要的。此外，省级及以上药品监督管理部门或药品不良反应监测机构要求关注的药物品种，多是基于对药品的特点及发生不良反应的特点（比如对不良反应发生率的忧虑，存在某些重度不良反应或偶发致死情况等）而做出的上市后要求，理应也增加信号检测频率。针对不同新上市的创新药、改良型新药、省级及以上药品监督管理部门或药品不良反应监测机构要求关注的药品，检测频率相较一般药品要更加频繁。

（五）重点关注的信号

GVP 第五十八条规定，持有人在开展信号检测时，应当重点关注以下信号：①药品说明书中未提及的药品不良反应，特别是严重的药品不良反应；②药品说明书中已提及的药品不良反应，但发生频率、严重程度等明显增加的；③疑似新的药品与药品、药品与器械、药品与食品间相互作用导致的药品不良反应；④疑似新的特殊人群用药或已知特殊人群用药的变化；⑤疑似不良反应呈现聚集性特点，不能排除与药品质量存在相关性的。

药品安全性信息繁杂，尤其随着药物警戒数据库的普及，公众对药物安全的重视，持有人对自身产品安全性问题越来越关注，会收集到各种来源的药品安全性信息。

在信号管理中，信号优先排序是关键的第一步。由于许多报告会被发现不是真实的（错误的信号警示）或者没有必要采取行动，详细评估全部信号（例如个例报告或汇总报告）将会存在资源上的限制。

风险的关键决定因素包括：证据强度，医学意义（例如：预防的可能性、严重性、严重程度、可逆性和后果），对公众健康的潜在影响（例如：发生在大多数人群的影响）。并非所有的安全信号都代表着"风险"（包括潜在的或可识别的），首先需要确定哪些信号是我们需重视的。

1. 未提及的不良反应和严重的不良反应　未提及的不良反应：指的是新的、未被报告过的不良反应。

严重的不良反应是指因使用药品引起以下损害情形之一的反应：①导致死亡；②危及生命；③致癌、致畸、致出生缺陷；④导致显著的或者永久的人体伤残或者器官功能的损伤；⑤导致住院或者住院时间延长；导致其他重要医学事件，如不进行治疗可能出现上述所列情况的；⑥具有医学意义（例如剧烈的、不可逆的、导致发病率或死亡率增加的"关键事件"或特定的医学事件）。

2. 发生频率、严重程度等明显增加的已提及不良反应　不良反应的发生频率、严重程度等明显增加会导致比例失衡分数的快速增加，此时即使是已知的不良反应，也应该重点关注。

3. 药品相互作用导致的不良反应　药物与药物、药物与器械、药物与食品间的相互作用可影响药物代谢，进而导致药物原有药理作用的叠加、降低，还可引起药物不良反应（ADR）的增加或降低。合理的药物相互作用可以增加药物的有效性，减少 ADR 的发生；反之，不合理的药物相互作用则可以降低药物的有效性，增加 ADR 的发生。此类不良反应隐蔽性较强，特别是新药，药理机制新，更要关注药物相互作用可能导致的不良反应。

4. 特殊人群　新生儿、婴幼儿、儿童、妊娠期和哺乳期妇女、老年人被称为特殊人群、脆弱人群。因其生理、生化和病理等机制与普通人群存在较大差异，有着不同的药代动力学和药效学特征，用药安全形势更严峻。

5. 疑似不良反应呈现聚集性　即不良事件短时间内集中爆发，在药品不良反应监测工作中，需要密切关注同一企业同一产品在短期内集中出现的相似的不良事件的现象，这种聚集出现的现象通常称为聚集性信号。通过对该聚集性信号进行分析、评价，判断是否构成群体事件。

2012 年 1 月 1 日，更新升级的国家药品不良反应监测系统启用，药品不良反应/事件报告由 2004 年发布的《药品不良反应报告和监测管理办法》中的"逐级报告"转变为 2011 年发布的《药品不良反应报告和监测管理办法》中的"在线报告"，使得国家药品不良反应监测中心监测药品不良事件聚集性信号并预警成为可能。

持有人为确保资源被合理分配，并且在确定的可接受的时间范围内满足公众健康和其他义务，需要进行信号优先排序。

（六）优先级的判定因素

GVP 第五十九条规定，持有人应当对信号进行优先级判定。对于其中可能会影响产品的获益 - 风险平衡，或对公众健康产生影响的信号予以优先评价。信号优先级判定可考虑以下因素：①药品不良反应的严重性、严重程度、转归、可逆性及可预防性；②患者暴露情况及药品不良反应的预期发生频率；③高风险人群及不同用药模式人群中的患者暴露情况；④中断治疗对患者的影响以及其他治疗方案的可及性；⑤预期可能采取的风险控制措施；⑥适用于其他同类药品的信号。

为了更好地进行信号管理，持有人首先应当对药品的信号进行优先级的判别并评定。从药物的研发直至获批上市，获益和风险是否平衡一直是作为最根本的考量。

获益－风险，指药物的积极治疗作用，与患者健康或公共健康相关的质量、安全性和疗效相关的风险，以及对公众产生任何不良影响的风险。获益－风险平衡，即综合考虑疾病缓解的获益和治疗药物的风险。

药品获益－风险平衡的失衡，必将增加公众用药风险，影响公众健康。而诸如药物广泛应用，病例数量，显著的超说明书用药，直接导向消费者的项目等，对公众健康产生影响的同时也意味药品获益－风险平衡的失衡。

因此，出现影响药品获益－风险平衡的信号和对公众健康产生影响的信号均应被给予优先评价。那么，上述两个方面信号的出现取决于哪些因素呢？或者说，在实际操作中，我们应该基于哪些因素考虑信号优先级判定呢？

1. 药品不良反应特征　药品不良反应具有一系列特性。譬如是否严重，轻、中、重度或 CTCAE 1~5 级严重程度分级；患者不良反应治疗后的转归，如：痊愈、好转、未好转、致死；这些药物不良反应类型是"A 类"（药理学）还是"B 类"（过敏/特异质）。这些因素直接决定了药物的风险和安全性评价，影响着药物的获益－风险平衡。

2. 人群暴露　人群暴露有两个概念：一是人群暴露数量。受试者数量既少又经过严格的筛选，很难发现罕见的不良反应。相较之下，在大规模暴露人群中，不良反应的预期发生频率也可能明显增加。二是人群暴露质量，即高风险人群及不同用药模式人群中的患者暴露。与受试者相比，接受上市后药物治疗的患者具有更多的并发症（包括医学上严重的病症），可能服用更多的合并用药，疾病严重程度不一，或者将药品超说明书（非标签）使用。信号检测的重要目的，就是检测上市前研究结果对于研究人群之外患者人群（由于合并用药、并发症等）的普适性。无论人群暴露数量和质量因素均会同时影响药品获益－风险平衡和公众健康。

3. 获益可及性和风险管控　一些罕见病药物研究中，可供患者获益的选择药物极少。中断药物治疗后，其他治疗方案的可及性和对患者的影响程度，这些因素均应被综合考虑进药品的获益－风险评估中。而在药物风险管理计划的实施措施中，我们应该着重评估预期风险控制措施的效力。任何单独或参与影响药品的获益和风险评价的因素均是在进行信号优先排序时应该考虑的。

4. 同类药品适用信号　该类信号应该被我们密切关注，因为该类信号适用于同类药品多基于相同的药理特性。由于普适性和外推性强，对公众影响增大，因此，也作为信号优先级判定时的考虑因素。

持有人对信号进行优先级判定时，应该基于对影响药品的获益－风险平衡和影响公众健康这两方面的因素考虑。

（七）信号评价

GVP 第六十条规定，持有人应当综合汇总相关信息，对检测出的信号开展评价，综合判断信号是否已构成新的药品安全风险。

1. 信号评价相关信息　相关信息包括：个例药品不良反应报告（包括药品不良反应监测机构反馈的报告）、临床研究数据、文献报道、有关药品不良反应或疾病的流行病学信息、非临床研究信息、医药数据库信息、药品监督管理部门或药品不良反应监测机构发布的相关信息等。必要时，持有人可通过开展药品上市后安全性研究等方式获取更多信息。

在 GVP 第 55 条中规定了信号的定义及信号检测方法。哪些信息可以用于信号评价？

CIOMS VIII 工作组对于信号的最终定义为"一个或多个来源（包括观察性和实验性）的报告信息，提示干预措施与某个或某类、不良或有利事件之间存在新的潜在因果关系、或某已知关联事件的新的信息，且被认为有必要进行进一步验证。"依据这个定义不难发现，这些信息既是信号的来源，也是用于信号评估的材料。相关信息包括：

（1）个例药品不良反应报告（包括任何来源的个例报告）。

（2）临床研究数据 值得注意的是，这里涉及的临床研究数据不应该仅仅理解为 AE/SAE 报告本身。临床研究任何安全性信息及其相关的信息，均可能有助于信号评估。例如，研究药物组与安慰剂组中某不良事件发生率的比较，某不良事件严重程度与剂量水平的量效分析等，均为信号评估提供强有力的证据。

（3）文献报道 文献按照出版形式可分为图书、连续出版物（如报纸、期刊）、特种文献（如会议文献、学位论文、政府出版物等），是药品安全性信息的高质量来源。目前对这些资料开展研究最常用的方法是系统综述和 meta 分析，例如某项 meta 分析发现，治疗糖尿病的药物罗格列酮可能增加心脏病发病率和相关疾病死亡率的风险。

（4）有关药品不良反应或疾病的流行病学信息 在沙立度胺事件"反应停"与"短肢畸形"信号分析当中，运用了流行病学研究当中的生态趋势研究。反应停从上市、销售量达到高峰、再到从市场撤除，两年中的销售曲线与短肢畸形发病及其消长情况一致，并且二者正好相隔 1 个孕期。通过这个例子可以直观体会到药品不良反应及疾病的流行病学信息对于信号评估的重要性。

（5）非临床研究信息 非临床研究信息，重点包括毒性（急性或重复剂量毒性、生殖/发育毒性、基因毒性、致癌性）、安全药理学（如心血管系统，包括 QT 间期延长、神经系统）以及其他与毒性有关的资料或数据。非临床研究信息不应该被忽视，尤其是新药的早期临床研究，非临床研究信息为临床研究的风险控制措施制定提供了有限但极其重要的依据。

（6）医药数据库信息。

（7）药品监督管理部门或药品不良反应监测机构发布的相关信息。

信号评价需要有信号的来源，因此，在关注药品监督管理部门发布的相关信息的同时，持有人可通过开展药品上市后安全性研究等方式获取更多信息。

2. 聚焦性信号 GVP 第六十一条规定，持有人获知或发现同一批号（或相邻批号）的同一药品在短期内集中出现多例临床表现相似的疑似不良反应，呈现聚集性特点的，应当及时开展病例分析和情况调查。

2006 年，齐齐哈尔第二制药有限公司"亮菌甲素假药事件"曝光，作为工业溶剂的"二甘醇"被用来替代"丙二醇"充当药用辅料，成为了病人集体出现急性肾衰竭症状的元凶。2006 年 5 月 3 日，国家药品不良反应监测系统数据库收到 8 例齐齐哈尔第二制药有限公司批号为 6030501 的亮菌甲素注射液严重不良反应/事件报告，其中 3 例死亡病例，不良反应发生时间集中在 4 月 29 日至 5 月 1 日期间，根据系统预警规则，产生 A 级预警信息。可以说，药品聚集性信号监测在药品安全及风险控制中起到了重要的作用。

事实上，随着我国药品不良反应监测工作的发展，监测范围已从药品不良反应扩展到药品质量问题、临床不合理用药等内容。药品不良事件聚集性信号，将从聚集性信号的定义、监测方法以及信号评估三方面进行阐述。

（1）聚集性信号的定义 GVP 与 2016 年原国家食药监总局印发的《药品不良事件聚集性信号监测处置工作程序（暂行）》（以下简称《处置程序》）中关于聚集性信号的定义一致，均为"同一企业同一批号或相邻批号的同一药品在短期内集中出现多例临床表现相似的药品不良事件",呈现聚集性特点。

《处置程序》的目的是指导各级药监部门和药品不良反应监测机构加强药品不良事件聚集性信号的监测和处置,目前尚未见国家层面发布指南性文件指导持有人开展相关工作,持有人可以参考《处置程序》来进行聚集性信号监测活动。

(2)聚集性信号的监测方法　系统运行规则,按照《处置程序》中给出的运行规则处置。

表 8-3　药品不良事件聚集性信号监测处置工作程序

事件级别	规则序号	预警规则	备注
A	A1	大于等于 50	15 天内,同品种、同企业、同批号
	A2	严重病例,大于等于 10	
	A3	死亡病例,大于等于 3	
B	B1	大于等于 30	
	B2	严重病例,大于等于 5	
	B3	死亡病例,大于等于 2	
C	C1	大于等于 20	
	C2	严重病例,大于等于 3	
D	D1	大于等于 10	
	D2	严重病例,大于等于 2	
E	E	不良反应(包括寒战、寒颤、发热、高热、发烧、输液反应、心悸、呼吸困难、过敏、过敏反应、过敏性休克、过敏样反应、休克)大于等于 5 例	

聚集性信号的产生可能会受到药品不良反应/事件报告数量、报告类型、上报习惯、报告质量、规则参数设置等因素的影响,因此持有人可以根据报告的实际情况,对预警规则进行探索和调整,进一步提升聚集性信号发现药品风险的靶向性。为了确保最大限度地获取有用信息,并尽可能少占用系统资源,保障系统的顺畅运行,同时兼顾我国不良反应报告时限要求,监测时长限制在 15 天。

(3)聚集性信号的评估　GVP 第六十一条中提到持有人获知或发现聚集性信号后,应当及时开展病例分析和情况调查。

信号分析,可从个例报告、相关事件的查看,信息的核实入手。①查看个例报告。逐例查看聚集性信号涉及的个例报告,了解药品不良事件基本情况,包括报告来源、地区分布、患者年龄及性别分布、合并用药、不良反应表现、不良反应结果等。②查看相关事件。查看聚集性信号中涉及品种同批号产品的其他聚集性信号情况,检索该品种同批号产品产生的不良反应/事件。必要时需要查询该品种其他批号产品的聚集性信号情况。③信息核实。根据报告真实性、准确性和完整性原则,判定需要进一步核实的信号,必要时可进行现场调查核实。

信号评价。根据上述相关资料对聚集性信号的产生原因进行初步判断,选择处理意见。处理意见的判断可参考以下原则:1)忽略。根据对现有信息的评估,无需进一步处理的信号:①同一病例多次报告的信号;②不良反应表现无集中趋势的信号;③与药理作用相关的已监测到的不良反应,与质量风险关联性较小的信号;④经分析判断或现场调查,与质量风险关联性小的信号;⑤其他无需进一步处理的信号。2)继续监测。经评估与药品质量问题可能存在关联性,但聚集性信号所涉及的报告数量较少,需要进一步监测病例报告数量变化情况的信号。3）关注。①涉及个例报告中全部报告或多例报告不良反应表现相似，且以药理作用难以进行解释的信号；②不良反应表现用药理作用可以解释但报告数量快速增加的信号；③日常监测中已经重点关注的品种，既往已经确认质量风险的药品及企业，出现多例不良反应表现类似报告的信号；④涉及植物提取药及多组分生化药等，同批次产品相似不良反应表现报告数量明显增加的信号；⑤注射剂出现多例寒战、发热报告，或本次信号中寒战、发热病例较少但同批号查询另有多例寒战、发热报告的信号；⑥虽为并用药品，但不良反应表现类似，且表现可能与药品质量相关的信号；⑦其他需要关注的信号。

持有人应积极主动进行聚集性信号监测活动，并及时对信号进行分析、评价，保障公众的用药安全。

任务二　风险评估

风险评估贯穿产品的整个生命周期，包括早期识别潜在产品、上市前开发过程，以及获得批准后药品上市的过程。风险获益评估包括定期安全性更新报告、研发期间安全性更新报告等各类报告中所需的风险获益综合评估内容。

一、GVP 相关条款

第六十二条　持有人应当及时对新的药品安全风险开展评估，分析影响因素，描述风险特征，判定风险类型，评估是否需要采取风险控制措施等。评估应当综合考虑药品的获益－风险平衡。

第六十三条　持有人应当分析可能引起药品安全风险、增加风险发生频率或严重程度的原因或影响因素，如患者的生理特征、基础疾病、并用药品，或药物的溶媒、储存条件、使用方式等，为药物警戒计划的制定和更新提供科学依据。

中药、民族药持有人应当根据中医药、民族医药相关理论，分析处方特点（如炮制方式、配伍等）、临床使用（如功能主治、剂量、疗程、禁忌等）、患者机体等影响因素。

第六十四条　对药品风险特征的描述可包括风险发生机制、频率、严重程度、可预防性、可控性、对患者或公众健康的影响范围，以及风险证据的强度和局限性等。

第六十五条　风险类型分为已识别风险和潜在风险。对于可能会影响产品的获益－风险平衡，或对公众健康产生不利影响的风险，应当作为重要风险予以优先评估。

持有人还应当对可能构成风险的重要缺失信息进行评估。

第六十六条　持有人应当根据风险评估结果，对已识别风险、潜在风险等采取适当的风险管理措施。

第六十七条　风险评估应当有记录或报告，其内容一般包括风险概述、原因、过程、结果、风险管理建议等。

第六十八条　在药品风险识别和评估的任何阶段，持有人认为风险可能严重危害患者生命安全或公众健康的，应当立即采取暂停生产、销售及召回产品等风险控制措施，并向所在地省级药品监督管理部门报告。

二、GVP 合规检查要求

表 8 – 4　风险评估检查要点

编号	项目	检查项目（缺陷风险建议等级）	检查依据
PV21	风险评估	1. 是否对新的药品安全风险进行了评估，并有风险评估的记录或报告（*）； 2. 评估的内容是否全面、科学； 3. 是否提出合理的评估意见； 4. 是否按要求对风险识别和评估过程中发现的风险进行了报告（*）。	GVP 第 62 ~ 68 条

三、检查方法与内容

查看风险评估记录或报告，了解评估内容、结果及风险管理建议。

四、风险评估

风险评估包括对使用某种产品所产生的相关风险的实质、频率和严重程度进行识别和描述。风险评估贯穿产品的整个生命周期，包括早期识别潜在产品、上市前开发过程，以及获得批准后药品上市的过程。

进行风险评估时应当及时记录或进行报告，报告是由持有人或监管机构发起的自发过程，目的是互相通知药物的信号/风险。持有人上报监管机构可以以法规文件（如年度安全报告，风险管理计划，定期安全性更新报告）进行报告。除此之外，被记录或报告的内容应当包括以下内容：风险概述、原因、过程、结果、风险管理建议等。

（一）风险概述

1. 记录风险名称　对该风险的特征进行描述。如 GVP 第六十四条规定："对药品风险特征的描述可包括风险发生机制、频率、严重程度、可预防性、可控性、对患者或公众健康的影响范围，以及风险证据的强度和局限性等。"

2. 原因　分析引起该药品风险的原因，参考 GVP 第六十三条和第六十四条，可以考虑以下几个方面：①是否与药物的药理作用机制有关？②其他的原因或影响因素：如患者的生理特征、基础疾病、并用药品，或药物的溶媒、储存条件、使用方式等。③中药或民族药需考虑炮制方式和配伍，临床使用（如功能主治、剂量、疗程、禁忌等），患者机体等影响因素。

3. 过程　风险评估可以按步骤分为风险估计、风险确认和风险评价。同时应记录用于风险评估的信号来源和信号检测方式。信号来源于个例药品不良反应报告（包括药品不良反应监测机构反馈的报告）、临床研究数据、文献报道、有关药品不良反应或疾病的流行病学信息、非临床研究信息、医药数据库信息、药监部门或药品不良反应监测机构发布的相关信息等。信号检测方法可以是个例药品不良反应报告审阅、病例系列评价、病例报告汇总分析等人工检测方法，也可以是数据挖掘等计算机辅助检测方法。

4. 结果　确认所评估的信号是否升级为风险，是已确认风险还是潜在风险。潜在风险指未经验证的与药物存在因果关联的风险。这种情况下，可能需要额外的措施以描述潜在风险的特性（即，在严重程度和频率方面量化风险）。已确认风险指已确认的风险，是从那些已验证过的信号中得到的，已有充分的文件记录并由其他独立信息源确认过。相关风险或还未充分量化，但存在普遍共识，即这种风险是存在的并与药物有关。

5. 风险管理建议　新确认的风险需要立即采取行动；潜在风险可能需要额外的措施以描述其特性。持有人进行风险评估时应当及时记录，对于新的已确认风险应及时报告，进行风险沟通。

在药品风险识别和评估的任何阶段，持有人认为风险可能严重危害患者生命安全或公众健康的，应当立即采取暂停生产、销售及召回产品等风险控制措施，并向所在地省级药品监督管理部门报告。

(二) 风险评估的步骤

GVP 第六十二条规定，持有人应当及时对新的药品安全风险开展评估，分析影响因素，描述风险特征，判定风险类型，评估是否需要采取风险控制措施等。评估应当综合考虑药品的获益 – 风险平衡。

1. 风险　风险是指在药物使用过程中出现不良事件或有害反应的可能性及其危害的严重程度。

2. 药品安全风险　药品安全风险包括自然风险和人为风险。

自然风险属于药品研发时的设计风险，由药品本身决定，是一种必然风险、固有风险，是药品的内在属性，该风险来源于已知或未知的药品不良反应。

人为风险指的是人为有意或无意违反法律法规而造成的药品安全风险，属于制造和使用风险，是一种偶然风险。譬如不合理用药、用药差错、药品质量、药品管理问题等。

3. 新的已确认风险　新的已确认风险需要立即采取行动，包括通知监管机构这样的重要步骤。例如，通过更新 CSI 和产品标签。如果更新被批准，还需要与患者和医生进行额外沟通。例如，致医疗保健专业人士信函；或根据风险对于医药产品的获益 – 风险情况的潜在影响以及为了保护大众健康，以当地法律法规为基础采取其他适当方式。

4. 风险评估　风险评估包括对使用某种产品所产生的相关风险的实质、频率和严重程度进行识别和描述。风险评估贯穿产品的整个生命周期，包括早期识别潜在产品、上市前开发过程，以及获得批准后药品上市的过程。

风险评估可以按步骤分为风险估计、风险确认和风险评价。

(1) 风险估计　包括识别结局、估算这些结局相关的后果的影响级别，以及估算这些结局的发生概率，即分析影响因素。

(2) 风险确认　通过详细描述风险特征，进而判定风险的类型。要将信号升级成为风险，则需要一些关于其发生可能性的合理理解。未经验证的信号仍可能是潜在风险。这种情况下，可能需要额外的措施以描述潜在风险的特性（即，在严重程度和频率方面量化风险）。"确认的"信号将对应于"已识别"的风险。在这种特定情况下，事件和药物之间的关联性已被确认，且其发生的可能性也得到合理的确认。

(3) 风险评价　对已经量化（或在可接受的情况下，定性）的风险的意义进行评价。风险评价是决定已识别的危害的意义或者价值，并评价该决定对所涉及以及可能被影响人群的风险的复杂过程。因此，这一过程包括风险感知的研究，以及在所感知的获益和所感知的风险之间的平衡。

5. 风险控制措施　风险控制措施，旨在识别、描述、预防或最小化药物相关的风险，同时应该评估这些干预措施的有效性。

风险沟通也应被视为风险控制措施的一部分。风险沟通是关于潜在或已确认的所有针对健康或环境风险的存在、性质、形式、严重程度或可接受性所展开的信息交换。有效的风险沟通涉及确定所感兴趣的信息类型，以及受影响人群需求和想要得到的信息类型，并通过有用和有意义的方式向他们传递这些信息。

持有人应当综合考虑药品的获益 – 风险平衡，及时对新的药品安全风险开展评估。

（三）药品安全风险影响因素的考量

GVP 第六十三条规定，持有人应当分析可能引起药品安全风险、增加风险发生频率或严重程度的原因或影响因素，如患者的生理特征、基础疾病、并用药品，或药物的溶媒、储存条件、使用方式等，为药物警戒计划的制定和更新提供科学依据。

中药、民族药持有人应当根据中医药、民族医药相关理论，分析处方特点（如炮制方式、配伍等）、临床使用（如功能主治、剂量、疗程、禁忌等）、患者机体等影响因素。

该规定的责任主体为"持有人"。持有人应为最了解某药物的人，清楚其针对的患者人群以及如何监测该药物在此人群中可能存在的风险。

1. 监测"动机"　在持有人 - 患者关系内，患者为明确的弱势群体。在这样的情况下，出于对用药者的安全考虑，国家对持有人进行了严格的监管和详细的要求。

那么，对患者的相关设定为什么要这么详细呢？既往进行临床试验时，试验方案会对患者进行人为的"去杂"，也就是对患者进行理想化的设定，排除所有可能影响试验的因素。在这种情况下，试验结果会更加准确。

但是，真实世界中的情况远比试验复杂，比如治疗消化性溃疡的研究药物（如质子泵抑制剂），在临床试验设计时，会兼顾常见并发症胃穿孔或胃出血等疾病的治疗用药（如凝血酶）是否与研究药物（质子泵抑制剂）存在相互影响。但是真实世界有一些特殊情况很难考虑到，比如这个患者还患有脚气需要使用抗真菌药物，那么抗真菌药物是否与研究药物（质子泵抑制剂）存在相互作用？这是临床试验可能考虑不到的。

2. "患者画像"　药物风险有一部分并不属于活性成分本身的原因，而是属于药品的辅料或注射液的溶媒。比如，聚氧乙烯蓖麻油为常见的注射液辅料，而此成分会造成过敏反应。除了这类常见的易致敏成分，还存在患者本身较为特殊，对某些不易致敏成分也存在过敏的情况，例如对胶囊外壳过敏、对甘油过敏等。此外，有些药物有特殊的保存要求。比如，丹参酮注射液需要避光保存，在输注时需要用棕色遮光膜盖住；人表皮生长因子需要低温保存，等等，这些都要予以特殊关注，因为不同的储存条件可能会引起药物"变质"，出现悬浮物、酶失活等。

3. 使用方式　药品的使用方法，是涂抹、注射还是口服？如果注射液口服，那么胃部的酸性环境以及胃肠道的各种酶是否会影响药物的有效性？经由胃酸的改变或者消化酶的代谢之后，药品是否会变成"毒药"呢？

药品的使用部位，是患处使用、颈静脉注射，还是肌肉注射？既往就发生过很多老年患者在出现皮肤破溃的时候自行选用药物涂抹，或者拆开阿莫西林、头孢等胶囊洒在患处。这种做法对吗？当然是不对的。药物的剂型是经过实验室实验以及临床试验一点点摸索出来后，发现这样的构型搭配这一剂型，会增加生物利用度，减少首过效应，降低不良反应发生率。而贸然改变剂型使用，就存在以下问题：皮肤吸不吸收？不清楚药粉里面添加了何种辅料，是否会刺激破溃口？药物渗入毛细血管是否会形成微血栓？——这些都是未知的风险。

上述问题，都需要持有人进行详细验证并在使用方法中详细描述，规避用药前的风险，还要收集真实世界相关信息来进行进一步规范。

基于这么多的未知情况、存在的可能性，所以持有人需要加强医学团队的能力来切实理解患者的需求，从"科研"落到"实地"，进行大量真实世界数据收集以及分析，来定期更新风险管控计划，保障用药者的安全。

持有人应在进行风险管控时多从"科研"走向"实际"。

(四) 药品风险特征的描述

GVP 第六十四条规定, 对药品风险特征的描述可包括风险发生机制、频率、严重程度、可预防性、可控性、对患者或公众健康的影响范围, 以及风险证据的强度和局限性等。

持有者应联合靶向疾病以及患者关注药物的独特风险特征。

1. 风险发生机制　风险发生机制, 意即为什么会发生此类风险。

> **案例探讨**
>
> VDAs 药物 (肿瘤血管破坏药物) 机制是通过破坏实体瘤的血管来进行抗肿瘤治疗, 而这类药物的共性就是会引起肿瘤部位疼痛。那么对于此类产品, 肿瘤疼痛是它的风险吗? 答案肯定是。但是面对这个风险, 患者需要停药吗? − −不一定, 因为要考虑风险 − 获益比: 如果风险 >获益, 那必然不受这份罪; 若风险 <获益, 那阿片类的止疼药也不是不能用。

所以, 脱离机制谈论风险是不合理的, 因为风险而贸然停药, 患者就失去了体会生命"疼痛"的机会。

2. 频率　"频率"意味着不仅要看存在什么不良事件, 还需要看发生几次。如果发生血糖升高, 但是 10000 个受试者中仅有 1 例次发生, 那么说使用这个药物会让血糖升高, 就类似于"抛开剂量谈毒性", 并不科学。

3. 严重程度

> **案例探讨**
>
> 患者 A: 吃完这个后发热 40℃, 怎么办? 持有人: 这个药本来就会引起发热, 放心吃吧! 之后持有人查看原始资料发现, 临床试验中确实出现了受试者发热症状, 但温度均不超过 38℃。那么发热 40℃和发热 38℃能混为一谈吗? ——当然不行。因此, 对药品风险的严重程度进行要求, 也是在细化规范风险评估, 越线即要追责。

4. 可预防性、可控性　可预防性、可控性可认为是一种自我评估: 此类风险是否可以通过一些手段预防、规避或控制, 或降低不良反应的损害? 这就要求持有人对药品进行详细细致的研究。

5. 影响范围、风险证据的强度和局限性　这三点都是在对持有人发起的灵魂拷问: 你的药物是否会造成重大影响? 你给的风险证据是基于什么试验? 多大样本量的试验? 数据准确度是多少? 可信度够不够? 缺不缺数据? 缺在哪儿? 缺了会有怎样的风险? ⋯⋯

(五) 重要风险优先评估

GVP 第六十五条规定, 风险类型分为已识别风险和潜在风险。对于可能会影响产品的获益 − 风险平衡, 或对公众健康产生不利影响的风险, 应当作为重要风险予以优先评估。持有人还应当对可能构成风险的重要缺失信息进行评估。

药物治疗就好像一个天平, 一端是获益, 另一端是风险。理想中, 我们希望天平重重地倾向获益端; 但实际中, 我们常常在对比天平的两端, 对获益与风险进行权衡。获益意味着有效和安全, 风险意味着低效甚至无效, 还有轻微的, 或者是严重的、危及生命的不良反应。

药物的获益, 我们可以通过患者自身的感觉、临床医生的体格检查与各种评分、实验室的检测、各种仪器的检查来评估, 那药物的风险该怎么去发现、认识和评估呢? 事实上, 对于药品的获益 −

风险平衡的评估是有法律法规要求的，因为要确保药品上市后在适用人群的临床用药过程中保持获益 > 风险。

1. 风险　这里所涉及的"风险"，意指药品上市后临床应用过程中将会或可能给患者带来的治疗风险，不涉及生产过程中质量可控性相关风险。持有人/申办者基于药品上市前开展的动物研究以及人体临床研究中获得的有效性及安全性数据，结合适应证人群的特点，明确药品的已确认风险和潜在风险，并对每项"风险"是否影响药品的"获益 – 风险平衡"进行评估。

2. 重要风险　当风险具有以下特征时，应该被列为重要风险：①风险发生时导致严重后果，如致死、致残或用药者的生活质量受到严重影响；②需要对高比例的患者进行临床干预；③对当前的临床实践带来重大挑战。

重要风险可能并不影响所有用药人群，而仅高发于具有某些特征的用药者。

重要风险还被划分为两类："已识别"和"潜在"。"已识别"风险通常有以下两个特征：在临床治疗过程中确实观察到风险相关不良事件；风险与用药之间存在明确的因果关系，这个评估通常由研究者或临床医生来执行。"潜在"风险，如果风险仅为理论推导，或只在非临床研究中发生，或者虽有风险信号但因果关系尚不明确，通常被归为"潜在"风险。

"已识别"还是"潜在"风险？临床研究中，常有需要进行慎重评估到底是属于"已识别"还是"潜在"风险的情况。临床前研究观察到与药物机制高度相关的重要安全性风险且被判断与临床相关性极强；相同机制药品已经明确为"已确认风险"。新产品因而在临床试验中采取了合理措施以避免或降低相关风险，即使在当前药物的人体用药经验中未观察到风险相关不良事件，基于以患者为中心的原则，是否需将该风险列为"已确认风险"进行评估。

3. 风险的重要缺失信息　临床上我们会列出一些特殊人群，如儿童、老年人、妊娠/哺乳期女性、肝/肾功能受损者、临床研究中因特殊安全性原因排除的人群、具有相关遗传多态性的亚群等。

临床试验中我们除了会对健康人、目标疾病人群进行有效性、安全性的评估，也可能需要对上述特殊人群进行评估：①当数据不充分时，通常将上述人群排除在适用人群之外，或强调临床有效性及安全性尚不明确；②用药信息不充分但确实存在临床需求的人群，应该被列入缺失信息；③ 若药物被处方给某类人群的可能性极低，则不必将其列为缺失信息；④如果药品上市后将不可避免地被超适应证用于某一人群，应该分析该人群的风险特征是否与已获批人群存在差异。

在《风险分析与管理计划》中首要的就是能够识别什么是重要风险，并对风险进行分类：已识别或潜在风险。

（六）风险管理措施

GVP 第六十六条规定，持有人应当根据风险评估结果，对已识别风险、潜在风险等采取适当的风险管理措施。

1. 风险管理　风险管理有其相通性，一般可以从四个方面进行把握：

（1）风险管理的概念　风险管理是一个流程，对风险目标的确定、识别与评价、方法的选择、管理方案的实施以及管理计划，是一个持续不断检查和修正的过程。

（2）风险管理参与者　风险管理的参与者不仅仅是药品上市许可持有人，和药品生产、流通、销售、使用等各个环节的参与者都息息相关。

（3）风险管理的目的　风险管理的目的并不是不惜一切代价降低风险，而是尽量使风险降低至可以接受的范围内，体现风险与获益的平衡。

（4）风险客观存在　风险是无法彻底消除的，体现了风险是客观存在的。

2. 药品风险管理措施　药品的风险管理措施主要分为两部分内容：药物警戒计划和风险最小化措施。

（1）药物警戒计划　药物警戒计划（pharmacovigilance plan）的目的是进一步描述和量化风险特征、确认或消除潜在风险、识别新的风险、收集缺失信息领域的信息以及评估风险最小化措施的有效性。药物警戒活动包括常规药物警戒活动和特殊药物警戒活动。

常规药物警戒活动是所有药品必须进行的主要/最低限度的药物警戒活动组合。申请人应遵从法规要求计划实施常规药物警戒活动，包括：建立收集、报告不良反应的系统和程序；向监管部门报告药物不良反应；撰写定期安全性更新报告；持续性监测收集安全信号；更新说明书；以及符合监管部门的其他要求。

特殊的药物警戒活动是非常规药物警戒活动，可以是以安全性为目的的非临床研究、临床试验或非干预性研究等。只有在常规药物警戒活动不能满足需求时才需要开展特殊的药物警戒活动。

（2）风险最小化措施　实施风险最小化措施的目的是通过降低安全性风险达到治疗获益最大化，不应以牺牲患者对治疗的可获得性为代价，应将给医疗系统带来的负担和压力降低到最小程度。

风险最小化措施包括常规风险最小化措施和额外风险最小化措施。

常规风险最小化措施适用于所有药物，国家针对特殊药物（如麻醉药品、血液制品、精神疾病用药等）的处方和销售限制也属于常规措施。药品说明书是最重要的常规风险最小化工具，比如将说明书中对应的内容（用法用量、禁忌、警告、注意事项、不良反应等章节）进行强调；为了预防用药错误，在包装上进行特殊的提醒，或者不同规格产品采用不同颜色或外形的包装设计。

额外风险最小化措施通常包括风险沟通、教育计划、患者登记、处方限制项目、受控分销、疾病/药物登记招募计划、避孕计划等等。例如，在风险沟通上，欧盟和美国对于持有人开展风险沟通有较详细的规定及要求，都提出针对不同的沟通对象，持有人应采用相应的沟通方式，并制定有针对性的沟通内容，主要包括：将重要的风险信息直接传达给医务人员；使用通俗的语言撰写面向公众发布的沟通文件；发布到媒体、网页等渠道的新闻公告；科学期刊发表风险信息等。

另外，美国还建议持有人在规划风险评估和风险最小化活动时，应当考虑相关医务人员、患者和第三方付费者等的意见，并开展药品安全性沟通。

风险－获益平衡主旨是以病人为中心，让治疗效果和安全最大化，让危险最小化。药品在提出上市许可申请时应提供给药品监管机构的药物安全性说明和药物警戒计划。

任务三　药品上市后安全性研究

上市后安全性研究的工作主要是有关上市后研究活动的方案设计、数据分析、风险最小化措施建议等内容。方案设计包括项目主方案、信息收集表、必要的操作规程等；数据管理包括数据的清理、质疑、核查、质控等内容；总结性报告包括研究实施概况、研究结果的偏倚、局限性等的讨论，拟采取的风险管理措施等。

一、GVP 相关条款

第六十九条　药品上市后开展的以识别、定性或定量描述药品安全风险，研究药品安全性特征，以及评估风险控制措施实施效果为目的的研究均属于药品上市后安全性研究。

第七十条　药品上市后安全性研究一般是非干预性研究，也可以是干预性研究，一般不涉及非临床研究。干预性研究可参照《药物临床试验质量管理规范》的要求开展。

第七十一条　持有人应当根据药品风险情况主动开展药品上市后安全性研究，或按照省级及以上药品监督管理部门的要求开展。药品上市后安全性研究及其活动不得以产品推广为目的。

第七十二条　开展药品上市后安全性研究的目的包括但不限于：

（一）量化并分析潜在的或已识别的风险及其影响因素（例如描述发生率、严重程度、风险因素等）；

（二）评估药品在安全信息有限或缺失人群中使用的安全性（例如孕妇、特定年龄段、肾功能不全、肝功能不全等人群）；

（三）评估长期用药的安全性；

（四）评估风险控制措施的有效性；

（五）提供药品不存在相关风险的证据；

（六）评估药物使用模式（例如超适应证使用、超剂量使用、合并用药或用药错误）；

（七）评估可能与药品使用有关的其他安全性问题。

第七十三条　持有人应当遵守伦理和受试者保护的相关法律法规和要求，确保受试者的权益。

第七十四条　持有人应当根据研究目的、药品风险特征、临床使用情况等选择适宜的药品上市后安全性研究方法。药品上市后安全性研究可以基于本次研究中从医务人员或患者处直接收集的原始数据，也可以基于本次研究前已经发生并且收集的用于其他研究目的的二手数据。

第七十五条　持有人开展药品上市后安全性研究应当制定书面的研究方案。研究方案应当由具有适当学科背景和实践经验的人员制定，并经药物警戒负责人审核或批准。

研究方案中应当规定研究开展期间疑似药品不良反应信息的收集、评估和报告程序，并在研究报告中进行总结。

研究过程中可根据需要修订或更新研究方案。研究开始后，对研究方案的任何实质性修订（如研究终点和研究人群变更）应当以可追溯和可审查的方式记录在方案中，包括变更原因、变更内容及日期。

第七十六条　对于药品监督管理部门要求开展的药品上市后安全性研究，研究方案和报告应当按照药品监督管理部门的要求提交。

第七十七条　持有人应当监测研究期间的安全性信息，发现任何可能影响药品获益－风险平衡的新信息，应当及时开展评估。

第七十八条　研究中发现可能严重危害患者的生命安全或公众健康的药品安全问题时，持有人应当立即采取暂停生产、销售及召回产品等风险控制措施，并向所在地省级药品监督管理部门报告。

二、GVP 合规检查要求

表 8−5　上市后安全性研究检查要点

编号	项目	检查项目（缺陷风险建议等级）	检查依据
PV22	上市后安全性研究	1. 是否根据省级及以上药品监督管理部门要求开展药品上市后安全性研究（＊＊） 2. 是否根据药品风险情况主动开展药品上市后安全性研究 3. 研究方案是否由具有适当学科背景和实践经验的人员制定，由药物警戒负责人审核或批准 4. 是否按要求对研究中发现的新信息和药品安全问题进行了评估或报告（＊）	GVP 第 69 − 78 条，疫苗管理法第 57 条

三、检查方法与内容

抽查上市后安全性研究案例，包括研究方案、研究报告，向药品监督管理部门报告的信息等。

四、上市后安全性研究合规要求

（一）药品上市后安全性研究

GVP 第六十九条规定，药品上市后开展的以识别、定性或定量描述药品安全风险，研究药品安全性特征，以及评估风险控制措施实施效果为目的的研究，均属于药品上市后安全性研究。

药品上市后安全性研究（Post Authorization Safety Study，PASS）涵盖了上市后安全性研究的主要类型，包括了药品上市后开展的以识别、定性或定量描述药品安全风险，研究药品安全性特征，以及评估风险控制措施实施效果为目的的研究（图 8−1）。

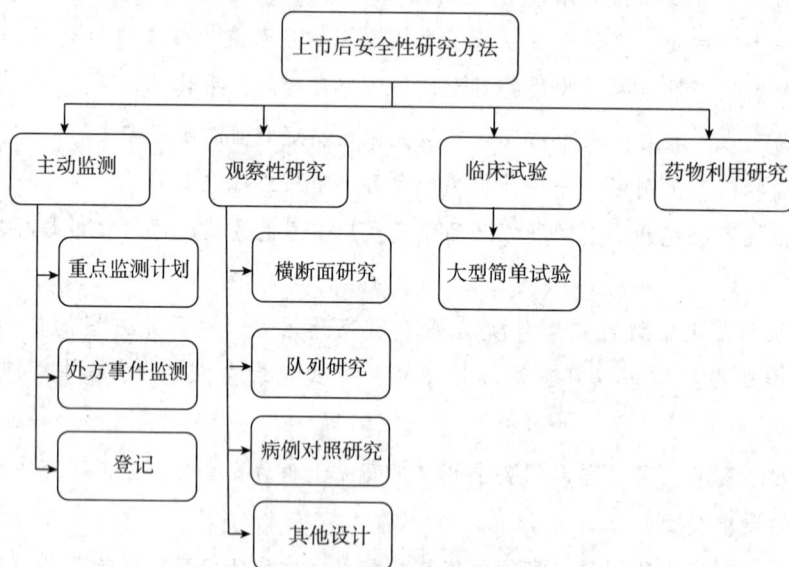

图 8−1　上市后安全性研究方法的主要类型

1. 上市后药品安全风险的识别　药品安全性风险贯穿药物研发上市的全生命周期。如何去识别这些潜在风险，便成了持有人、医生和患者以及监管机构共同关注的问题。

持有人可以通过主动监测和被动监测两种方法去预知识别药物上市前临床试验中未发现或者当时作用不显著的安全性风险。

主动监测，可通过下述方式进行：哨点监测；药物事件监测；登记。

被动监测，包含自发性报告和病例系列报告，多由医生或者研究者报告给监管机构和/或持有人。但是值得注意的是，被动监测并不属于上市后持有人主动开展的安全性研究。

2. 药品安全性风险的描述方法 药品安全性风险可以进行定性或者定量化的描述。

定性描述是通过观测、实验和分析等，考察这种风险具备何种属性和特征。例如链霉素具备耳和肾毒性相关安全性风险，耳和肾即是该安全性风险的器官属性。

同时，我们还可对药品安全性风险作定量化的描述，并运用统计分析的方法加以分析，例如某风险的发生率，某安全性风险和药品本身的相关系数。

3. 药品安全性特征 药品各不良事件发生次数、发生率，与不良事件发生的药物暴露剂量，药品各不良事件累及的器官等等，以及运用定性或者定量的描述对不同药物、或同一种药物不同制剂作出的安全性评价，有助于持有人和监管机构对药物的安全性总体"印象"勾勒出特征。

在实践过程中，持有人或者监管机构可通过对汇总的上市后安全性资料进行系统评价和汇总分析，从而归纳出药物的安全性特征。这类研究也属于上市后药物安全性研究。

4. 评价风险控制措施实施效果的研究 在药品上市时，监管机构会要求持有人向医生及公众告知安全性风险，并通过药品说明书、制定药物指南，规定确保安全使用要素，开发风险控制相关执行系统，定期填写评价时间表等方法对安全性风险进行管理和控制。

在措施实施一定时间后，需要对风险管理措施进行修订和更新。如持有人认为已实现预期的风险控制目标，就需要及时降低管理控制措施的强度。

在此之前，必须要对当前风险管理措施实施的效果进行评估。这类对药品风险控制措施进行评价的研究也属于药品上市后安全性研究的范畴。

（二）药品上市后安全性研究分类与合规要求

GVP第七十条规定，药品上市后安全性研究一般是非干预性研究，也可以是干预性研究，一般不涉及非临床研究。干预性研究可参照《药物临床试验质量管理规范》的要求开展。该条款明确了上市后安全性研究的研究类型，并对其中的干预性研究的实施作了进一步的规定。

1. 非干预性研究 非干预性研究又称观察性研究，指不干涉患者日常的诊疗，只是观察性地收集记录患者的数据。

通常分为两类：①回顾性研究，指从疾病数据库中或者病历中收集需要的数据进行分析；②前瞻性研究，需要制定适宜的入选排除表，入选合适的病人，然后收集记录相关的临床数据。根据研究类型可以进一步分为队列研究、病例对照研究和衍生设计。

由于药品在上市前非临床研究阶段已经进行了充分的安全性评价，在动物身上的药物安全性也得到了充分评估。所以药品上市后安全性研究一般不涉及非临床研究。

但是也有下列特殊情形：①针对致命疾病的研究药物加速申报，FDA可批准某些类型的非临床研究在药物有条件上市后再开展。②针对特殊人群的适应证扩展，例如肾功能不全特殊人群，其对应的非临床研究也可以在药物上市后开展。

2. 干预性研究 "干预"，一般指对研究对象施加了某种处理措施，而对照不施加这种处理，比如动物实验中的空白组和手术组。或者说研究对象一部分具有某种特征，一部分不具有，如母乳喂养的婴儿和非母乳喂养的婴儿。

干预研究是和通常的观察性研究相对应的，两者的本质差别就在于是否有人为的处理因素。

干预性研究包含随机对照临床试验和部分真实世界研究。传统的随机对照试验通常随访时间较短、样本量有限，且对研究对象的纳入排除标准较为严格，因此对药品在真实世界中使用的实际效果代表性有限，且通常不能用于安全性的确证。而真实世界研究由于样本量巨大，比较贴近临床实际应用场景，因此近年来常常被用作上市后药物安全性研究中干预性研究的组织方式。

干预性研究参照《药物临床试验质量管理规范》的要求开展。《药物临床试验质量管理规范》（Good Clinical Practice，GCP）对干预性研究的基本要求有：

（1）临床试验应遵循《赫尔辛基宣言》中的伦理原则、GCP 和当地法律法规。

（2）试验开始之前，应预测可预见的风险及不便，以对个体受试者和社会的预期受益进行权衡。

（3）受试者的权益、安全和健康应作为首要考虑，并高于科学和社会的利益。

（4）关于研究药物的现有非临床和临床信息应足以支持拟议的临床试验。

（5）临床试验应科学合理，并在方案中清晰、详细地描述。

（6）临床试验的实施应与机构审查委员会（IRB）或独立伦理委员会（IEC）批准的方案一致。

（7）提供给受试者的医疗护理和代表受试者的医疗决定应始终由合格的医生负责。

（8）参与临床试验的每个人都应具备合格的教育、培训和经验去完成各自的任务。

（9）参与临床试验之前应获得每个受试者自由的知情同意。

（10）应以允许准确报告、翻译、核查的方式记录、处理和保存所有临床试验信息。

（11）应依照符合相应法规要求的隐私和保密政策对可识别受试者的保密记录进行保护。

（12）应依照适用的 GMP 生产、处理和保存试验药物，并按照已批准的方案进行使用。

（13）应实施具有确保试验各方面质量的程序系统。

（三）上市后安全性研究的义务

GVP 第七十一条规定，持有人应当根据药品风险情况主动开展药品上市后安全性研究，或按照省级及以上药品监督管理部门的要求开展。药品上市后安全性研究及其活动不得以产品推广为目的。

该条规定了持有人开展上市后安全性研究的义务。包括以下三方面内容。

1. 持有人根据药品风险情况主动开展研究　由于上市前临床试验多是随机对照临床试验，具备严格的纳入排除标准，药品暴露人群样本量也相对较小，不容易发现药物的一些相对罕见的不良反应和安全性风险。因此，药品上市后持有人为了自身利益也应该主动监测不良反应，开展上市后安全性研究。

持有人需要根据药品上市前动物安全性评价、临床试验结果，在此基础上及时发现上市后一些可能的药物安全性风险，并针对发生率较多的不良事件进行非干预性和干预性研究。非干预性研究比较适合上市后的实际情况，主要包括队列研究、病例 - 对照研究；最常见开展的是真实世界研究。

2. 省级及以上药品监督管理部门要求持有人开展研究　在药品上市后，医生和患者有义务自发将药物不良事件上报给药品不良反应监测机构、药品监督管理部门和卫生行政部门。

药监部门根据《药品不良反应报告和监测检查指南（试行）》（2011 年）对持有人进行常规检查和有因检查。在检查过程中，或平时根据自发不良事件报告中发现的安全性风险，药监部门有权要求持有人开展上市后安全性研究。

3. 药品上市后安全性研究及其活动不得以产品推广为目的　根据欧盟 GVP 法规要求，该要求适用于所有研究以及在研究中开展的所有活动，包括由 MAH 的职员或者第三方代表 MAH 开展的研究。

对于所有参与研究的专业医护人员，其报酬应该仅限于补偿所耗费的时间和费用支出，不得以产品推广为目的给专业医护人员额外的报酬。也就是说，药品、医疗器械学术推广不能以牺牲安全性为代价。

持有人一方面需要主动开展药物上市后安全性研究，另一方面需要配合国家药品监督管理部门的要求开展上市后安全性研究。持有人不得以开展上市后安全性研究为名，给予参加研究的专业医护人员额外的报酬，以达到推广药品的目的。

（四）药品上市后安全性研究的目的

GVP第七十二条规定，开展药品上市后安全性研究的目的包括但不限于：①量化并分析潜在的或已识别的风险及其影响因素（例如描述发生率、严重程度、风险因素等）；②评估药品在安全信息有限或缺失人群中使用的安全性（例如孕妇、特定年龄段、肾功能不全、肝功能不全等人群）；③评估长期用药的安全性；④评估风险控制措施的有效性；⑤提供药品不存在相关风险的证据；⑥评估药物使用模式（例如超适应证使用、超剂量使用、合并用药或用药错误）；⑦评估可能与药品使用有关的其他安全性问题。

GVP第七十二条阐明了对药物风险管控的目的是为了对风险进行量化分析，为了兼顾特殊人群用药，为了长期用药安全性，为了检验风控措施的有效性，为了证明药物的安全性，为了评估真实世界药物使用的安全性，为了监测超出临床试验可及范围内的安全性。而这一切动机的背后是出于什么考虑呢？

1. 关于风险的考虑 对患者用药后AE/SAE进行监测，监测不仅仅是记录AE/SAE的信息，还要进行发生率、严重程度、风险因素等分析。

例如，要对用药后发生"肺部感染"的人群进行发生原因以及发生频率等分析，分析或推断出用药后AE/SAE的发生时间、易感人群、是否合并某种基础疾病是高危因素、是否为常见/罕见不良事件等。

2. 关于特殊人群的考虑 评估特殊人群的用药安全性是为了补充临床试验当中的缺失信息，因为临床试验首要考虑的是安全性，所以任何可能会导致风险增加的因素都需进行排除。而真实世界，当患者退无可退时需要进行风险与获益的评估，若获益＞风险，那么患者就增多一种的用药选择。

例如，患者为妊娠女性，既往临床试验中将此类人群已经进行了排除，安全性信息仅停留于非临床阶段或者同类药的风险中，那么进行此类人群的安全性信息收集就显得尤为重要。若用药结果显示获益＞风险，那么"准妈妈们"就会多一种可使用药物。

3. 关于长期用药的考虑 对长期用药的监测要考虑到真实世界的特殊性。

例如，抗生素的各大推荐指南、专家共识以及说明书中均只推荐7~14天，即便是耐药菌感染等复杂情况，用药最长也不过推荐3周的使用时间。但是真实世界中，一些免疫力低下的患者或特殊部位感染（如颅内感染）患者的用药时间均超过3周，甚至连多黏菌素B这种末端抗生素使用都会用到2周以上，那么这种情况就不得不进行长期用药的安全性监测。

4. 关于风险管控的考虑 药品上市后，持有人会对药物实行风险管控措施，而措施的科学性以及可行性则需要在真实世界中进行监测。比如验证某措施是否避免了药物混用的互相作用，或食用食物后服药的确减轻了不良反应。

除去此类措施的验证，还要进行风险评估。既往在进行风险评估时，除去参考药物本身的非临床以及临床相关信息，还要参考同类竞品的相关风险信息。而同类竞品的风险是否可以完全借用，则需要在真实世界进行验证，同样的一些基于药理学、非临床的信息推断出的风险也需要在真实世界中进行验证。

而真实世界可以验证的风险有已知的也有未知的，未知的也就是通常所说的SUSAR，这类未知的重要不良事件也会在真实世界中发生并需要持有人进行分析管控。

国家基于以上种种考虑对药品的安全性进行重重把关，近年来不断更新完善的法律法规体系让我们明白，安全是药品的重中之重，因此全行业都应对药物安全性研究予以重视。

（五）受试者权益的保障

GVP第七十三条规定，持有人应当遵守伦理和受试者保护的相关法律法规和要求，确保受试者的权益。

持有者应在上市后安全性研究中切实保障用药者的权益。GVP第七十三条中的"伦理"和"相关法规和要求"指的是以《赫尔辛基宣言》、《药物临床试验质量管理规范》（GCP）为代表的保障用药者权益的相关法规。那么这些法规保护的是用药者的哪些权益呢？

1. 知情同意权　知情同意过程应遵循"真实完整，完全告知，充分理解，自主选择"的原则，应使用用药者完全能够理解的非专业性的通俗语言，全面告知临床试验开展的过程以及可能面临的风险，用药者在充分了解试验相关信息的基础上，根据自主意愿权衡试验风险和受益并最终做出选择。

2. 获得补偿及赔偿权　人体试验不同于普通的医疗行为，尤其临床试验受试者承担的风险常高于获益，用药者是在协助研究者为人类健康之公共利益服务，最终真正受益的是大众，用药者可获得一定的经济补偿。补偿费主要用于支付试验期间用药者的误工费、交通费、采血补偿费等。

此外，GCP中规定申办应对参加临床试验的用药者提供保险，对于发生与试验相关的损害或死亡的用药者承担治疗的费用及相应的经济补偿。

因此，在与申办方的合同中应细化用药者赔偿适用条款及赔偿责任，研究者在知情同意时明确告知用药者享有的赔偿权利，并建立药物临床试验保险制度，保证用药者在发生试验相关损害时获得有效的赔偿。

3. 权衡风险受益比　对于上市后临床试验中用药者的风险控制，持有人首先应仔细阅读临床前以及既往临床资料，同时结合文献检索全面了解药物背景和安全性信息；在制定方案时，针对可能的安全性问题进行实验室检查或增加检查的频次，并设计足够长的随访期；尽量避免用药者暴露于更大的已知风险之中，必要时制定切实的应急预案。

最后，持有人应将药物相关的信息全面告知用药者，不得隐瞒安全性问题，不利诱，不胁迫，使用药者在完全自主意愿的基础上对是否参加临床试验作出选择。

4. 全程跟踪 切实监管　即使在研究设计时采取了风险最小化的措施，研究进程中用药者仍难以避免风险，应该采取降低风险程度的措施。

应在试验全过程中严密观察用药者的安全性问题，如出现严重安全性问题应向伦理委员会报告；如果安全性问题导致方案和知情同意书的修订，应再次获得伦理委员会的批准。

5. 关注不良事件　如果在研究进程中，出现了非预期的不良事件或严重不良事件，持有人和研究者都应当足够重视。只有持有人和研究者对重要的不良事件或非预期的事件/严重不良事件足够重视，并采取积极措施，才能将用药者的损害或不适降到最低限度。

对于临床试验用药者，持有者应秉持"严谨设计，充分尊重，加强保护"的理念，切实采取措施保护用药者的隐私权、知情同意权以及补偿和赔偿权，在临床试验的整个过程中全面权衡用药者的风险受益比，只有这样才能将用药者权益保护落到实处。

（六）上市后安全性研究设计

GVP第七十四条规定，持有人应当根据研究目的、药品风险特征、临床使用情况等选择适宜的药品上市后安全性研究方法。药品上市后安全性研究可以基于本次研究中从医学人员或患者处直接收集的原始数据，也可以基于本次研究前已经发生并且收集的用于其他研究目的的二手数据。

上市后安全性研究可以根据研究目的、药品风险特征、临床实践等采用不同的研究设计。根据不同的研究类型，可以相应地获得一手或二手数据。

1. 主动监测　通过主动监测系统比通过被动报告体系更能获得个例不良事件报告的全面数据。临床实践中，对电子化的实验室检查报告中的异常值进行自动监测，也可以是一种高效的主动监测。

药品重点监测。药品重点监测是指在指定区域内进行数据收集的方法，由专业医护人员在医院或社区中进行，也可在监测哨点对病历进行审查，或对患者及/或医师/药剂师进行访谈。对于那些主要在医疗机构内（比如在医院、养老院和血液透析中心）使用的药品，采用监测哨点做重点监测是最有效的。

处方事件监测。在处方事件监测中，可以从电子处方或医保数据中确认患者的身份，向开处方的医师或患者发送随访调查问卷，以收集更多不良事件的详细信息以及人口统计学特征信息。

登记研究。登记研究可以用作其他研究的数据来源。登记研究入选一般依据疾病诊断（疾病登记研究）或依据药品处方（暴露登记研究）。这类登记研究在监测治疗罕见病的孤儿药的安全性时非常有价值。

2. 观察性研究　在对来自自发报告、主动监测项目或病例报告的安全信号进行确认时，许多观察性的研究设计是很有用的，主要包括横断面研究、病例对照研究和队列研究。这些研究是以原始数据的收集或现有数据的二次利用为基础的。对于评估间歇性暴露和短期事件之间的相关性，也可采用其他设计，其中包括自身对照病例序列、病例–交叉研究以及病例–时间–对照研究。

横断面研究。这些研究最适用于监测疾病在某个时间点的流行性，或在可以获得一系列时间点的安全性数据时用于监测疾病随时间变化的趋势。

队列研究。在队列研究中，可以使用相同数据源对多种不良事件展开调查，了解不良反应发生率。队列研究可以通过在这些患者中分层，监测在特殊群体（老年人、儿童、有伴随疾病的患者、孕妇）中的安全隐患。

病例对照研究。在检验一种（或多种）药品与某个罕见不良事件之间是否存在相关性时，以及识别不良事件的危险因素时，开展病例对照研究特别有用，也可以根据特殊人群（老年人、儿童、孕妇等）对病例组和对照组进行分层。病例对照研究方法还可以当作识别和量化风险的永久机制（病例对照监测）。

3. 临床试验　为了确定某个具体的用药说明书指导是否会增加上市后患者出现不良事件的风险，确定和量化在这些特殊群体如老年人、儿童、肝肾功能障碍患者的风险，可能需要开展进一步的临床试验。

4. 药品利用研究　药品利用研究（Drug Use studies，DUS）已被用于描述针对药品使用的监管行动，还可用于预估不良反应的经济负担。这些研究有助于监测药品在日常医疗实践中的使用以及用药错误，是否有不恰当的重复处方，以及药品是否被滥用。

5. 数据来源　传统数据来源是通过对适当的受试者（例如患者、患者亲属）进行访谈，或通过查阅纸版病例的方式，开展现场调查。

现代自动化数据库主要有两类：一类是包含处方、诊断、转入院证明以及出院报告等医疗信息的数据库，比如 HIS 系统；另一类主要是为了行政管理的目的而创建的数据库，比如医保数据库。持有人应该根据有效性（例如，相关信息的完整性，结果确认的可能性）和效率（例如，提供结果的时间跨度），来选择最佳的数据来源。不论使用何种来源数据，都应该遵循个人数据隐私和保密的相关规定。

对比被动监测，主动监测通过持续有组织的流程，更加全面地确定在既定群体中不良事件的数量。在现代药品上市后重点监测实践中，主动监测模式越来越被行业认可。

（七）上市后安全性研究

药品上市许可持有人开展上市后安全性研究（post-authorisation safety study，PASS）需要有书面研究方案并产出研究报告，要求研究方案制定人员需具有适当学科背景和实践经验，并由药物警戒负责人审批。

1. PASS 的研究方法 PASS 根据所采用的研究方法不同分为干预型和非干预型研究。

非干预型研究应符合如下要求：

（1）按常规程序获得上市批准的药品；

（2）方案研究设计中对于患者分组采用盲法原则；

（3）不干预临床医疗行为，研究中无需额外诊断或监测程序；

（4）同时使用流行病学方法对收集的数据进行分析。

干预型研究即临床试验型 PASS 试验方案通常包括基本信息、研究背景资料、试验目的、试验设计、实施方式（方法、内容、步骤）等内容，具体参考《药物临床试验质量管理规范》第六章。还可以参考照欧盟规范卷10《临床试验指南》有关要求严格设计研究方案，提交格式及要求如下：

表8-6 PASS方案提交格式及内容要求
Table8-1 Submission format and content requirements of PASS protocol

序号	项目	具体内容
（1）	标题	①研究设计类型；②药品类型及活性物质；③草案最新版本日期；
（2）	上市许可人	姓名及联系方式
（3）	责任方	研究负责人、合作单位及人员
（4）	独立摘要	①标题及副标题；②研究背景及理论基础；③研究问题及目标；④研究设计；⑤受试者情况；⑥变量控制；⑦数据源；⑧研究规模；⑨数据分析；⑩时间
（5）	修改和更新	任何"实质性修改"和更新
（6）	进度记录	①开始收集数据日期；②收集数据完成；③研究进度报告；④研究结果中期报告；⑤研究结果最终报告
（7）	原因和背景	药品安全性问题概述及风险管理措施描述
（8）	研究问题和目标	
（9）	研究方法	①研究设计；②基线资料；③变量控制、对照组情况；④数据来源；⑤研究规模；⑥数据分析采用的统计方法；⑦质量控制：混淆及偏移；⑧研究设计的局限性
（10）	受试者知情同意	
（11）	不良事件反应的报告和管理	
（12）	研究结果宣讲及交流计划	
（13）	参考文献	

2. 疑似药品不良反应信息的收集、评估和报告 研究方案中应当规定研究开展期间疑似药品不良反应信息的收集、评估和报告程序，并在研究报告中进行总结。疑似药品不良反应信息的收集可参照 GVP 第四章第一节 信息的收集；对收集到的信息评估可参照 GVP 第四章第二节 报告的评价与处置；报告要求可参照 GVP 第四章第二节 报告的提交。

3. PASS 研究结果报告 PASS 研究结果报告要求可参照《药物临床试验质量管理规范》第二十五条、第二十六条，格式要求与研究方案基本一致，但需增加部分额外研究内容。必须确保源数据可溯源。研究开始后，对研究方案的任何实质性修订均应当以可追溯和可审查的方式记录在方案中，即每个方案需要有版本、内容和追溯，保障源数据可以溯源。

具体包括：①统计分析。在 PASS 研究方案条目 9 "研究方法" 项目以外，需增加以下内容：研究所采用的所有统计学方法；两组结果比较采用的分析方法；脱落病例的数据分析；敏感性分析；统计方法变更记录及说明。②结果分析：每个研究阶段受试者数量；描述性分析受试者基线资料；脱落病例；结果数据；主要结果分析；其他分析；不良事件/不良反应。③分析讨论：分析影响效益风险评估的关键结果；研究方法及统计方法的局限性；根据研究目标解释最终研究结果；普适性问题。

（八）合规提交

GVP 第七十六条要求，对于药品监督管理部门要求开展的药品上市后安全性研究，研究方案和报告应当按照药品监督管理部门的要求提交。

1. 可能被要求开展上市后安全性研究（post–authorisation safety study，PASS）的情况 基于药品品种多、类别广、风险程度不一等情形，GVP 尚未规定哪些产品需要开展 PASS。GVP 第七十一条规定，持有人应当根据药品风险情况主动开展药品 PASS，或按照省级及以上药品监督管理部门的要求开展。随着对药物警戒的深入研究和理解，以下情况可能会被要求开展 PASS：①临床试验数据信息欠缺、安全性不明（如孕妇、特定年龄段、肾功能不全、肝功能不全等人群中使用的安全性）的品种；②上市后安全性监测提示风险高的品种；③附条件审批上市的品种。

相关品种持有人应当按照药品监督管理部门要求，在规定时限内主动收集或累积安全性评价资料，并总结在研究报告中。

2. 研究方案和报告的提交要求 对于药品监管部门要求开展的 PASS，持有人需将研究方案提交给药监部门。当持有人认为研究方案需要修改时，也应将有关情况报告药监部门。

研究方案应明确进度报告的提交频率和时间。持有人应该每年提交研究进展报告，或者根据药监部门的要求更频繁地提交进展报告。报告内容应遵循合理的时间顺序并包括所有可以获得的与研究进展相关的数据，如已进入研究的患者数量、暴露患者数量、出现结局的患者数量、遇到的问题以及预期计划的变更等。

持有人应该根据协定的时间表提交研究的最终报告。最终报告应分析进展报告以及资料与研究结果是否一致，并讨论可能的偏倚和目前研究的局限性等。当某 PASS 中途终止时，也应提交最终报告，同时说明原因。

在 PASS 开展期间，如开展的形式为临床试验，研究者的安全性报告的要求，需按《药物临床试验质量管理规范》第二十六条规定办理。研究者的安全性报告应当符合以下要求：

除试验方案或者其他文件（如研究者手册）中规定不需立即报告的严重不良事件外，研究者应当立即向申办者书面报告所有严重不良事件，随后应当及时提供详尽、书面的随访报告。严重不良事件报告和随访报告应当注明受试者在临床试验中的鉴认代码，而不是受试者的真实姓名、公民身份号码和住址等身份信息。试验方案中规定的、对安全性评价重要的不良事件和实验室异常值，应当按照试验方案的要求和时限向申办者报告。

涉及死亡事件的报告，研究者应当向申办者和伦理委员会提供其他所需要的资料，如尸检报告和最终医学报告。

研究者收到申办者提供的临床试验的相关安全性信息后应当及时签收阅读，并考虑受试者的治疗是否进行相应调整，必要时尽早与受试者沟通，并应当向伦理委员会报告由申办方提供的可疑且非预期严重不良反应。"

针对不同类型的药品，药监部门如有要求，PASS 研究报告还需要递交到国家药品监督管理局药品审评中心（CDE）。如对于某些初次上市药品，如果 CDE 担心药品的安全性数据不足，会在上市后研究要求中包含安全性试验的内容。当前重点监测（intensive medicines monitoring，IDM）为 PASS 的一种形式，研究方案的修订完善需要和监管机构沟通。GVP 第七十七条规定，持有人应当监测研究期间的安全性信息，发现任何可能影响药品获益－风险平衡的新信息，应当及时开展评估。

3. 监测研究期间的安全性信息 现阶段，我国临床试验期间安全性信息管理的主要依据为《药物临床试验质量管理规范》《药品注册管理办法》《药物临床试验期间安全信息评估与管理规范（试行）》和其他相关指导原则。由于上市前安全性数据的局限性，GVP 第七十七条规定了持有人应当监测上市后安全性研究期间的安全性信息。

安全性信息是指涉及患者或受试者安全和健康的事件，包括不良事件和其他一些需要上报的特殊情形。具体包括：

（1）不良事件范围 不良事件（adverse event，AE）；不良反应（adverse drug reaction，ADR）；严重不良事件（serious adverse event，SAE）；可疑非预期严重不良反应（suspected unexpected serious adverse event，SUSAR）。

（2）不良事件之外的其他安全性信息包括 缺乏疗效；用药错误；药物误用；药物滥用或停药反应；职业暴露；意外暴露；妊娠或哺乳期用药；药物相互作用；父源性暴露；意外疗效；传染性传播；产品质量投诉；超说明书用药等。

4. 评估可能影响药品获益－风险平衡的新信息 获益－风险评估贯穿于药物的全生命周期中，是药物临床研发、上市申请和上市后监管决策的重要考虑因素。获益－风险平衡包括综合考虑疾病缓解的获益和治疗药物的风险。获益与风险评估通常取决于社会通行的标准和受试者对风险和受益的判断。

获益－风险评估是根据药物显示的获益与风险特征，针对拟定适应证判定其预期获益是否大于风险，并做出决策的过程。获益是指药物对目标人群产生的任何有益影响，例如延长生存期、治愈疾病、改善疾病、延缓疾病进展、改善功能或生活质量、缓解症状、预防疾病、提高患者依从性。风险是与药品质量、安全性或药效相关的，涉及患者或公众健康的不良事件和其他不利影响的可能性，主要从频率和/或严重程度等方面进行评价。

在上市后安全性研究中，持有人从监测到的安全性信息中发现可能影响药品获益－风险平衡的新信息，可包括来自上市后监测、临床研究、流行病学研究、其他科学文献、药品监督管理部门或药品不良反应监测机构发布的相关信息等，例如：①药品说明书中未提及的药品不良反应，特别是严重的药品不良反应；②药品说明书中已提及的药品不良反应，但发生频率、严重程度等明显增加的；③疑似新的药品与药品、药品与器械、药品与食品间相互作用导致的药品不良反应；④疑似新的特殊人群用药或已知特殊人群用药的变化；⑤疑似不良反应呈现聚集性特点，不能排除与药品质量存在相关性的。

以上这些信息可能改变对药品的获益－风险评价结果并影响处方和用药决策，但还未能最终确认和评价，所以应及时开展评估。例如，美国 FDA 警示心脏病患者使用拉莫三嗪有增加心律失常的风险，FDA 准备评估同类药物是否对心脏有类似影响，并要求对这些药物进行安全性研究。其安全性信息为 FDA 收到的异常心电图（electrocardiogram，ECG）和其他一些严重问题（如胸痛、意识丧失和心脏骤停）的报告。

5. 监测并评估研究开展过程中生成的数据 持有人应该监测在研究开展过程中生成的数据，并考虑这些数据对所涉及药品的风险－获益平衡的影响。

风险－获益是评估药物的积极治疗作用，以及与患者健康或公共健康相关的质量、安全性和疗效相关的风险，以及对公众产生任何不良影响的风险。凡是可能对药品的风险－获益平衡有影响的新信息，都应该作为新出现的安全问题。

6. 风险 – 获益失衡的应对　药品获益 – 风险平衡的失衡必将增加公众用药风险，影响公众生命健康。在研究中发现可能严重危害患者的生命安全或公众健康的药品安全问题时，也必定会导致风险 – 获益失衡。此时，持有人该怎么做才最正确呢？

案例探讨

愚蠢的行为是如何引发丑闻的

　　Seroquel（思瑞康，喹硫平）是一种非典型抗神经病药物。1997 年思瑞康被美国 FDA 批准作为治疗精神分裂症和躁狂症的药物。2009 年，大约 1.5 万患者以未提前获得该药不良反应警示信息为由对阿斯利康提起诉讼，这些不良反应包括严重的体重增加、高血糖、糖尿病。

　　诉讼争论的核心内容是公司对喹硫平长期研究（涉案中的第 15 项研究）施加明显压力要求修改结果。在试验过程中未脱落的小部分患者明显出现了严重的体重增加，但在产品获批时公司未将这种情况及较高的试验脱落率公布且告知医生。此外，据称尽管阿斯利康公司早就知道服药后糖尿病发病率会增加的事实，但直到 2003 年美国 FDA 提出要求，公司才将此通知临床医生。

　　此后美国 FDA 在标签中的已知的副作用和潜在的相互作用项下，对老年痴呆症相关的精神病中死亡率增加进行黑框警告，还增加了热应激、胆碱拮抗效应及体重增加的警示。2006 年，美国 FDA 警告阿斯利康不得在产品销售过程中刻意淡化此产品在代谢方面的问题。与老药氟哌啶醇的收益相比，这个昂贵的药品受到更多的质疑。

　　阿斯利康在十年期间给一位芝加哥精神科医生 49 万美元使其在国内促销并开药的事曝光后，争论加剧了。2010 年 2 月，英国制药工业协会对 2004 年喹硫平促销活动中可能存在的违规广告等材料进行了调查。

　　以上评论是基于资料的间接来源而非原始研究，它并未试图探讨使用喹硫平的获益/风险以及阿斯利康公司的商业道德。它只对公共领域报道和警示的内容进行了叙述，却导致了对监管部门及公司的声誉及公信力等多方面的挑战。有关方面的不负责任的行为均受到了利益相关方的严厉指责。

　　从这个事例可以看出，持有人发现严重危害患者生命安全或公众健康的药品安全问题时，最正确的方式就是立即暂停生产、销售，及时召回市场上的产品，并向所在地药监部门报告。及时止损，对药品持有人来说，STOP 是目前最为有利的做法，最为有效的风险控制措施。

　　GVP 第七十八条规定，研究中发现可能严重危害患者的生命安全或公众健康的药品安全问题时，持有人应当立即采取暂停生产、销售及召回产品等风险控制措施，并向所在地省级药品监督管理部门报告。

　　持有人在发现严重的危害患者生命安全或公众健康的安全问题时，暂停生产、销售及召回药品，并向监管部门报告是最正确的风险控制措施。

任务四　定期安全性更新报告

一、GVP 相关条款

　　第七十九条　定期安全性更新报告应当以持有人在报告期内开展的工作为基础进行撰写，对收集到的安全性信息进行全面深入的回顾、汇总和分析，格式和内容应当符合药品定期安全性更新报告撰写规范的要求。

第八十条 创新药和改良型新药应当自取得批准证明文件之日起每满1年提交一次定期安全性更新报告，直至首次再注册，之后每5年报告一次。其他类别的药品，一般应当自取得批准证明文件之日起每5年报告一次。药品监督管理部门或药品不良反应监测机构另有要求的，应当按照要求提交。

第八十一条 定期安全性更新报告的数据汇总时间以首次取得药品批准证明文件的日期为起点计，也可以该药物全球首个获得上市批准日期（即国际诞生日）为起点计。定期安全性更新报告数据覆盖期应当保持完整性和连续性。

第八十二条 定期安全性更新报告应当由药物警戒负责人批准同意后，通过国家药品不良反应监测系统提交。

第八十三条 对定期安全性更新报告的审核意见，持有人应当及时处理并予以回应；其中针对特定安全性问题的分析评估要求，除按药品监督管理部门或药品不良反应监测机构要求单独提交外，还应当在下一次的定期安全性更新报告中进行分析评价。

第八十四条 持有人可以提交定期获益－风险评估报告代替定期安全性更新报告，其撰写格式和递交要求适用国际人用药品注册技术协调会相关指导原则，其他要求同定期安全性更新报告。

第八十五条 定期安全性更新报告中对于风险的评估应当基于药品的所有用途。

开展获益－风险评估时，对于有效性的评估应当包括临床试验的数据，以及按照批准的适应证在实际使用中获得的数据。获益－风险的综合评估应当以批准的适应证为基础，结合药品实际使用中的风险开展。

第八十六条 除药品监督管理部门另有要求外，以下药品或按药品管理的产品不需要提交定期安全性更新报告：原料药、体外诊断试剂、中药材、中药饮片。

二、GVP 合规检查要求

表 8－7 定期安全性更新报告/ 定期获益－风险评估报告检查要点

编号	项目	检查项目（缺陷风险建议等级）	检查依据
PV23	定期安全性更新报告/ 定期获益－风险评估报告	1. 撰写格式和内容是否符合《药品定期安全性更新报告撰写规范》或国际人用药品注册技术协调会有关指导原则的要求（＊） 2. 数据覆盖期是否完整和连续 3. 报告是否按规定的频率和时限要求提交（＊） 4. 报告是否经药物警戒负责人批准同意 5. 对提交报告的审核意见是否及时处理或按要求回应（＊）	GVP 第79～86 条

三、检查方法与内容

查看持有人向国家药品不良反应监测系统提交的定期安全性更新报告/定期获益－风险评估报告，检查报告覆盖期、提交时间、频率。

查看是否覆盖所有应提交报告的品种等。

抽查近期上报的定期安全性更新报告/定期获益－风险评估报告，检查报告的格式和内容，核查报告中纳入的安全性信息是否包含了所有信息来源。

对于药品监督管理部门审核意见中有相关要求的，检查是否及时处理或回应。

四、药品定期安全性更新报告

（一）药品定期安全性更新报告撰写规范

GVP 第七十九条　定期安全性更新报告应当以持有人在报告期内开展的工作为基础进行撰写，对收集到的安全性信息进行全面深入回顾、汇总和分析，格式和内容应当符合药品定期安全性更新报告撰写规范的要求。

2012 年 9 月 6 日，国家食品药品监督管理局为规范和指导药品生产企业撰写药品定期安全性更新报告，提高药品生产企业分析评价药品安全问题的能力，根据《药品不良反应报告和监测管理办法》规定，发布了《药品定期安全性更新报告撰写规范》。

该规范主要参考了 ICH E2C（R1）《上市药品定期安全性更新报告（Periodic Safety Update Reports for Marketed Drugs，PSUR）》，依据当前对《定期安全性更新报告》的认识而制定，是目前指导药品生产企业起草和撰写《定期安全性更新报告》的技术文件，也是药品不良反应监测机构评价《定期安全性更新报告》的重要依据。

2020 年 7 月 17 日，为加强药品全生命周期管理，推动药品监管技术标准与国际接轨，国家药品监督管理局决定，药品上市许可持有人提交定期安全性更新报告也可以适用《E2C（R2）：定期获益 - 风险评估报告（PBRER）》国际人用药品注册技术协调会三级指导原则。此处仍以《药品定期安全性更新报告撰写规范》来进行解读。

1. 药品安全性信息收集来源　持有人应当建立药品不良反应报告和监测管理制度，设立专门机构并配备专职人员，通过国家药品不良反应监测信息网络或所在地药品不良反应监测机构，报告获知或发现可能与用药有关的不良反应。

持有人应当经常考察本企业生产药品的安全性，对新药监测期内的药品和首次进口 5 年内的药品主动开展药品重点监测的安全性研究，并对不良反应报告信息和安全性研究信息等全部安全性信息数据进行汇总、分析、评价和报告。

2. 药品定期安全性更新报告撰写规范　《定期安全性更新报告》格式包含封面、目录和正文三部分内容。

封面包括产品名称、报告类别（如定期安全性更新报告），报告次数、报告期，获取药品批准证明文件时间，药品生产企业名称、地址、邮编及传真，负责药品安全的部门、负责人及联系方式（包括手机、固定电话、电子邮箱等），报告提交时间，以及隐私保护等相关信息。

目录应一般包含三级目录，尽可能详细。

正文的主要内容包括：药品基本信息、国内外上市情况、因药品安全性原因而采取措施的情况、药品安全性信息的变更情况、用药人数估算资料、药品不良反应报告信息、安全性相关的研究信息、其他信息、药品安全性分析评价结果、结论、附件。

正文内容要求如下：

（1）药品基本信息　药品的名称（通用名称、商品名称）、剂型、规格、批准文号、活性成分（处方组成）、适应证（功能主治）和用法用量。

（2）国内外上市情况　药品在国内外上市的信息以及国内外信息差异。药品在国内外上市的信息，主要包括：获得上市许可的国家和时间、当前注册状态、首次上市销售时间、商品名等；药品批准上市时提出的有关要求，特别是与安全性有关的要求；批准的适应证（功能主治）和特殊人群；注册申请未获管理部门批准的原因；药品生产企业因药品安全性或疗效原因而撤回的注册申请。

表 8-8　定期安全性更新报告（PSUR）提交表

报告表编码			国际诞生日	
活性成分 （处方组成）				
药品分类			国产/进口	
报告期				
适应证 （功能主治）				
用法用量				

通用 名称	商品 名称	批准 文号	注册 时间	药品管 理状态	剂型	规格	本期生产 /进口量	本期国 内销量	估计使 用人数

产品情况说明（简述报告第二部分至第九部分的主要内容）：

本期报告结论（简述报告结论部分内容，尤其是有关国内的信息和建议）：

报告人		报告日期	
企业名称		传真	
企业地址		邮政编码	
负责部门		联系电话	
联系人		电子邮件	

注：

1. 提交表内容应当是《定期安全性更新报告》的内容概要。

2. 报告表编码：系统自动生成，共有 23 位数字。由地区代码（6 位）、单位性质（1 位）、报告单位 ID（6 位）、年份（4 位）和序号（6 位）组成。

3. 药品分类：化药、中药、生物制品。

4. 药品管理状态：是否为国家基本药物、国家医疗保险药品、国家非处方药、中药保护品种。

（3）因药品安全性原因而采取措施的情况　报告期内（包括数据截止日后报告提交前），监管部门或药企因药品安全性原因而采取的风险控制措施和原因。安全性措施主要包括：暂停生产、销售、使用，撤销药品批准证明文件；再注册申请未获批准；限制销售；暂停临床研究；剂量调整；改变用药人群或适应证（功能主治）；改变剂型或处方；改变或限制给药途径。

（4）药品安全性信息的变更情况　药品说明书中安全性信息的变更情况，包括：本期报告所依据的药品说明书核准日期（修订日期），以及上期报告所依据的药品说明书核准日期（修订日期）；药品生产企业若在报告期内修改了药品说明书中的安全性相关内容，包括适应证（功能主治）、用法用量、禁忌证、注意事项、药品不良反应或药物相互作用等，应详细描述相关修改内容，明确列出修改前后的内容；如果我国与其他国家药品说明书中的安全性信息有差别，药品生产企业应解释理由，说明地区差异及其对总体安全性评价的影响，说明药品生产企业将采取或已采取的措施及其影响；其他国家采取某种安全性措施，而药品生产企业并未因此修改我国药品说明书中的相关安全性资料，应说明理由。

（5）用药人数估算资料　报告期内的用药人数信息，提供相应的估算方法，无法估算或估算无意义的理由。本部分应尽可能准确地提供报告期内的用药人数信息，提供相应的估算方法。当无法估算用药人数或估算无意义时，应说明理由。通常基于限定日剂量来估算用药人数，可以通过患者用药人日、处方量或单位剂量数等进行估算；无法使用前述方法时，也可以通过药品销量进行估算。对所用的估算方法应给予说明。当自发报告、安全性相关研究提示药品有潜在的安全性问题时，应提供更为详细的报告期用药人数信息。必要时，应按照国家、药品剂型、适应证（功能主治）、患者性别或年龄等的不同，分别进行估算。如果《定期安全性更新报告》包含来源于安全性相关研究的药品不良反应数据，应提供相应的用药人数、不良反应发生例数以及不良反应发生率等信息。

（6）药品不良反应报告信息　包括个例药品不良反应（以病例列表形式提交个例药品不良反应，采用汇总表形式进行分类汇总，同时进行分析）；药品群体不良事件（报告期内药品群体不良事件的报告、调查和处置情况）。本部分介绍药品生产企业在报告期内获知的所有个例药品不良反应和药品群体不良事件。

个例药品不良反应报告信息要求，报告期内国内外发生的所有个例药品不良反应首次报告和随访报告都应报告，不仅包括自发报告系统收集的，也包括上市后研究和其他有组织的数据收集项目发现的及文献报道的。对于文献未明确标识药品生产企业的，相关企业都应报告。

新药监测期内和首次进口五年内的药品，所有药品不良反应需以病例列表和汇总表两种形式进行汇总分析；其他药品，新的或严重药品不良反应需以病例列表和汇总表两种形式进行汇总分析，已知的一般药品不良反应，只需以汇总表形式进行汇总分析。

病例列表的要求如下：以列表形式提交个例药品不良反应，清晰直观，便于对报告进行分析评价，也有助于排除重复报告。

一个患者的不良反应一般在表格中只占一行。如果一个病例有多个药品不良反应，应在不良反应名称项下列出所有的药品不良反应，并按照严重程度排序。如果同一患者在不同时段发生不同类型的不良反应，比如在一个临床研究中间隔数周发生不同类型的不良反应，就应在表格的不同行中作为另一个病例进行报告，并对这种情况做出相应说明。

病例列表中的病例按照不良反应所累及的器官系统分类排列。病例列表的表头通常包括以下内容：①药品生产企业的病例编号。②病例发生地（国家，国内病例需要提供病例发生的省份）。③病例来源，如自发报告、研究、数据收集项目、文献等。④年龄和性别。⑤怀疑药品的日剂量、剂型和给药途径。⑥发生不良反应的起始时间。如果不知道确切日期，应估计从开始治疗到发生不良反应的时间。对于已知停药后发生的不良反应，应估算滞后时间。⑦用药起止时间。如果没有确切时间，应估计用药的持续时间。⑧对不良反应的描述。⑨不良反应结果，如痊愈、好转、未好转、不详、有后遗症、死亡。如果同一患者发生了多个不良反应，按照多个结果中最严重的报告。⑩相关评价意见。需要考虑合并用药、药物相互作用、疾病进展、去激发和再激发情况等因素的影响；假如药品生产企业不同意报告者的因果关系评价意见，需说明理由。为更好地呈现数据，可以根据药品剂型或适应证（功能主治）不同，使用多个病例列表。

表 8-9 个例药品不良反应病例列表

通用名:(中文:英文:)商品名:(中文:英文:)

序号	企业病例号	药品批号	不良反应名称	不良反应发生时间	不良反应结果	用药开始时间	用药结束时间	用法用量	用药原因	性别	年龄	初始/跟踪报告	病例来源	病例发生地	评价意见	备注

注:企业病例号请填写企业内部编号;不良反应结果请填写:痊愈、好转、未好转、后遗症、死亡或不详;病例来源请填写:自发报告、研究、数据收集项目、文献等。

汇总表的要求如下:对个例药品不良反应进行汇总,一般采用表格形式分类汇总。当病例数或信息很少不适于制表时,可以采用叙述性描述。汇总表不包含患者信息,主要包含不良反应信息,通常按照不良反应所累及的器官系统分类排序汇总。可以按照不良反应的严重性、说明书是否收载、病例发生地或来源的不同等分栏或分别制表。对于新的且严重的不良反应,应提供从药品上市到数据截止日的累积数据。

个例药品不良反应分析要求如下:本部分对重点关注的药品不良反应,如死亡、新的且严重的和其他需要关注的病例进行分析,并简要评价其性质、临床意义、发生机制、报告频率等。如果报告期内的随访数据对以往病例描述和分析有重要影响,在本部分也应对这些新数据进行分析。

表 8-10 个例药品不良反应汇总表

不良反应所累及的器官系统	不良反应名称	报告期内数据(例)					累积数据(例)
		新的、严重的	严重的	新的、一般的	一般的	合计	新的、严重的

注:本表内"严重的"特指已知的严重报告,"一般的"特指已知的一般报告。

(7)安全性相关的研究信息 包括非临床研究信息、临床研究信息和流行病学研究信息。本部分根据研究完成或发表与否,按已完成的研究、计划或正在进行的研究和已发表的研究进行介绍。

已完成的研究。由药品生产企业发起或资助的安全性相关研究,对其中已完成的,药品生产企业应清楚、简明扼要地介绍研究方案、研究结果和结论,并提交研究报告。

计划或正在进行的研究。由药品生产企业发起或资助的安全性相关研究,对其中计划实施或正在实施的,药品生产企业应清楚、简明扼要地介绍研究目的、研究开始时间、预期完成时间、受试者数量以及研究方案摘要。

如果在报告期内已经完成了研究的中期分析,并且中期分析包含药品安全有关的信息,药品生产企业应提交中期分析结果。

已发表的研究。药品生产企业应总结国内外医学文献（包括会议摘要）中与药品安全有关的信息，包括重要的阳性结果或阴性结果，并附参考文献。

（8）其他信息 与疗效有关的信息、数据截止日后的新信息、风险管理计划及专题分析报告等。

与疗效有关的信息。对于治疗严重或危及生命疾病的药品，如果收到的报告反映患者使用药品未能达到预期疗效，这意味着该药可能对接受治疗的人群造成严重危害，药品生产企业应对此加以说明和解释。

数据截止日后的新信息。本部分介绍在数据截止日后，在资料评估与准备报告期间所接收的新的重要安全性信息，包括重要的新病例或重要的随访数据。

风险管理计划。药品生产企业如果已经制订了风险管理计划，则在此介绍风险管理计划相关内容。

专题分析报告。药品生产企业如果针对药品、某一适应证（功能主治）或某一安全问题进行了比较全面的专题分析，应在此对分析内容进行介绍。

（9）药品安全性分析评价结果 已知不良反应的特点是否发生改变，如严重程度、不良反应结果、目标人群等；已知不良反应的报告频率是否增加，评价这种变化是否说明不良反应发生率有变化；新的且严重的不良反应对总体安全性评估的影响；新的非严重不良反应对总体安全性评估的影响；新的安全信息：如药物相互作用，过量用药及其处理，药品滥用或误用，妊娠及哺乳期用药，特殊人群用药，长期治疗效果等。

（10）结论 指出与既往的累积数据以及药品说明书不一致的安全性资料；明确所建议的措施或已采取的措施，并说明这些措施的必要性。

（11）附件 包括药品批准证明文件，药品质量标准，药品说明书，参考文献，其他需要提交的资料。

持有人应当按照《药品定期安全性更新报告撰写规范》，定期对药品安全信息进行汇总分析。

（二）需要提交定期安全性报告的药品种类和提交时间

GVP第八十条规定，创新药和改良型新药应当自取得批准证明文件之日起每满1年提交一次定期安全性更新报告，直至首次再注册，之后每5年报告一次。其他类别的药品，一般应当自取得批准证明文件之日起每5年报告一次。药品监督管理部门或药品不良反应监测机构另有要求的，应当按照要求提交。

《药品不良反应监测与报告管理办法》对于PSUR递交周期的规定是以新药监测期为分界点；GVP淡化了新药监测期的概念，强调了PSUR的报告周期根据药品注册分类而改变，因此持有人需要根据药品种类按要求提交PSUR。

1. 首次再注册前每年提交一次的药品种类 首次再注册前每年提交一次的药品种类包括：创新药与改良型新药。创新药是指含有新的结构明确的、具有药理作用的化合物，且具有临床价值的药品。改良型新药是指在已知活性成分的基础上，对其结构、剂型、给药途径、适应证等进行优化，且具有明显临床优势的药品。结构优化是指含有用拆分或者合成等方法制得的已知活性成份的光学异构体，或者对已知活性成份成酯，或者对已知活性成份成盐（包括含有氢键或配位键的盐），或者改变已知盐类活性成份的酸根、碱基或金属元素，或者形成其他非共价键衍生物（如络合物、螯合物或包合物）等等。

2. 每5年提交一次PSUR的产品 每5年提交一次PSUR的产品主要涉及到，首次再注册之后的创新药和改良型新药，其他注册分类的品种。

3. 不需要提交PSUR的药品种类

（1）原料药、辅料、体外诊断试剂。

（2）中药材、中药饮片以及进口中药材。

（3）境内药品生产企业接受境外委托生产（如通过欧盟/FDA 等相关国家/地区认证，符合委托国法律法规），但是未在我国上市的产品。

4. 提交时限 不同药品种类的 PSUR 报告周期不同，持有人需要详细了解并按时提交，以防遗漏。

根据《药品定期安全性更新报告撰写规范》要求，持有人或制药企业应以取得药品批准证明文件的日期（CBD）为起点计，撰写 PSUR。如果持有人统一的 PSUR 撰写频率高于我国现行法规要求，依据持有人统一的 PSUR 撰写频率进行提交。可以提交以国际诞生日（IBD）为起点计的 PSUR，且应在第一次提交 PSUR 时补充 IBD 和 CBD 时间间隔内的数据并进行分析，之后保持 PSUR 数据覆盖时间连续。如果持有人统一的 PSUR 撰写频率低于我国《药品定期安全性更新报告撰写规范》，应提交符合我国要求撰写的 PSUR。监管机构不接受一次提交多份 PSUR 的报告方式。

（三）定期安全性更新报告（PSUR）的数据起始点

GVP 第八十一条规定，定期安全性更新报告的数据汇总时间以首次取得药品批准证明文件的日期为起点计，也可以该药物全球首个获得上市批准日期（即国际诞生日）为起点计。定期安全性更新报告数据覆盖期应当保持完整性和连续性。

持有人需要先确定好正确的数据起始点，才能保证定期安全性更新报告数据覆盖期的完整性和连续性。PSUR 报告的目的，是定期地用科学的方法，及时可持续地评价上市药品的安全性，通过采取针对性的风险控制措施达到药品使用安全的目的。因此 PSUR 报告数据覆盖期应当保持完整性和连续性。

1. PSUR 的报告期确定 首次提交：首次取得药品批准证明文件的日期或全球首个获得上市批准日期——数据截止日。非首次提交：两次定期安全性更新报告数据截止日之间的时间段。

表 8 - 11 创新药和改良型新药 PSUR 报告数据截止时间示例

创新药和改良型新药		
如首次获得批准证明文件日期 2025.1.1		
数据起点	数据截止日	上报日期
第 1 次 2025.1.1	2025.12.31	2026.3.1
第 2 次 2026.1.1	2026.12.31	2027.3.1
第 3 次 2027.1.1	2027.12.31	2028.3.1
第 4 次 2028.1.1	2028.12.31	2029.3.1
第 5 次 2029.1.1	2029.12.31	2030.3.1
第 6 次 2030.1.1	2034.12.31	2035.3.1
第 7 次 2035.1.1	2039.12.31	2040.3.1

《药品定期安全性更新报告撰写规范》中规定：PSUR 报告的数据汇总时间以取得药品批准证明文件的日期为起点计，上报日期应当在数据截止日后 60 日内。可以提交以国际诞生日为起点计的《定期安全性更新报告》，但如果上述报告的数据截止日早于我国要求的截止日期，应当补充这段时期的数据并进行分析。

2. 同一活性成份药品有多个批准证明文件时，怎样提交 PSUR 报告？ 对于同一活性成份药品有多个批准证明文件（涵盖不同给药途径、适应证/功能主治或目标用药人群等），药品生产企业可以按照一个批准证明文件提交一份 PSUR 报告；也可以遵循化学药和生物制品按照相同活性成分、中成药按照相同处方组成在一份 PSUR 中进行报告。

以多个批准证明文件中最早的批准时间作为汇总数据最初的起始时间、按照最严格的时限要求报告，但需要根据药物的不同给药途径、适应证（功能主治）或目标用药人群等因素进行分层。

例如，某药品生产企业在 2021 年 1 月 25 日获得一个片剂的批准证明文件，在 2024 年 9 月 7 日又获得相同活性成分注射剂的批准证明文件。该企业在提交 PSUR 时有 2 种选择：

（1）根据批准证明文件分别提交　对于这个例子中的片剂，药品生产企业应当以 2022 年 1 月 24 日为数据截止日提交 PSUR，以后每年提交一次 PSUR，直至首次再注册；之后每 5 年报告一次。对于这个例子中的注射剂，药品生产企业应当以 2025 年 9 月 6 日为数据截止日提交 PSUR，以后每年提交一次 PSUR，直至首次再注册；之后每 5 年报告一次。

（2）根据同一活性成分提交一份 PSUR　对于这个例子中的片剂，药品生产企业应当以 2022 年 1 月 24 日、2023 年 1 月 24 日、2024 年 1 月 24 日为数据截止日提交 PSUR。2024 年 9 月 7 日同种活性成分的注射剂获批。对于该产品，药品生产企业应当以 2025 年 1 月 24 日为数据截止日提交 PSUR，以后每年提交一次 PSUR，直至该注射剂首次再注册；之后每 5 年报告一次。

（四）PSUR 的提交流程与途径

GVP 第八十二条　定期安全性更新报告应当由药物警戒负责人批准同意后，通过国家药品不良反应监测系统提交。

1. 国家药物不良反应监测系统　《药品定期安全性更新报告撰写规范》中关于电子递交的规定：药品生产企业应当通过国家药品不良反应监测系统提交定期安全性更新报告。通过该系统在线填报定期安全性更新报告提交表，定期安全性更新报告作为提交表的附件上传。

2. 常见问题　未能按时提交 PSUR，该怎么办？对于未按时提交 PSUR 的，药品生产企业仍可以向国家药品不良反应监测系统报送，系统不会拒绝接收。但需要强调的是，系统能够接收 PSUR 并不意味着药品生产企业已按照要求提交 PSUR。

一家国内药品经营企业作为进口药品在国内的总代理，但是该企业并没有权限提交 PSUR，怎么解决？目前系统并未默认药品经营企业有权限提交 PSUR。但药品经营企业作为进口药品在国内的总代理，有责任和义务提交 PSUR。在省级药品不良反应监测中心给辖区内的药品经营企业分配 PSUR 权限之后，药品经营企业即可通过药品不良反应监测平台上报 PSUR。省级药品不良反应监测中心可以在"集成"的"用户管理"或"机构管理"中完成权限分配。

某进口药品的境外制药厂商在境内没有药品生产企业，在中国境内有办事机构或者由其委托的代理机构，其产品在境内也有总代理商，该如何提交 PSUR？该药品的境外制药厂商应当指定其办事机构（或代理机构）或者境内总代理商作为该药品在境内的安全责任代表，履行报告药品不良反应、提交 PSUR 等药品安全责任。其办事机构（或代理机构）或者境内总代理商在获得境外制药厂商的授权后，通过安全责任代表机构所在地的省中心在药品不良反应监测平台注册，然后提交 PSUR。

持有人只有正确认识到定期安全性更新报告（PSUR）的提交方式才能保证 PSUR 及时且有效的提交。

（五）药品定期安全性更新报告（PSUR）的审核

GVP 第八十三条规定，对定期安全性更新报告的审核意见，持有人应当及时处理并予以回应；其中针对特定安全性问题的分析评估要求，除按药品监督管理部门或药品不良反应监测机构要求单独提交外，还应当在下一次的定期安全性更新报告中进行分析评价。

一份合格的 PSUR 需要包括《药品定期安全性更新报告撰写规范》中提及的每一个要点。

1. 药品定期安全性更新报告（PSUR）审核要点　持有人按时撰写和递交 PSUR 不仅是为了满足监管部门的要求，还能确定报告期内的信息是否与当前对该产品的安全性认知一致，帮助决定是否修改产品信息，提供产品全球用药安全经验。按时撰写和递交 PSUR 是药物警戒/风险管理检测工作的组成部分。

在撰写 PSUR 的过程中，要注意严格遵守《药品定期安全性更新报告撰写规范》，除了报告期、递交时限（数据截止日后 60 日内）、尊重数据的严重性判断和不能有缺项漏项之外，还应该注意以下要点：

（1）药品基本信息　药品基本信息是否完整，如不完整，缺少哪些信息，如药品的名称（通用名称、商品名称）、剂型、规格、批准文号、活性成分（处方组成）、适应证（功能主治）和用法用量。

（2）国内外上市情况　药品是否在欧美国家上市；如是，在哪些国家上市，有条件批准的上市条件，注册申请未获管理部门批准的原因，因药品安全性或疗效原因而撤回注册申请等情况如何。

国外的适应证、治疗人群、剂型、剂量是否与国内有显著差异，具体差异如何，应予以说明。

（3）因药品安全性原因而采取措施的情况　药品在报告期内是否因安全性原因而采取了措施（再注册申请未获批准；暂停生产、销售、使用，撤销药品批准证明文等）；如是，采取的措施及理由。

（4）药品安全性信息的变更情况　药品说明书中的安全性信息是否在报告期内有过变更；如是，主要变更内容有哪些；需要总结报告期内所有变更及变更明细。

我国药品说明书中的安全性信息是否与国外的有显著差异，是否会对药品总体安全性评价有影响。

（5）用药人数估算资料　国内外用药人数、估算方法（限定日剂量、药品销量等）及合理性。如有不良反应发生率的资料，其发生率是多少。

（6）药品不良反应报告信息　报告期内的不良反应报告数量，其中严重不良反应数及主要表现，新的且严重的不良反应主要表现、报告数及其累积数。

对于死亡病例、新的且严重的病例和其他需要关注的病例，其不良反应性质、临床意义、发生机制与报告频率如何。

报告期内是否发生了群体不良事件；如是，其报告、调查与处置情况如何。

（7）安全性相关的研究信息　企业如开展或者资助了安全性相关研究，其研究方法和主要结果如何。中外文献库的选择，检索策略的制定；确保检索结果全面，减少漏检；是否有药品相关的安全性研究文献；其主要安全性信息是否提示药品存在新的、严重的安全性问题。

（8）其他信息　对于治疗严重或危及生命疾病的药品，是否收到药品缺乏疗效的报告；如是，请说明。在数据截止日后，是否收到新的重要的安全性信息（如新的且严重的不良反应、重要的医学事件、死亡病例等）；如是，请说明。企业是否制定了风险管理计划；如是，请说明主要措施及成效。企业是否针对药品、某一适应证或者某一安全性问题进行了比较全面的专题分析；如是，请简要说明主要论据与结论。

（9）药品安全性分析评价结果　现有数据提示药品有何新的且严重的药品不良反应，对总体安全性评价是否有影响。已知不良反应的特点、发生率是否发生变化。药物相互作用，特殊人群用药与长期用药等是否有新的安全性信息。

（10）结论。与既往累积数据以及药品说明书不一致的安全性相关内容；企业拟采取的风险管理措施或已采取的措施。

2. 个例药品不良反应的分析要点　按照《药品定期安全性更新报告撰写规范》的要求，PSUR 的药品不良反应报告信息中，需要介绍药品生产企业在报告期内获知的所有个例药品不良反应和药品群体不良事件，并以病例列表和汇总表来呈现这些数据，此外还需要分析个例药品不良反应。

重点关注的药品不良反应包括：死亡病例、新的严重的病例和其他需要关注的病例（重要的医学事件等）。需要简要评价不良反应的性质、对临床疾病诊疗的影响、可能的发生机制以及报告频率等。

（1）对于死亡病例必须逐例分析，综合分析疾病、药物以及合并用药等因素的影响，判断药物在导致患者死亡中所起的作用。

（2）对于新的、严重的病例和其他需要关注的病例，通过器官系统分类有助于分析评价，比如监管活动医学词典（MedDRA）存在一个不良反应术语对应多个器官系统的情况，在分析时应当注意。

（3）在对个例药品不良反应进行分析的时候可以参考《个例药品不良反应收集和报告指导原则的通告》中因果关系判定相关内容，分别从时间相关性、已知性、去激发、再激发、其他解释（患者病情进展、合并用药的作用、其他治疗等）综合分析不良反应与药品的相关性。

（五）定期获益-风险评估报告（PBRER）的格式与递交要求

GVP第八十四条规定，持有人可以提交定期获益-风险评估报告代替定期安全性更新报告，其撰写格式和递交要求适用ICH（国际人用药品注册技术协调会）相关指导原则，其他要求同定期安全性更新报告。

1. 定期获益-风险评估报告（PBRER）　定期获益-风险评估报告（PBRER）可以代替定期安全性更新报告（PSUR）。

PSUR概念最早源于1992年国际医学科学组织理事会（CIOMS）工作组Ⅱ的一份报告，该报告为ICH E2C《临床安全性数据管理：上市药品定期安全性更新报告》的发布奠定了基础，E2C指导原则于1996年通过STEP4程序并被各ICH区域采纳。

此后CIOMS工作组Ⅴ又在名为《药物警戒现阶段所面临的挑战：实用性方法》的报告中针对PSUR报告内容及其准备方面的相关问题提出了建议，为2003年E2C指导原则的修订及其修订版E2C（R1）的发布提供了支持。随着药物警戒技术与相关科学的发展，以及对药品风险评估应同时结合对其获益评估重要性认识的提高，ICH于2010年10月提出制定新的E2C（R2）定期获益-风险评估报告（PBRER）指导原则的建议。该指导原则于2012年11月15日发布并推荐ICH三方采纳。

2. 定期获益-风险评估报告（PBRER）的适用原则　为加强药品全生命周期管理，推动药品监管技术标准国际接轨，国家药品监督管理局决定，自2020年7月17日起，药品上市许可持有人提交定期安全性更新报告可适用《E2C（R2）：定期获益-风险评估报告（PBRER）》国际人用药品注册技术协调会三级指导原则。药品上市许可持有人可以提交PBRER，也可按照《药品不良反应报告和监测管理办法》（原卫生部第81号令）和《国家食品药品监督管理局关于印发药品定期安全性更新报告撰写规范的通知》（国食药监安〔2012〕264号）的要求提交报告。如递交PBRER，其撰写格式和递交时限适用ICH《E2C（R2）：定期获益-风险评估报告（PBRER）》。

3. PBRER的格式和递交要求　所有PBRER应使用完整的ICH指南E2C（R2）格式。当没有相关信息或者PBRER章节不适用时，应予以说明。PBRER的特定章节可以与其他监管报告共享内容，如ICH E2E（药物警戒计划）和E2F（研发期间安全性更新报告/DSUR）中描述的文件。持有人可利用PBRER模块化方法的优势（即，章节可以拆分以便可单独递交或与其他文件合并递交）来满足此类监管需求，最大限度地使用报告内容，减少重复工作。

报告提交频率通常取决于产品在市场上存在的时间以及对产品风险-效益特性的了解程度。若产品已上市多年，且其风险较小，则可适当延长报告期，减小报告频率。但当上述产品的临床使用发生变更时（如新增适应证），则应该依情况加大报告频率。

对新批准上市的产品，通常规定上市后至少 2 年内采用 6 个月的报告期；报告应基于累积性数据，采用 6 个月或其倍数时间段内的数据；每份 PBRER 中提供阶段性信息的部分需要进行更新，适当情况下，之前 PBRER 中无相应新信息的部分可在下一次报告中再次使用。经评估，若内容与已有信息相同，则可决定累积性数据评估的相应部分无需更新。

报告周期为 1 年或更短的 PBRER，应在数据锁定点（DLP）后的 70 天内递交，报告周期为 1 年以上的在 90 天内递交。

由于 PBRER 是国际公认的原有 PSUR 的改进和升级，PBRER 用于获益－风险评价，比我国现行 PSUR 的要求更加全面。因此，监管部门考虑接受 PBRER 格式撰写的 PSUR 合情合理。然而，现行的中国 PSUR 要求逐步转向 PBRER 要求，不是一个可以一蹴而就的事情，还需要所有利益相关方全力以赴，共同为公众安全合理有效用药保驾护航。

（六）基于药品用途的风险评估

GVP 第八十五条规定，定期安全性更新报告中对于风险的评估应当基于药品的所有用途。

开展获益－风险评估时，对于有效性的评估应当包括临床试验的数据，以及按照批准的适应证在实际使用中获得的数据。获益－风险的综合评估应当以批准的适应证为基础，结合药品实际使用中的风险开展。

1. PSUR 对于风险的评估应当基于药品的所有用途　风险评估应基于药品的所有用途。该范围包括在实际医疗实践中的安全性评估，包括在未授权适应证中的使用和与产品信息不一致的使用。

对于知识存在重大空白的特定安全性问题或人群，如果确定了药品的使用，则应在 PSUR/PBRER（定期获益－风险评估报告）中报告此类使用（例如在儿科人群或妊娠女性中使用）。关于许可外使用的信息来源可能包括药物使用数据、自发报告信息和文献出版物。

2. 有效性的评估　有效性的评估应当包括临床试验的数据，以及按照批准的适应证在实际使用中获得的数据。

新药获批上市时，证明安全性和有效性的数据一般是基于少量患者的，许多研究是在受控的随机对照试验条件下进行的。通常，需要使用其他药品的高风险亚组和伴随疾病的患者被排除在临床试验之外，并且长期治疗的数据有限。并且，在临床试验中，还要对患者进行密切监测，目的是发现不良事件的证据。

在临床实践中，监测强度小，可以观察到更大范围的患者（年龄、并发症、药品、基因异常）接受治疗，并且可能会观察到临床试验中罕见的事件（例如严重肝损伤）。这些因素构成了在药品整个生命周期中需要持续分析相关安全性、有效性和疗效信息，应及时（当有重要发现时）且定期地对累积数据进行全面评估。

尽管大多数新信息会与安全性相关，但疗效、使用限制、替代治疗方法以及药品治疗中其他方面相关的新信息可能与其获益－风险评估有关。

3. 获益－风险的综合评估　获益－风险的综合评估应当以批准的适应证为基础，结合药品实际使用中的风险开展。综合获益－风险评估应基于所有获批适应证，但应纳入药品所有使用中的风险评估（包括用于非获批适应证）。

（1）严格审查在报告期间出现的信息，以确定其是否产生了新的信号，导致识别出新的潜在风险或已识别风险，或有助于了解之前已识别的风险。

（2）总结关键的可能影响药品风险－获益平衡的新安全性、疗效和有效性信息。

（3）根据自国际研发诞生日（DIBD）（在任何国家进行干预性临床试验的首次许可日期）以来获得的累积信息，对所有许可适应证进行综合获益－风险分析。对于 DIBD 未知或上市许可持有人无法获得临床开发期间数据的情况，应以最早适用日期作为纳入和评估累积信息的起始点。

（4）总结在报告期间可能采取或实施的任何风险最小化措施，以及计划实施的风险最小化措施。

（5）概述信号或风险评估计划，包括时间表和/或额外药物警戒活动的建议。

根据累积安全性数据的评估和风险－获益分析，持有人应在 PSUR 中得出关于变更和/或措施需求的结论，包括对提交 PSUR 的产品的获批产品说明书的影响。

（七）不需提交 PSUR 的范围

GVP 第八十六条规定，除药品监督管理部门另有要求外，以下药品或按药品管理的产品不需要提交定期安全性更新报告：原料药、体外诊断试剂、中药材、中药饮片。

1. 需要提交 PSUR 的药品　GVP 第八十条规定，创新药和改良型新药应当自取得批准证明文件之日起每满 1 年提交一次定期安全性更新报告，直至首次再注册，之后每 5 年报告一次。其他类别的药品，一般应当自取得批准证明文件之日起每 5 年报告一次。药品监督管理部门或药品不良反应监测机构另有要求的，应当按照要求提交。

根据药品定期安全性更新报告（PSUR）的常见问题与回答（Q&A）1 的说明，需要提交 PSUR 的还包括：仿制药、非处方药、获得批准证明文件但长期不生产的药品。此外，按照 PSUR 报告期应当连续完整、不应当有遗漏或者重复的原则，对于之前并未提交定期汇总报告或者 PSUR 的国产药品，药品生产企业应当以首次获得国家药监局批准证明文件的时间作为首个 PSUR 报告期的起始时间。

第八十六条明确了原料药、体外诊断试剂、中药材、中药饮片不需要提交定期安全性更新报告。

2. DSUR & PSUR　研发期间安全性更新报告（DSUR）主要关注在研的药物和生物制品（无论是否获批上市）干预性临床试验的数据和发现。PSUR 主要针对已获批上市药品的安全性进行定期报告。

如果一个药品在获得上市许可后仍有临床试验正在进行（即临床试验Ⅳ期），那么它的 DSUR 中可能包含已上市药品在临床试验中获得的安全性发现，这同时属于上市后安全性信息，应在 PSUR 中进行报告。该药品上市后信息（PSUR 中的内容）可能会与临床研发相关，因此，也应在 DSUR 中进行报告。

如果药品在任何一个国家或地区获得上市批准后继续进行研发，那么应当依据这个国家或地区的法律法规递交 DSUR 和 PSUR。如果申办者需要，可以在 PSUR 国际诞生日（IBD）的基础上准备 DSUR，以便二者保持同步。两份报告数据锁定点同步后，下一次 DSUR 递交周期不应超过一年。

例如：某药于 2018 年 1 月 15 日获得药品注册批件，于 2021 年 5 月 31 日获得另一适应证的临床试验批件，那么该药的 DSUR 的数据起始点可以使用 IBD 2018 年 1 月 15 日，首次 DSUR 的报告期为 2018 年 1 月 15 日至 2022 年 1 月 14 日。下一份 DSUR 的报告期为 2022 年 1 月 15 日至 2023 年 1 月 14 日，以此类推后续 DSUR 报告期。

3. PSUR 中涉及临床研究的章节　参考《药品定期安全性更新报告撰写规范》第七章 安全性相关的研究信息：

与药品安全相关的研究信息，包括非临床研究信息、临床研究信息和流行病学研究信息。根据研究完成或发表与否，按已完成的研究、计划或正在进行的研究和已发表的研究进行介绍。

（1）已完成的研究　由药品生产企业发起或资助的安全性相关研究，对其中已完成的，药品生产企业应清楚、简明扼要地介绍研究方案、研究结果和结论，并提交研究报告。

（2）计划或正在进行的研究　由药品生产企业发起或资助的安全性相关研究，对其中计划实施或正在实施的，药品生产企业应清楚、简明扼要地介绍研究目的、研究开始时间、预期完成时间、受试者数量以及研究方案摘要。

如果在报告期内已经完成了研究的中期分析，并且中期分析包含药品安全有关的信息，药品生产企业应提交中期分析结果。

（3）已发表的研究　药品生产企业应总结国内外医学文献（包括会议摘要）中与药品安全有关的信息，包括重要的阳性结果或阴性结果，并附参考文献。

申办者/上市许可持有人需要根据药品的临床研发/上市的阶段来撰写 DSUR 和（或）PSUR。

实训 8　药品安全性分析评价与风险管理

【实训目的】

通过对药品安全性分析评价与风险管理的实际操作，了解药品安全性分析评价的合规要求，熟悉信号检测与信号管理方法，掌握个例药品不良反应报告的分析评价的内容和步骤，进而提升学生药物警戒实际操作能力。

【实训要求】

1. 模拟个例药品不良反应报告的分析评价。

2. 模拟人工信号检测。

3. 模拟人工信号管理。

【实施步骤】

1. 班级同学按 5~7 人组成若干学习团队，选出团队负责人 1 名。

2. 各组分析讨论实训项目，分解实训任务，明确团队成员的分工及完成时限，设置学习目标。

3. 模拟个例药品不良反应报告的分析评价。实训团队对分配到的班上其他组别提交的实训 5 学习成果中的药品不良反应报告进行严重性、预期性、关联性评价。

4. 模拟人工信号检测。

5. 模拟人工信号管理。

6. 团队进行学习讨论时，进行拍照，做好过程留痕记录。

7. 形成团队作品，作品名称要求为"团队负责人学号姓名 + 个例不良事件上报"，作品内容包括：

（1）任务分解表。

（2）学习讨论情景图片。

（3）团队实训报告。

8. 在截止时间前提交到老师的电子邮件：renfuw@ 163. com。

【注意事项】

1. 团队分工必须明确，在成果中注明每位成员学号姓名、角色分工、个人贡献、自评分值，不得代做抄袭。

2. 团队负责人应当认真组织，有责任心，公平公正，做好团队考核记录并提交给老师。

目标检测

答案解析

一、单项选择题

1. 为了预防用药错误，在包装上进行特殊的提醒，或者不同规格产品采用不同颜色或外形的包装设计，这一做法属于（　　）

   A. 风险评估

   B. 常规风险最小化措施

   C. 额外风险最小化措施

   D. 风险沟通

2. 综合考虑疾病缓解的获益和治疗药物的风险，称为（　　）

   A. 获益－风险

   B. 获益－风险平衡的失衡

   C. 风险－获益失衡

   D. 获益－风险平衡

3. GVP第六十七条规定，风险评估应当有记录或报告，其内容一般包括风险（　　）

   A. 概述、原因、过程、结果、风险管理建议等

   B. 概述、来源、过程、结果、风险管理建议等

   C. 概述、原因、评估、结果、风险管理建议等

   D. 概述、原因、过程、监测、风险管理建议等

4. GVP第六十八条规定，在药品风险识别和评估的任何阶段，持有人认为风险可能严重危害患者生命安全或公众健康的，应当立即采取（　　）等风险控制措施，并向所在地省级药品监督管理部门报告。

   A. 暂停生产　　　　　B. 暂停销售　　　　　C. 召回产品

   D. A&B&C

5. 根据GVP第七十二条的规定，以下不属于开展药品上市后安全性研究的目的的是（　　）

   A. 评估风险控制措施的安全性

   B. 量化并分析潜在的或已识别的风险及其影响因素

   C. 评估药品在安全信息有限或缺失人群中使用的安全性

   D. 评估长期用药的安全性

6. 对使用某种产品所产生的相关风险的实质、频率和严重程度进行识别和描述，称为（　　）

   A. 风险估计　　　　B. 风险确认　　　　C. 风险评估　　　　D. 风险评价

二、多项选择题

7. 信号检测方法可以是人工检测方法，也可以是计算机辅助检测方法。GVP第五十六条中列举的方法包括（　　）

   A. 个例药品不良反应报告审阅

   B. 病例系列评价

   C. 病例报告汇总分析

   D. 数据挖掘

   E. 人工智能

8. GVP第五十七条规定，合理确定信号检测频率的相关因素有（　　）等

   A. 药品上市时间　　　B. 药物警戒人数　　　C. 药品特点

   D. 药物警戒工具　　　E. 风险特征

9. GVP 第五十七条规定，应当增加信号检测频率的情形有（　　）。对于新上市的创新药、改良型新药、省级及以上药品监督管理部门或药品不良反应监测机构要求关注的其他品种等

    A. 新上市的创新药　　　　　　　　　　　　B. 新上市的改良型新药

    C. 上市 5 年的创新药　　　　　　　　　　　D. 新上市的首仿药

    E. 省级及以上药品监督管理部门或药品不良反应监测机构要求关注的其他品种

10. GVP 检查项目（缺陷风险建议等级）为双星重大缺陷项目的是（　　）

    A. 持有人对各种途径收集的疑似药品不良反应信息是否开展了信号检测

    B. 信号判定的原则是否合理

    C. 是否对检测出的信号进行了评价

    D. 评价是否全面，是否提出合理的评价意见

    E. 检测出的呈现聚集性特点的信号是否及时进行了病例分析和情况调查

项目九　药品安全风险控制

PPT

学习目标

1. 掌握定期安全性更新报告的草拟、药物警戒计划的制定。
2. 熟悉定期获益－风险评估报告的格式要求。
3. 了解研发期间安全性更新报告。
4. 学会药物警戒计划的撰写。
5. 养成药物警戒合规意识。

岗位情景模拟 -

情景描述　A 公司的一名药物警戒专员需要制定一个药物警戒计划。她该如何着手完成该项工作任务呢？

讨论　1. 药物警戒计划需要包括哪些内容吗？

　　　　2. 药物警戒计划制定的过程中有哪些合规要求？

- -

对于已识别的安全风险，持有人应当综合考虑药品风险特征、药品的可替代性、社会经济因素等，采取适宜的风险控制措施。

任务一　风险控制措施

风险控制措施一般分为常规和特殊风险控制措施。特殊风险控制措施通常包括有：①制作有关药品安全信息的工作手册，提醒和协助医师用药安全；②提供给患者的用于安全提示和协助的便携式资料；③提供给医生的应注意事项，防止危险人群用药；④面向医务人员、经营企业、患者等群体的相关培训、讲座等。

一、GVP 相关条款

第八十七条　对于已识别的安全风险，持有人应当综合考虑药品风险特征、药品的可替代性、社会经济因素等，采取适宜的风险控制措施。

常规风险控制措施包括修订药品说明书、标签、包装，改变药品包装规格，改变药品管理状态等。特殊风险控制措施包括开展医务人员和患者的沟通和教育、药品使用环节的限制、患者登记等。需要紧急控制的，可采取暂停药品生产、销售及召回产品等措施。当评估认为药品风险大于获益的，持有人应当主动申请注销药品注册证书。

第八十八条　持有人采取药品使用环节的限制措施，以及暂停药品生产、销售，召回产品等风险控制措施的，应当向所在地省级药品监督管理部门报告，并告知相关药品经营企业和医疗机构停止销售和使用。

第八十九条　持有人发现或获知药品不良反应聚集性事件的，应当立即组织开展调查和处置，必要时应当采取有效的风险控制措施，并将相关情况向所在地省级药品监督管理部门报告。有重要进展应当跟踪报告，采取暂停生产、销售及召回产品等风险控制措施的应当立即报告。委托生产的，持有人应当同时向生产企业所在地省级药品监督管理部门报告。

第九十条　持有人应当对风险控制措施的执行情况和实施效果进行评估，并根据评估结论决定是否采取进一步行动。

二、GVP 合规检查要求

表 9 – 1　风险管理与风控措施检查要点

编号	项目	检查项目（缺陷风险建议等级）	检查依据
PV24	风险管理	1. 是否根据风险评估结果，对已识别风险、潜在风险采取适当的风险管理措施（＊＊） 2. 对重要风险是否制定了药物警戒计划（＊）	GVP 第 66、87、97 条，疫苗管理法第 54、59 条
PV25	风险控制措施	1. 是否采取了适当的风险控制措施（＊） 2. 是否评估了控制措施的有效性或制定了评估方案 3. 风险控制措施是否按要求向所在地省级药品监督管理部门报告并告知相关单位（＊）	GVP 第 87~90 条，疫苗管理法第 73 条
PV28	聚集性事件调查处置	1. 对药品不良反应聚集性事件是否及时进行了调查处置（＊＊） 2. 是否采取适宜的风险控制措施（＊） 3. 调查处置情况和结果是否按要求进行了报告（＊）	GVP 第 61、89、132 条

三、检查方法与内容

（1）了解持有人采取风险管理措施的相关情况，如风险控制措施、上市后研究、加强药品上市后监测等。

（2）查看持有人证明其采取风险管理措施的相关资料和证据，如药品说明书修订或备案申请、药物警戒计划、上市后研究和加强监测方案、报告等。

（3）查看药物警戒计划及其他相关资料。

（4）查看持有人报告药品监督管理部门和告知相关单位的信函、宣传单、签收单等支持文件。

（5）了解药品监督管理部门要求开展风险控制的品种（如修订完善说明书），检查持有人是否已按要求开展或完成相应工作。

（6）了解持有人是否发现或获知药品不良反应聚集性事件。

（7）了解聚集性事件调查处置经过。

（8）查看调查报告、跟踪报告、总结报告。

（9）查看证明企业开展相关风险控制措施的文件或记录。

四、风险控制

（一）风险控制措施

1. 风险控制的目的和目标　我国 GVP 中的风险控制措施（Risk Control Measures，简称 RCMs），和欧盟 GVP 中的风险最小化措施（Risk Minimisation Measures，简称 RMMs）有很大的相似之处。目的在于指导临床实践中的合理用药，目标在于实现在正确时间以正确剂量向恰当的患者提供正确无误的药物，兼顾提供正确的信息和监测行为。这几个"正确"，看似理所当然，其实是通过各种常规和额外的风险控制措施来实现的。

2. 风险控制措施的种类 风险控制措施的种类通常有常规风险控制措施、特殊风险控制措施和紧急风险控制。常规风险控制措施包括修订药品说明书、标签、包装，改变药品包装规格，改变药品管理状态等。特殊风险控制措施包括开展医务人员和患者的沟通和教育、药品使用环节的限制、患者登记等。紧急风险控制，可采取暂停药品生产、销售及召回产品等措施。当评估认为药品风险大于获益的，持有人应当主动申请注销药品注册证书。

常规的风险控制措施。大部分安全性问题通过常规风险控制措施就能解决。包括但不仅限于：

（1）修订药品说明书、标签、包装 说明书、标签、包装是使风险最小化的重要工具，因为它们是向医务人员和患者沟通药品信息的受控和标准化的格式。说明书的不良反应、警告、注意事项等部分均是传递安全性信息重要部分。

（2）改变药品包装规格 由于药品的每种包装规格都经过专门的批准，因此计划的每个包装内的"剂量单位"数量和可用的包装规格的范围都可作为一种常规风险管理措施。理论上，控制"剂量单位"的数量应意味着患者需要按规定的时间间隔就医，从而增加患者接受检查的机会，并缩短患者未进行复查的时间。在极端情况下，可以考虑只提供一个包装规格的产品，以尝试将处方和复查需求联系起来。比如，当药物过量或者药物分流至他人为重要风险时，尝试使用小包装。

（3）改变药品管理状态 常见如下方面：

法律状态：这个药品是否需要持有医生处方才能获取便是其法律状态。在处方药/非处方药转换的时候，应充分考虑该管理状态的改变能否满足该药品的风险控制需求。

限制医疗处方：有些药品规定只能在医院使用，有些药品只能在二级以上医院使用，有些药品只能在住院使用，有些药品只能在有足够诊断设施的机构做出诊断后使用。

特殊医疗处方获取的药品种类：比如麻醉药或精神类药物等。

特殊风险控制措施，也称为额外的风险控制措施，对于一些重要风险，常规风险控制措施不足以解决问题时，可能有必要执行额外的风险控制措施。GVP第八十七条强调："持有人应当综合考虑药品风险特征、药品的可替代性、社会经济因素等，采取适宜的风险控制措施。"针对常规风险控制措施，更针对额外的风险控制措施。风险控制措施需要各方贡献，包括上市许可申请人/持有人、患者及医务人员。医疗系统实施这些措施的时候要谨慎评估，以确保既能达到预定目标，也能匹配得上产品的风险获益平衡，以及医务人员/患者执行措施时需要付出的努力。额外的风险控制措施有各种工具可用，并且是一个不断发展的领域，额外的风险控制措施包括但不仅限于：

（1）开展医务人员和患者的沟通和教育 这部分是对说明书、标签、包装的补充，旨在正面影响医务人员和患者，推动风险最小化，以此提高药物使用效率。教育材料可以根据不同的受众（医务人员/患者）进行分别设计，利用多种媒体和渠道进行发放，但不得利用该方式进行推广活动。

（2）药品使用环节的限制。

（3）患者登记 患者登记是可及性控制方案的一种，通过录入专门的数据采集系统实现患者系统随访细化程序。

紧急控制措施主要有暂停药品生产、销售、药品召回、注销药品注册证书等措施。当评估认为药品风险大于获益的，持有人应当主动申请注销药品注册证书。国家药品监督管理部门可以责令持有人将该药品撤市。比如2011年因为安全性问题原国家食品药品监督管理局停止盐酸克伦特罗片剂、阿米三嗪萝巴新片、含右丙氧酚制剂在我国的生产、销售和使用，撤销了其药品批准证明文件。

（二）风控措施的报告与告知义务

GVP 第八十八条规定，持有人采取药品使用环节的限制措施，以及暂停药品生产、销售、召回产品等风险控制措施的，应当向所在地省级药品监督管理部门报告，并告知相关药品经营企业和医疗机构停止销售和使用。

1. 使用环节的限制措施　限制使用是在药品风险评估中发现某药品在特定人群或者某种临床使用情况下风险明显大于效益而采取的措施，例如 2011 年我国禁止尼美舒利口服制剂用于 12 岁以下儿童，2014 年我国禁止细辛脑注射液用于 6 岁以下儿童等。

2. 暂停药品生产、销售，召回产品等风险控制措施　暂停药品生产、销售，召回产品等风险控制措施是紧急控制措施，多使用于突发的、严重的且怀疑与质量相关的病例聚集性事件的处理过程中。例如上海华联的氨甲蝶呤事件中，国家药品监管部门第一时间发布了暂停相关批号产品销售、使用的通知。暂停药品的生产、销售和使用可以是持有人主动采取的措施，也可以是国家药品监督管理部门责令持有人采取的措施。

药品召回指持有人按照规定的程序收回已上市销售的存在安全隐患的药品。大多数召回是由于生产原因使该药品的某些批次出现质量问题，其他批次的合格药品的整体风险效益不受影响。当产品暂停生产、销售和使用或撤市时，持有人通常也需要召回相关的药品。

药品使用环节的限制措施，以及暂停药品生产、销售、召回产品等风险控制措施，虽然可以是行政干预，也可以是企业自主干预，但是由于其严重程度较高，对公众的影响通常较大，因此《药物警戒质量管理规范》要求，持有人采取该类措施需要向所在地省级药品监督管理部门报告，并且要告知相关药品经营企业和医疗机构停止销售和使用。对于企业来说，这些措施需要跨部门合作才可完成。由于其发生概率不高，但是一旦发生的话公众影响重大，通常企业在设计该类流程某些环节的时候会安排定期的模拟演练，最为常见的是模拟召回。

（三）药品不良反应聚集性事件

GVP 中药品不良反应聚集性事件与《药品不良反应报告和监测管理办法》中药品群体不良事件定义相比，其关注视角从患者生命安全损害前移至临床表现相似的疑似不良反应，使得临床用药风险的触发及预警水平更加敏感和精确，有利于风险的及时发现和处置，体现了以人民健康为中心的理念。

1. 聚集性信号的定义　GVP、原国家食药监总局 2016 年印发的《药品不良事件聚集性信号监测处置工作程序（暂行）》中解释，聚集性信号为同一企业同一批号或相邻批号的同一药品在短期内集中出现多例临床表现相似的药品不良事件，呈现聚集性特点。

2. 药品不良反应聚集性事件　药品不良反应聚集性事件是指同一批号（或相邻批号）的同一药品在短期内集中出现多例临床表现相似的疑似不良反应，呈现聚集性特点，且怀疑与质量相关或可能存在其他安全风险的事件。聚集性事件是将药品不良反应的聚集性信号发展成为了确定的事件。

持有人发现或获知药品不良反应聚集性事件的，应当立即组织开展调查和处置，必要时应当采取有效的风险控制措施，并将相关情况向所在地省级药品监督管理部门报告。有重要进展应当跟踪报告，采取暂停生产、销售及召回产品等风险控制措施的应当立即报告。委托生产的，持有人应当同时向生产企业所在地省级药品监督管理部门报告。

"立即"一般为 24 小时内。即持有人在发现或获知药品不良反应聚集性事件的，应当 24 小时内组织开展调查和处置；采取暂停生产、销售及召回产品等风险控制措施的，应当在 24 小时内报告。

发生药品不良反应聚集事件立即开展调查和处置是将事件的危害性降到最低的必要性措施，同时应当尽可能地减少事件蔓延带来的影响，尽可能地避免其他更多潜在危险的发生，确保将患者的生命安全放在首要位置。采取风险控制后应及时报告，使监管机构有效监督持有人的风险控制措施，并对事件的控制过程有全面、准确且及时的了解。

欧盟 GVP 认为，"风险最小化措施"是：为了预防或减少用药后发生的不良反应、减轻对患者的严重影响所采取的干预措施。风险控制的四种基本方法是：风险回避、损失控制、风险转移和风险自留。GVP 第八十七条阐明：常规风险控制措施包括修订药品说明书、标签、包装，改变药品包装规格，改变药品管理状态等。特殊风险控制措施包括开展医务人员和患者的沟通和教育、药品使用环节的限制、患者登记等。需要紧急控制的，可采取暂停药品生产、销售及召回产品等措施。当评估认为药品风险大于获益的，持有人应当主动申请注销药品注册证书。《药品召回管理办法》第十六条要求，药品生产企业在作出药品召回决定后，应当制定召回计划并组织实施，一级召回在 24 小时内，二级召回在 48 小时内，三级召回在 72 小时内，通知到有关药品经营企业、使用单位停止销售和使用，同时向所在地省、自治区、直辖市药品监督管理部门报告。

常规情况下的持有人需将相关情况向所在地省级药品监管部门报告；委托生产的持有人应当同时向双省级监管机构报告，即向所在地省级药品监管部门报告，以及生产企业所在地省级药品监管部门报告。

（四）风险控制措施的评估

GVP 第九十条规定，持有人应当对风险控制措施的执行情况和实施效果进行评估，并根据评估结论决定是否采取进一步行动。

对于额外的风险控制措施，评估其效果是非常必要的，可以确定相关干预措施是否有效，如果无效又是为什么，以及有必要采取哪些整改措施。

评估相关时间点可以进行如下设置：初次实施风险最小化措施后（如 12 - 18 个月），考虑是否有必要采取修正措施；在上市许可再注册评价时。

评估内容主要是评估效果，慎重考虑该额外的风险控制措施是否需要继续执行。效果评价应探讨以下方面：方案执行的过程（风控措施方案按照计划实施的程度），对目标受众知识和行为的影响（影响行为改变的措施），结果（达到风险控制预定目标的程度，不管是短期还是长期目标）。

评估指标可以设置过程指标和结果指标。具体考虑如下；

1. 过程指标 目标人群的传达：主要是通过教育工具向医务人员和/或患者提供信息和指南，采用分发材料和沟通接触措施获取实施情况基本信息。这些指标应着重评估有关材料是否已经递送给目标受众，目标人群是否确实接收。

临床知识的评估：为了评估目标人群的意识、态度和通过教育干预措施或其他信息传达获得的知识水平，应采用科学严谨的调查方法。

临床行动的评估：除了临床知识评估，还应对临床行动（即处方行为）进行评判。如果目标人群具有代表性，且数据库充足，可调用电子记录或提取病历表开展药物利用研究。

2. 结果指标 风险控制措施的最终衡量标准为安全性结果，即患者在干预性研究以外的情况（即非干预性情形）发生药物暴露伴随的不良反应频率和（或）严重程度。这些安全性结果就是结果指标。可以有多种评价指标，但是应始终以流行病学研究的科学严谨性和公认原则指导对有关最终结果指标的评估。

风险最小化措施效果的判断方法应与最小化的风险相称。这样，在常规风险最小化背景下用自发报告率（即固定时间内的可疑不良反应报告数量）是可以接受的。估算治疗人群不良事件发生频率时应慎重考虑自发报告，但极特殊的情形下也可以使用自发报告，比如产品不良反应较罕见且不良事件在一般人群中发生率可忽略不计，同时治疗和不良事件之间的关联性较强时。在这种情况下，当无法直接测定对治疗人群的风险时，只要可以得到合理有效数据来评价产品使用背景下的报告率，自发报告可以大致估计出治疗人群中的不良反应发生频率。

然而，已知可影响可疑不良反应报告率的偏倚情况可能会产生误导结果。例如，针对药品上市后阶段监测到的安全性问题引入风险最小化措施，可以提高人们对所涉及不良反应的意识，最终导致报告率增加。这种情况下，分析自发报告情况可能得到干预措施无效的错误结论。报告率随时间下降也可能得出干预措施有效的错误结论。

任务二　风险沟通

一、GVP 相关条款

第九十一条　持有人应当向医务人员、患者、公众传递药品安全性信息，沟通药品风险。

第九十二条　持有人应当根据不同的沟通目的，采用不同的风险沟通方式和渠道，制定有针对性的沟通内容，确保沟通及时、准确、有效。

第九十三条　沟通方式包括发送致医务人员的函、患者安全用药提示以及发布公告、召开发布会等。

致医务人员的函可通过正式信函发送至医务人员，或可通过相关医疗机构、药品生产企业、药品经营企业或行业协会发送，必要时可同时通过医药学专业期刊或报纸、具有互联网医药服务资质的网站等专业媒体发布。

患者安全用药提示可随药品发送至患者，或通过大众媒体进行发布，其内容应当简洁、清晰、通俗易懂。

第九十四条　沟通工作应当符合相关法律法规要求，不得包含任何广告或产品推广性质的内容。一般情况下，沟通内容应当基于当前获批的信息。

第九十五条　出现下列情况的，应当紧急开展沟通工作：

（一）药品存在需要紧急告知医务人员和患者的安全风险，但正在流通的产品不能及时更新说明书的；

（二）存在无法通过修订说明书纠正的不合理用药行为，且可能导致严重后果的；

（三）其他可能对患者或公众健康造成重大影响的情况。

二、GVP 合规检查要求

表 9 - 2　风险沟通检查要点

编号	项目	检查项目（缺陷风险建议等级）	检查依据
PV26	风险沟通	1. 是否开展过风险沟通？ 2. 风险沟通是否及时，方式、内容、工具是否适当？ 3. 出现紧急情况时，是否按要求紧急开展风险沟通？	GVP 第 91～95 条

三、检查方法与内容

了解持有人是否开展过风险沟通，何时沟通。

了解风险沟通的方式和工具。

检查致医务人员的函和患者安全用药提示等工具的风险沟通内容。

了解持有人紧急开展风险沟通情况。

针对说明书修订中增加警示语、严重不良反应、限制使用人群等内容，了解持有人是否开展了风险沟通以及具体情况。

四、风险沟通

药品的风险沟通是指在决策者和其他人员之间分享有关风险和风险管理的信息。各方之间可以在任何风险管理过程阶段进行沟通。所包括的信息应该与风险的存在性、概率、严重性、可检测性、可接受性、控制、处理或其他有关方面。

（一）风险沟通的对象与内容

药品风险沟通涉及的相关方包括政府相关部门、药品生产企业、药品销售企业、医疗卫生机构专业人员、患者等。其中政府相关部门和药品生产企业是风险沟通的主要责任方，药品销售企业、医疗卫生机构专业人员、患者等则是沟通的主要对象。

GVP第九十一条规定，持有人应当向医务人员、患者、公众传递药品安全性信息，沟通药品风险。

1. 目标受众　医务人员。与医务人员和患者沟通安全性信息是一项公共卫生职责，对于促进合理、安全和有效地使用药品，防止不良反应危害，保障患者安全，达成公共卫生的药物警戒目的是必不可少的行动。

患者和公众。有效的安全性信息沟通有助于医务人员向接受治疗的患者提供明确有用的信息。上市后临床实践中的患者或临床试验参与人员都应得到有关安全问题的准确信息。我国GVP中还规定了面向除医务人员和患者以外的公众的信息传递，初步形成了"透明度"的概念，即沟通也旨在让公众了解安全性信息。

媒体。媒体也是安全性信息沟通的目标受众。媒体对医务人员、患者和公众的巨大影响力是扩大传播药物新的和重要风险信息的关键因素。还应该注意到，除了从持有人等来源获取信息外，媒体也可从监管机构获悉安全性信息，这点至关重要。

2. 沟通内容　安全性信息沟通的词义较广，涵盖各种类型的药物信息，包括产品资料和公共评估报告中的法定信息等。但通常意义上的"安全性信息"或"风险沟通"侧重于沟通"新的药品安全性信息或已知安全性信息的新变化"，即对药物获益－风险平衡及其使用条件有影响，或可能有影响的已知/潜在/未知的药物风险的新信息。

通常，安全性信息和风险的沟通可能包含：药品在任何使用条件下出现影响药物获益—风险平衡的重要信息；关于安全性信息沟通原因的说明；向医务人员和患者提供的关于如何应对安全问题的建议；提供上市许可持有人和监管机构之间签订的安全性信息协议的相关声明；任何拟进行修改的产品信息（如产品特性概要或产品说明书）；相关参考文献列表，或可以查到更多详尽信息的参考；相关处标注需按照国家自发报告系统报告疑似不良反应的提示信息。

安全性信息沟通中的信息不得有歧义，必须客观陈述。任何单位和个人不得编造、散布虚假药品安全信息。持有人还应按《药品管理法》第一百零七条要求，配合国家实行药品安全信息统一公布制度。

国家药品安全总体情况、药品安全风险警示信息、重大药品安全事件及其调查处理信息和国务院确定需要统一公布的其他信息，由国务院药品监督管理部门统一公布。药品安全风险警示信息和重大药品安全事件及其调查处理信息的影响限于特定区域的，也可以由有关省、自治区、直辖市人民政府药品监督管理部门公布。未经授权不得发布上述信息。公布药品安全信息，应当及时、准确、全面，并进行必要的说明，避免误导。

上市许可持有人应监测其药品的安全性信息和风险，根据不同沟通目的和对象，采用不同的沟通方式，制定有针对性的沟通内容，确保安全性信息和风险的有效沟通。

（二）风险沟通的目的与原则

高质量的风险沟通有助于公众建立对用药安全的意识，以及树立对医药企业的信心。

GVP第九十二条规定，持有人应当根据不同的沟通目的，采用不同的风险沟通方式和渠道，制定有针对性的沟通内容，确保沟通及时、准确、有效。

1. 沟通目的　风险沟通的目的至少包括以下方面：①提供新的药品安全性信息或已知信息的新变化；②沟通有循证依据的药品效用相关的信息；③推进必要的医疗实践改革（包括自我医疗实践等）；④改变用药态度、决定和行为；⑤帮助合理用药的知情决策；⑥促进上市后安全性研究的开展；⑦支持和宣传风险最小化措施等；⑧其他需要进行风险沟通的情况。

2. 风险沟通的原则

（1）风险沟通的及时性　风险沟通应及时传达相关信息，在合适的时间传达给目标受众，以便其采取相应行动。应尽量向患者和医务人员、专业人士进行咨询，沟通内容应在起草安全性信息沟通文件时即充分加以考虑，尤其是复杂的安全考量更应如此。

（2）风险沟通的准确性　风险沟通内容应根据不同受众（如：医务人员，患者或者公众）进行调整。调整应在确保信息准确和一致的前提下，根据受众知识水平和信息需求差异而进行。对风险沟通需求的考量应贯穿整个药物警戒和风险管理过程，并作为风险评估的一部分。风险沟通文件可以在适当的时候补充后续沟通内容使之更为准确，如关于安全性问题的解决方案或更新建议。

（3）风险沟通的有效性　目标受众收到传送的消息，能正确理解并采取相应行动时，则沟通视为有效。应引入一系列恰当机制以便判定沟通的有效性。判定沟通的有效性有助于了解情况，帮助调整沟通工具与优化实践方面的决策过程，以适应目标受众的需求。评价安全性信息或风险沟通的有效性时，应考虑多种因素综合起来的全景，而不是单一评价方法得到的结果。

除此以外，在沟通时，还应注意符合个体数据保护和保密方面的有关要求。

（三）沟通方式

风险沟通的方式随着时间推移，沟通工具和渠道呈现多样化，同时，为公众提供的信息量也比以往任何时候要多。为了深入目标受众，并满足其与日俱增的期望，安全性信息和风险沟通的发布应因地制宜并考虑各种受众可接受的方式。

GVP第九十三条规定，沟通方式包括发送致医务人员的函、患者安全用药提示以及发布公告、召开发布会等。

致医务人员的函可通过正式信函发送至医务人员，或可通过相关医疗机构、药品生产企业、药品经营企业或行业协会发送，必要时可同时通过医药学专业期刊或报纸、具有互联网医药服务资质的网站等专业媒体发布。患者安全用药提示可随药品发送至患者，或通过大众媒体进行发布，其内容应当简洁、清晰、通俗易懂。

1. 直接与医务人员沟通 直接与医务人员沟通（Direct Healthcare Professional Communications, DHPC）是指上市许可持有人或监管机构将重要安全性信息直接传达给各个医务人员所采取的沟通干预手段，以告知是否需要针对药品采取某些行动或调整相关实践。DHPC 不是对医务人员询问的回复，但DHPC 可以作为一项额外风险最小化措施，视为风险管理计划的一部分。

持有人可以邀请医务人员隶属组织或学术团队，一同参与 DPHC 的起草过程，确保能传达有用且贴近目标受众的信息。此外，DHPC 的准备工作也常常需要持有人和监管机构之间进行合作。持有人发布DHPC 前，双方对信息内容和沟通计划（包括预期收件人以及 DHPC 宣传时间表）等达成一致。

如需对药品即刻采取行动，或更改现行使用方法时，应当尽快分发 DHPC，包括但不仅限于如下情况：①上市许可因安全原因被暂停、撤回或取消；②由于适应证、新禁忌证的局限性，用药发生重要改变，或建议剂量由于安全性原因而改变；③对患者护理有潜在有害作用的药物的可用性受限或停药。

其他应考虑分发 DHPC 的情形包括：①产品资料中新的重大警告或使用注意事项；②新的资料明确了先前未知风险或者已知风险发生的频率、严重度发生了变化；③有证据表明药品有效性不如预期的信息；④药品不良反应预防、处理，或避免药物滥用误用的新建议等。

此外，若监管机构认定为药品安全风险信息或重大药品安全事件，监管机构可要求上市许可持有人分发 DHPC。

2. 新闻传播 新闻传播包括新闻通稿和新闻发布会，主要针对新闻记者。

新闻通稿可由持有人起草发布。其新闻通稿代表了持有人对某一安全话题的立场，但建议引述监管机构所采取的监管行动，或目前正在进行的相关审核事宜等官方认可的正式措辞。

尽管新闻稿是面向记者，但医务人员、患者和公众等其他受众，也可以浏览阅读。因此，文中应引述该话题的有关沟通材料。倘若起草了 DHPC，持有人应确保医务人员在发布新闻通稿不久后即收到DHPC，以便做好回复患者的准备。

基于药品安全问题，或媒体关注度较高的其他相关安全事宜，亦或需要传达内容复杂或公共卫生的敏感消息，持有人可邀请监管机构一同参加新闻发布会。

3. 网站或其他基于网络的沟通 对于积极在网上搜索药品详细信息的公众（包括患者和医务人员），网站是一个关键工具。持有人应确保公众能在其官网自由浏览，且理解网上发布的重要安全性信息。网站信息应及时维护，过时的信息要进行相应标记或者删除。

通过其他网络工具也可以传播安全性信息。在使用更新、更快速的沟通渠道时，应特别注意确保不损害所发布信息的准确性。

4. 回答公众询问 持有人应具备一套回答公众有关药物询问的系统。回答应考虑公共领域的信息，内容应包含监管机构向患者和医务人员发布的相关建议。问题与治疗建议有关时，应建议患者联系医务人员。

5. 其他沟通方式 除上述讨论内容外，还有科学期刊和专业机构刊物的出版等其他工具和渠道，以及公告和简报等可定期提供药物及其安全性和有效性的新信息的方式。

持有人可以使用通俗化语言（如：问答格式）起草沟通资料，有助于患者和公众理解处理安全问题的科学证据和监管行动，建议一并附上相关背景信息。文中还可以提供相关话题的其他沟通资料的引述，以引导读者进一步查看信息。

（四）沟通的雷区

虚假药品广告屡禁不止，对公众危害巨大。GVP 第九十四条规定，沟通工作应当符合相关法律法规要求，不得包含任何广告或产品推广性质的内容。一般情况下，沟通内容应当基于当前获批的信息。

1. 符合法规要求 药品是特殊的商品，药品广告是指利用各种媒介或形式发布的，含有药品名称、功能主治或与药品有关的其他内容的广告。

经济利益的驱动是虚假广告泛滥的原因之一。一些不法经营者受高额利益的驱使，使用夸大性语言进行虚假宣传。现行法律对药品广告违法者的责任追究较轻、处罚力度不够。《中华人民共和国广告法》第十六条规定，医疗、药品、医疗器械广告不得含有下列内容：①表示功效、安全性的断言或者保证；②说明治愈率或者有效率；③与其他药品、医疗器械的功效和安全性或者其他医疗机构比较；④利用广告代言人作推荐、证明；⑤法律、行政法规规定禁止的其他内容。

2. 当前获批的信息 当前获批的信息，应当仅限于被批准的药品说明书中的信息。作为专业人员或普通公众，主要从以下几个方面进行理解：

（1）药品名称 目前，我国药品名称的种类有3种：通用名、商品名、国际非专利名。通用名是国家药典委员会按照一定的原则制定的药品名称，是药品的法定名称，其特点是通用性。药品的商品名会涉及品牌宣传，具有推广的作用。

（2）药品适应证 指药品所对应治疗的疾病。在一些中成药的说明书中常用"功能与主治"表示。患者服药一定要在适应证范围内，尤其是非处方药物，应严格按照说明书中适应证服用，避免错服、误服，造成不良后果。

（3）用法用量 用法一般是指使用药物时，药物的使用方法或者叫服用方法。用量就是指该药物一定时间内服用的数量。

（4）注意事项 为了安全用药，厂商在本项中特别强调应注意的事项，其中主要包括：正确的剂量和用法，超过剂量时的应急措施，用药对象，可能出现的较严重的副作用及治疗方案，药物的配伍，药液的配制、使用及保管等方面的注意事项。

（5）不良反应 是患者在使用某种药物治疗疾病时产生的与治疗无关的作用，而这种作用一般都对患者的治疗不利。不良反应是药物所具有的两重性之一。

（6）持有人信息 目前上市许可持有人品种信息推送至国家药监局药品批准文号数据库，实现与国家局政府网站联动。公众可通过国家药监局网站数据查询栏目进行检索，该网站对外提供准确全面的持有人数据查询服务，实现信息公开。

公众应该提升对医药广告真假的识别能力，监管机构应增加对虚假宣传的处罚力度，斩断不法经营者的利益源头，加大对虚假宣传行为的威慑力。

（五）紧急沟通

GVP 第九十五条 出现下列情况的，应当紧急开展沟通工作：①药品存在需要紧急告知医务人员和患者的安全风险，但正在流通的产品不能及时更新说明书的；②存在无法通过修订说明书纠正的不合理用药行为，且可能导致严重后果的；③其他可能对患者或公众健康造成重大影响的情况。

1. 紧急沟通的时间理解 紧急沟通：当存在对患者或公众健康造成重大影响或可能导致严重后果的行为时，需紧急开展沟通工作，一般指立即、马上，不超过24小时。

2. 紧急沟通的方式

（1）直接与医务人员沟通。

（2）新闻传播。

（3）网站或其他基于网络的沟通。

（4）回答公众询问。

3. 需紧急沟通的情形

（1）不能及时更新说明书　《药品说明书和标签管理规定》第十三条指出，药品说明书获准修改后，药品生产企业应当将修改的内容立即通知相关药品经营企业、使用单位及其他部门，并按要求及时使用修改后的说明书和标签。因此更新说明书需先申请修改，获准修改后再进行修改，具有流程上的要求。

药品在流通过程中，无法按照法规要求进行说明书的更新。在此情况下，为避免对患者造成安全风险，应当紧急开展沟通工作，将风险控制在最低，减少对患者可能造成的伤害。

（2）不合理用药　用药合理与否，关系到治疗的成败。在选择用药时，必须考虑以下几点：①是否有用药的必要。在可用可不用的情况下无需用药。②若必须用药，就应考虑疗效问题。为尽快治愈病人，在可供选择的同类药物中，应首选疗效最好的药。③药物疗效与药物不良反应的轻重权衡。一般来说，应尽可能选择对病人有益无害或益多害少的药物，因此在用药时必须严格掌握药物的适应证，防止滥用药物。④联合用药问题。提高治疗效应，减弱毒副反应，是联合用药的目的，反之，治疗效应降低，毒副反应加大。

⇒ 案例分析

2019 年 8 月 30 日，甘肃省卫健委通报了 2018 年度省级公立医院不合理用药违规行为处理情况，认定 37 份住院病历、188 张门诊处方存在不合理用药行为。在违规责任医师中，点评结果为"不规范处方"的 44 人，点评结果为"用药不适宜处方"的 71 人，共 115 人。

目前已有多地医院对于医生不合理用药行为已采取通报批评等措施。

以上可以说明，不合理用药行为产生的原因更多的是人为因素，通过修订说明书无法避免此类不合理用药行为的发生，需要的是对医生不合理用药行为的管理。

（3）其他会影响公众健康的情况　如药品出现聚集性事件，产品存在重大质量问题等可能严重影响患者或公众健康的情况，均需采取紧急沟通。其中，如果发生或者发现不明原因的群体性疾病，或发生传染病菌种、毒种丢失的，均属于突发公共卫生事件。以上两种情况发生时，省、自治区、直辖市人民政府应当在接到报告 1 小时内，向国务院卫生行政主管部门报告。

只要可能对患者或公众产生重大影响或严重后果的行为，都需要开展紧急沟通工作，将风险控制到最低，这是保证患者及公众安全的必要措施及有效举措。积极地采取各种风险沟通的方式，是将风险控制工作全面落实的有效举措。

《处方管理办法》指出，医疗机构应当建立处方点评制度，对处方实施动态监测及超常预警，登记并通报不合理处方，对不合理用药及时予以干预。医疗机构应当对出现超常处方 3 次以上且无正当理由的医师提出警告，限制其处方权；限制处方权后，仍连续 2 次以上出现超常处方且无正当理由的，取消其处方权。

任务三　药物警戒计划

药物警戒计划是持续对药品的信号检测与评估、药物警戒活动的策划与跟进、风险控制措施的制定与评估。

一、GVP 相关条款

第九十六条　药物警戒计划作为药品上市后风险管理计划的一部分，是描述上市后药品安全性特征以及如何管理药品安全风险的书面文件。

第九十七条　持有人应当根据风险评估结果，对发现存在重要风险的已上市药品，制定并实施药物警戒计划，并根据风险认知的变化及时更新。

第九十八条　药物警戒计划包括药品安全性概述、药物警戒活动，并对拟采取的风险控制措施、实施时间周期等进行描述。

第九十九条　药物警戒计划应当报持有人药品安全委员会审核。

二、GVP 合规检查要求

表 9-3　药物警戒计划检查要点

编号	项目	检查项目（缺陷风险建议等级）	检查依据
PV27	药物警戒计划	1. 药物警戒计划是否经药品安全委员会审核，相关内容是否符合撰写要求 2. 药物警戒计划是否实施（＊） 3. 是否根据对风险的认知情况及时更新药物警戒计划	GVP 第 96～99 条，疫苗管理法第 57 条

三、检查方法与内容

查看药物警戒计划及证明其实施的相关材料。

四、药物警戒计划

《药物警戒质量管理规范》对药物警戒计划的定位是药品上市后风险管理计划的一部分，与欧盟风险管理计划的理念存在差异。我国将风险管理计划按照上市前后不同阶段进行了区分，上市前称为"临床风险管理计划"，批准上市后将其转化为"药物警戒计划"。

（一）药物警戒计划的制定实施

GVP 第九十六条规定，药物警戒计划作为药品上市后风险管理计划的一部分，是描述上市后药品安全性特征以及如何管理药品安全风险的书面文件。

1. 药物警戒计划在我国的起源和施行　2019 年 11 月 12 日，国家药监局发布了关于适用《E1：人群暴露程度：评估非危及生命性疾病长期治疗药物的临床安全性》等 15 个国际人用药品注册技术协调会指导原则的公告，要求自公告发布之日起 3 个月后受理的新药上市申请（NDA）以及 6 个月后批准的新药上市申请，适用《E2E：药物警戒计划》（下文简称" ICH E2E 指导原则"）。

ICH E2E 指导原则重点：药品在提出上市许可申请时应提交监管机构的安全性说明（Safety Specification）和药物警戒计划（Pharmacovigilance Planning，Pvp）。

2020 年 7 月 1 日，国家药监局药审中心（CDE）发布《M4 模块一行政文件和药品信息》，明确要求申请人递交 NDA 资料"1.8.3 风险管理计划（Risk Management Plan/RMP）"包括药物警戒活动计划和风险最小化措施。目前，依据行业实践经验，CDE 也要求申请人在 Pre-IND/IND/CDE 沟通会申请时递交 RMP。

"药物警戒计划""风险管理计划"和"风险分析与管理计划"在 ICH E2E 指导原则和中国相关的法律法规和指导原则中，因法律法规完善和翻译等原因，可视同为一个概念。

2. 药物警戒计划的概念与目的 药物警戒计划作为药品上市后风险管理计划的一部分，是描述上市后药品安全性特征以及如何管理药品安全风险的书面文件。依据 ICH E2E 指导原则和中国相关的法规和指导原则，药物警戒计划主要包括三大要素，即安全性说明、药物警戒活动计划以及风险最小化措施。

药物警戒计划目的是识别和描述药物重要的已确认风险、重要的潜在风险和重要的缺失信息，进而提出与风险相匹配的药物警戒活动计划和风险最小化措施，以确保药品上市后在适用人群的临床用药过程中保持获益大于风险。

药物警戒计划与该药物其他临床试验期间和上市后安全性相关文件，例如药物研发期间安全性更新报告（DSUR）、药品定期安全性更新报告（PSUR）、公司核心数据表（CCDS）/核心安全性信息（CSI）以及产品特征性概要（SmPC）/药品说明书等，应保持获益风险比评估等信息一致性。

3. 药物警戒计划的相关撰写指导原则 目前，CDE 肿瘤适应证小组发表的电子刊物《抗肿瘤药物上市申请时风险管理计划撰写的格式与内容要求》提供了肿瘤新药的 RMP 模板可供参考；此 RMP 模板也涵盖了 ICH E2E 指导原则重点强调的新药风险管理的关键要素。

另外，CDE 公开征求《风险分析与管理计划撰写指导原则》（征求意见稿），可供申请人在递交药品上市许可申请时借鉴参考。

GVP 第九十七条规定，持有人应当根据风险评估结果，对发现存在重要风险的已上市药品，制定并实施药物警戒计划，并根据风险认知的变化及时更新。

4. 风险评估 依据国际医学科学组织理事会（CIOMS）VI 的定义，风险评估为对产品、系统或工厂固有的风险及其在适当背景下的重要性的综合分析。风险评估一般细分为风险预测和风险评价。风险预测包括对结果的识别，对这些结果相关后果程度的估计以及对这些结果发生概率的估计。风险评价是一个复杂的过程，用于确定已识别危害的重要性或价值，以及对参与决策或受决策影响的人的预估风险。因此，风险评价包括对风险预测和风险－获益之间的权衡的研究，是对给定定量（或可接受的定性）风险度量的重要性的评估。

5. 重要风险 重要风险被区分为"重要的已识别风险"和"重要的潜在风险"两类。"已识别"风险通常有以下两个特征：①在临床治疗过程中确实观察到风险相关不良事件；②风险与用药之间存在明确的因果关系。重要的缺失信息也是安全性说明的重要组成部分。持有人应分析药品的人类安全性数据库是否在某一人群中存在局限性，例如：儿童、老年人、妊娠/哺乳期女性、肝/肾功能受损者、临床研究中因特殊安全性原因排除的人群、具有相关遗传多态性的亚群等。

（二）药物警戒计划的内容要求

药物警戒计划应简明扼要地说明计划中或正在进行的各项药物警戒活动拟解决的问题和计划表。已完成的活动则应叙述已解决的问题和本品药物警戒计划更新情况。所有附条件批准上市或持有人承诺的与已获批适应证相关的上市后研究，包括有效性研究、长期安全性研究等，应在药物警戒计划阐述其临床试验摘要等。

GVP 第九十八条规定，药物警戒计划包括药品安全性概述、药物警戒活动，并对拟采取的风险控制措施、实施时间周期等进行描述。

1. 药品安全性概述 安全性概述（safety specification）应当是"一个关于药物重要的已识别风险，重要的潜在风险，和重要的缺失信息的摘要"，首先应该对目标适应证的流行病学信息加以总结。

无论针对的是何种适应证和目标人群，如果风险具有以下特征，应该被列为重要风险：①风险发生时导致严重后果。如致死、致残或用药者的生活质量受到严重影响；②需要高比例的临床干预；③对当前的临床实践带来重大挑战。

重要风险可能并不影响所有用药人群，而仅高发于具有某些特征的用药者，建议申请人对风险的危险因素、可预防性及其对获益风险平衡的影响进行评估，并作为制定风险控制措施的重要参考。

2. 药物警戒活动 药物警戒计划应包括常规药物警戒活动和额外药物警戒活动。

药物警戒活动通过收集上市后安全性数据，关闭确定无因果关系的风险，针对新发现的安全性信号采取行动，强调全生命周期的管理。目的是在药物上市后"进一步描述和量化风险特征、确认或消除潜在风险、识别新的风险、收集缺失信息领域的信息以及评估风险最小化行动的有效性"。

所有产品在上市后必须执行常规药物警戒活动，多数药物仅需要常规活动即可达到以上目的。若重要的已确认/潜在风险中有不确定因素影响对风险的认知，或者需要对重要缺失信息作进一步研究时，应当考虑额外的药物警戒计划。

如果 CDE 没有提出特殊的要求，可以在产品上市后 2 年左右对药物警戒计划/RMP（风险管理计划）进行首次上市后评价，评价内容可以包括但不限于：药物警戒计划/RMP 的执行情况，如果执行情况与预期不符，应分析原因；上市后累积获得的数据是否影响对产品风险的判断；所采取的药物警戒活动是否充分或已不适用；评价风险最小化措施的有效性；药物警戒计划/RMP 是否影响产品的可及性或给医疗系统带来不必要的负担。

（三）药物警戒计划的审核

GVP 第九十九条规定，药物警戒计划应当报持有人药品安全委员会审核。

药物警戒计划和风险管理计划的区别是什么？GVP 中提到的药物警戒计划从概念和内容上来讲实际上相当于欧盟 GVP 的"风险管理计划（RMP）"，也就是药物警戒人士经常提到的以及药品上市注册申请时需要提交的"风险管理计划（RMP）"，它是药品上市后风险管理计划的一部分，更偏重于药品临床使用环节的风险管理。《药品管理法》《药品生产监督管理办法》中的药品上市后风险管理计划，包含了药品上市后注册、生产、储存运输、临床使用以及监管和行业变化等各环节引发的风险管理，其中包含了药物警戒计划在内的风险管理文件。

GVP 规定，药品安全委员会的职责是负责对重大风险研判、重大或紧急药品事件处置、风险控制决策以及其他与药物警戒有关的重大事项进行审核和决策。药物警戒计划主要包括药物警戒活动、拟采取的风险控制措施以及实施情况等关键药物警戒活动。药物警戒计划一定要由药品安全委员会进行审核。

实训 9 药品安全性更新报告的撰写

【实训目的】

通过对药品安全性更新报告的模拟撰写、审核与提交，了解药品安全性更新报告的撰写指导原则，熟悉定期安全性更新报告审核与提交流程，掌握定期安全性更新报告撰写的内容和要求，进而培养学生药物警戒实操能力。

【实训要求】

1. 登录国家药品不良反应监测中心官网，下载《药品定期安全性更新报告撰写规范》及附件。

2. 模拟定期安全性更新报告的撰写。

3. 模拟定期安全性更新报告的审核。

4. 模拟定期安全性更新报告的提交。

【实训步骤】

1. 班级同学按 5~7 人组成若干学习团队，选出团队负责人 1 名。

2. 各组分析讨论实训项目，分解实训任务，明确团队成员的分工及完成时限，设置学习目标。

3. 下载《药品定期安全性更新报告撰写规范》及附件，共同学习实训任务的相关知识，制定实训任务分解表、完成时间、具体负责成员的分工情况。

4. 团队负责人承担下载表格及附件、组织学习、确定待模拟 MAH 名称、药品品种情形，并进行分工和记录的任务。

5. 团队负责人组织成员收集资料，并安排团队成员准确、规范地撰写《某上市许可持有人某药品定期安全性更新报告》的相关内容。

6. 团队组织 1~2 轮《某上市许可持有人某药品定期安全性更新报告》初稿的审核修改会，进行规范学习、报告内容的讨论，并进行拍照，做好过程留痕记录；

7. 形成团队作品，作品名称要求为"团队负责人学号姓名 + 定期安全性更新报告"，作品内容包括：

（1）任务分解表。

（2）学习讨论情景图片。

（3）遴选的药品及其原由。

（4）模拟撰写好的《某上市许可持有人某药品定期安全性更新报告》。

8. 在截止时间前提交到老师的电子邮件：renfuw@163.com。

【注意事项】

1. 团队分工必须明确，在成果中注明每位成员学号姓名、角色分工、个人贡献、自评分值，不得代做抄袭。

2. 团队负责人应当认真组织，有责任心，公平公正，做好团队考核记录并提交给老师。

目标检测

答案解析

一、单项选择题

1. 同一批号（或相邻批号）的同一药品在短期内集中出现多例临床表现相似的疑似不良反应，呈现聚集性特点，且怀疑与质量相关或可能存在其他安全风险的事件，是指（　　）

　　A. 不良事件　　　　　　　　　　　　　　B. 药品不良反应

　　C. 药品不良反应聚集性事件　　　　　　　D. 严重不良反应

2. 风险沟通的原则包括风险沟通的（　　）

　　A. 及时性　　　　　B. 准确性　　　　　C. 有效性　　　　　D. A&B&C

3. GVP 第九十九条规定，药物警戒计划应当报持有人（　　）审核

　　A. 药品安全委员会　　　　　　　　　　　B. 药物警戒专员

　　C. 药物警戒部经理　　　　　　　　　　　D. 药物警戒负责人

4. GVP 第九十四条规定，沟通工作应当符合相关法律法规要求，不得包含任何广告或产品（　　）的内容

A. 推广性质   B. 说明书

C. 标签   D. 注意事项

5. GVP 第九十八条规定，（ ）包括药品安全性概述、药物警戒活动，并对拟采取的风险控制措施、实施时间周期等进行描述

A. 个例安全性报告   B. 定期安全性更新报告

C. 风险管理计划   D. 药物警戒计划

6. 当评估认为药品风险（ ）获益的，持有人应当主动申请注销药品注册证书。

A. <   B. >   C. =   D. > =

二、多项选择题

7. 常规风险控制措施包括（ ）等

A. 修订药品说明书、标签、包装   B. 患者登记

C. 改变药品包装规格   D. 开展医务人员和患者的沟通和教育

E. 改变药品管理状态

8. 特殊风险控制措施包括（ ）等。需要紧急控制的，可采取暂停药品生产、销售及召回产品等措施

A. 修订药品说明书   B. 开展医务人员和患者的沟通和教育

C. 药品使用环节的限制   D. 患者登记

E. 改变药品管理状态

9. 根据 GVP 检查指导原则，以下检查项目（缺陷风险建议等级）属于双星、重大缺陷项目的是（ ）

A. 是否根据风险评估结果，对已识别及潜在风险采取适当的风险管理措施

B. 对重要风险是否制定了药物警戒计划

C. 对药品不良反应聚集性事件是否及时进行了调查处置

D. 是否采取适宜的风险控制措施

E. 风险控制措施是否按要求向所在地省级药监局报告并告知相关单位

10. GVP 第九十五条规定，应当紧急开展沟通工作的情况有（ ）

A. 药品存在需要紧急告知医务人员和患者的安全风险，但正在流通的产品不能及时更新说明书的

B. 存在无法通过修订说明书纠正的不合理用药行为，且可能导致严重后果的

C. 其他可能对患者或公众健康造成重大影响的情况

D. 药品在任何使用条件下出现影响药物获益－风险平衡的重要信息

E. 拟进行修改产品信息

项目十　文件、记录与数据管理

PPT

学习目标

1. 掌握警戒体系主文件、数据管理。
2. 熟悉药物警戒标准规程文件。
3. 了解药物警戒制度等文件、记录要求。
4. 学会整理和修订药物警戒文件。
5. 养成药物警戒合规意识。

岗位情景模拟

情景描述　B公司药物警戒专员小李接受了修订药物警戒体系主文件的工作任务？她应该如何着手这一工作？

讨论　1. 什么是药物警戒体系主文件？主要内容有哪些？撰写规范与要求有什么？

　　　　2. 药物警戒体系主文件修订有哪些注意事项？

"没有记录，就没有发生"。持有人应当制定完善的药物警戒制度和规程文件，确保药物警戒活动"有章可循、照章办事"。持有人需要规范地记录药物警戒活动的过程及结果，进行痕迹管理，做到药物警戒活动"有据可查"。

任务一　制度和规程文件

持有人应当以风险防控为目的，制定符合法律法规要求的管理制度和全面、清晰、可操作的规程，确保文件可查阅、可获取、可追溯。

一、GVP 相关条款

第六条　药物警戒体系包括与药物警戒活动相关的机构、人员、制度、资源等要素，并应与持有人的类型、规模、持有品种的数量及安全性特征等相适应。

第八条　持有人应当以防控风险为目的，将药物警戒的关键活动纳入质量保证系统中，重点考虑以下内容：

……

（三）制定符合法律法规要求的管理制度；

（四）制定全面、清晰、可操作的操作规程；

……

（九）确保药物警戒相关文件和记录可获取、可查阅、可追溯。

第十一条　持有人应当定期开展内部审核（以下简称"内审"），审核各项制度、规程及其执行情况，评估药物警戒体系的适宜性、充分性、有效性。当药物警戒体系出现重大变化时，应当及时开展内审。

第二十一条　药物警戒部门应当履行以下主要职责：

……

（三）组织撰写药物警戒体系主文件、定期安全性更新报告、药物警戒计划等；

第二十五条　药物警戒负责人负责药物警戒体系的运行和持续改进，确保药物警戒体系符合相关法律法规和本规范的要求，承担以下主要职责：

……

（五）负责重要药物警戒文件的审核或签发。

第九十六条　药物警戒计划作为药品上市后风险管理计划的一部分，是描述上市后药品安全性特征以及如何管理药品安全风险的书面文件。

第一百条　持有人应当制定完善的药物警戒制度和规程文件。

可能涉及药物警戒活动的文件应当经药物警戒部门审核。

第一百零一条　制度和规程文件应当按照文件管理操作规程进行起草、修订、审核、批准、分发、替换或撤销、复制、保管和销毁等，并有相应的分发、撤销、复制和销毁记录。制度和规程文件应当分类存放、条理分明，便于查阅。

第一百零二条　制度和规程文件应当标明名称、类别、编号、版本号、审核批准人员及生效日期等，内容描述应当准确、清晰、易懂，附有修订日志。

第一百零三条　持有人应当对制度和规程文件进行定期审查，确保现行文件持续适宜和有效。制度和规程文件应当根据相关法律法规等要求及时更新。

二、GVP 合规检查要求

表 10 - 1　制度和规程文件管理检查要点

编号	项目	检查项目（缺陷风险建议等级）	检查依据
PV10	制度和规程文件管理	1. 制度和规程文件是否覆盖关键药物警戒活动（＊） 2. 制度和规程文件内容是否合规、清晰、可操作 3. 是否建立了文件管理操作规程，文件（包括药物警戒体系主文件）的起草、修订、审核、更新等是否按照规程执行 4. 是否对制度和规程文件定期审查和及时更新 5. 涉及药物警戒活动的文件是否经药物警戒部门审核	GVP 第 100 ~ 103、106 条

三、检查方法与内容

（1）查看制度与规程文件目录。

（2）审查各类制度与规程文件内容及执行情况（可结合具体检查项目进行审查）。

（3）查看文件管理操作规程及相关记录。

四、制度和规程文件

（一）药物警戒制度和规程文件的分类

药物警戒中的文件按照来源可以分为外部文件和内部文件。外部文件是指持有人外部相关方的文件，一般包括国家的法律法规、政策文件、技术指南以及监管部门发布的通知、公告等，还包括受托方的相关文件等。内部文件是指持有人制订的文件，一般包括管理制度、操作规程、工作记录表格及合同等。

文件按照管理效应层级可以分为：法律法规类、管理制度、标准操作规程、工作记录等，其中法律法规的管理层级是最高的，也是对持有人开展药物警戒工作的最低要求。法律法规类是指国家颁布制定的法律法规、监管部门制定的部门规章、规范性文件、公告、通知、指导原则、技术指南、技术标准等。管理制度是指持有人开展药物警戒活动所建立的制度，包括部门人员管理制度、委托管理制度、培训管理制度、档案管理制度、设施资源管理制度、药品安全委员会工作制度、风险管理制度等。药物警戒相关部门的工作应在相应的文件中予以规定，同时也应建立对受托方或其他第三方实施管理的制度。标准操作规程是持有人为规范开展药物警戒活动所建立的程序性文件，应覆盖疑似药品不良反应信息的监测与收集、药品不良反应报告的评价与处置上报、药品不良反应聚集性事件与安全突发事件处置、药品安全性信号检测与评价、安全风险评估、上市后安全性研究、监管部门要求的相关工作（如定期安全性更新报告、对于药品监管机构提出问题的回复文稿撰写与提交等）、药品风险控制与沟通以及信息化系统管理、质量管理、文件记录管理等活动。同时也应制定对受托方或其他第三方实施管理的操作规程。工作记录是持有人为规范开展药物警戒活动、方便创建原始记录、保证原始记录信息相对完整全面而建立的工作记录模版（如表格、表单等），至少包括个例疑似药品不良反应信息收集表、严重药品不良反应的随访调查记录表、文献检索原始记录表、内审记录表、各类文件审核批准流程单等。

文件体系从形式上分为指令性文件与记录两大类。指令性文件称为制度和规程文件，记录则为实施或执行制度和规程文件的结果。指令性文件是标准文件，用以描述完成一项工作的程序，分为管理标准、工作标准、技术标准。管理标准（SMP），是以"事"为主要对象，包括了管理制度及所有通用性的管理程序，一般不涉及技术性和操作性细节，是非特异性规程。如规章制度（岗位职责）等。操作标准（SOP），也称为标准操作规程，是以"人"的工作为对象，用来从技术性和可行性细节上指导员工如何去完成具体的一件事或进行一项操作。如各种岗位操作规程。

（二）药物警戒制度和规程文件

GVP 第一百条规定，持有人应当制定完善的药物警戒制度和规程文件。可能涉及药物警戒活动的文件应当经药物警戒部门审核。

1. 药物警戒制度和规程文件　制度和规程文件是药物警戒体系的重要组成部分。在制定完善的药物警戒制度和规程文件时，首先要考虑该持有人需要开展的药物警戒活动有哪些？是仅包括上市后药品的药物警戒活动、上市前药物警戒活动，还是涵盖了全生命周期的药物警戒活动。参考国家药监局 2022 年 4 月印发的《药物警戒检查指导原则》，相对完善的药物警戒制度和体系文件至少应该包括如下：

（1）制度文件　包括：药品安全性信息报告和监测管理制度，药物警戒体系文件的管理制度，药品安全委员会组成职责和工作机制的制度，药物警戒负责人、药物警戒部、药物警戒专职人员、药物警戒相关部门的职责等制度文件；药物警戒培训管理制度，药物警戒记录及数据管理制度，药物警戒内审和外部检查管理制度，药物警戒业务持续性计划等制度文件。如果涉及药物警戒活动委托第三方开展的，还需要有药物警戒委托管理制度文件。

（2）流程文件　包括：上市后药品个例安全性信息收集，上市后药品个例安全性报告（ICSR）处理和报告，药品群体不良反应/事件上报及调查处理，药品不良事件/反应死亡病例上报及调查处理，药品安全性信息文献检索，药品说明书安全性信息更新，药品安全信号检测、识别和确认，药品定期安全性更新报告撰写与递交，境外药品不良反应/事件处理标准操作规程。

药品医学咨询，药品投诉处理，个例安全性报告（ICSR）质控和医学评审，药品上市后安全研究，药品监管部门提出问题回复与处理，上市许可持有人药物警戒年度报告撰写与递交，药品风险信号管理，药品上市许可持有人直报系统产品更新与维护，药品风险管理计划撰写与递交，药物警戒偏差管理标准操作规程，计算机系统验证与测试，药物警戒纠正和预防措施管理。

如果涉及临床研究期间的药物警戒工作的，还需要制定盲法临床试验中安全性揭盲，临床试验数据库与药物警戒数据库中安全性报告一致性核查，研究者手册中安全性参考信息撰写与版本管理，风险管理计划撰写和递交，临床试验方案审核等标准操作规程。

2. 药物警戒相关文件的审核 药物警戒活动是指对药品不良反应及其他与用药有关的有害反应进行监测、识别、评估和控制的活动。所以，凡是可能涉及上述药物警戒活动的所有文件，都应当经药物警戒部门审核。比如，医学、市场等部门与研究者发起的观察性研究、患者支持项目，应该有药物警戒部门来参与方案中关于药物警戒信息的报告、收集和报告等活动，以防止药品安全性信息漏报而造成违规的风险。

另外，在临床研究期间研究者手册中安全性参考信息，试验方案中安全性信息的收集和处理措施，都可能涉及受试者用药安全、风险－获益的评估以及是否需要按照监管机构要求进行快速报告等药物警戒活动，都需要由药物警戒人员的参与来保证药物警戒体系运行的有效性。

（三）制度和规程文件的管理

GVP 第一百零一条规定，制度和规程文件应当按照文件管理操作规程进行起草、修订、审核、批准、分发、替换或撤销、复制、保管和销毁等，并有相应的分发、撤销、复制和销毁记录。制度和规程文件应当分类存放、条理分明，便于查阅。

1. 文件管理规程 文件管理规程指对整个文件体系的起草/修订、审核/批准、替换或撤销、复制、保管和销毁的管理流程，确保整个文件体系的操作过程是受控和可追溯的。

（1）起草/修订 文件的起草或修订由相关部门人员提出，建议应有相应的审批流程或申请，其内容至少应包括起草/修订的原因、申请人、申请部门，以及审批人员对申请做出评价。

（2）审核/批准 起草或修订后的文件应由申请部门人员进行审核，如文件涉及其他相关部门如研发、销售及注册等，相关部门的人员也应参与文件的审核；同样其他部门文件涉及到药物警戒相关的内容，药物警戒部也应该参与审核。药物警戒部的所有文件按要求应由药物警戒负责人批准后生效。

（3）复制与分发 批准后的文件应根据文件涉及的部门对其进行复制，并对复制件有相应的标识便于区分不同部门。各复制件应在新文件生效前发放至相关部门，便于各部门对新起草或修订后的文件组织培训。

（4）替换、保管、撤销或销毁 文件专管人员应在新修订的文件生效日替换出已废止的旧版本的文件，其原件撤销后应归档保存。复制件应根据文件发放记录收回之前下发的文件，并在 QA 人员的监督下进行销毁。

2. 分发、撤销、复制和销毁记录 为确保文件的可受控，文件的分发、撤销、复制及销毁记录，应包含日期、操作人员的名称、文件涉及的数量及版本号等。注意分发与撤销、复制及销毁记录涉及的文件名称及数量应相互对应。

3. 文件的分类存放 可根据企业自身实际情况分类存放文件，如可按文件的类型，如岗位职责、管理规程、操作规程等存放，还应注意对文件电子文档的保存及受控。

4. 制度和规程文件的必备要素 GVP 第一百零二条规定，制度和规程文件应当标明名称、类别、编号、版本号、审核批准人员及生效日期等，内容描述应当准确、清晰、易懂，附有修订日志。

制度和规程文件至少应包括：名称、类别、编号、版本号、审核批准人员及生效日期。

制定制度和程序文件编制规程，应当明确企业内部的文件编制流程，规定企业文件格式的固定标准，以及文件编号和版本号的编号规则，整个企业的文件模板应统一。

文件名称的命名或制定应慎重考虑，一旦文件名称采用后，后期不能对文件名称进行修改。每一份文件对应唯一的编号，各类文件的编号应有连续性，如某文件废止后其对应的编号也随之废止，不再使用。

版本号用来区分同一份文件不同的版本，也应具有连续性。文件名称和编码不能随意更改，只有版本号可随文件的升级及修订后改变，确保文件可识别、控制、追踪及归档。

相关人员对修订后的文件审核后需签字并标注审核日期，药物警戒负责人批准后生效，应标注生效日期。

5. 内容描述 内容描述应当准确、清晰、易懂，附有修订日志。制度和规程中应附有修订的日志，修订日志应标注既往文件版本号及既往对文件修订的内容简要描述，以及修订后的生效日期，便于查阅既往版本文件的修订情况。

（四）制度和规程文件的审查与更新

GVP第一百零三条规定，持有人应当对制度和规程文件进行定期审查，确保现行文件持续适宜和有效。制度和规程文件应当根据相关法律法规等要求及时更新。

药物警戒的总体质量目标有遵守药物警戒相关的法律法规要求；预防因药品的使用（包括说明书范围内、外）而出现的不良反应对人类的伤害；促进医患安全有效地使用药品；保护患者和公众健康。遵守法律法规是基础，保护和促进患者和公众健康是药物警戒的终极目标。建立持续有效的制度和规程文件是达到以上质量目标的基本保障之一。

GVP第100条规定了持有人应当建立药物警戒制度和规程文件。制度和规程是法规要求对持有人的具体呈现，同时也是为持有人、为具体业务服务的。好的制度和规程能切实规范和指导持有人具体业务的开展，否则它就仅仅是若干份文件。因此，任何制度和规程都不是一成不变的，它随着业务流程、组织架构、法律法规要求的变化，应被不断地修订、废止，以确保其有效性和适用性，适应持有人和业务的发展需要。这就需要持有人不断审查现有的制度和规程文件，判断其是否适应目前持有人或业务发展阶段，是否满足现行法律法规要求。在审查过程中，也可能发现现有制度/规程覆盖缺失的情况，应根据持有人涉及业务情况评估决定是否应新增相应制度/规程。

1. 审查类型 审查类型包括常规审查和有因审查。常规审查应根据持有人以及持有人药物警戒部门的发展阶段设定合适的审查周期。有因审查包括但不仅限于以下方面：相关法律法规发生重大变化；企业负责人变更；药物警戒负责人变更；药物警戒关键业务计算机化系统软件更换；经营范围发生重大变更；发生特殊事件时。

2. 审查方式 审查方式可以是持有人内部自查，或聘请有资质的第三方来开展审查。

3. 修订思路与原则 制度/规程修订完善的原则与编制原则是一致的。制度/规程修订应考虑其可操作性、系统性、合法性等。制度/规程修订完善的思路方法还应注重以下两个方面：制度/规程的修订完善应具有时效性。没有及时修订制度/规程，而导致其失去适用性，这将会严重影响制度/规程的权威性，甚至给工作带来一定的负面影响，因此持续的评审与更新药物警戒管理制度和规程的有效性、适宜性、充分性是不可忽视的工作。制度/规程的修订应坚持两个原则：

（1）现有制度/规程不符合法律法规要求，则应按照现行法律法规要求开展具体业务，同时，紧急修订相应制度/规程以满足法律法规要求；

（2）不涉及违反法律法规的修订（如优化制度/规程），则在新的制度/规程生效前，应仍按照现行版的制度/规程执行，即始终按照现行版的制度/规程开展业务。

对已有的制度/规程进行完善或优化，减少一些重复工作和累赘环节，提高制度/规程的效率与效果，是每个持有人应该时刻关注的问题。

药物警戒活动的管理制度、操作规程以及记录的管理应纳入质量保证系统。管理制度是否符合法律法规要求、操作规程是否具有可操作性、文件管理是否规范为质量管理时重点考虑的内容。持有人制订的制度应与持有人的类型、规模、持有品种的数量及安全性特征等相适应，既充分符合企业制度化管理要求，又能满足符合法律法规的需求。另外通过制度与规程的制订和更新，建立起药物警戒工作机制和工作程序，保证药物警戒活动的开展有章可循、有据可查，内容无遗漏，过程无脱节。并建立相关措施保证相关文件记录能在权限规定范围内可获取、可查阅，相关的记录可以追溯到何人、何时、何地、何因。

任务二　药物警戒体系主文件

药物警戒体系主文件（Pharmacovigilance System Master File，简称 PSMF）在 GVP 第九条及第二十一条均被提及。其中第九条要求将药物警戒体系主文件的及时更新情况纳入质量控制指标；第二十一条要求在药物警戒部门的职责描述中必须包括组织撰写药物警戒体系主文件。因此，PSMF 应当及时创建，且应定期维护更新。

一、GVP 相关条款

第一百零四条　持有人应当创建并维护药物警戒体系主文件，用以描述药物警戒体系及活动情况。

第一百零五条　持有人应当及时更新药物警戒体系主文件，确保与现行药物警戒体系及活动情况保持一致，并持续满足相关法律法规和实际工作需要。

第一百零六条　药物警戒体系主文件应当至少包括以下内容：

（一）组织机构：描述与药物警戒活动有关的组织架构、职责及相互关系等；

（二）药物警戒负责人的基本信息：包括居住地区、联系方式、简历、职责等；

（三）专职人员配备情况：包括专职人员数量、相关专业背景、职责等；

（四）疑似药品不良反应信息来源：描述疑似药品不良反应信息收集的主要途径、方式等；

（五）信息化工具或系统：描述用于开展药物警戒活动的信息化工具或系统；

（六）管理制度和操作规程：提供药物警戒管理制度的简要描述和药物警戒管理制度及操作规程目录；

（七）药物警戒体系运行情况：描述药品不良反应监测与报告，药品风险的识别、评估和控制等情况；

（八）药物警戒活动委托：列明委托的内容、时限、受托单位等，并提供委托协议清单；

（九）质量管理：描述药物警戒质量管理情况，包括质量目标、质量保证系统、质量控制指标、内审等；

（十）附录：包括制度和操作规程文件、药品清单、委托协议、内审报告、主文件修订日志等。

二、GVP 合规检查要求

表 10 - 2　药物警戒体系主文件检查要点

编号	项目	检查项目（缺陷风险建议等级）	检查依据
PV11	药物警戒体系主文件	1. 是否建立药物警戒体系主文件（＊） 2. 药物警戒体系主文件内容是否符合相关要求 3. 主文件与现行药物警戒体系及活动情况是否保持一致，是否及时更新	GVP 第 104 ~ 106 条

三、检查方法与内容

（1）查看药物警戒体系主文件。

（2）查看相关制度和规程中有无主文件更新的要求。

（3）查看主文件更新记录及更新内容。

四、药物警戒体系主文件

PSMF 在建立药物警戒体系之初即可开始描述公司的药物警戒体系和活动，无论是内部人员还是监管机构，都能从中了解具体而真实的情况。该职责不仅是持有人的，作为申办者也适用。

（一）创建主体

GVP 明确要求，药物警戒体系主文件由药物警戒部门来组织撰写，一般由药物警戒负责人或其指定人员，且该指定人员应全面了解所在企业的药物警戒整体情况，来完成该 PSMF 的创建。

如果是独立公司，PSMF 的创建可由单独一人来创建；如果是集团公司，PV 由集团统一管理，此时 PSMF 的创建需要多人"共创"，因涉及集团公司所覆盖的各个子公司的情况，还需要一个协调人进行多个公司的内容收集，最终统一更新；如果是集团公司，下属每个公司是单独运行 PV 体系，此时集团公司建立一个核心的 PSMF，具体内容由每个子公司具体来补充完善，这种情况也适用于跨国药企。

（二）PSMF 更新

作为药物警戒质量控制指标之一，应制定其质量目标，设定更新频率，定期来审阅该文件。涉及体系中任何一个方面的内容更新，均应更新 PSMF。例如，PV 数据库变更、PV 供应商变更等情况，均应及时更新描述。公司可按季度来更新 PSMF，或持有人可自行在公司的 SOP 中进行约定。如有文字描述的要求，就需要贯彻执行，否则就会被质疑写的和实际做的不一致。

（三）PSMF 创建

PSMF 是药物警戒体系和活动的文字呈现，高效的创建方式当前可采用计算机辅助药物警戒体系搭建系统（Computer Aid Pharmacovigilance System，CAPS），通过在系统中提前维护药物警戒体系的要素，可自动一键生成 PSMF。在欧盟持有人须将 PSMF 存放在欧盟境内执行药物警戒活动的地点，或者经授权的药物警戒负责人履行职务的地点。欧盟在提交上市许可申请时，要求以电子形式提交 PSMF 的地点信息、PSMF 的参考编号。欧盟在批准上市许可申请时，持有人必须在 Article 57 database 中将药物警戒主文件进行注册。

PSMF 应当保持最新状态，并可供药物警戒负责人永久访问，且应当永久保存，无论该检查是否提前通知，均能随时接受检查。在制药工业界，一直存在"没有记录，就没有发生"的观点。PSMF 是对现有工作的文字呈现。及时更新，与实际药物警戒工作保持一致。既不夸大事实、吹嘘体系建立得如何完备，也不要妄自菲薄，觉得没有达到完美状态，无法成文。目前即使不那么适宜、有效、充分，在实际运行过程中，PSMF 亦将不断地提升和完善。

在创建和更新 PSMF 过程中，始终要考虑我们所描述的药物警戒体系是否满足法律法规要求。近几年出台了多个药物警戒相关的法规，可能导致工作流程和范围发生改变，因此在建立药物警戒体系和开展药物警戒活动过程中，需要考虑所使用的信息化系统、所用的供应商、开展的内审或自查、所撰写的流程文件、所设定的质量目标和指标等，是否与时俱进，是否与实际工作相符。对 PSMF 的更新维护需要进行信息收集，积累原始资料，会有较多的文字整理、编辑工作。企业应考虑如何将文字工作做得更高效，可以适当借助相关 PSMF 的管理软件。

（四）药物警戒体系主文件撰写指南

药物警戒体系主文件是对持有人药物警戒体系运行情况的高度总结。根据 2022 年 2 月国家药品不良反应监测中心发布的《药物警戒体系主文件撰写指南》的要求，应该从以下几个方面出发，进行撰写：

1. 组织机构

（1）概述持有人的组织架构、药物警戒部的组织架构及与药物警戒活动有关的组织及部门。

（2）具体描述药品安全委员会的人员组成、职责、工作机制等信息。

（3）概述与药物警戒活动相关的各部门职责，如质量管理部、生产部、销售部等，同时应明确第三方的工作职责。

（4）描述药物警戒日常工作中各部门的职责。

2. 药物警戒负责人的基本信息　药物警戒负责人是我们药物警戒工作中非常重要的角色，我们需要确保 QPPV 有能力承担起药物警戒的相关工作。在主文件中，药物警戒负责的模块的内容包括：

药物警戒负责人的基本信息：比如其详细联系方式、教育背景、工作经历等信息，并要求相关信息的证明材料在附录中详细体现，并且概述药物警戒负责人的职责。

3. 人员配备情况　人员是药物警戒工作不断推进的必要因素。药物警戒工作是一个需要多人配合并且专业要求极高的事情。所以我们应该明确药物警戒相关工作各岗位的职责，包括药物警戒部负责人、药物警戒专员、药物警戒医生等，并在附录中添加相关材料。

4. 疑似药品不良反应的信息来源　药品不良反应信息像是我们 GMP 生产中的物料一样，巧妇难为无米之炊。所以我们应该尽可能多的从各个渠道收集药品的不良反应信息。在这个模块，我们需要：

（1）概述持有人收集疑似药品不良反应信息的主要途径。

（2）概述疑似药品不良反应信息的收集与传递流程、责任部门等情况。

5. 信息化工具和系统　信息化系统是一个很重要的工具，但是如果持有人的数据量较少，线下利用直报系统完全可以满足需求的时候，可以暂时不使用药物警戒信息化系统。如果持有人已经在使用药物警戒信息化系统，那么持有人应描述药物经警戒工作中使用的信息化系统，包括安全管理、权限管理、审计追踪、使用管理、账户的变更、转移、电子签名等。

6. 管理制度和操作规程　管理制度和操作文件是是药物警戒人员从事药物警戒活动的金标准。这一模块应该包含：

（1）药物警戒的文件体系概述。

（2）药物警戒关键活动的流程概述，包括个例不良反应的收集、处理上报，安全风险识别与控制，PSUR 撰写，培训、审计等，并标明对应的体系文件。

7. 药物警戒体系运行情况　这一模块主要有：

（1）概述个例药品不良反应报告及时性评价。

（2）概述药品定期安全性更新报告（PSUR）的及时性、合规性等。

（3）药物警戒计划中应包括常规药物警戒活动及额外的药物警戒活动，药物警戒计划应按照法规要求及时提交，且药物警戒计划获得批准后，持有人需按照计划的内容及时限开展相应的药物警戒工作。

（4）对文献检索、药物警戒内审、信号监测、培训、药物警戒年度报告等进行评价。并在附录中体现性能指标和考核结果。

8. 药物警戒活动委托 若持有人有药物警戒活动委托的，持有人应对委托单位、涉及产品、委托的工作内容进行描述。并在附录中提供委托合同/委托协议。

9. 质量管理

（1）对药物警戒质量目标及控制指标进行描述。

（2）概述药物警戒体系文件及主文件的更新流程。

（3）对药物警戒活动的质量管理流程进行概述。

（4）对培训、审计、纠正与预防措施进行概述，并在附件中提供相应的内容。

10. 附录 根据《药物警戒体系主文件撰写指南》附录中列出的11项内容进行添加。

按照《药物警戒体系主文件撰写指南》的要求，持有人应至少每年对药物警戒体系主文件进行更新。当药物警戒体系发生重大变化，或因内审、监管部门检查等工作需要时，持有人应对体系主文件进行及时更新。

五、药物警戒体系主文件示例

下面内容节选自某企业的药物警戒体系主文件，以供参考。

	标准管理规程	编码：PV – SMP – 002
	药物警戒体系主文件	版本号：01

药物警戒体系主文件　版本号：01

一、目的

二、依据

三、责任人员

四、范围

五、药物警戒体系

六、信息化工具或系统

七、疑似药品不良反应信息来源

八、管理制度和操作规程

九、药物警戒体系运行情况

十、药物警戒活动委托

十一、质量管理

十二、药物警戒培训

十三、培训要求

十四、变更历史及原因

十五、附录

文件的起草、审核和批准、执行

项目 ＼ 人员	部门、职务	姓名	签名	日期
起草人	药品不良反应报告员	×××		
审核人	生产部部长	×××		
审核人	总经办主任	×××		
审核人	工程部部长	×××		
审核人	财务部部长	×××		
审核人	质量部部长	×××		
批准人	药物警戒负责人 （药物警戒部部长）	×××		
执行日期	2021 年 12 月 01 日			

文件的颁发

颁发至	存档	药物警戒部	生产部	质量部
颁发数量	一份	一份	一份	一份

×××××××××GVP 文件　　　　　　　　　　　　　　　　　　　　页码：13 – 1

一、目的

规范药物警戒工作开展，确保药品风险效益平衡，保障使用我公司药品的患者用药安全有效。

二、依据

1.《药品管理法》（2019 年 8 月 26 日修订）

2.《药品生产质量管理规范》（2010 年修订）。

3.《药品不良反应报告和监测管理办法》（卫生部令第 81 号）。

4.《药物警戒质量管理规范》（国家药监局 2021 年第 65 号公告）

三、责任人员

药物警戒负责人、ADR 专员、质量部负责人、生产部负责人、财务部负责人、总经办负责人、工程部负责人。

四、范围

适用于本公司药物警戒管理。

五、药物警戒体系

药物警戒体系，是指一个组织用来完成与药物警戒有关的法定任务和职责的系统；该系统旨在监测（已获批准）药品的安全性，以及这些药品的风险获益平衡的任何变化；药物警戒体系有自己的结构、流程和结果目标。

1. 组织机构

按照法规规范要求，公司成立有药品安全委员会，设立药物警戒部、生产部、财务部、总经办、工程部等相关部门。有药物警戒部专职人员进行关联性评价，并上报至国家药品不良反应监测中心药品上市许可持有人药品不良反应直接报告系统。

1.1 公司机构组织架构

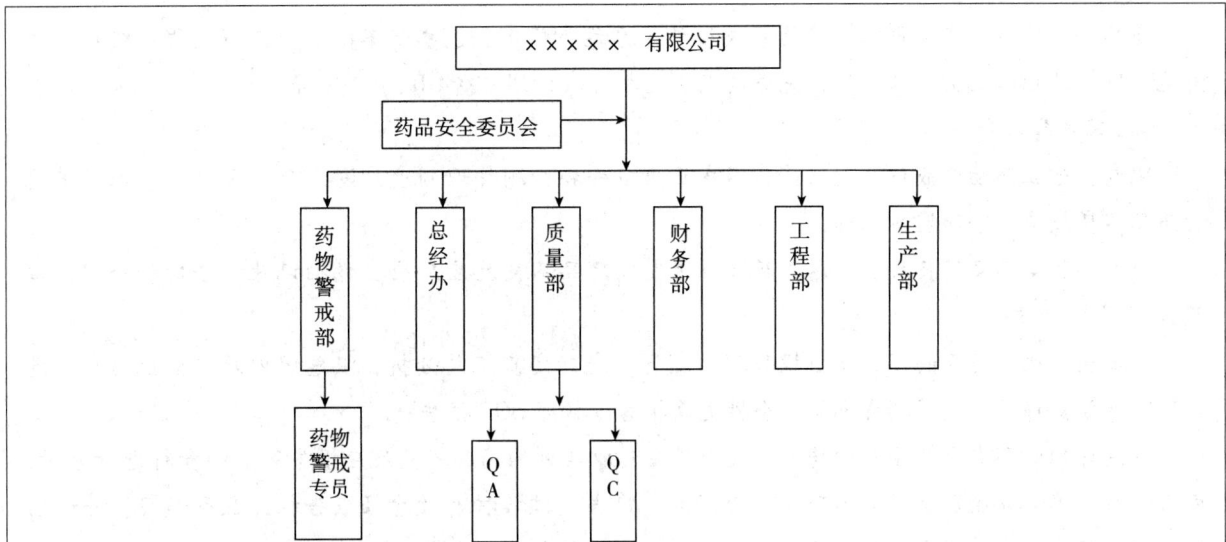

1.2 药品安全委员会组织架构

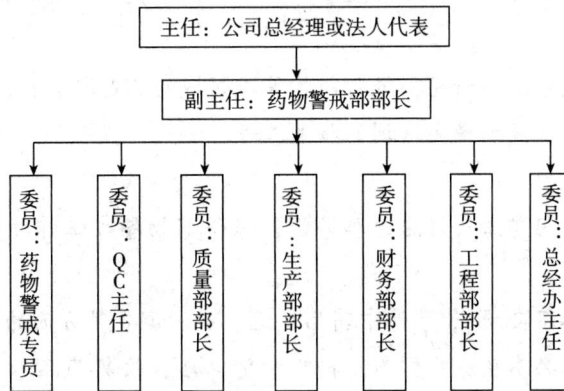

2. 机构设置

2.1 药品安全委员会

药品安全委员会组成：公司法定代表人或主要负责人、药物警戒负责人、药物警戒部部长、生产部部长、财务部部长、总经办主任、工程部部长、ADR专员、QC主任等相关部门负责人。

职责：

药品安全委员会负责重大风险的研判、重大或紧急药品事件处置、风险控制决策以及其他药物警戒的有关的重大事项。

贯彻落实国家有关药物警戒相关的法令、政策、规章制度，并开展相关培训工作。

制定药物警戒质量目标，建立质量保证系统，对药物警戒体系及活动进行质量管理。

制定、审查年度药物警戒计划，并监督计划执行。

定期召开药品安全工作会议，进行安全要求培训和教育，使目标明确，要求具体，便于操作；研究分析安全工作形势，安排布置工作，分析解决重点问题。

组织公司内部定期开展药物警戒内部审核工作。

药品安全委员会应每季度对药物警戒风险进行分析，并制定相关风险控制措施。

药品安全委员会获知药品不良反应时或不良反应聚集性事件时，及时开展调查与处置。应当采取暂停药品生产、销售，召回等风险控制措施的，应当向所在地省级药品监督管理部门报告，并告知相关药品经营企业和医疗机构停止销售和使用。

药品安全委员会应定期回顾药物警戒质量体系运行情况，包括但不限于：内审过程、纠正预防措施、培训计划和效果、质量目标完成情况、药物警戒计划、DSUR、PSUR 等。

2.2 药物警戒部

职责：建立药物警戒体系包括药品不良反应报告和监测管理制度，设立专职人员，承担本单位的药品不良反应报告和监测工作；

应主动收集药品不良反应信息，获知或者发现药品不良反应后应当详细记录、分析和处理，按照 SOP 进行上报；

对本企业生产药品的不良反应报告和监测资料进行定期汇总分析，汇总国内外安全性信息，进行风险和效益评估，撰写研发期间安全性更新报告，按照 SOP 报告；

制定计划考察本企业生产的药品的安全性。对收集到的药品不良反应报告和监测资料进行分析、评价，对已确认发生严重药品不良反应的药品，应当通过各种有效途径报告相关业务部门，并协助调整临床研究策略，减少和防止药品不良反应的重复发生；

积极配合各级药品监督管理部门、卫生主管部门和药品不良反应监测机构做好有关品种的调查、分析和评价工作；

开展药品不良反应监测方法的研究，进行药物警戒领域的交流与合作；

定期开展企业内部审计及药物警戒培训的相关工作。

2.3 其他部门

药物警戒部门与其他部门建立良好沟通和协调，保障药物警戒工作顺利开展和药物警戒质量体系有效运行。

销售部职责：负责群体不良反应/事件中药品发运、召回调查等方面的调查分析工作。对经销商进行电话回访，主动收集药品不良反应信息：接听投诉电话，收集药品不良反应信息，填写《药品不良反应/事件报告表》，将药品不良反应/事件反馈至药物警戒部。

供应部职责：发现、获知药品不良反应/事件后，反馈至药物警戒部。负责药品不良反应/事件中药品、中药材原辅料采购、贮存方面的调查分析工作。

生产部职责：发现、获知药品不良反应/事件后，反馈至药物警戒部，当发生药品不良事件时，负责生产过程中的调查分析工作，参与新的严重的药品不良反应评价工作。

质量部职责：发现、获知药品不良反应/事件后，反馈至药物警戒部，当发生药品不良事件时，负责药品不良反应/事件中药品质量方向的调查分析工作和产品召回质量评价工作。

财务部职责：发现、获知药品不良反应/事件后，反馈至药物警戒部，当发生药品不良事件时，负责药品不良反应/事件中财务费用审核、支出等工作。

2.4 相互关系

药品安全委员会，负责重大风险研判、重大或紧急药品事件处置、风险控制决策以及其他与药物警戒有关的重大事项。

药物警戒部在公司总经理和药物警戒负责人的领导和指挥下，组织开展药物警戒活动，其他各相关部门履行本部门的药物警戒职责。

各部门人员在药物警戒工作中紧密配合，相互合作，共同做好药物警戒工作，促使药物警戒体系逐步完善，并能有效运行。

2.5 人员

2.5.1 药物警戒负责人

药物警戒负责人姓名：×××

居住地区：×××××××××

联系方式：×××××××××

简历：××××××××××

药物警戒负责人是 MAH 所有药物警戒工作的责任人，具备多年从事药品不良反应监测工作经验，熟悉相关法律法规及政策，能够负责药物警戒体系的建立、运行和维护，确保药物警戒工作持续合规。

药物警戒负责人的简历、任职说明、职责、聘任证书、培训均建立档案并妥善保存。

监督开展药品安全风险识别、评估与控制，确保风险控制措施的有效执行；

负责药品安全性信息沟通的管理，确保沟通及时有效；

确保持有人内部以及与药品监督管理部门和药品不良反应监测机构沟通渠道顺畅；

负责重要药物警戒文件的审核或签发。

2.5.2 药物警戒部门负责人

负责组织药物警戒体系的建立和维护，组织开展药物警戒体系内审；

负责组织和落实风险管理活动，监督药品不良反应/事件报告、药品安全性监测、风险信号管理、风险最小化措施、定期安全性更新报告、上市后安全性研究等活动的开展，并组织制定风险管理计划。

审核风险管理计划，定期安全性更新报告等关键的药物警戒文件，审核药物警戒相关的工作制度和操作规程；

负责药物警戒部门与其他相关部门的工作协调；

负责药物警戒部门人员的培训和考核；

负责药物警戒部门其他相关工作的组织和管理。

负责重要药物警戒文件的审核或签发。

2.5.3 药物警戒专职人员

(1) 我公司配备药物警戒人员 x 名，分别为药物警戒部部长×××、药物警戒专员×××、×××、×××、药物警戒部职员×××、×××、×××。

(2) 药物警戒专员：×××

住址：××××××

电话：××××××

简历：××××××

专科学历，执业药师，有 3 年药物警戒工作经验，具备医学知识、药学知识、流行病学知识、ADR 法规知识。具备科学分析评价药品不良反应的能力，可以胜任药物警戒专职人员工作岗位。

专职人员档案和培训记录妥善保存于档案室。

职责：

对所生产的产品药物警戒事件进行跟踪,并结合本企业所收集的资料对生产药品的药物警戒事件发生情况进行分析、研究,根据结果在生产工艺、包装、说明书及有关药品质量标准等方面提出改进意见,并按规定上报,降低药品的安全性风险;

积极配合药品监督管理部门和药品不良反应监测机构做好有关品种的调查、分析和评价工作;

负责将发现的药物聚集性、群体性不良事件,立即向药品监督管理部门以及药品不良反应监测中心报告;

负责个例安全性报告的收集、随访、录入、评估和合规递交;

负责本企业定期安全性更新报告的撰写与上报、信号检测、分析;

负责风险管理计划撰写、评估、管理;

负责培训的计划、实施、管理;

负责药物警戒制度、程序文件的制定、更新;

组织协助对本企业严重、突发药物警戒事件的调查、分析和评估;

负责药物警戒信息的查询、信息资料的反馈工作;

负责本企业与药物警戒相关的其他日常管理工作。

六、信息化工具或系统

药物警戒部设置专门的办公室,配备专用办公电脑、打印机,配置网络专线。

用于开展药物警戒工作的信息化系统:国家药品不良反应监测中心药品上市许可持有人药品不良反应直接报告系统。

每周登陆一次该系统,查询是否有药品不良反应信息反馈,如有我公司产品的相关不良反应信息反馈,立即下载,经分析后在该系统再次上报。

公司产品均为上市多年的品种,均能按要求在该系统每五年上报一次定期安全性更新报告,重点监测品种每年上报一次。产品信息有变更时,及时在系统里更新产品相关信息。

药物警戒部配置的办公电脑,设置根据不同的级别采取访问控制、权限分配、审计追踪、授权更改、电子签名等控制手段,系统安装、配置、验证、测试、培训、使用、维护等均符合数据的安全性要求。

系统具备完善的数据安全及保密功能,确保电子数据不损坏、不丢失、不泄露,满足预定用途。

七、疑似药品不良反应信息来源

公司疑似药品不良反应信息收集的主要途径和方式有以下几种:

1. 登陆"药品上市许可持有人药品不良反应直接报告系统"查询。

2. 对公司客户进行定期回访,主动收集、查询药品不良反应事件。

3. 检索中国知网(CNKI)、维普网、万方数据库等国内文献数据库。国外文献数据库要求至少要检索一个数据库。

4. 关注药监部门和专业机构网站:如国家药监局网站"药品安全警示"栏目。

5. 订阅药物警戒期刊:《中国药物警戒》。

6. 接听客户投诉电话:××××××

7. 销售人员、市场管理人员及经销商反馈的 ADR 信息。

8. 公司网站反馈的 ADR 信息。

八、管理制度和操作规程

为规范公司药物警戒工作的开展，确保公众用药的安全性和风险/获益平衡，根据《药品管理法》《药品管理法实施条例》《药品不良反应报告和监测管理办法》《药物警戒质量管理规范》（2021年第65号）等法律法规和药物警戒相关文件制定管理制度和操作规程，并持续地建立健全相关管理制度，以指导公司药物警戒工作正常、有序的开展。

8.1 操作规程：文件的标题和数量不一定完全遵循列表，但文件内容必须涵盖列表中所有内容（不涉及内容除外）。

8.2 制定药物警戒体系文件的原则

8.2.1 合规性　符合法律法规要求，确保药物警戒工作的法规符合性。

8.2.2 全面性　涵盖工作所有内容，使药物警戒各项工作的开展均有标准操作规程可参照。

8.2.3 可实施性　符合公司的实际情况，具有可实施性。

8.2.4 更新性　不断地更新和改进（根据法律法规变化及监管部门的要求，药物警戒体系运行的情况，审计中发现的问题等）。

8.3 药物警戒体系操作规程设计要素

8.3.1 操作规程的目标

8.3.2 要达到目标需要开展的核心活动及附加活动

8.3.3 药物警戒人员及相关部门员工

8.3.4 流程执行需要的资源

8.3.5 时间安排（时限要求）

8.3.6 标准步骤

8.4 药物警戒操作规程的修订修改依据

（1）法规修改

（2）流程改变

（3）执行过程中发现有流程改进空间

九、药物警戒体系运行情况

9.1 药品不良反应监测与报告

本公司目前已初步建立药物警戒体系，药物警戒专职人员在日常工作中主动、全面地收集药品使用过程中的疑似药品不良反应；公司各部门人员经过培训，已基本知悉和了解获知药品不良反应后的上报程序。

9.2 药品风险的识别、评估和控制情况

9.2.1 对生产上市的药品能够有计划、有目的的进行安全性考察，持续地监控药品质量安全性风险。

9.2.2 药物警戒部经过汇总分析近几年收集到的药品不良反应信息，根据上市产品出现的不良反应情况，并结合处方组成等信息，经过分析、评估，确定有重点监测品种一个：司美格鲁肽。并在2025年将司美格鲁肽列入重点监测品种，每半年对该品种的安全性风险进行单独评价。

十、药物警戒活动委托

我公司目前未对药物警戒活动进行委托。

十一、质量管理

11.1. 我公司药物警戒的质量目标是：将药品上市后可能出现的不良反应引起的风险降到最低，保障患者健康。

11.2 质量保证系统

11.2.1 组织机构

公司质量负责人对药物警戒工作负领导责任，指定药物警戒负责人，成立药品安全委员会，设立药物警戒部，公司各部门相关岗位人员共同参与药物警戒活动，初步建立我公司药物警戒的组织机构。

11.2.2 专职人员、设备、资源

指定具有医学教育背景和一定药品不良反应监测和报告工作经验的×××为药物警戒专职人员，负责本公司药物警戒日常工作。

设立药物警戒部专门的办公区域，配备专用电脑用于药物警戒活动，设置×××××××专用电话接收药品不良反应和投诉信息。

11.2.3 管理制度和操作规程

制定了药品不良反应报告和监测管理制度、药品安全事件应急机制、药品不良反应报告程序、药品重点监测程序、药品安全信号检测程序、药物警戒体系内审管理制度等管理制度以及标准操作规程（相关管理制度、操作规程见附录），并严格执行，明确职责，形成相应的记录。

11.2.4 疑似药品不良反应信息收集途径

通过登陆"药品上市许可持有人药品不良反应直接报告系统"、接听投诉电话、对客户定期电话回访、检索数据库、搜索网页、订阅药物警戒期刊等方式，建立有效、畅通的疑似药品不良反应信息收集途径。

11.2.5 开展符合法律法规要求的报告与处置活动

我公司对所生产的药品的不良反应情况进行监测，全体员工积极配合做好药品不良反应监测工作，一经发现可疑药品不良反应，应当向药物警戒部汇报，填写《药品不良反应/事件报告表》。

11.2.5.1 个例不良反应病例报告流程

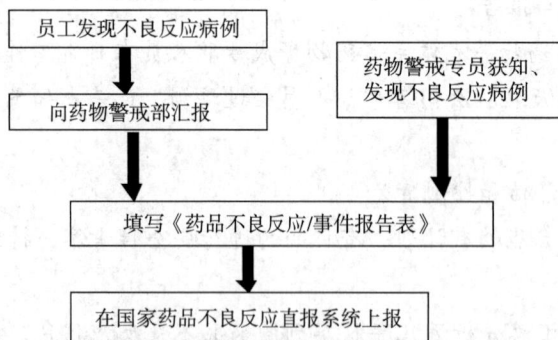

报告时限要求如下：新的、严重的药品不良反应应当在15日内报告，其中死亡病例须立即报告；其他药品不良反应应当在30日内报告。有随访信息的，应当及时报告。

员工发现不良反应病例向药物警戒部汇报，填写《药品不良反应/事件报告表》，在国家药品不良反应直报系统上报。

11.2.5.2 药品群体不良事件报告流程

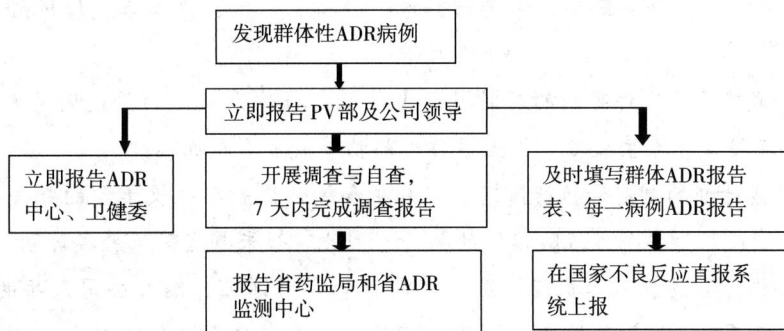

```
              ┌──────────────────────┐
              │   发现群体性ADR病例    │
              └──────────┬───────────┘
                         │
              ┌──────────┴───────────┐
              │   立即报告PV部及公司领导  │
              └──────────┬───────────┘
        ┌────────────────┼────────────────┐
        ▼                ▼                ▼
┌──────────────┐ ┌──────────────┐ ┌──────────────────┐
│ 立即报告ADR    │ │ 开展调查与自查, │ │ 及时填写群体ADR报告 │
│ 中心、卫健委   │ │ 7天内完成调查报告 │ │ 表、每一病例ADR报告 │
└──────────────┘ └──────┬───────┘ └────────┬─────────┘
                        ▼                   ▼
                 ┌──────────────┐  ┌──────────────────┐
                 │ 报告省药监局和省ADR │  │ 在国家不良反应直报系 │
                 │ 监测中心       │  │ 统上报            │
                 └──────────────┘  └──────────────────┘
```

11.2.6 开展有效的风险信号识别和评估活动

药物警戒专职人员每月定期开展药品安全性信号检测工作，发现药品安全性风险时，及时进行分析、评估。

11.2.7 对已识别的风险采取有效的控制措施

根据药品安全性风险的类型、严重性、发生频率、对患者健康的影响程度等因素，合理选择降低风险的控制措施。

常规风险控制措施主要有：修订药品说明书、标签、包装，改变药品包装规格，改变药品管理状态等。

收集到聚集性事件报告立即报告药物警戒部，及时填写《药品群体不良事件基本信息表》、对每一病例填写《药品不良反应/事件报告表》，立即报告辖区不良反应监测中心和卫生行政部门；发现群体性的不良反应病例，在国家药品不良反应直报系统上报，开展调查和自查，7日内完成调查报告，报省药品监督管理部门和不良反应监测机构。

11.2.8 确保药物警戒相关文件和记录可获取、可查阅、可追溯。药物警戒相关文件和记录按照文件管理要求保存于药物警戒部，制度和规程文件分类存放、条理分明，并由专人管理，便于获取和查阅。

11.3 质量控制指标

11.3.1 药品不良反应报告合规性：我公司已建立药品不良反应报告和监测管理制度。

设立药物警戒部，并配备专职人员（李××）承担药品不良反应报告和监测工作。积极拓宽药品不良反应的收集途径，在发现、获知药品不良反应事件后，按要求填写《药品不良反应/事件报告表》，按规定上报。

药物警戒部负责对我公司生产药品的不良反应报告和监测资料进行汇总分析，并进行风险和获益评估，撰写定期安全性更新报告。

持续考察我公司生产药品的安全性，对司美格鲁肽开展重点监测，按要求对司美格鲁肽的监测数据进行汇总、分析、评价和报告；我公司其他品种药品的安全性风险较低，目前尚未接收到说明书以外的不良反应报告。

11.3.2 定期安全性更新报告合规性：我公司生产的所有药品均按要求每5年向国家药品不良反应监测中心上报定期安全性更新报告，重点监测品种司美格鲁肽每年上报一次。

11.3.3 信号检测和评价的及时性：药物警戒专员每个月通过查阅不良反应/事件报告表、药品不良反应群体性事件报告、药品不良反应文献资料、药品不良反应相关研究报告等药品安全性信号进行药品安全信号检测，对药品安全信号进行筛选、分析、评估，目前未发现风险性较大的药品安全性信号。

11.3.4 药物警戒体系主文件更新的及时性：当药物警戒体系相关的关键因素发生变动时，药物警戒部及时更新药物警戒体系主文件，并上报公司药物警戒负责人批准。

11.3.5 药物警戒计划的制定和执行情况：经分析和评估近五年来收集到的相关品种药品不良反应，认为我公司生产药品为安全性风险较低的品种，因此，暂未制定药物警戒计划。

11.3.6 人员培训计划的制定和执行情况：将药物警戒培训工作纳入公司每年的年度培训计划，并按要求完成培训、考核、培训效果评估工作。药物警戒部在日常工作中对各相关部门和人员进行有针对性的培训，关注药物警戒法规政策的变化，积极参与药监部门和行业协会组织的培训学习，并向本公司员工宣贯到位。

11.4 内审

我公司每年在药物警戒体系或药品安全性发生重大变化时及时开展内审，审核各项制度、规程及其执行情况，评估药物警戒体系和药物警戒相关活动是否符合法律法规和药物警戒质量管理规范的要求，是否符合药物警戒的质量目标和药品安全性风险的控制要求。

内审按照规范要求进行记录，对内审过程中发现的问题制定相应的改进措施，不断提升药物警戒管理水平，保证药物警戒体系持续有效运行。

内审计划、内审报告及纠正预防措施均妥善保存。

十二、药物警戒培训

12.1 培训要求：覆盖 ADR、生产、质量、销售相关人员，定期更新，重点突破。

12.2 培训计划：年度常规的和不定期根据需要的培训计划。

12.3 培训材料：标准化，定期更新。

12.4 培训形式：形式多样，考虑投入/产出。

12.5 培训记录：签到表保存。

12.6 培训考核：知识测验、问卷调查。

十三、培训要求

由药物警戒负责人会同文件执行部门的负责人在已批准的标准文件执行前完成对执行文件的相关员工的培训、考核，确保在按照执行日期准时执行相应的标准文件。

十四、变更历史及原因

版本	执行情况	编号	变更原因	生效日期
01	现行	PV - SMP - 002	根据《药物警戒质量管理规范》（2021 年第 65 号）制定	2021.12.01

十五、附录

15.1 药品清单

15.2 规程目录清单

……

任务三 记录与数据管理

一、GVP 相关条款

第一百零七条 持有人应当规范记录药物警戒活动的过程和结果，妥善管理药物警戒活动产生的记录与数据。记录与数据应当真实、准确、完整，保证药物警戒活动可追溯。关键的药物警戒活动相关记录和数据应当进行确认与复核。

第一百零八条 记录应当及时填写，载体为纸质的，应当字迹清晰、易读、不易擦除；载体为电子的，应当设定录入权限，定期备份，不得随意更改。

第一百零九条 电子记录系统应当具备记录的创建、审核、批准、版本控制，以及数据的采集与处理、记录的生成、复核、报告、存储及检索等功能。

第一百一十条 对电子记录系统应当针对不同的药物警戒活动和操作人员设置不同的权限，保证原始数据的创建、更改和删除可追溯。

第一百一十一条 使用电子记录系统，应当建立业务操作规程，规定系统安装、设置、权限分配、用户管理、变更控制、数据备份、数据恢复、日常维护与定期回顾的要求。

第一百一十二条 在保存和处理药物警戒记录和数据的各个阶段应当采取特定的措施，确保记录和数据的安全性和保密性。

第一百一十三条 药物警戒记录和数据至少保存至药品注册证书注销后 10 年，并应当采取有效措施防止记录和数据在保存期间损毁、丢失。

第一百一十四条 委托开展药物警戒活动所产生的文件、记录和数据，应当符合本规范要求。

第一百一十五条 持有人转让药品上市许可的，应当同时移交药物警戒的所有相关记录和数据，确保移交过程中记录和数据不被遗失。

二、GVP 合规检查要求

表 10 - 3 记录与数据管理检查要点

编号	项目	检查项目（缺陷风险建议等级）	检查依据
PV12	记录与数据管理	1. 关键的药物警戒活动是否有记录（＊＊） 2. 记录与数据是否真实、准确（＊） 3. 记录与数据是否完整、可追溯 4. 纸质记录是否字迹清晰易读、不易擦除 5. 电子记录系统是否建立业务操作规程、定期备份、设置权限，数据改动是否能够追踪、留痕 6. 是否有措施保证记录和数据的安全、保密、不被损毁和丢失（﹡） 7. 数据和记录保存年限是否符合要求（＊） 8. 委托开展药物警戒活动产生的记录是否符合要求 9. 受让其他药品上市许可持有人的相关药品注册证书时，是否获得了药物警戒相关记录和数据（＊）	GVP 第 107~115 条

三、检查方法与内容

查看有关记录和数据管理的相关规程、质量管理体系文件和台账记录等。

结合检查项目审查各类记录和数据是否符合要求。

四、记录与数据管理

GVP 第一百零七条规定，持有人应当规范记录药物警戒活动的过程和结果，妥善管理药物警戒活动产生的记录与数据。记录与数据应当真实、准确、完整，保证药物警戒活动可追溯。关键的药物警戒活动相关记录和数据应当进行确认与复核。

（一）记录与数据管理贯穿整个 PV 活动

规范的记录与数据管理工作贯穿着药物警戒活动的全过程，范围包括所有涉及的药物警戒信息，包括 GVP 涵盖的机构与人员、监测与报告、风险识别与评估等。

"没有记录，就没有发生"，持有人需要合规开展文档记录与管理工作，体现药物警戒活动的合规开展。

1. 数据的妥善管理　随着信息技术的发展，数据的内涵越来越丰富。在药物警戒活动中，数据除了传统的报告表外，还包括图片、沟通记录（音频、邮件）、文献检索等。

根据《个例药品不良反应收集和报告指导原则》（2018 年），个例药品不良反应的收集与报告工作相关的所有数据，包括：不良反应信息的原始记录（如面访记录、电话记录、电子邮件或截图、文献检索记录、原始报告表），随访记录，已经提交的报告表，未提交的报告表，国家药品不良反应监测系统反馈的报告，死亡病例调查报告，以及其他报告相关的调查与沟通内容。根据数据的载体形式不同，分为电子数据和纸质数据。

由此可见，由于数据内涵的拓宽和药物警戒活动的长期性，持有人需要对不同药物警戒活动环节的数据予以妥善保管与记录。因此，越来越多持有人购买或考虑购买市面上的药物警戒信息管理系统，其高效的数据管理模式、定时备份、海量储存量、数据快捷传输、数据安全和合规等优势，让复杂的数据管理化繁为简。

2. 数据记录的要求　该条款要求持有人或申办方建立数据记录与管理的流程与规范，确保记录与数据的真实性、准确性、完整性以及可追溯，这意味着数据记录的要求已成为药物警戒体系的重要一环。

3. 关键活动的确认与复核　关键的药物警戒活动关乎着药品的风险－获益平衡变化，持有人需要对相关的数据进行确认并复核，如药品定期安全性报告（PSUR）。

PSUR 汇总分析每周期内药品的安全性情况，其评价结果与药品再注册密切相关，关乎药品是否应该继续上市销售，持有人需对其内容及递交环节开展确认与复核，避免发生诸如递交的附件与正文内容不相符等情况，延误了药品再注册工作的开展。

根据《欧盟药物警戒质量管理规范》，关键的药物警戒活动包括：对已获批的药品进行持续的安全状况监测和获益－风险评估；风险管理体系的设立、评估和执行，以及对风险最小化措施的有效性评估；对任何来源的个例安全性报告信息的收集、处理、管理、质量控制，对缺失信息的随访、编码、分类、查重和评估，及时地电子传输；信号管理；定期安全性更新报告的计划、准备（包括数据评估、质量控制）、提交和评估；履行承诺，回复来自监管机构的要求，其中包括提供准确而完整的信息；药物警戒系统与药品质量缺陷体系之间的信息互通；持有人和监管机构之间关于安全性问题的沟通，特别是对药品风险－获益平衡发生变化的通知；向患者和专业医护人员沟通药品风险－获益平衡的变化，以促进药品安全有效地使用；根据科学知识对药品信息进行更新，其中包括来自相应监管机构的评估结论和建议；因紧急的安全性原因而变更上市许可执行的情况。

📖 知识拓展 -

《欧盟药物警戒质量管理规范》记录管理

组织应当记录所有的药物警戒信息，对这些信息进行处理和保存，并确保组织可以对信息进行准确的报告、解读和验证。

应当对药物警戒活动的所有文档建立一个记录管理体系，确保可以获得这些文档，以跟踪安全性问题调查措施、开始调查的时间表以及针对安全性问题作出的决定，其中包括追踪其日期和决策的流程。

- -

4. 记录载体　GVP 第一百零八条规定，记录应当及时填写，载体为纸质的，应当字迹清晰、易读、不易擦除；载体为电子的，应当设定录入权限，定期备份，不得随意更改。

该条款主要是对两种数据载体类型，即纸质数据和电子数据的记录与数据管理提出的要求。纸质数据，考虑到长期保存的问题（药物警戒记录和数据至少保存至药品注册证书注销后十年），还需要重视防潮防虫的问题。电子数据，强调电子数据库采购时，要考虑第三方的资质。

（1）纸质数据的存储要求　在药物警戒活动中产生载体为纸质的数据之时，持有人应及时记录填写；字迹应清晰且有利于阅读，不引起误解，减少非必要的质疑产生；使用不易擦除的圆珠笔或签字笔，防止信息篡改。

由于药物警戒记录和数据至少保存至药品注册证书注销后十年，因此考虑到长期保存，不建议使用过薄的纸张，应该注意纸质资料的防潮防蛀，及所处位置的气候等因素。

（2）电子数据的存储要求　若使用电子数据库开展药物警戒活动，需要建立账号录入角色与权限管理流程，不同职责岗位的人员配置对应的权限，数据库操作留痕，确保所有数据记录来源清晰可追溯，不得随意更改数据。

另外，电子数据的记录需要定期备份，可实行实时备份、定时备份或者事件触发备份（事件触发备份指当某一个确定的操作发生时，触发备份操作）。

随着药物警戒法规的完善以及相关委托业务的兴起，持有人如需要委托药物警戒业务至第三方，需要考察供应商的服务或产品在记录与数据管理时是否合法合规。

（二）电子记录系统

GVP 第一百零九条规定，电子记录系统应当具备记录的创建、审核、批准、版本控制，以及数据的采集与处理、记录的生成、复核、报告、存储及检索等功能。

FDA CFR Part 11 的颁布对电子记录建立了一个可实施的统一基本标准。电子记录系统的运用有利于数据的规范化和科学化，为后续数据的利用包括汇总分析、信号检测等药物警戒工作打下基础。

1. 电子记录系统　电子记录系统即依靠计算机系统创建、修改、维护、存档、找回或发送的诸如文字、图表、数字、声音、图像及其他电子（数据）形式存在的任何组合。

2. 电子记录的优越性　与纸质记录相比，计算机化系统中的电子记录具有以下优越性：信息的存、取方便，可由多人同时进行存、取；信息搜索、查阅功能强，传送速度快，有利于改进业务流程，节约时间；信息更易于统一、规范化、标准化管理，减少信息处理错漏、缺失问题；系统流程数据关联性强，容易进行统计和分析，形成汇总结果和统计报表，方便效率、绩效考核；节约纸张，减少浪费，具有良好的环保效益；降低遵守法规的成本和风险。

3. 电子记录的原则　与纸质记录一致，电子记录也应遵照良好文件规范（GDP）以保证数据质量和真实完整性。这些原则要求记录应具有 ALCOA + CCEA 原则：可归因性（Attributable）；易读性（Legible）；同步性（Contemporaneous）；原始性（Original）；准确性（Accurate）；完整性（Complete）；一致性（Consistent）；持久性（Enduring）；可获得性（Available）。

4. 电子记录规范 为后续药物警戒工作的顺利进行，电子记录应符合基本规范。

（1）记录项目基本要求 记录编号（如 YYMMDD 或 YYMMDD – 两位数字流水号）；记录人签名及日期；审核人签名及日期；手写签名；使用电子签名时，应符合相关法规如《中华人民共和国电子签名法》、21 CFR Part 11 之要求。

（2）填写要求 填写与更正：记录应准确、完整、及时、清晰。记录应填写齐全，除备注栏，不应有空白。无内容时填"无"，"不适用"，或"NA"或"/"。记录的修改应说明理由（包括对错误、遗漏做出纠正），修改者签名并注明日期，保持原始记录清晰可辨。

以表格/模板的空白电子文档填写时（如计算机化系统验证记录），应确保填写完后可打印成清晰易读的文件。文字、图片、表格等记录内容应清晰可辨识。

电子记录应当能够打印成清晰易读的文件。电子记录打印成文件后，如缺少记录编号、签名信息，应手动补齐。必要时，增加审核人签名。

（3）审核要求 记录填写完成后，填写人应按照记录规范自查，确保记录符合要求。对于关键记录，应有审核人复核。记录审核/批准能否通过应遵循适当的审批原则，包括但不限于：表格/模板为其适用最新有效版本；记录内容符合记录规范之基本要求和填写要求；记录内容符合其上级/相关文件SOPs 之要求；对记录所述协议、策划、行动、事实、资源配置等事项持"属实"/"同意"意见。

（4）记录保存 电子记录保存于计算机化系统或磁盘介质。

（三）权限设置

GVP 第一百一十条规定，对电子记录系统应当针对不同的药物警戒活动和操作人员设置不同的权限，保证原始数据的创建、更改和删除可追溯。

为保证数据的安全，电子记录系统应当有完善的权限管理，只有经过授权的人员才能在系统中进行操作。针对不同的数据处理要求和操作人员的角色设置不同的权限控制，如数据的删除需特定的角色审批才可操作。所有原始数据的创建、更改和删除需留痕以追溯。

电子记录虽然有种种优势，但其潜在的缺点和风险也不可忽视。比如它易被改变、替代、伪造。因此，电子记录系统应具备留痕可追溯的功能，并对相应操作设置权限。

1. 操作权限与用户登录管理 对于电子记录系统的用户管理与权限，应至少具备以下条件：①建立操作与系统管理的不同权限，业务流程负责人的用户权限应当与承担的职责相匹配，不得赋予其系统（包括操作系统、应用程序、数据库等）管理员的权限；②用户权限设置与分配功能，能够对权限修改进行跟踪与查询；③确保登录用户的唯一性与可追溯性，当采用电子签名时，应当符合《中华人民共和国电子签名法》、21 CFR Part 11 的相关规定。

2. 保留系统操作痕迹 改动电子记录时不能覆盖改动前的信息，系统必须将改动前的信息完整保留。记录对系统操作的相关信息，至少包括：操作者、操作时间、操作过程、操作原因；数据的产生、修改、删除、再处理、重新命名、转移；对计算机（化）系统的设置、配置、参数及时间戳的变更或修改。例如，对电子记录的修改，系统需要记录修改人（操作者）、修改时间（操作时间）、修改前后的数据（修改过程）。

（四）电子记录 SOP

GVP 第一百一十一条规定，使用电子记录系统，应当建立业务操作规程，规定系统安装、设置、权限分配、用户管理、变更控制、数据备份、数据恢复、日常维护与定期回顾的要求。

当数字数据存入磁盘、磁带或其他一些持久性的电子媒介时，电子记录就产生了，企业应结合自身业务流程和系统操作流程来建立相应的电子记录系统操作规范。

电子记录系统要具备记录的创建、审核、批准、版本控制，以及数据的采集与处理，记录的生成、复核、报告、存储及检索等功能。基于这个定义，目前最常见的电子媒介有电脑硬盘、云盘、或者 eTMF 系统等。

1. 电子媒介

（1）常见电子记录系统 常见电子记录系统一般有计算机网络公共盘。通过在服务器上建立计算机网络公共盘，可以集工具和管理于一身。在公共盘上可对相应文件夹/文件设置权限，限制上传、只读、查看、修改、删除或者编辑内容，并对人员给予权限的分配，以有效管理公共盘上文件的安全性。

（2）云盘 云盘是云存储技术的主要载体，目前已经发展得相当成熟，可以实现计算机网络公共盘的所有功能与管理方法。在此基础上，云盘的安全存储多使用银行级传输加密、文件加密存储、防暴力破解等多种安全技术保障，数据的传输安全通道值得信赖。此外，云盘还具有不间断冗余备份的特点，保障文件免于丢失。

不管是计算机网络公共盘还是云盘，在企业中一般由 IT 人员管理，而非电子记录负责人。根据 21 CFR Part 11 的定义，这属于开放系统：在此环境中系统的登录不是被那些对系统内电子记录的内容负责的人所控制。当使用开放系统来建立、修改、保持或传送电子记录，应使用设计程序和控制，以保证电子记录从创建处到接收处的真实性、完整性和机密性。

所以，对于非药物警戒人员管理的公共盘和云盘，必须使用适合的 SOP 来保证电子记录全程真实、完整和机密。

（3）临床试验电子主文档（electronic Trial Master File，eTMF） eTMF 是根据临床研究实际流程开发的专业级电子文档管理系统，用于保存、管理和跟踪临床试验文档及时收集，确保临床试验文件的完整、及时、准确。eTMF 应符合 GCP 规范，覆盖从临床试验文档产生、收集、审批、签字、归档、QC 等全流程，协助企业从容应对各项审计与稽查，以及企业 SOP 文档的日常管理，有效提高文件管理的效率和质量，满足个人、项目、部门、企业同层级文件规范管理要求。

eTMF 一般都能满足 Saas（软件即服务，Software as a Service，SaaS，是一种云计算服务模式，提供基于互联网的软件应用程序，用户可以通过互联网访问和使用这些应用程序，而无需安装和维护软件）云端部署或本地部署，能够充分配合本条中对于建立相应业务操作流程的要求。

2. 电子记录系统操作流程 除了满足电子记录系统的管理要求外，建立电子记录系统操作流程也应满足数据管理的要求。

经计算机（化）系统采集、处理、报告所获得的电子数据，应当采取必要的管理措施与技术手段：

（1）经人工输入由应用软件进行处理获得的电子数据，应当防止软件功能与设置被随意更改，并对输入的数据和系统产生的数据进行审核，原始数据应当按照相关规定保存；

（2）经计算机（化）系统采集与处理后生成的电子数据，其系统应当符合相应的规范要求，并对元数据进行保存与备份，备份及恢复流程必须经过验证。

（五）保存措施

GVP 第一百一十二条规定，在保存和处理药物警戒记录和数据的各个阶段应当采取特定的措施，确保记录和数据的安全性和保密性。

数据是指在药品研制、生产、经营、使用活动中产生的反映活动执行情况的信息，包括文字、数值、符号、影像、音频、图片、图谱、条码等。记录是指在上述活动中通过一个或多个数据记载形成的，反映相关活动执行过程与结果的凭证。

记录可以根据用途，分为台账、日志、标识、流程、报告等不同类型。应当根据活动的需求，采用一种或多种记录类型，保证全过程信息真实、准确、完整和可追溯。

药物警戒活动的每一个环节，包括制度/规程文件的建立、个例安全性报告收集处理、信号检测、风险管理活动的开展等等，都会产生药物警戒记录和数据。

1. 确保记录和数据的安全性和保密性　建立记录和数据储存的制度/规程文件，明确储存要求。凡是能证明符合法规和相应制度/规程规定的记录和数据均应根据相应要求保存电子版和/或纸质版。

建立与 PV 业务相适应的计算机系统，能够实时控制并记录 PV 各环节管理的全过程，并符合记录稽查条件。

（1）系统的硬件设施和网络环境应符合以下要求：支持系统正常运行的服务器；稳定、安全的网络环境，固定接入互联网的方式和可靠的信息安全平台；实现相关部门之间、岗位之间信息传输和数据共享的局域网；符合法规要求及持有人实际管理需要的应用软件和相关数据库。

（2）各部门职责分工。信息管理部门负责：系统硬件和软件的安装、测试及网络维护；系统数据库管理和数据备份；培训、指导相关岗位人员使用系统；系统程序的运行及维护管理；系统网络以及数据的安全管理；保证系统日志的完整性；建立系统硬件和软件管理档案。

药物警戒部门负责：根据业务需要指导设定系统功能；系统操作权限的审核，并定期跟踪检查；PV 数据修改申请的审核，符合规定要求的方可按程序修改；系统中涉及药品信息及相关规则的维护和更新。

PV 业务相关人员应严格按照管理制度和操作规程进行系统数据的录入、修改和保存，以确保各类记录的原始、真实、准确、安全和可追溯。各操作岗位通过输入用户名、密码等身份确认方式登录系统，并在权限范围内录入或查询数据，未经批准不得修改数据信息；修改各类数据时，操作人员在职责范围内提出申请，经管理人员审核批准后方可修改，修改的原因和过程在系统中予以记录；系统对各岗位操作人员姓名的记录，根据专有用户名及密码自动生成，不得采用手工编辑或菜单选择等方式录入；系统操作、数据记录的日期和时间由系统自动生成，不得采用手工编辑、菜单选择等方式录入。

根据计算机管理制度对系统各类记录和数据进行安全管理。采用安全、可靠的方式存储、备份；按日备份数据；备份记录和数据的介质存放于安全场所，防止与服务器同时遭遇灾害造成损坏或丢失，备份及恢复流程必须经过验证；记录和数据的保存时限符合法规和相应规程要求。

2. 记录储存阶段　记录储存分为两个阶段管理，一是未归档的记录，二是归档的记录。未归档的记录应按照规程要求实时保存，电子版文件也应定期备份，纸质版文件应存入临时文件柜并上锁。

3. 归档记录的存档要求　首先，建立记录控制清单，明确需要管控的具体工作项，以及每项工作产生的记录。如 ICSR（个例安全报告）管理产生的记录：接收 case 的源文件（邮件、电话记录、网页记录、传真、文献等）、随访记录、系统记录、报告国家的记录以及生成的报表等。其次，根据制度/规程要求，储存电子版和纸质版。

（1）电子版储存　通过计算机系统记录数据时，相关人员应当按照操作规程，通过授权及密码登录后方可进行数据的录入或者复核；数据的更改应当经 PV 部门指定的管理员审核并在其监督下进行，更改过程应当留有记录。

（2）纸质版储存　纸质记录及凭证应当及时填写，并做到字迹清晰，不得随意涂改，不得撕毁。更改记录的，应当注明理由、日期并签名，保持原有信息清晰可辨。储存纸质文件的档案室应清洁、干燥、安全，且注意防火、防水、防潮、防虫、防鼠、防盗。

4. 记录借阅及保密　提交借阅申请，通过审批后方可借阅。借阅材料不得擅自带出公司。需要摘抄或复制文件时，需经过审批，否则不得摘抄或复印。

档案室需锁门，档案室钥匙及办公室临时文件柜钥匙存档于保险柜中统一保管。

（六）保存时限

GVP 第一百一十三条规定，药物警戒记录和数据至少保存至药品注册证书注销后十年，并应当采取有效措施防止记录和数据在保存期间损毁、丢失。

药物警戒记录和数据的保存期限：至少保存至药品注册证书注销后十年，在此期限内不得销毁、丢失。

电子记录应确保有稳定的服务器、安全可靠的信息平台、稳定的硬件和软件系统并定期测试以及完备的灾难恢复计划，设定系统权限，系统数据异地备份等。

纸质记录应存放在上锁的档案室中，由专人管理，档案室应清洁、干燥、安全，且注意防火、防水、防潮、防虫、防鼠、防盗。

备份与存档。一般记录和数据的保存方法有备份和存档两种。数据的归档和备份都是数据保护工作的关键组成部分，两者可以相互补充，但各自都提供着独特且重要的功能。

备份主要用于操作恢复，以快速恢复被覆盖的文件或损坏的数据库。备份的目标之一是完成快速恢复。

当数据在发生丢失、损坏、错误或损坏情况时，以灾难恢复为目的，备份数据被提前复制到另一个位置，使用备份可以快速恢复到之前进行复制时的状态。从备份数据中恢复的常见事件包括：人为操作错误、自然灾害和网络攻击。

对于最为关键的数据，应该在可以用于快速恢复的设备上执行备份，例如基于磁盘的设备。对于拥有较长恢复时间目标的数据恢复工作，可以使用价格更为合适的磁带或基于云端的备份。

对药物警戒日常活动而言，备份可以以每天、每小时或者更频繁的频率进行。

归档，则是将数据移动到不同的位置，并进行长期保存的过程。与备份不同的是，归档数据不是副本，而是组织需要保存的非活跃数据。常见的归档原因包括法律法规以及合规性要求。根据需求以及源数据的类型，一份归档文件可能包含许多需要保存多年的数据。通过归档，药物警戒部门还可以将数据从成本更高的主存储设备中转移出来，从而节省更多数据存储、管理方面的资金投入。

在归档的理念中，数据的取回速度并不是重要的一环，即便相关的数据需求涉及法律或法规层面的操作，通常还是会有数天的时间来做出回应；相比较下，数据的可搜索性和索引性其实更为关键。

总之，药物警戒相关的记录和数据应在日常做好备份，以防止数据损坏或丢失；并将非活跃数据归档，按照 GVP 所要求的，保存至药品注册证书注销后十年。备份与归档的规则应准确界定，并设立相应的操作流程。

实训 10　药物警戒体系主文件的撰写

【实训目的】

通过对药物警戒体系主文件的模拟撰写，了解药物警戒体系主文件的撰写要求，熟悉药物警戒体系主文件的撰写指南，掌握药物警戒体系主文件的基本内容，进而培养学生药物警戒体系主文件的撰写能力。

【实训要求】

1. 登录国家药品不良反应监测中心网站，下载《药物警戒体系主文件撰写指南》。

2. 模拟药物警戒体系主文件的撰写

【实训步骤】

1. 班级同学按 5~7 人组成若干学习团队，选出团队负责人 1 名。

2. 各组分析讨论实训项目，分解实训任务，明确团队成员的分工及完成时限，设置学习目标。

3. 下载《药物警戒体系主文件撰写指南》，共同学习实训任务的相关知识，制定实训任务分解表、完成时间、具体负责成员的分工情况。

4. 团队负责人承担下载《药物警戒体系主文件撰写指南》任务、组织学习、确定待模拟 MAH 名称、药品品种情形，并进行分工和记录的任务。

5. 团队负责人组织成员收集资料，并安排团队成员规范地撰写《药物警戒体系主文件撰写指南》的相关内容。

6. 团队组织 1~2 轮《药物警戒体系主文件》初稿的审核修改会，进行指南学习、主文件内容的讨论，并进行拍照，做好过程留痕记录。

7. 形成团队作品，作品名称要求为"团队负责人学号姓名+药物警戒体系主文件"，作品内容包括：

（1）任务分解表。

（2）学习讨论情景图片。

（3）药物警戒体系主文件。

8. 在截止时间前提交到老师的电子邮件：renfuw@163.com。

【注意事项】

1. 团队分工必须明确，在成果中注明每位成员学号姓名、角色分工、个人贡献、自评分值，不得代做抄袭。

2. 团队负责人应当认真组织，有责任心，公平公正，做好团队考核记录并提交给老师。

目标检测

答案解析

一、单项选择题

1. 根据 GVP 检查指导原则，以下检查项目（缺陷风险建议等级）属于主要缺陷项目的是（　　）

A. 制度和规程文件是否覆盖关键药物警戒活动？

B. 制度和规程文件内容是否合规、清晰、可操作？

C. 是否建立了文件管理操作规程？

D. 是否对制度和规程文件定期审查和及时更新？

2. 在药品研制、生产、经营、使用活动中产生的反映活动执行情况的包括文字、数值、符号、影像、音频、图片、图谱、条码等信息，是指（　　）

A. 文件　　　　　　　　B. 主文件　　　　　　　　C. 记录　　　　　　　　D. 数据

3. 在药品研制、生产、经营、使用活动中通过一个或多个数据记载形成的，反映相关活动执行过

程与结果的凭证，是指（　　）

A. 记录　　　　　　　　B. 文件　　　　　　　　C. SOP　　　　　　　　D. 数据

4. 药物警戒记录和数据的保存期限：至少保存至药品注册证书注销后（　　）年，在此期限内不得销毁、丢失

A. 3　　　　　　　　　　B. 5　　　　　　　　　　C. 8　　　　　　　　　　D. 10

5. 药物警戒体系主文件的英文简称为（　　）

A. CTD　　　　　　　　B. PSMF　　　　　　　　C. DMF　　　　　　　　D. SMP

6. GVP 第一百一十一条规定，使用电子记录系统，应当建立（　　），规定系统安装、设置、权限分配、用户管理、变更控制、数据备份、数据恢复、日常维护与定期回顾的要求

A. 标准操作规程　　　　　　　　　　　　　　　　B. 标准管理规程

C. 业务操作规程　　　　　　　　　　　　　　　　D. SMP

二、多项选择题

7. GVP 第一百一十二条规定，在保存和处理药物警戒记录和数据的各个阶段应当采取特定的措施，确保记录和数据的（　　）

A. 安全性　　　　　　　B. 真实性　　　　　　　C. 完整性

D. 规范性　　　　　　　E. 保密性

8. 记录可以根据用途分为不同类型，具体有（　　）

A. 台账　　　　　　　　B. 报告　　　　　　　　C. 日志

D. 标识　　　　　　　　E. 流程

9. GVP 第一百零六条规定，药物警戒体系主文件应当至少包括的内容有（　　）

A. 组织机构、药物警戒负责人的基本信息、专职人员配备情况

B. 疑似药品不良反应信息来源

C. 信息化工具或系统、管理制度和操作规程

D. 药物警戒体系运行情况、药物警戒活动委托

E. 质量管理、附录

10. 根据《个例药品不良反应收集和报告指导原则》（2018 年），个例药品不良反应的收集与报告工作相关的所有数据，包括（　　）

A. 不良反应信息的原始记录（如面访记录、电话记录、电子邮件或截图、文献检索记录、原始报告表）

B. 随访记录

C. 已经提交的报告表，未提交的报告表

D. 国家药品不良反应监测系统反馈的报告，死亡病例调查报告

E. 其他报告相关的调查与沟通内容

项目十一　临床试验期间药物警戒

PPT

1. 掌握研发期间安全性更新报告的合规要求。
2. 熟悉临床试验中个例药品不良事件收集和报告。
3. 了解临床试验期间的风险管理。
4. 学会研发期间安全性更新报告的规范撰写。
5. 养成药物警戒合规意识。

岗位情景模拟

情景描述　C企业药物警戒专员小张承接一项研发期间安全性更新报告的撰写任务？研发期间安全性更新报告（DSUR）有哪些合规要求？。

讨论　1. DSUR需要遵循哪些指导原则？

　　　　2. DSUR由哪些内容组成？

《药物警戒质量管理规范》明确了临床试验期间药物警戒工作的各项要求。临床试验期间的药物警戒体系及质量管理可参考上市后药物警戒体系相关要求，临床试验期间药物警戒活动需要结合《药物临床试验质量管理规范》的要求进行适当调整。

任务一　基本要求

临床试验期间药物警戒体系的建立，在策略层面可以按照上市后药物警戒体系的思路，从质量管理、机构人员与资源、监测与报告、风险管理、文档管理多个方面入手，关注药物警戒工作的合规性、及时性和执行情况；在实际操作层面和技术层面，同时要考虑临床试验期间法规要求。

一、GVP 相关条款

第一百一十六条　与注册相关的药物临床试验期间，申办者应当积极与临床试验机构等相关方合作，严格落实安全风险管理的主体责任。申办者应当建立药物警戒体系，全面收集安全性信息并开展风险监测、识别、评估和控制，及时发现存在的安全性问题，主动采取必要的风险控制措施，并评估风险控制措施的有效性，确保风险最小化，切实保护好受试者安全。

药物警戒体系及质量管理可参考本规范前述上市后相关要求，并可根据临床试验期间药物警戒要求进行适当调整。

第一百一十七条　对于药物临床试验期间出现的安全性问题，申办者应当及时将相关风险及风险控制措施报告国家药品审评机构。鼓励申办者、临床试验机构与国家药品审评机构积极进行沟通交流。

第一百一十八条　申办者应当指定专职人员负责临床试验期间的安全信息监测和严重不良事件报告

管理；应当制订临床试验安全信息监测与严重不良事件报告操作规程，并对相关人员进行培训；应当掌握临床试验过程中最新安全性信息，及时进行安全风险评估，向试验相关方通报有关信息，并负责对可疑且非预期严重不良反应和其他潜在的严重安全性风险信息进行快速报告。

第一百一十九条　开展临床试验，申办者可以建立独立的数据监查委员会（数据和安全监查委员会）。数据监查委员会（数据和安全监查委员会）应当有书面的工作流程，定期对临床试验安全性数据进行评估，并向申办者建议是否继续、调整或停止试验。

第一百二十条　临床试验过程中的安全信息报告、风险评估和风险管理及相关处理，应当严格遵守受试者保护原则。申办者和研究者应当在保证受试者安全和利益的前提下，妥善安排相关事宜。

第一百二十一条　临床试验期间药物警戒活动需要结合《药物临床试验质量管理规范》等要求。

第一百二十二条　申办者为临床试验期间药物警戒责任主体，根据工作需要委托受托方开展药物警戒活动的，相应法律责任由申办者承担。

二、临床试验期间药物警戒基本要求

既往欧盟药物警戒质量管理规范（EU GVP）各个模块主要关注的是上市后药品的药物警戒工作，但实际上世界卫生组织（WHO）对药物警戒（pharmacovigilance）的定义是"与发现、评价、理解和预防各种不良反应或与其他任何可能的药物问题有关的科学研究和活动"。在该定义中，并没有将药物警戒局限于"上市后药品"，因此药物警戒的工作范围应包含药物的整个生命周期的管理，即上市前临床试验阶段和上市后药品销售使用阶段。我国 GVP 很好地强调了这一点。

（一）建立临床试验阶段药物警戒体系的意义

GVP 明确临床试验阶段药物警戒体系的要求有很重要的现实意义。目前在临床开发的实际操作中，一些企业出于药物开发阶段和人员成本的考虑，把一些临床试验相关工作外包给合同研究组织（CRO）。按照外包程度的不同，可以包括方案设计、临床运营、安全性信息的收集、录入和递交等工作。从保护受试者安全的角度，这种模式可能使得一些企业在进行识别安全信号和风险管理工作时过度依赖 CRO公司，忽视自己在临床试验中安全风险管理的主体责任。

我国 GVP 明确在临床试验阶段建立药物警戒体系的要求，可以督促申办者提高主体责任意识，落实临床试验中保护受试者安全的各项措施，切实做到工作外包但责任不外包。

（二）临床试验中安全性信息管理的新要求

随着我国 GVP 的实施以及多项药品审评相关法规制度的颁布，监管部门对申办者管理临床试验中安全性信息提出了新的要求。

临床试验中的药物安全工作不再是单纯向监管部门报告严重不良事件，而是需要从收集处理安全性信息、识别安全信号到风险管理等多方面入手，保护受试者安全。

药物警戒从业人员既往在企业内部想要系统地开展工作，可能会遇到一些技术挑战。例如，试验药物安全性评估过程中存在如何与临床开发医生分工配合，DSUR 撰写时职责分工不够明晰，数据提供不及时等情形。究其原因，很多时候还是企业内部缺少一个健全的药物警戒体系。

在临床试验阶段建立药物警戒体系，GVP 明确可以参照上市后的要求。这说明临床试验阶段药物警戒工作仅仅靠一两个严重不良事件报告操作规程是不够的，而是应该着眼于保护受试者，按照上市后药物警戒体系的思路，从质量管理、机构人员与资源、监测报告、信号识别、风险管控、文件和数据等多个方面入手，全面建立各项规章制度，做到信息收集全面，信号识别准确，风控措施及时有效。

我国 GVP 不仅仅对临床试验阶段药物警戒工作提出了要求, 也给出了很多技术上的说明。作为企业内部管理人员, 应该提高风险管理主体意识, 药物警戒技术人员可以考察目前企业内部流程, 确认和质量管理规范的差距后, 补充相关流程, 最终做到全员药物警戒意识强, 专业人员技术过硬, 内部制度健全。

三、临床试验期间药物警戒活动合规要求

GVP 第一百二十一条规定, 临床试验期间药物警戒活动需要结合《药物临床试验质量管理规范》等要求。GVP 第一百一十六条规定, 药物警戒体系及质量管理可参考上市后药物警戒体系相关要求, 并可根据临床试验期间药物警戒要求进行适当调整。临床试验期间药物警戒活动需要结合 GCP 的要求, 同时参考 GVP 上市后相关要求, 二者并不矛盾。

在策略层面, 搭建临床试验期间药物警戒体系时, 可以按照上市后体系的思路, 从质量管理, 机构人员与资源, 监测与报告, 风险管理, 文档管理多个方面入手, 关注药物警戒工作的合规性、及时性和执行情况, 但在实际操作层面和技术层面, 还要考虑临床试验期间合规要求。

(一) 临床试验期间和上市后阶段药物警戒的异同

临床试验期间和上市后阶段药物警戒工作内容上的主要关注点的异同见表 11 – 1。

表 11 –1　临床试验期间与上市后药物警戒工作关注点的对比

药物警戒相关工作		临床试验期间	上市后阶段
个例报告	收集范围	严重不良事件, 妊娠病例, 方案规定的特殊关注的不良事件	可疑即报原则, 包括患者使用药品出现的与用药目的无关且无法排除与药品存在相关性的所有有害反应
	报告性质	征集报告	自发报告, 征集报告
	处理流程	数据录入, 质控, 医学审评	分检, 数据录入, 质控, 医学评审
	报告递交	快速报告给所有参加临床试验的研究者及临床试验机构、伦理委员会; 申办者应当向药监部门和卫健主管部门报告可疑且非预期严重不良反应。 通过电子递交的形式递交至药品审评中心	技术层面通过国家药品不良反应监测系统报告药品不良反应
	报告时限	不分境内外报告, 死亡危及生命的 SUSAR7 天, 其他 SUSAR15 天	境内发生的严重不良反应应当自严重不良反应发现或获知之日起 15 日内报告, 死亡病例及药品群体不良事件应当立即报告, 其他 ADR 应当在 30 日内报告。 境外发生的严重不良反应应当自持有人发现或获知严重不良反应之日起 15 日内报告, 其他不良反应纳入药品定期安全性更新报告中
	累积报告	研发期间安全性更新报告 (DSUR)	药品定期安全性更新报告 (PSUR/PBRER)
信号管理	信号识别	定性审阅个例报告, 简单的统计学方法	定性审阅个例报告, 简单的统计学方法, 数据挖据
	信号评估	临床前数据, 临床试验数据, 同类产品, 文献综合审阅	临床前数据, 临床试验数据, 上市后报告, 同类产品, 文献, 外部数据库综合审阅
风控措施		更新方案, 知情同意, 研究者手册; 试验暂停或终止	更新说明书, 额外的风险最小化措施 (医患教育工具, 限制使用等)
监管部门的检查		未明确提及	持有人及其代理人应当接受药品监督管理部门的监督检查

临床试验中个例安全性报告较上市后药品报告质量高, 但整体报告数量较上市后少, 这就决定了在

临床试验期间，信号管理的重点是个例报告，尤其是非预期严重不良事件的审阅。与上市后药品相比，临床试验期间不会用到数据挖掘的方法来发现信号。另外，在临床试验中，风险管控工作是在没有完全确认试验药物获益大于风险的情况下，通过研究者手册、知情同意书分别与研究者和受试者进行风险沟通，主要通过方案中排除标准、剂量管理、毒性管理来预防和减少受试者的安全性风险。而上市后产品是在明确获益大于风险的情况下，主要通过说明书与医生和患者进行药品风险沟通，通过禁忌、注意事项等部分的描述来管控风险，此外对于一些安全性问题会采取额外的风险最小化措施。

关注这些异同点，在策略上借鉴上市后经验，技术上遵循 GCP，可以帮助提高搭建临床试验期间的药物警戒体系的效率和合规性。

（二）药物临床试验期间出现的安全性问题

GVP 第一百一十七条规定，对于药物临床试验期间出现的安全性问题，申办者应当及时将相关风险及风险控制措施报告国家药品审评机构。鼓励申办者、临床试验机构与国家药品审评机构积极进行沟通交流。

申办者应在临床试验期间切实保障用药者的安全及权益。

1. 临床试验期间的安全性问题　可疑且非预期严重不良反应（SUSAR）是临床试验过程中需要关注的安全性问题，国家已制定相应的指导原则，规范申办者对 SUSAR 的收集、分析、评估及报告。

首先，对于明显影响药物风险获益评估的信息或可能考虑试验药物用法改变，或影响总体药物研发进程的信息，均属于安全性问题的范畴。例如：①对于已知的、严重的不良反应，其发生率增加，判断具有临床重要性；②对暴露人群有明显的危害，如在治疗危及生命疾病时药品无效；③在新近完成的动物试验中的重大安全性发现（如致癌性）。

此外，即便是从其他来源获得的信息，例如，其他公司开展的临床试验中，联合使用了我公司的药物，受试者使用以后发生了 SUSAR，但无法确定是其他公司的药物还是本公司的药物引起的，这种情况仍属于安全性问题。

2. 临床试验期间的风险控制措施　临床试验期间的风险控制措施最直接的做法就是对临床试验方案的修订，包括对入排标准的调整，研究终点的修订，在试验过程中监护的加强，剂量调整方案，发生不良反应时的处理原则等。

其次，方案修订以后，知情同意书也应当有相应的更新，以确保受试者能及时掌握药物的风险及相应的监测方法。

再次，还应当加强对研究者、CRC、CRA 的培训。

必要时，可邀请独立数据监察委员会（IDMC）给予指导建议，及时暂停或者终止临床试验。

3. 风险沟通　对于 SUSAR 报告，可通过电子传输的方式上报给监管部门，通过电子邮件或者临床试验系统报告给临床试验机构及伦理委员会。若临床试验机构对 SUSAR 报告有疑问，可通过召开会议的形式进行讨论，申办者可根据临床试验机构的建议去进一步收集相关信息及更新 SUSAR 报告。对于其他安全性问题，可通过电子邮件、申请人之窗等途径进行沟通。

（三）临床试验期间的安全信息监测和严重不良事件报告管理

GVP 第一百一十八条规定，申办者应当指定专职人员负责临床试验期间的安全信息监测和严重不良事件报告管理；应当制订临床试验安全信息监测与严重不良事件报告操作规程，并对相关人员进行培训；应当掌握临床试验过程中最新安全性信息，及时进行安全风险评估，向试验相关方通报有关信息，并负责对可疑且非预期严重不良反应和其他潜在的严重安全性风险信息进行快速报告。

"人–机–料–法–环"是药物警戒体系的五个主要方面。GVP 第一百一十八条囊括了这五个方面的要求：专职人员，满足 E2B 要求的信息化系统，SUSAR（可疑非预期严重不良反应）及重要安全性信息，相关的工作流程和操作规程，以及以培训为基础的良好合作氛围。

以下就与临床试验相关的 PV 操作流程、项目 PV 培训以及如何掌握最新安全性信息的方法进行阐述。

1. 临床试验安全信息监测与严重不良事件报告操作规程　收集安全性信息，个例安全性信息收集和报告规程，与之密切相关的安全数据处理规程、数据库管理规程、文件存档规程、业务连续性计划规程、PV 主文件以及文献检索规程等是开展临床试验药物警戒工作的指导手册。数据收集、安全信息监测、风险管理依法合规按 SOP 开展实施。

与风险管理相关的规程包括：信号监测规程、风险评价与控制规程、研究者手册更新规程、说明书准备与更新规程以及安全性信息沟通规程、研发期间安全性更新报告（DSUR）的撰写与递交规程。

2. 项目 PV 培训　项目 PV 培训，是针对具体项目所开展的安全性培训，而不是定期的全员药物警戒意识培训（PV awareness training）。

项目 PV 培训既然是针对具体项目的培训，不能泛泛地培训一些基本的定义、SAE（严重不良事件）的收集和报告规程和 SAE 表的填写指南，而是针对临床试验药物、临床研究方案、临床研究对象有哪些具体确定的或者潜在的（重要）风险，需要研究者或者受试者怎样去观察和收集信息，对于这些风险，需要什么时候采取哪些管理措施等等，需要在培训过程中进行详细地介绍。

3. 掌握最新安全性信息　个例安全性信息以及 DSUR 无疑是我们掌握安全性信息的重要来源，但这两个途径还不足以让我们及时监测到风险。例如：通常在临床研究过程中，安全数据库只收集 SAE、妊娠、药物过量等信息，但却无法看到常见不良反应（AE）的性质及发生率；DSUR 可以看到年度的整体安全性信息，但是一年才撰写一次 DSUR，这个节奏满足不了我们的监测需要。

如果要想看到一个研究项目的安全性信息全貌，可以直接请项目经理开通临床数据库的权限，自己掌握查看这个研究整体安全性信息的主动权；可以参加定期的医学监察会议，从 PV 的角度去审查获益 – 风险平衡；可以向数据统计团队提出申请，请求他们运行相关程序，定期汇总该研究项目的所有安全性数据。总之，申办者在临床试验期间应当切实保障用药者的安全及权益。

（四）数据监查委员会（数据和安全监查委员会）

GVP 第一百一十九条规定，开展临床试验，申办者可以建立独立的数据监查委员会（数据和安全监查委员会）。数据监查委员会（数据和安全监查委员会）应当有书面的工作规程，定期对临床试验安全性数据进行评估，并向申办者建议是否继续、调整或停止试验。

DMC、申办方、研究者等均有责任共同完成高质量的临床试验，确保研究的准确性和安全性。

1. 临床数据监察委员会（DMC）　在随机双盲对照研究中，由于受试者和研究者均处于盲态，因此无法得知治疗状态。出于伦理等因素考虑，应避免试验中受试者承担不必要的风险；另一方面，保证试验不会因过早终止而不能回答预设的科学问题也十分重要。因此，临床试验有时需要成立临床试验数据监查委员会（Data Monitoring Committee，DMC）来承担这些任务。

DMC 是一个独立的具有相关专业知识和经验的专家组，负责定期审阅来自一项或多项正在开展的临床试验的累积数据。

DMC 和其他各相关方最主要的区别在于：DMC 可以在非盲状态下利用临床试验过程中收集的有效性和安全性数据，依照预先制定的方案执行周期性或临时动议的风险 – 获益评估，为申办方提供建议。

2. DMC 的历史　DMC 的历史可以追溯到 "Greenberg 报告"。该报告于 1967 年向美国国家心脏咨询委员会提交，由北卡罗莱纳大学的统计学家 Bernard Greenberg 领导的专家委员会编写。报告旨在解决复杂的多中心临床试验的管理问题，提出特别需要一个独立的咨询委员会来帮助管理由美国国家心脏研究所资助的大型复杂临床试验工作。此后，经过美国国家卫生研究所（National Institutes of Health, NIH）多年来不断完善，逐步清晰定义了 DMC 在临床试验中的职责、任务、组成、操作规范和统计学考虑。2013 年，日本药品和医疗器械管理局发布了 DMC 指南。2020 年我国 CDE 发布《临床试验数据监查委员会指导原则（试行）》。可见，DMC 在全球的应用越来越广泛。

3. DMC 章程　DMC 的章程需在临床试验开始前制定，内容包括研究设计，DMC 的成员、职责范围、利益冲突评估原则，DMC 的会议形式，数据分析方法，期中分析数据及结果的获得权限，提供给 DMC 的所需材料的方式、格式和时间，DMC 与各相关方的沟通交流以及记录文件的准备和存档等。

4. DMC 的任务　受试者的安全性监查是 DMC 的首要任务。在以死亡或其他严重结局为终点的长期对照临床试验中，如发现试验药物的终点风险高于对照组，DMC 可出于安全性原因建议提前终止试验。

DMC 还可以对累积的数据进行期中分析，比较试验组与对照组不良事件的发生率，评估具有临床意义的不良事件。如果对临床试验的安全性问题存在严重担忧，DMC 可以建议终止临床试验，或暂停临床试验并进一步查明试验的安全性问题。

DMC 的另一个重要任务是通过评估期中分析结果对有效性进行监查，并协助申办者做出提前终止试验的决策。

提出提前终止试验的建议包括以下两种情况：①期中分析的结果显示，预期按原计划完成试验得到阳性结果的概率较小，继续试验意义不大，故而以阴性结果提前终止试验；②期中分析的结果显示，试验的有效性结果满足预设的统计准则，以阳性结果提前终止试验。

在某些情况下，在进行安全性评价的同时，还需评估有效性数据来进行风险和获益的比较，以决定是否继续试验。同时，应事先在试验方案中说明期中分析的计划以减少整体 I 类错误率。

为了确保临床试验的质量，DMC 可以定期监查与试验实施相关的数据，如受试者入选标准、方案依从性和受试者脱落率，数据的完整性和及时性，现场监查与中心监查的一致程度，重要预后指标试验组之间的平衡等。如果发现试验执行过程中出现严重质量问题，DMC 应建议申办者改善试验质量。

在极少数情况下，监管部门可以跟 DMC 进行直接沟通。

（五）受试者保护

GVP 第一百二十条规定，临床试验过程中的安全信息报告、风险评估和风险管理及相关处理，应当严格遵守受试者保护原则。申办者和研究者应当在保证受试者安全和利益的前提下，妥善安排相关事宜。

1. 药物临床试验期间受试者保护应遵循的原则

严格遵守《药品管理法》《药物临床试验质量管理规范》和 ICH 发布的相关技术指南。在符合相应要求的药物临床试验机构组织开展实施。试验过程中参加临床试验的各相关方严格落实以下责任：

（1）申办者对临床试验及安全风险管控承担主体责任，对临床试验的安全性和质量负总责。按照临床试验方案、临床试验通知书、药物临床试验批件或者药物临床试验备案信息中的相关要求开展临床试验；评估试验药物对受试者的影响，必要时采取措施并及时将处理结果报告国家药监局药品审评中心。

（2）药物临床试验机构是药物临床试验中受试者权益保护的责任主体。

（3）伦理委员会负责审查药物临床试验方案的科学性和伦理合理性，审核和监督药物临床试验研究者的资质、监督药物临床试验开展情况。

（4）研究者是实施临床试验并对临床试验质量及受试者权益和安全负责的试验现场的负责人。

2. 临床试验过程中受试者权益　临床试验过程中，应首先保证受试者的安全。其次根据《药物临床试验质量管理规范》《赫尔辛基宣言》，ICH - GCP 国际规范以及各国通行惯例，临床试验受试者以下权利也应当在临床试验的过程中受到尊重：

（1）生命健康权　临床试验最重要的考虑因素就是最大限度地保证受试者的生命健康安全，妥当处理不良事件以及严重不良事件的措施是受试者生命健康权得到保障的一个重要方面。

（2）知情同意权　在知情同意过程中，研究者应保证受试者对有关信息充分、完全理解，受试者在获得充分相关信息的前提下作出完全自我决定。

（3）隐私权　除了对受试者人格、尊严的尊重，确保其基于充分知情信息作出自主决定外，还应对受试者个人试验资料采取有效的保密措施，充分尊重其隐私权。

（4）医疗救治权　临床试验需对受试者可能遭受的风险进行充分的预估，并就可能的风险设置适当治疗方案，以确保有备无患。

（5）经济补偿权　严格的试验方案和积极的医疗救治旨在保障受试者的生命健康，但是并不能替代必要的补偿赔偿措施。试验需对遭受非正常损害的受试者采取必要的补偿、赔偿措施，以保障受试者的获得赔偿权。

基于受试者保护原则，临床试验申办者和研究者应该怎样做？

申办者应该建立完善的临床试验质量管理体系和药物警戒质量管理体系，优化安全性信息报告的规程。临床试验方案（或单独的研究特定文件）中应该详细描述安全信息报告的方式、途径、时限、报告要素和规程，以及研究者、申办者对报告评估的要求等详细内容。申办者收到任何来源的安全性相关信息后，应当立即分析评估并将可疑且非预期严重不良反应快速报告给所有参加临床试验的研究者及临床试验机构、伦理委员会、药品监督管理部门和卫生健康主管部门。临床试验中需要采用合理措施保护受试者隐私和其他需要保密的信息。受试者在受到非医疗事故或研究者疏忽所致的损伤时，申办者有义务协助研究者解决因实施该试验所产生的医疗纠纷，亦可以通过为受试者购买保险等形式，并提供法律上与经济上的担保。

申办者和研究者应对受试者可能遭受的风险进行充分预估，并就可能的风险设置适当治疗方案。当严重不良事件出现时，研究者应在第一时间对受试者采取适当的治疗措施，并会同申办者迅速研究所发生的严重不良事件，及时采取必要措施，使受试者受到的伤害降至最低。同时按要求向涉及使用同一试验用药物的其他研究者通报。

对试验中发现经申办者和研究者评估存在的安全性问题及风险，应主动采取必要的风险管理措施，如修改临床试验方案、修改研究者手册、修改知情同意书，主动暂停或者终止临床试验等，确保受试者风险最小化，并及时将相关风险及管理信息报告药品监督管理部门。

（六）药物警戒责任主体

GVP 第一百二十二条规定，申办者为临床试验期间药物警戒责任主体，根据工作需要委托受托方开展药物警戒活动的，相应法律责任由申办者承担。

申办者在与受托方签订合同前，要对受托方的资质、承接能力和服务水平进行考察评估，签订合同过程中需要对受托的药物警戒工作提出明确要求，在签订合同后要对受托方的药物警戒工作质量进行检查。

有一些申办者在合同条款中添加了对受托方很重的罚则，要求受托方如果工作中出现质量问题需承担经济赔偿和相应连带法律责任，但这种罚则并不能免除临床试验期间申办者药物警戒工作的主体责任。签订药物警戒工作委托合同后，对申办者不是"一了百了"，因为合同仅仅是将工作外包，而不是外包了责任。申办者内部依然要有自己明确的风险管控规程，在受托方确认风险后，及时采取措施保护受试者安全。

1. 申办者可以根据实际情况将工作外包　申办者在临床试验中可以根据公司现状和试验药物的开发阶段将药物警戒工作委托给第三方。

需要强调的是，临床试验期间的药物警戒工作不仅仅是个例的处理和 DSUR 的撰写，还包括信号管理和风险管控。受试者安全风险的管控会涉及知情同意、研究者手册和方案的更新，这些工作往往是由临床医学和运营部门领导。因此，能够独立委托给第三方的药物警戒工作通常包括个例的处理、DSUR 撰写和信号识别与评估。

2. 委托外包的模式　在目前的实际工作中，根据委托工作的范围和程度，可以将委托分为全部委托和部分委托两种模式。

（1）全部委托　即无论哪个临床试验，申办者的全部药物警戒活动委托给第三方，其中包括个例报告的处理（包括录入、质控、医学审评、递交等环节），DSUR 撰写，信号识别和评估。

（2）部分委托　又可以分为项目委托和流程委托。

项目委托，即将某个临床试验中的药物警戒工作委托给第三方，大多数情况下是个例的处理，有时也包括 DSUR 撰写。

流程委托，通过在药物警戒数据库中设置不同角色，将个例报告的录入、质控、医学审评和递交等流程中某几个环节委托给第三方。在这种模式下，申办者可以根据资源情况和临床试验进展选择自己或由受托方完成 DSUR 撰写工作。流程委托的模式中，信号的管理工作通常由申办者完成。

全部委托对受托方的药物警戒人员要求较高，需要由有经验的药物警戒医生在完成高质量个例医学审评的情况下，持续开展信号识别和评估工作。此外，申办者也要有专职人员和受托方对接，保证有关信号和风险的沟通顺畅。

单纯的项目委托，可能会缺少安全性数据定期汇总审阅的环节，这对药物警戒工作是有风险的。例如，一个化合物有多个不同适应证的临床试验，将不同适应证的临床试验委托给不同的受托方，每个临床试验的受托方只掌握了自己临床试验中的个例报告，申办者对安全性数据缺乏全局观。

为了弥补这一点，在实际工作中可以将项目委托和流程委托两种模式相互结合，多个受托方需要使用申办者的药物警戒数据库，其中个例报告的录入、质控和递交由各个项目受托方完成，而个例报告的医学审评和化合物层面的信号管理统一由申办者完成。

任务二　风险监测、识别、评估与控制

申请人应当对安全信息开展风险监测、识别、评估和控制，及时发现存在的安全性问题或者其他风险，并及时采取风险控制措施及风险最小化措施。

一、GVP 相关条款

第一百二十三条　临床试验期间，申办者应当在规定时限内及时向国家药品审评机构提交可疑且非预期严重不良反应个例报告。

第一百二十四条　对于致死或危及生命的可疑且非预期严重不良反应，申办者应当在首次获知后尽快报告，但不得超过 7 日，并应在首次报告后的 8 日内提交信息尽可能完善的随访报告。

对于死亡或危及生命之外的其他可疑且非预期严重不良反应，申办者应当在首次获知后尽快报告，但不得超过 15 日。

提交报告后，应当继续跟踪严重不良反应，以随访报告的形式及时报送有关新信息或对前次报告的更改信息等，报告时限为获得新信息起 15 日内。

第一百二十五条　申办者和研究者在不良事件与药物因果关系判断中不能达成一致时，其中任一方判断不能排除与试验药物相关的，都应当进行快速报告。

在临床试验结束或随访结束后至获得审评审批结论前发生的严重不良事件，由研究者报告申办者，若属于可疑且非预期严重不良反应，也应当进行快速报告。

从其他来源获得的与试验药物相关的可疑且非预期严重不良反应也应当进行快速报告。

第一百二十六条　个例安全性报告内容应当完整、规范、准确，符合相关要求。

申办者向国家药品审评机构提交个例安全性报告应当采用电子传输方式。

第一百二十七条　除非预期严重不良反应的个例安全性报告之外，对于其他潜在的严重安全性风险信息，申办者也应当作出科学判断，同时尽快向国家药品审评机构报告。

一般而言，其他潜在的严重安全性风险信息指明显影响药品获益－风险评估的、可能考虑药品用法改变的或影响总体药品研发进程的信息。

第一百二十八条　申办者应当对安全性信息进行分析和评估，识别安全风险。个例评估考虑患者人群、研究药物适应证、疾病自然史、现有治疗方法以及可能的获益－风险等因素。申办者还应当定期对安全性数据进行汇总分析，评估风险。

第一百二十九条　临床试验期间，申办者应当对报告周期内收集到的与药物相关的安全性信息进行全面深入的年度回顾、汇总和评估，按时提交研发期间安全性更新报告，研发期间安全性更新报告及其附件应当严格按照《研发期间安全性更新报告管理规范》完整撰写，并应包含与所有剂型和规格、所有适应证以及研究中接受试验药物的受试人群相关的数据。

原则上，应当将药物在境内或全球首次获得临床试验许可日期（即国际研发诞生日）作为研发期间安全性更新报告报告周期的起始日期。首次提交研发期间安全性更新报告应当在境内临床试验获准开展后第一个国际研发诞生日后两个月内完成。

当药物在境内外获得上市许可，如申办者需要，可在该药品全球首个获得上市批准日期的基础上准备和提交安全性更新报告。调整后的首次提交，报告周期不应超过一年。

第一百三十条　申办者经评估认为临床试验存在一定安全风险的，应当采取修改临床试验方案、修改研究者手册、修改知情同意书等风险控制措施；评估认为临床试验存在较大安全风险的，应当主动暂停临床试验；评估认为临床试验存在重大安全风险的，应当主动终止临床试验。

修改临床试验方案、主动暂停或终止临床试验等相关信息，应当按照相关要求及时在药物临床试验登记与信息公示平台进行更新。

第一百三十一条　申办者应当对风险控制措施的执行情况和实施效果进行评估，并根据评估结论决定是否采取进一步行动。

二、风险监测、识别、评估与控制

临床试验期间，申办者应当在规定时限内及时向国家药品审评机构提交可疑且非预期严重不良反应个例报告。

（一）风险监测

对于致死或危及生命的可疑且非预期严重不良反应，申办者应当在首次获知后尽快报告，但不得超过 7 日，并应在首次报告后的 8 日内提交信息尽可能完善的随访报告。对于死亡或危及生命之外的其他可疑且非预期严重不良反应，申办者应当在首次获知后尽快报告，但不得超过 15 日。提交报告后，应当继续跟踪严重不良反应，以随访报告的形式及时报送有关新信息或对前次报告的更改信息等，报告时限为获得新信息起 15 日内。

1. 首次获知日期（Day 0） 根据 GVP 第 49 条规定，持有人或其委托方/供应商的任意员工首次获知该个例不良反应，且达到最低报告要求（即满足有效报告的四要素）的日期，记为第 0 天（Day 0）。第 0 天需要被记录，是评估报告是否及时提交的依据。

2. 递交时限

（1）首次报告 致死或危及生命的可疑且非预期严重不良反应（SUSAR），申办方需要在首次获知后 7 个日历日内报送，如果递交日期落在节假日，也需要按时完成报送。如首次获知日期是 2025 - 12 - 01，则需在 2025 - 12 - 08 前报送至审评机构，若在该时限内没有报送或报送失败，将被认为是漏报或晚报，属于不合规问题。

非致死或危及生命的 SUSAR，申办方需要在首次获知后 15 个日历日内报送，如果递交日期落在节假日，也需要按时完成报送。如首次获知日期是 2025 - 12 - 01，则需在 2025 - 12 - 15 前报送至审评机构，若在该时限内没有报送或报送失败，将被认为是漏报或晚报，属于不合规问题。

（2）随访报告 收到 SUSAR 随访报告后，需要在随访报告获知日期后 15 个日历日内报送。对致死或危及生命的 SUSAR，应在首次报告后的 8 日内提交信息尽可能完善的随访报告。

（3）递交管理 现实诸多因素都会导致报告递交的延迟，很难做到 100% 递交合规率，如错漏报告、报告录入延迟、数据库损坏等。申办方需要根据自身情况，制定相关递交流程和合规管理制度。

在具体实践操作中，申办方在建立递交合规流程时，可参考以下要点：安排专人每天查看接收安全报告的邮箱或传真，收到报告后，第一时间发送回执，将报告上传到安全数据库。在国庆、春节等大型假期期间，需安排专人值班。建立后备人员制度，参与报告处理的人员需安排一名后备人员。在相关 SOP 中规范报告处理流程和处理时限。建立个例安全报告递交的 SOP 或其他程序性文件，规范递交流程。执行完递交操作后，必须查看是否递交成功，收到递交回执或成功将报告发送给监管部门（对于不提供回执的监管机构，如递交邮件成功发出、递交快递成功发出），方可记录为递交完成。建立递交记录跟踪表，记录每份 SUSAR 成功递交各监管机构的日期。在数据库中配置合理的报告处理时限、递交时限和递交提醒，建议公司内部递交时限设置要早于法规规定的时限。建立合规管理流程，合理设置递交合规率，定期对递交合规性分析。对于不合规的递交，需开展调查并根据需要制定相应的纠正措施和预防措施（CAPA）并实施。

（二）风险识别

GVP 第一百二十五条规定，申办者和研究者在不良事件与药物因果关系判断中不能达成一致时，其中任一方判断不能排除与试验药物相关的，都应当进行快速报告。在临床试验结束或随访结束后至获得审评审批结论前发生的严重不良事件，由研究者报告申办者，若属于可疑且非预期严重不良反应，也应当进行快速报告。从其他来源获得的与试验药物相关的可疑且非预期严重不良反应也应当进行快速报告。

申办者应该在临床试验开始前明确严重不良事件收集的时间范围并在临床试验方案中说明，确保在临床试验期间至获得审评审批结论前发生的严重不良事件能够有效收集。

对于临床个例快速报告的相关性判断，应该在 SMP 中进行描述，申办者与研究者任一方判断不能排除与试验药物相关的，都应当进行快速报告。

临床试验期间发生的可疑且非预期严重不良反应（SUSAR），需要在规定时限内向国家药品审评机构快速报告，本条对申办者在快速报告执行过程中因果关系判断、SUSAR 收集时间范围及 SUSAR 来源进行了补充说明，申办者应按照要求执行，避免出现"漏报"。

1. 相关性 可疑且非预期严重不良反应，需要同时满足可疑不良反应、非预期、严重这三个标准。可疑不良反应，即不良事件与试验药物之间是可能相关的，这里的可能相关，是指不良事件与试验药物的因果关系，需要综合申办者与研究者的相关性评价，若其中有一方无法排除相关，即认为有关，需要进行快速报告。仅当申办者和研究者双方认为无关时才无需快速报告。

对于临床试验中可能出现的因果关系为"无法判断"或者"未知"的非预期严重不良事件也属于无法排除与试验药物的相关性，也需要按照 SUSAR 进行快速报告。

2. 报告的时间范围 根据《药物临床试验期间安全性数据快速报告标准和程序》要求：快速报告开始时间为临床试验批准日期/国家药品审评机构默示许可开始日期，结束时间为国内最后一例受试者随访结束日期。

对于临床试验结束或随访结束后至获得审评审批结论前发生的严重不良事件，如满足 SUSAR 的标准，申办者也需要按照同样的途径进行信息收集、递交。

3. 其他来源的 SUSAR 申办者是药物临床试验安全性信息监测与非预期严重不良反应报告的责任主体。应考虑从研究药物层面进行信息的收集，而不仅仅是目前涉及的某一个特定的研究项目。除临床试验期间发生的个例安全性报告之外，申办者从其他来源获得的与试验药物相关的非预期严重不良反应也应当向国家药品审评机构进行快速报告。

值得注意的是，来源于自发报告的 SUSAR 不在向药品审评中心进行报告递交的考虑范围内。批件中无特别要求的Ⅳ期临床试验不需要向药品审评中心报告，可按上市后相关要求进行报告。

（三）个例安全性报告（ICSR）的撰写和递交要求

GVP 第一百二十六条规定，个例安全性报告内容应当完整、规范、准确，符合相关要求。申办者向国家药品审评机构提交个例安全性报告应当采用电子传输方式。该条款阐述了对个例安全性报告（ICSR）的撰写和递交要求。MAH、申请人和申办者应收集详细的安全性信息，严格按照法规要求，撰写 ICSR，以电子传输的方式及时向 CDE 递交。

那么，什么样的报告才是"完整、规范、准确"的呢？需要符合什么相关要求呢？为什么要以电子传输的方式提交 ICSR 呢？如何进行电子传输？

1. ICSR 内容撰写要求 ICSR 内容应符合《个例药品不良反应收集和报告指导原则》的相关要求。

（1）完整 有效的报告应包括以下四个元素（简称四要素）：可识别的患者（可通过姓名缩写、患者的身份证号码、出生日期、年龄、年龄段或性别来识别），可识别的报告者（可通过资质、姓名、姓名缩写或地址识别），怀疑药品，不良反应（关于猝死的报告，通常需要被当作疑似不良反应并加以报告）。

缺少这四要素中的任何一个要素，都意味着病例不完整，不符合报告的标准。与个例相关的任何支持信息，均应在 ICSR 中充分说明。

（2）规范 ICSR 应该以电子形式、结构化的数据进行提交。符合个例安全性报告电子传输信息规范相关要求，采用 ICH E2B（R3）的所有适用和相关数据元素和术语，使用经完全结构化的格式填写的 ICSR 进行报告。

（3）准确　要求尽量获取药品不良反应的详细信息，个例报告表中各项目尽可能填写完整，规范填写，准确填写。

2. ICSR 形式要求　当报告撰写完成时，申办者应采用电子传输的方式向 CDE 递交 ICSR。

为什么采用电子传输的方式？电子报告有助于信息传递，并且可以随时获得安全数据，以便进一步处理和分析。电子提交有以下几点优势：提高有效交换和处理 ICSR 数据的能力；有助于向有需要的组织传递信息；允许传入的信息被自动传送和处理；有助于汇总用于分析的安全性数据；允许最小化数据（重新）录入活动所需的资源。可扩展标记语言（XML）是与 CDE 交换安全性消息和确认消息所采用的标准。ICSR 电子传输应符合《个例安全性报告 E2B（R3）区域实施指南》相关要求。

（四）风险评价

第一百二十七条规定，除非预期严重不良反应的个例安全性报告之外，对于其他潜在的严重安全性风险信息，申办者也应当作出科学判断，同时尽快向国家药品审评机构报告。

1. 其他潜在的严重安全性风险信息　一般而言，其他潜在的严重安全性风险信息指明显影响药品获益－风险评估的、可能考虑药品用法改变的或影响总体药品研发进程的信息。包括：①明显影响药品获益－风险评估的信息；②可能考虑药品用法改变的信息；③影响总体药品研发进程的信息。

《药物临床试验期间安全性数据快速报告标准和程序》对此进一步举例：①对于已知的、严重的不良反应，其发生率增加，判断具有临床重要性；②对暴露人群有明显的危害，如在治疗危及生命疾病时药品无效；③在新近完成的动物试验中的重大安全性发现（如致癌性）。

2. 评估和确定"其他潜在的严重安全性风险信息"的责任主体　临床试验的申请人负责全方位审阅和评估安全性信息，并做出科学判断。

申请人应当组织包括药物安全部门在内的跨部门协作来开展这项工作。比如，药物安全和临床科学团队在临床试验的安全数据审阅过程中紧密协作，发现已知的严重不良反应发生率增加的趋势，并判断它的临床意义。在设计临床试验方案和安全管理计划时，事先界定对暴露人群有明显危害的事件（如在治疗危及生命疾病时药品无效），制定收集该类信息的流程，并监测其发生趋势。临床开发团队与临床前研究和转化医学团队保持密切沟通，及时获取动物试验或体外试验的重大安全性发现，共同评估其临床意义。

对于合作开发的产品，与合作方的紧密合作必不可少。双方除了要及时交换非预期严重不良反应的个例安全报告，也要及时共享其他潜在的严重安全性风险信息。以上的信息获取和评估流程，可以整合入药物安全风险管理的 SOP 中，涉及合作方的部分应写入药物警戒协议中。

3. "其他潜在的严重安全性风险信息"报告要求　目前对此类报告的格式没有强制性要求，可依据所报告内容而定，但应采用中文报告。一般应对于"其他潜在的严重安全性风险"进行详细、规范的说明并提供相关资料。申办者的药物安全部门可以作为报告的主要撰写者，但一定需要临床科学、临床前研究/转化医学、数据统计部门的协作支持。建议报告的签批人至少包括临床开发负责人和药物警戒负责人。

此类信息也要求快速报告，这在执行层面上给申办者带来了压力和挑战。有一种做法是将申办者判断某些信息为"其他潜在的严重安全性风险信息"的当日作为第 0 天，依此在快速报告的时限内完成报告准备和递交。

药物安全部门可以担任报告递交的执行者。登录申请人之窗后，在"临床试验期间安全性风险管理"的模块下有"其他潜在的严重安全性风险信息递交"的专用通道，按要求输入试验药物的相关注册申请信息和联系人及联系方式，并上传报告。

另外，按照《药物临床试验期间安全性数据快速报告标准和程序》，其他潜在严重安全性风险信息的快速报告也可通过电子邮件的方式发送到 lcqjywjj@ cde. org. cn。如果采用邮件报告的形式，就要在邮件中同时提供试验药物的相关注册申请信息（如注册申请的药物名称、受理号、申请人等）以及联系人及联系方式（如电话号码、手机号码等）。

（五）安全性信息的合规处理

GVP 第一百二十八条规定，申办者应当对安全性信息进行分析和评估，识别安全风险。个例评估考虑患者人群、研究药物适应证、疾病自然史、现有治疗方法以及可能的获益 – 风险等因素。申办者还应当定期对安全性数据进行汇总分析，评估风险。

申办者应当对产品安全性信息进行风险识别、数据汇总分析，在风险评估中感知获益和风险平衡。

CIOMS VI 工作组（临床试验安全信息管理）报告中详细介绍了如何评估临床试验的安全性信息，从而确定新出现的安全风险。CIOMS VI 工作组主要通过以下来源识别新的安全信息：①严重的个例安全性报告的评估；②不考虑严重性或因果关系，定期汇总评估可获得的临床安全数据（包括临床不良事件和实验室参数）；③评估揭盲的研究，包括单个研究结果和适当情况下的汇总分析。它也强调在安全性信息评估中应用临床判断的必要性。

通过对一系列个例中的安全性信息进行分析，能确定其趋势和模式，并能提供其与怀疑药物有潜在联系的线索。

根据不良事件的类型（例如诊断、体征或症状），患者特征和人口统计数据（如年龄、种族/上报国家、性别、并发症、合并用药），疾病（如适应证）或事件特征（如用药到发病时间、严重程度）对个例进行分类。

持有人还应当定期对安全性数据进行汇总分析，这些安全性数据源可以包括药物毒理学或毒物中心数据库，临床前（体外、离体或体内）动物研究，临床试验（如实验研究或专门设计的安全性研究），流行病学研究（前瞻性或回顾性，例如使用医疗保险或电子病历数据库），所有相关文献和法规，最终评估风险。

风险评估实际上贯穿产品的整个生命周期，首先需要识别结局、估算这些结局相关的后果的影响级别，以及估算这些结局的发生概率，即上文所说的个例评估的考虑因素。

而将信号升级成为风险，则需要一些关于其发生可能性的合理证据，并对已经量化或定性的风险危害进行评价。在这整个过程，需要我们感知获益和风险之间的平衡，并且评估需要采取的风控措施。

（六）研发期间安全性更新报告（DSUR）

GVP 第一百二十九条规定，临床试验期间，申办者应当对报告周期内收集到的与药物相关的安全性信息进行全面深入的年度回顾、汇总和评估，按时提交研发期间安全性更新报告，研发期间安全性更新报告及其附件应当严格按照《研发期间安全性更新报告管理规范》完整撰写，并应包含与所有剂型和规格、所有适应证以及研究中接受试验药物的受试人群相关的数据。

1. DSUR 的合规要求　原则上，应当将药物在境内或全球首次获得临床试验许可日期（即国际研发诞生日）作为研发期间安全性更新报告周期的起始日期。首次提交研发期间安全性更新报告应当在境内临床试验获准开展后第一个国际研发诞生日后两个月内完成。

当药物在境内外获得上市许可，如申办者需要，可在该药品全球首个获得上市批准日期的基础上准备和提交安全性更新报告。调整后的首次提交，报告周期不应超过一年。

DSUR（研发期间安全性更新报告）的主要目的是对报告周期内收集到的与试验药（无论上市与否）相关的安全性信息进行全面深入的年度回顾和评估。

DSUR 通过以下方面完成：检查申办者在报告周期内获得的信息与该试验药原有的安全方面信息是否一致；描述新的可能对临床试验受试者保护造成影响的安全性问题；总结当前对已确认的和潜在风险的认识和处理；对临床研究/研发计划的进展状况和研究结果进行更新。

DSUR 应该简明扼要，并且提供的信息应使监管部门确信申办者对研究药物的安全性进行了充分的监测和评估。DSUR 中应讨论报告周期内发现的所有安全性问题；但 DSUR 不应该用于对有意义的新发现的安全性信息的初始通报或者用于提供新安全性问题的检测途径。DSUR 需要按照《研发期间安全性更新报告管理规范》和 E2F《研发期间安全性更新报告》的要求撰写。

为了全面分析和呈现试验药品的安全性特征，DSUR 应尽可能地包含与所有剂型和规格、所有适应证以及研究中接受试验药的所有患者人群相关的数据。

使用"国际研发诞生日"（Development International Birth Date，DIBD）作为 DSUR 年度报告周期的起始日期。该日期是申办者在全球任何国家首次获得临床试验实施许可的日期。DSUR 年度报告周期的起始日为 DIBD 的月和日。

如果药品在任何一个国家获得上市批准后继续进行研发，那么应当依据该国的法律法规递交 DSUR 和 PSUR。如果申办者需要，可以在 PSUR 国际诞生日（International Birth Date，IBD）的基础上准备 DSUR，以便二者保持同步。两份报告数据锁定点同步后，下一次 DSUR 递交周期不应超过一年。

2. DSUR 的范围　DSUR 主要关注源于在研的药物和生物制品（无论是否获批上市）干预性临床试验（简称为"临床试验"）的数据和发现。由于获得上市批准后通常还会继续进行临床试验，因此 DSUR 也应该包含上市后研究的相关信息。DSUR 应侧重于试验药，只有当对照药与临床试验受试者的安全相关时，才需提供对照药的信息。

DSUR 应当提供报告周期内申办者所有正在进行的临床试验以及正在实施或已完成的其他研究中的安全性信息，包括：①使用试验药的临床试验，即临床药理学、治疗探索性及治疗确证性试验（Ⅰ－Ⅲ期）；②对上市药物已批准适应证进行的临床试验，即治疗应用试验Ⅳ期；③试验药的治疗应用，如扩大使用项目、同情使用项目、特殊患者应用、单个患者 IND 和治疗 IND；④支持药品生产工艺变更的临床试验。

DSUR 还应包括与试验药安全性相关的其他重要发现，这些发现可来自：

（1）观察性研究或流行病学研究。

（2）非临床研究（毒理和体外研究）。

（3）相关 DSUR，如果对该试验药适用。

（4）生产或微生物方面的变更。

（5）最近发表的文献研究。

（6）结果表明缺乏疗效、并可能由此对受试者的安全造成直接影响的临床试验，如：若适应证严重或危及生命，基础病情出现恶化。

（7）同类药物的其他相关安全性发现。

（8）共同研发方实施的临床试验（如果协议允许）。

3. DSUR 与 PSUR 的关系　目前，一些 ICH 成员国家和地区接受递交定期安全性更新报告（PSUR）以满足国家和地区对已获批上市药品的安全性进行定期报告的要求。虽然 DSUR 侧重于试验药，但 DSUR 和 PSUR 的内容有可能会重叠，且预计会有一定的重复。

例如，上市后信息（PSUR 中的内容）可能会与临床研发相关，因此应在 DSUR 中进行报告。DSUR 中可能包含已上市药品在临床试验中获得的安全性发现，这同时属于上市后安全性信息，也应在 PSUR 中进行报告。

DSUR 和 PSUR 都应该是全面、独立的，因为它们侧重于不同的方面，有不同的周期和接收单位。

4. DSUR 的接收单位　DSUR 的目的是作为年度报告递交给监管机构。如果国家或地区的法律法规要求向伦理委员会/机构审查委员会递交试验药的年度安全性报告，可以使用 DSUR 的执行概要，并按相应要求补充递交严重不良反应（SAR）的列表。

临床试验期间，是指申请人获准开展药物（包括中药、化学药及生物制品）临床试验后开始，持续至该药物境内最后一个上市许可申请提交，或者在境内不再继续进行研发时为止。

临床试验开始日期，是指申请人获得临床试验许可（IND）的日期。如果申请人仍持有 IND，DSUR 需要每年递交。此外附条件批准上市后开展新的或继续进行的临床试验，仍需定期提交 DSUR，直至药品常规上市。

药品上市后，如申办者调整 DSUR 的起始日期为 IBD，但调整后的首次提交，报告周期不应超过一年。例如某药品的 DIBD 为 2025 年 5 月 1 日，IBD 为 2026 年 9 月 1 日，那么需要 2025 年度 DSUR 递交完成后，准备和递交一个报告周期为 2026 年 5 月 1 日至 2026 年 8 月 30 日的 DSUR；次年开始 DSUR 和 PSUR 同步递交周期为 2026 年 9 月 1 日至 2027 年 8 月 30 日。

数据锁定点应是 DSUR 一年报告周期的最后一天。为便于监管，如果申办者需要，DSUR 的数据锁定点可以指定为 DIBD 月份前一个月的最后一天。

在撰写 DSUR 的"区域特有信息"时，需要按不同国家和区域的要求，例如中国区域的特有信息，按《研发期间安全性更新报告管理规范》第十二条要求准备；对于递交其他国家的 DSUR，需要确认本地区是否有特殊的区域要求。

5. 研发期间安全性更新报告管理规范　为规范研发期间安全性更新报告的撰写与管理，根据《药品注册管理办法》相关规定，国家药品审评中心组织制定了《研发期间安全性更新报告管理规范（试行）》，经国家药品监督管理局审核同意，自 2020 年 7 月 1 日起施行。

申请人在提交 DSUR 时，应包括：① DSUR 全文及附件；②报告周期内申请人认为不影响受试者安全的药物临床试验方案变更或者临床方面的新发现、非临床或者药学的变化或者新发现的支持性资料。申请人还应视情况（如最后一次提交 DSUR），随 DSUR 提交必要的说明性文件。

申请人应严格按照 ICH E2F 指导原则要求，逐章节完整撰写 DSUR 及附件。对于无进展/无发现的章节或者附件，应在相应项下进行说明，不可省略。

申请人在组织撰写 DSUR 时，应在"区域特有信息"一节中，将报告周期内，结合相关法规、技术指南等要求，对发生的药物临床试验方案变更或者临床方面的新发现、非临床或者药学的变化或者新发现是否可能增加受试者安全性风险的评估结果及申报情况进行总结，并提交支持性资料。DSUR 不应作为新的重要安全性信息的初始报告途径，或者新的安全性问题的检出途径。

DSUR 采用中文进行报告，对于"报告周期内严重不良反应行列表"可采用中文或者英文报告。

申请人在撰写 DSUR 时，需在"区域特有信息"项下或者以 DSUR 区域附件形式提供以下信息：①严重不良反应（SAR）累计汇总表；②报告周期内境内死亡受试者列表；③报告周期内境内因任何不良事件而退出临床试验的受试者列表；④报告周期内发生的药物临床试验方案变更或者临床方面的新发现、非临床或者药学的变化或者新发现总结表；⑤下一报告周期内总体研究计划概要。

6. DSUR 撰写内容及要求

（1）封面　DSUR 编号（报告应按顺序编号）；试验药的名称；报告周期；报告日期；申报者的名称和地址；DSUR 中信息的保密声明；若 DSUR 中包含揭盲信息，则需提供警示声明。

（2）执行概要　简介 – 编号和周期；试验药 – 作用机制、治疗分类、适应证、剂量、给药途径、剂型；临床试验受试者的估计累计暴露量；是否已获得上市批准？如果是，获得批准的国家数量；整体安全性评估的总结；重要风险总结；因安全性原因而采取的措施，包括对 IB 的重大修改；结论。

（3）目录

（4）前言　DIBD 或 IBD；报告周期和报告序列号；试验药 – 作用机制、治疗分类、适应证、剂量、给药途径、剂型；简要说明研究的适应证和人群；简要说明临床试验的涵盖范围（例如，使用了试验药的所有试验、针对特定适应证的试验、使用复方制剂的试验）；简要说明并解释 DSUR 中未包含的信息（例如，当与合作公司书面协议商定不提供安全性数据交换时）；对单个试验药递交多个 DSUR 的理由（如适用）

（5）全球上市批准情况　首次批准日期、适应证、批准的剂量和批准国家/地区（如适用）。

（6）报告周期内因安全性原因而采取的措施　DSUR 报告周期内申办者、监管机构、数据监查委员会（DMC）或伦理委员会采取的与安全性相关的，并对具体临床试验或整体临床研发计划造成影响的重大措施。应提供措施采取的简要理由并总结已采取措施的更新情况（例如，临床试验暂停后重新开始）。因安全性原因而采取的重大措施举例如下：①与试验药相关的措施：由于伦理或安全性原因而驳回临床试验许可；由于安全性发现或缺乏疗效，部分或完全暂停临床试验，或提前终止正在进行的临床试验；试验药或对照药的召回；已完成目标适应证的临床试验，但未获得上市批准的情况，包括主动撤回上市申请；风险管理措施，包括：因安全性或有效性问题而进行的试验方案修订（例如：调整剂量、修订试验的入选/排除标准、加强受试者监测、对临床试验期间的限制）；对研究人群或适应证的限制；知情同意书中关于安全性问题的变更；剂型/制剂处方变更；监管机构增加了特定/特殊的安全性相关的报告要求；向研究者或医护专业人员发布的沟通信；针对安全性问题的新的研究计划。②与已上市药物相关的措施：上市后再注册未获得批准；撤销或暂停上市批准；风险管理措施，包括：对分销进行严格限制或引入其他风险最小化措施；可能影响研发计划的说明书的重大安全性变更，包括使用限制和治疗人群限制；与医护专业人员的沟通信；监管机构强制要求进行的新的上市后研究。

（7）安全性参考信息的变更　报告周期内研究者手册及其他安全性参考信息的重大安全性相关变更。排除标准、禁忌证、警告、注意事项、严重药物不良反应、特殊关注的不良事件、相互作用等，以及任何重要的非临床研究（致癌性研究）发现。

（8）报告周期内正在进行和已完成的临床试验清单　试验编号；试验分期；研究状态；至少包括了一个研究中心的国家/地区；简要的研究题目；研究设计（非对照、对照、开放性、单盲、双盲、平行、交叉等，包括治疗组）；试验药和对照药的给药剂量和给药方案；研究人群（年龄、性别、适应证、特定患者群体）；临床试验的开始日期（由申办者确定）；整个研究的计划入组情况；估计的暴露于各治疗组的受试者累计人数。

（9）估计的累计暴露量　受试者累计暴露量的估计，是严重不良事件（SAE）汇总表和总体安全性评估的背景和基础。

研发计划中的累计受试者暴露量：自 DIBD 起，正在进行和已完成临床试验的累计受试者数量；暴露于试验药、安慰剂和/或活性对照药的受试者数量；对于正在进行和已完成的临床试验，暴露于试验药的累计受试者数量，并根据研发计划，按照年龄范围、性别和种族对数据进行分组；对于特殊重要的试验（如关键Ⅲ期试验），还应说明该试验的人口学特征。

上市后用药经验中的患者暴露量：如果试验药由申办者销售，DSUR应提供上市后累计患者暴露量的估算值，应基于最新的PSUR或其他适当的数据来源，并说明确定该估算值的方法。

（10）行列表及汇总表中的数据　包括：①报告周期内的严重不良反应行列表；②严重不良事件的累计汇总表。参考信息应明确所使用的编码辞典版本。

（11）报告周期内临床试验中有意义的发现　①已完成的临床试验有效性和安全性发现。②正在进行的临床试验支持或否定已确认的安全性问题的信息，以及新的安全性信号的证据。③长期随访尤其是先进治疗产品（基因治疗、细胞治疗产品和组织工程产品）。④试验药的其他治疗应用扩展用药项目、同情用药项目、特殊患者用药、单个患者IND和治疗IND。⑤与联合治疗相关的新的安全性数据。

（12）非干预性研究的安全性发现　观察性研究、流行病学研究、注册登记研究（registries）＊和主动监测项目（active surveillance programmes）。

（13）其他临床试验/研究的安全性信息　例如，随机临床试验的合并分析或荟萃分析的结果、共同研发合作者或研究者发起试验的安全性信息。

（14）上市后的安全性发现　简要总结上市后在报告周期内获得的主要安全性发现，尤其是导致产品说明书、研究者手册或知情同意文件发生变更，或者修订产品风险管理计划的发现。其中不仅包括与已审批用途相关的安全性发现，还包括超说明书用药，对特殊人群的给药（例如：孕妇），用药错误、过量和滥用。

（15）非临床数据

（16）文献

（17）其他DSUR　如果申办者对单个试验药准备了多份DSUR（例如，为了不同的适应证、研发计划或剂型），则应在本节总结其他DSUR中有意义的发现（如果本报告中其他部分没有提及）

（18）缺乏疗效

（19）区域特有信息　①SAR累计汇总表：系统器官分类（SOC）、不良反应术语、治疗组、非预期的不良反应术语加标注；②报告周期内死亡受试者列表：受试者编号、治疗方案、死亡原因；③报告周期内因任何不良反应事件而退出临床试验的受试者列表；④对一期实验方案的重大修订；⑤重大生产变更；⑥下一年总体研究计划；⑦与IND相关的未解决问题的记录。

（20）最新披露的信息　应对数据锁定点之后、但仍然在本DSUR准备期间出现的潜在重要安全性发现进行总结。

（21）整体安全性评估　是相对于原有对试验药的认识，对报告周期内新获得的相关的临床、非临床、流行病学信息进行的简明完整的评估。

风险评估涉及的事项有：新近确认的安全性问题；之前已确认的不良反应有意义的改变；新的和已确认的有临床意义的毒性反应；结局为死亡的不良事件；由于不良事件而停用试验药，包括实验室化验值异常或检查结果异常；药物间相互作用和其他相互作用；重要的非临床安全性发现；可能对风险造成影响的生产问题；缺乏疗效，而使试验参与者面临风险；特殊人群相关的任何特殊安全性问题；妊娠期和哺乳期的暴露和结局；长期治疗经验中获得的安全性发现；有临床意义的错误给药的证据；患者缺乏依从性的证据；药物过量及其治疗方面的经验；药物误用和滥用时间；实验方案要求的操作导致的任何安全性问题，或者与特定研究实施或设计相关的问题；使用其他同类药物治疗发现的有意义的新的安全性问题的潜在影响。

获益－风险考量。需对从累积的安全性数据识别出的风险与预期的疗效/获益之间的平衡进行简要说明，并说明上一次 DSUR 后该平衡是否出现了变化。

（22）重要风险总结　说明重要的已确认的和潜在风险，基于各个风险列出累计变化，例如：可导致纳入药品说明书作为警告、注意事项或禁忌证内容的风险。此类风险可能包括，已知的与特定分子结构或药物类别有关的毒性，或者基于非临床或临床累计数据所发现的问题。每年应根据当前了解情况对每个风险进行重新评估及再次总结。应强调新信息。

重要风险总结的细节程度取决于药物所处的研发阶段。例如，处于早期研发阶段的药物概述可能会包含个例信息，而处于研发阶段后期的药物概述，由于获得了更多知识和观察，每个风险的信息则不会特别详细。同时保留已完全明确或解决的风险，并予以简要说明。例如：未得到后续临床数据证实的毒理学研究或早期临床试验中的发现。

（23）结论　由于上一份 DSUR 以来获知的信息，导致原有的有效性和安全性信息出现的任何变化。同时，需概述为解决临床研发计划中新出现的安全性问题已经或将要采取的措施。

（七）风险控制

GVP 第一百三十条规定，申办者经评估认为临床试验存在一定安全风险的，应当采取修改临床试验方案、修改研究者手册、修改知情同意书等风险控制措施；评估认为临床试验存在较大安全风险的，应当主动暂停临床试验；评估认为临床试验存在重大安全风险的，应当主动终止临床试验。

修改临床试验方案、主动暂停或终止临床试验等相关信息，应当按照相关要求及时在药物临床试验登记与信息公示平台进行更新。

GVP 第一百三十一条规定，申办者应当对风险控制措施的执行情况和实施效果进行评估，并根据评估结论决定是否采取进一步行动。

1. 临床试验的安全风险评估　GVP 第一百三十条的合规要求在《药物临床试验期间安全信息评估与管理规范（试行）》里有相应的体现。建议通过申请人的安全风险评估管理的标准操作流程来规范这项活动。

申请人对安全信息开展风险监测、识别、评估和控制，及时发现存在的安全性问题或者其他风险，并及时采取风险控制措施及风险最小化措施。

需评估的安全信息包括个例安全报告、其他潜在的严重安全性风险信息和累积的安全性更新信息等。

2. 评估后的风险控制措施　经评估，临床试验存在的安全风险可分为一定的风险、较大的风险以及重大的风险。

认为临床试验存在一定的安全性风险的，应采取一般的风险控制措施，如修改临床试验方案、修改研究者手册、修改知情同意书等。

存在较大的安全性风险的，例如受试者正在/将会面临与试验相关的、获益/风险不合理的、较大身体伤害的风险，或临床试验用药品出现影响受试者安全的质量问题，应主动暂停临床试验。

存在重大的安全性风险的，例如药物临床试验出现大范围的非预期严重不良反应，或临床试验用药品存在严重质量问题，应主动终止临床试验。

3. 风险控制措施的披露　修改临床试验方案、主动暂停或终止临床试验等相关信息，需要及时在药物临床试验登记与信息公示平台进行更新。

4. 风险控制措施的评价和调整　申请人对安全性风险采取风险管理措施后需要评价措施实施的有

效性，如修改临床试验方案、修改研究者手册、修改知情同意书后，持续评估受试者的安全风险有无降低，确保受试者的风险最小化。

对于申请人由于安全性风险而主动暂停临床试验的情形，药审中心可以根据风险严重程度，要求申请人在完成整改后向药审中心提出恢复药物临床试验的补充申请，经审查同意后可恢复药物临床试验。药审中心未明确要求申请人补充申请的，申请人可视需要，按照《药物研发与技术审评沟通交流管理办法》相关规定提出沟通交流申请。

总之，药物警戒是针对药品的全生命周期，对药品不良反应及其他用药有关的有害反应进行监测、识别、评估和控制的过程。药品从非临床实验中获得了相应的数据支持后，该药品相应的临床试验申请将被提交至国家药品审评中心（CDE），经过审评或默示许可后，还需要得到临床试验中心机构和伦理的严格批准，才可以开展人体临床试验，这是药品生命周期的开始，这个日期叫国际研发诞生日（DIBD）。在完成了人体临床试验之后，获得了《药品注册证书》批准上市，可以在市场上销售，这个日期叫国际诞生日（IBD）。那么药品全生命周期是指从获得批准开始人体临床试验，到药品上市，再到上市后广泛人群使用，甚至最后退市的过程。根据药品全生命周期的，药物警戒的工作内容可以分为上市前和上市后。

上市前的药物，人们对于它的认知仅限于非临床实验的数据或少量的人体临床试验数据，其潜在风险是一个很大的未知数，所以在上市前的阶段，药物警戒表现在临床试验过程中进行详细的监测，每识别一个风险，都需要针对它进行评估和控制。

在 DIBD 后，开展人体临床试验前，CDE 要求递交研发期间风险管理计划（DRMP），这个是药物警戒的第一个工作。如果是创新药，则需要针对非临床实验和同类药物获知的一些风险情况，对人体临床试验可能出现的风险提出控制措施，这就是 CDE 要求申办者对受试者临床试验安全的保护。对于仿制药来说，有参比制剂作为参考，可以更好地评估药物的风险，因此，风险控制措施可以参照原研药物的进行准备。同时，在向 CDE 申请临床试验的时候，还需要提供试验方案和研究者手册（IB），试验方案中的安全性部分内容和 IB 中的不良事件部分是需要 PV 协助审核的，特别是在试验中出现严重不良事件（SAE）需要判断是否为非预期不良反应（SUSAR），判断是否预期的依据，就来自 IB 和方案的规定。

在开展临床试验的过程中，《临床试验质量管理规范》（GCP）要求申办者记录 SAE，并且对 SAE 进行分析，如果满足 SUSAR 报告的条件则需要按照法规要求，草拟报告递交 CDE。除了向监管部门递交报告，如适用，对于内部还要 SAE 分析，分析出现的 SAE 是否有类似的情况，另外还有 SAE 一致性核查，保证 PV 数据库 SAE 的数据和临床数据库的数据是一致的，以便后期进行分析时不会出现矛盾的情况。如果临床试验的 PV 工作是外包给 CRO 公司，需要进行供应商筛选，起草和签署药物警戒协议，全方面约定在临床试验执行过程当中药物警戒的合作。定期进行审查，了解 CRO 是否按照协议要求完成工作，因为法规规定即使持有人外包了 PV 工作，但是责任是不能外包的，责任仍然是由持有人承担。

在临床试验结束时，针对临床试验项目撰写的临床试验总结报告（CSR）有部分安全性的内容，也是需要 PV 进行审核。在药品上市时，配套的药物说明书的警示语、禁忌、不良反应和注意事项部分需要 PV 协助审核和提供意见的。

除了临床试验相关的工作，每年申办者还需要向 CDE 递交研发期间安全性更新报告（DSUR），这个报告是以产品为单位的，把一个年度内的所有开展的项目情况，发现的风险，处理的不良事件和分析情况整理成报告，提供给监管机构，便于监管机构了解正在研发产品的安全性情况。

完成了 III 临床试验后，证明药品是安全有效的，注册取得上市许可后，就可以上市供医生和患者选用。药物警戒的工作进入到上市后阶段。因为临床试验是有方案规定使用人群，而且对使用药物的人群有十分严谨的限制条件。但是上市后药品面对的人群是多样化的，而且临床试验的用药人数与上市后使用药物的人数相比是九牛一毛的，可能有部分不良反应或者风险未在临床试验中体现，需要持续开展药物警戒工作，监测、识别、评价和控制风险。

实训 11　研发期间安全性更新报告（DSUR）的模拟撰写

【实训目的】

通过对研发期间安全性更新报告（DSUR）的模拟撰写，了解 E2F《研发期间安全性更新报告》的要求，熟悉《研发期间安全性更新报告管理规范》，掌握《研发期间安全性更新报告》的主要内容概要及合规要求，进而培养学生药物警戒实务能力。

【实训要求】

1. 登录国家药监局网站下载《研发期间安全性更新报告管理规范》。

2. 学习研读《研发期间安全性更新报告管理规范》。

3. 模拟撰写一个药物的研发期间安全性更新报告（DSUR）。

【实训步骤】

1. 班级同学按 5~7 人组成若干学习团队，选出团队负责人 1 名。

2. 各组分析讨论实训项目，分解实训任务，明确团队成员的分工及完成时限，设置学习目标。

3. 下载《研发期间安全性更新报告管理规范》，共同学习实训任务的相关知识，制定实训任务分解表、完成时间、具体负责成员的分工情况。

4. 团队负责人承担下载《研发期间安全性更新报告管理规范》、组织学习、确定待模拟 MAH 名称、药物品种情形，并进行分工和记录的任务。

5. 团队负责人组织成员收集资料，并安排团队成员规范地撰写《研发期间安全性更新报告》的相关内容。

6. 团队组织 1~2 轮《研发期间安全性更新报告》初稿的审核修改会，进行 DSUR 管理规范学习、文件内容的讨论，并进行拍照，做好过程留痕记录。

7. 形成团队作品，作品名称要求为"团队负责人学号姓名 + DSUR 撰写"，作品内容包括：

（1）任务分解表。

（2）学习讨论情景图片。

（3）研发期间安全性更新报告。

8. 在截止时间前提交到老师的电子邮件：renfuw@163.com。

【注意事项】

1. 团队分工必须明确，在成果中注明每位成员学号姓名、角色分工、个人贡献、自评分值，不得代做抄袭。

2. 团队负责人应当认真组织，有责任心，公平公正，做好团队考核记录并提交给老师。

目标检测

答案解析

一、单项选择题

1. 临床试验数据监查委员会的英文简称为（ ）

 A. CCDS B. DMF C. ICH D. DMC

2. GVP 第一百二十条规定，临床试验过程中的安全信息报告、风险评估和风险管理及相关处理，应当严格遵守的原则是（ ）

 A. 受试者保护原则 B. 临床试验科学性原则

 C. 申办者成本原则 D. 研究伦理道德原则

3. GVP 第一百二十二条规定，申办者为临床试验期间药物警戒责任主体，根据工作需要委托受托方开展药物警戒活动的，相应法律责任由（ ）承担

 A. 研究者 B. 申办者 C. CRO D. 受托方

4. 研发期间安全性更新报告的英文简称为（ ）

 A. PSUR B. ICSR C. DSUR D. ICHE2F

5. DSUR 需要按照（ ）的要求撰写

 A. 《药物临床试验期间安全信息评估与管理规范》

 B. 《药品定期安全性更新报告撰写规范》

 C. 《研发期间安全性更新报告管理规范》

 D. 《药物临床试验质量管理规范》

6. 使用"国际研发诞生日"（DIBD）作为 DSUR 年度报告周期的起始日期。首次提交研发期间安全性更新报告应当在境内临床试验获准开展后第一个国际研发诞生日后（ ）内完成

 A. 一个月 B. 两个月 C. 三个月 D. 六个月

二、多项选择题

7. GVP 第一百一十八条规定，申办者应当（ ）

 A. 指定专职人员负责临床试验期间的安全信息监测和严重不良事件报告管理

 B. 制订临床试验安全信息监测与严重不良事件报告操作规程，并对相关人员进行培训

 C. 掌握临床试验过程中最新安全性信息，及时进行安全风险评估，向试验相关方通报有关信息

 D. 负责对可疑且非预期严重不良反应和其他潜在的严重安全性风险信息进行快速报告

 E. 富有临床治疗经验和 GCP 合规意识

8. 临床试验过程中受试者权益包括（ ）

 A. 知情同意权 B. 隐私权 C. 医疗救治权

 D. 经济补偿权 E. 生命健康权

9. 关于"其他潜在的严重安全性风险信息"，包含的情形有（ ）

 A. 明显影响药品获益 - 风险评估的

 B. 可能考虑药品用法改变的

 C. 影响总体药品研发进程的信息，如新的动物试验中重大安全性发现（如致癌性）

D. 对于已知的、严重的不良反应，其发生率增加，判断具有临床重要性

E. 对暴露人群有明显的危害，如在治疗危及生命疾病时药品无效

10. DSUR 应当提供报告周期内申办者所有正在进行的临床试验以及正在实施或已完成的其他研究中的安全性信息，包括（ ）

A. 使用试验药的临床试验，即：临床药理学、治疗探索性及治疗确证性试验（Ⅰ～Ⅲ期）

B. 对上市药物已批准适应证进行的临床试验，即：治疗应用试验Ⅳ期

C. 试验药的治疗应用，如：扩大使用项目、同情使用项目、特殊患者应用、单个患者 IND 和治疗 IND

D. 上市后药品临床使用过程中的安全性信息

E. 支持药品生产工艺变更的临床试验

项目十二　药物警戒检查

PPT

学习目标

1. 掌握药物警戒检查要点。
2. 熟悉药物警戒检查双星项目。
3. 了解药物警戒检查指导原则。
4. 学会迎检及整改报告撰写。
5. 养成药物警戒合规意识。

岗位情景模拟

情景描述　B 证 MAH 企业即将面临药物警戒检查，公司药物警戒部门，要做哪些迎接 GVP 合规检查的准备工作呢？

讨论　1. 公司药物警戒体系是否合规？

2. 如有不合规的发现项，公司整改后，您将如何撰写整改报告呢？

药物警戒制度拓展了药品不良反应监测和报告制度，更符合保护公众健康的监管职责要求。2022年 4 月 11 日，为落实《药品管理法》《疫苗管理法》有关建立药物警戒制度的要求，指导药品监督管理部门科学规范开展药物警戒检查工作，国家药监局组织制定并印发了《药物警戒检查指导原则》。开展药物警戒检查的意义在于，督促药品上市许可持有人，切实履行药物警戒义务，确定、记录和处理可能对公众健康构成风险的违规行为。通过对《药物警戒检查指导原则》的学习，可提高对药物警戒的认识，重视药物警戒在药品风险管理中的作用，进一步提升药物警戒合规意识。

任务一　检查指导原则

《药物警戒检查指导原则》自 2022 年 4 月 11 日起施行，原国家食品药品监管总局于 2015 年 7 月 2日印发的《食品药品监管总局关于印发药品不良反应报告和监测检查指南（试行）的通知》（食药监药化监〔2015〕78 号）同时废止。各省级药品监督管理部门强化组织领导和统筹协调，建立健全工作机制，推进药物警戒体系和能力建设，全面加强药物警戒各项工作。省级药品监督管理部门要督促指导其行政区域内药品上市许可持有人进一步完善药物警戒体系，规范开展药物警戒活动，确保持续符合《药物警戒质量管理规范》，切实履行药物警戒主体责任。省级药品监督管理部门还需要结合其行政区域监管实际，在日常监管工作中纳入药物警戒检查相关内容，科学制定检查计划，有序高效组织实施，工作中进一步细化相关工作内容、完善相关工作要求，切实落实属地监管责任。

一、GVP 检查指导原则的制定目的

GVP 检查指导原则的制定目的是为了指导药品监督管理部门科学规范地开展药物警戒检查工作，督

促药品上市许可持有人落实药物警戒主体责任。

GVP 检查指导原则的制定的依据是《药品检查管理办法（试行）》（国药监药管〔2023〕26 号）等有关规定。

二、GVP 检查指导原则的适用范围

GVP 检查指导原则适用于省级及以上药品监督管理部门对持有人自行开展及其委托开展的药物警戒活动进行的检查工作。对获准开展药物临床试验的药品注册申请人开展药物警戒检查的，应结合药物安全性特性和临床试验安全信息报告及风险评估，在临床试验期间或上市许可前启动药物警戒检查，具体实施可参照 GVP 检查指导原则。

三、GVP 检查的组织实施

GVP 检查工作的组织实施，以及检查机构和人员、检查程序、常规检查、有因检查、检查与稽查的衔接、跨区域检查协作、检查结果的处理等相关工作，按照《药品检查管理办法（试行）》（国药监药管〔2023〕26 号）等有关要求执行。

四、GVP 检查重点

GVP 检查重点考虑因素分为常规检查重点考虑因素和有因检查重点考虑因素。

（一）常规检查重点考虑因素

1. 药品特征

（1）药品的安全性特性。

（2）药品不良反应监测数据及药品不良反应聚集性事件发生情况。

（3）销售量大或替代药品有限的药品。

（4）批准上市时有附加安全性条件的药品。

（5）创新药、改良型新药，以及针对儿童、孕产妇等特殊群体使用的药品。

（6）社会关注度较高的药品。

2. 持有人特征

（7）持有品种较多、销售量大的持有人。

（8）未接受过药物警戒检查的持有人。

（9）首次在中国境内获得药品注册证书的持有人。

（10）企业发生并购、组织结构变更等导致药物警戒体系发生重大变化或对药物警戒组织结构有重大影响的持有人。

（11）委托生产的持有人。

（12）委托开展药物警戒活动的持有人。

3. 其他情况

（13）既往药物警戒检查或其他检查情况。

（14）药品监督管理部门认为需要开展检查的其他情况。

（二）有因检查重点考虑因素

（1）对疑似药品不良反应信息迟报、瞒报、漏报，报告质量差的。

（2）药品不良反应监测提示可能存在安全风险的。

（3）未能及时发现、评估、控制或沟通相关风险的。

（4）采取暂停生产、销售、使用和产品召回，未按规定报告药品监督管理部门的。

（5）未按规定或药品监督管理部门要求开展药品上市后安全性研究、制定并实施药物警戒计划，且未提供说明的。

（6）未按药品监督管理部门要求提供药物警戒相关资料或提供的资料不符合要求的。

（7）延迟实施或没有充分实施整改措施的。

（8）其他需要开展有因检查的情形。

五、GVP 检查方式

GVP 检查方式包括现场检查和远程检查。现场检查指检查人员到达持有人开展药物警戒相关活动的场所进行的检查。远程检查是采用视频、电话等方式开展的检查。

GVP 检查组可根据工作需要采取现场检查和（或）远程检查，可要求持有人在规定时限内提交检查所需的相关材料。要求持有人提供的相关资料一般为三年以内，或自上次检查至本次检查期间形成的资料。

六、GVP 检查地点

GVP 检查地点主要为持有人开展关键药物警戒活动的场所，必要时可对受托开展药物警戒活动的场所进行延伸检查。

任务二　GVP 缺陷风险等级

一、GVP 检查评定标准

GVP 现场检查结论分为符合要求、待整改后评定、不符合要求。综合评定结论分为符合要求、不符合要求。检查组和派出检查单位可根据实际检查情况，参照如下评定标准做出检查结论和综合评定结论。

未发现严重缺陷项和主要缺陷项，一般缺陷项 0~9 项，可评定为符合要求。

符合以下任一条件，可评定为不符合要求：①严重缺陷项 1 项及以上。②未发现严重缺陷项，主要缺陷项 10 项及以上。③未发现严重缺陷项，主要缺陷项 0~9 项，且总缺陷项 25 项及以上。

其余情形，待整改后评定。

二、缺陷风险等级

药物警戒检查发现的缺陷分为严重缺陷、主要缺陷和一般缺陷，其风险等级依次降低。重复出现前次检查发现缺陷的，风险等级可以升级。

检查项目共 100 项，其中可判定为严重缺陷（＊＊）的 12 项、可判定为主要缺陷（＊）的 40 项，其余 48 项可判定为一般缺陷。具体情况见下表 12 - 1。

表 12 – 1　药物警戒检查项目缺陷数量统计表

项目名称	总项数	严重缺陷数	主要缺陷数
机构人员与资源	21	3	8
质量管理与文件记录	29	3	12
监测与报告	17	1	6
风险识别与评估	19	3	8
风险控制	14	2	6
合计	100	12	40

（一）严重缺陷

严重缺陷（＊＊）的情形有 12 项。具体详见表 12 – 2

表 12 – 2　GVP 检查严重缺陷情形表

编号	项目	严重缺陷	GVP 章节
PV01	药品安全委员会	1. 持有人是否建立了药品安全委员会（＊＊）	一、机构人员与资源
PV02	药物警戒部门	2. 持有人是否设置了专门的药物警戒部门（＊＊）	
PV04	药物警戒负责人	3. 持有人是否指定了药物警戒负责人负责本企业药物警戒体系的运行和维护（＊＊）	
PV08	质量管理体系	4. 持有人质量管理体系中是否包含对药物警戒体系及其活动的质量管理要求，是否对药物警戒体系及活动进行质量管理（＊＊）	二、质量管理与文件记录
PV09	内部审核	5. 是否针对药物警戒体系及活动制定内审计划，并定期开展内审（＊＊）	
PV12	记录与数据管理	6. 关键的药物警戒活动是否有记录（＊＊）	
PV15	信息收集途径	7. 持有人是否建立了自主的疑似药品不良反应信息收集途径（＊＊）	三、监测与报告
PV19	信号检测	8. 持有人对各种途径收集的疑似药品不良反应信息是否开展了信号检测（＊＊）	四、风险识别与评估
PV20	信号分析评价	9. 是否对检测出的信号进行了评价（＊＊）	
PV22	上市后安全性研究	10. 是否根据省级及以上药品监督管理部门要求开展药品上市后安全性研究（＊＊）	
PV24	风险管理	11. 是否根据风险评估结果，对已识别风险、潜在风险采取适当的风险管理措施（＊＊）	五、风险控制
PV28	聚集性事件调查处置	12. 对药品不良反应聚集性事件是否及时进行了调查处置（＊＊）	

（二）主要缺陷

主要缺陷（＊）的情形有 40 项。具体详见表 12 – 3。

表 12 – 3　GVP 检查主要缺陷情形表

编号	项目	主要缺陷
PV01	药品安全委员会	1. 是否建立合理的工作机制和程序，并按程序开展工作（＊）

续表

编号	项目	主要缺陷
PV03	相关部门	2. 持有人是否明确各相关部门的药物警戒职责，相关部门可能包括药物研发、注册、生产、销售、市场、质量等部门（＊）
PV04	药物警戒负责人	3. 药物警戒负责人的职务、专业背景、资质和工作经历是否符合相关要求，是否熟悉相关法律法规等（＊） 4. 药物警戒负责人是否在国家药品不良反应监测系统中登记，有变更是否及时更新（＊）
PV05	专职人员	5. 持有人是否配备满足药物警戒活动需要的专职人员（＊） 6. 专职人员是否接受过药物警戒相关培训（＊）
PV06	人员培训	7. 是否制定年度培训计划并按计划开展培训（＊）
PV07	设备资源	8. 持有人是否配备了满足药物警戒活动所需的设备与资源（＊）
PV08	质量管理体系	9. 是否制定了药物警戒质量目标，是否将药物警戒的关键活动纳入质量保证系统中（＊）
PV09	内部审核	10. 内审前是否制定审核方案，内审记录是否完整（＊） 11. 对于内审发现的问题是否及时采取纠正和预防措施，并进行跟踪和评估（＊）
PV10	制度和规程文件管理	12. 制度和规程文件是否覆盖关键药物警戒活动（＊）
PV11	药物警戒体系主文件	13. 是否建立药物警戒体系主文件（＊）
PV12	记录与数据管理	14. 记录与数据是否真实、准确（＊） 15. 是否有措施保证记录和数据的安全、保密、不被损毁和丢失（＊） 16. 数据和记录保存年限是否符合要求（＊） 17. 受让其他药品上市许可持有人的相关药品注册证书时，是否获得了药物警戒相关记录和数据（＊）
PV13	委托管理	18. 委托开展药物警戒活动的，持有人是否考察受托方的药物警戒条件和能力，双方是否签订协议或在集团内书面约定相应职责与工作机制（＊） 19. 对受托方是否定期进行审计，对审计结果及存在的问题是否采取了纠正和预防措施（＊）
PV14	信息注册与更新	20. 持有人是否在国家药品不良反应监测系统中注册用户信息和产品信息，是否按要求变更（包括药品说明书）（＊）
PV15	信息收集途径	21. 信息收集途径和方法是否全面、畅通、有效；收集途径是否包括：医疗机构、药品生产企业、药品经营企业、学术文献、上市后研究、数据收集项目、相关网站等（＊） 22. 对于境内外均上市的药品，是否建立了境外信息收集途径（＊）
PV16	信息处置	23. 信息收集是否有原始记录（＊） 24. 对监督管理部门反馈的数据信息，是否定期下载并按要求处置（＊）
PV17	评价与报告	25. 报告表填写是否真实、完整、准确、规范，符合相关填写要求（＊） 26. 报告范围、报告时限是否合规（＊）
PV19	信号检测	27. 信号检测的方法和频率是否科学、适当（＊）
PV20	信号分析评价	28. 检测出的呈现聚集性特点的信号是否及时进行了病例分析和情况调查（＊）
PV21	风险评估	29. 是否对新的药品安全风险进行了评估，并有风险评估的记录或报告（＊） 30. 是否按要求对风险识别和评估过程中发现的风险进行了报告（＊）
PV22	上市后安全性研究	31. 是否按要求对研究中发现的新信息和药品安全问题进行了评估或报告（＊）
PV23	定期安全性更新报告/定期获益－风险评估报告	32. 撰写格式和内容是否符合《药品定期安全性更新报告撰写规范》或国际人用药品注册技术协调会有关指导原则的要求（＊） 33. 报告是否按规定的频率和时限要求提交（＊） 34. 对提交报告的审核意见是否及时处理或按要求回应（＊）
PV24	风险管理	35. 对重要风险是否制定了药物警戒计划（＊）

续表

编号	项目	主要缺陷
PV25	风险控制措施	36. 是否采取了适当的风险控制措施（*） 37. 风险控制措施是否按要求向所在地省级药品监督管理部门报告并告知相关单位（*）
PV27	药物警戒计划	38. 药物警戒计划是否实施（*）
PV28	聚集性事件调查 处置	39. 是否采取适宜的风险控制措施（*） 40. 调查处置情况和结果是否按要求进行了报告（*）

（三）一般缺陷

一般缺陷的情形有 48 项。具体详见表 12 - 4。表中的 AEFI 方案是指《全国疑似预防接种异常反应监测方案》。

表 12 - 4　GVP 检查一般缺陷情形表

编号	项目	一般缺陷
PV01	药品安全委员会	1. 药品安全委员会职责是否清晰、合理 2. 药品安全委员会组成是否满足要求
PV02	药物警戒部门	3. 是否有部门职责和/或岗位职责，部门职责/岗位职责是否全面、清晰、合理
PV04	药物警戒负责人	4. 药物警戒负责人职责是否全面、清晰、合理
PV05	专职人员	5. 专职人员是否具备开展药物警戒活动所需的专业背景、知识和技能，是否熟悉我国药物警戒相关法律法规等
PV06	人员培训	6. 参与药物警戒活动的所有人员是否均接受了培训 7. 培训内容是否合理，是否与药物警戒职责和要求相适应 8. 是否对培训效果进行评估
PV07	设备资源	9. 设备资源的管理和维护是否能持续满足使用要求 10. 药物警戒信息化系统（如有）是否满足相关要求，是否具有实现其安全、保密功能的保障措施
PV08	质量管理体系	11. 质量控制指标是否具体、可测量，并涵盖药物警戒的关键活动
PV09	内部审核	12. 内审是否独立、系统、全面
PV10	制度和规程文件管理	13. 制度和规程文件内容是否合规、清晰、可操作 14. 是否建立了文件管理操作规程，文件（包括药物警戒体系主文件）的起草、修订、审核、更新等是否按照规程执行 15. 是否对制度和规程文件定期审查和及时更新 16. 涉及药物警戒活动的文件是否经药物警戒部门审核
PV11	药物警戒体系主文件	17. 药物警戒体系主文件内容是否符合相关要求 18. 主文件与现行药物警戒体系及活动情况是否保持一致，是否及时更新
PV12	记录与数据管理	19. 记录与数据是否完整、可追溯 20. 纸质记录是否字迹清晰易读、不易擦除 21. 电子记录系统是否建立业务操作规程、定期备份、设置权限，数据改动是否能够追踪、留痕 22. 委托开展药物警戒活动产生的记录是否符合要求
PV13	委托管理	23. 委托协议或书面约定是否符合相关要求 24. 委托双方工作职责是否清晰、机制是否合理、衔接是否顺畅
PV16	信息处置	25. 记录在传递过程中是否保持信息的真实、准确、完整、可追溯；原始记录表格（如有）设计是否合理 26. 严重不良反应报告（含死亡病例报告）、非预期不良反应报告中缺失的信息是否进行随访，随访是否及时，是否有随访记录 27. 是否配合对药品不良反应、疫苗 AEFI 的调查工作 28. 对于境内外均上市的药品，是否及时报告了药品在境外因安全性原因暂停销售、使用或撤市等信息

编号	项目	一般缺陷
PV17	评价与报告	29. 药品不良反应严重性、预期性、关联性评价是否科学、合规 30. 原始记录、随访记录是否可追溯 31. 疫苗持有人是否依职责向受种者所在地的县级疾病预防控制机构报告所发现的疫苗 AEFI
PV18	加强药品上市后监测	32. 对于创新药、改良型新药及监管机构或不良反应监测机构要求关注的品种，持有人是否结合品种安全性特征进行了加强监测 33. 监测方法是否适当 34. 对监测结果是否进行了分析、利用
PV19	信号检测	35. 信号判定（如关注信号的判定、无效信号的判定、优先级判定）的原则是否合理
PV20	信号分析评价	36. 评价是否全面，是否提出合理的评价意见
PV21	风险评估	37. 评估的内容是否全面、科学 38. 是否提出合理的评估意见
PV22	上市后安全性研究	39. 是否根据药品风险情况主动开展药品上市后安全性研究 40. 研究方案是否由具有适当学科背景和实践经验的人员制定，由药物警戒负责人审核或批准
PV23	定期安全性更新报告/定期获益–风险评估报告	41. 数据覆盖期是否完整和连续 42. 报告是否经药物警戒负责人批准同意
PV25	风险控制措施	43. 是否评估了控制措施的有效性或制定了评估方案
PV26	风险沟通	44. 是否开展过风险沟通 45. 风险沟通是否及时，方式、内容、工具是否适当 46. 出现紧急情况时，是否按要求紧急开展风险沟通
PV27	药物警戒计划	47. 药物警戒计划是否经药品安全委员会审核，相关内容是否符合撰写要求 48. 是否根据对风险的认知情况及时更新药物警戒计划

三、药物警戒执法的检查要点

（一）检查是否在规定的时间内做好监测工作

在准备工作方面，GVP 要求，持有人应当于取得首个药品批准证明文件后的 30 日内在国家药品不良反应监测系统中完成信息注册。注册信息发生变更的，应当自变更之日起 30 日内完成更新。

在报告时限方面，GVP 要求，严重不良反应不迟于获知信息后的 15 日内报告，非严重不良反应不迟于获知信息后的 30 日内报告。因药品不良反应原因被境外药监部门要求停售、停用或撤市的，持有人应当在获知相关信息后 24 小时内报告。对于死亡或危及生命之外的其他可疑且非预期严重不良反应，申办者应当在首次获知后 15 日内报告。

在提交安全性更新报告方面，要求是创新药和改良型新药的，应当自取得批准证明文件之日起每满 1 年提交一次定期安全性更新报告，直至首次再注册，之后每 5 年报告一次。其他类别的药品，一般应当自取得批准证明文件之日起每 5 年报告一次。有关部门另有要求的，应当按照要求提交。

综上，未在规定的时间内监测、未在规定时间内报告、未在规定时间更新安全性报告等时间点，即是检查的关键点。

（二）检查是否按照规定的要求做好监测工作

在质量体系建设方面，持有人要将药物警戒的关键活动纳入质量保证系统中，从组织机构、人员、设备资源、管理制度、操作规程、报送途径、做好记录等方面进行细化，使其符合本企业的实际情况，具有可操作性，并且要按照 GVP 的要求开展相关内审工作。

在履行主要职责方面，药物警戒部门的职责应当覆盖药品不良反应信息的收集、处置与报告全过程，并且能够有效开展药品风险的识别、评估、控制活动。在制定药物警戒体系文件、定期更新安全性报告、药物警戒计划等方面应独立行使权利。

在设备与资源方面，应当配备满足药物警戒活动所需的设备与资源，信息化系统在设计、安装、配置、验证、测试、培训、使用、维护等环节要符合药物警戒的要求。

在检查中，要结合上市许可持有人等对象的实际情况，从软件、硬件两方面综合考量，综合判断开展药品不良反应监测工作是否合规。

四、监管新常态

药物警戒检查作为监管新常态，药物警戒检查指导原则是一个基本的制度保障；对药品上市许可持有人来说，也是合规开展药物警戒活动的指针。药物警戒制度强调保障药品全生命周期的安全性，而GVP 检查如果单纯以查看静态文件为主，不足以全面反映上市许可持有人在落实药物警戒制度方面的全部守法合规的各方面、全过程、所有责任人。因此，为了最大程度地提高检查的效率和针对性，应当以GVP 为基础，将药品不良反应监测作为飞行检查、专项检查、许可检查等检查的内容之一，构建完整的药物警戒检查体系。

（一）检查员队伍互通

国务院办公厅印发的《关于全面加强药品监管能力建设的实施意见》中强调加快建设有效满足药品监管工作需求的检查员队伍，整合现有的 GXP（X = M、S、V、L、C）检查员资源，将其纳入到药物警戒检查员体系之中，寓药品不良反应监测检查于各类检查之中，为药品全生命周期监管提供保障。

（二）GVP 检查与行政执法互动

GVP 检查主要是针对药物警戒开展情况的技术性检查，而要将相对人的行为定性为违反《药品管理法》第 134 条，未按照规定开展药品不良反应监测工作，则属于行政执法的内容。因此，在 GVP 检查中要有证据意识和法治思维，及时固定证据，做好相应记录，及时移交案件线索和证据，确保 GVP检查与执法无缝衔接。由于《药品管理法》第 134 条的罚则比较重，必要时法务部门应提前介入，指导案件规范办理。

（三）药监专业法与行政法互联

GVP 检查与执法的衔接，在监管层面完善相应配套法规规章，有序推进技术指南制修订，构建完备的药品监管法律法规制度体系。检查员通过学习，深刻理解掌握药品监管法律法规立法的新精神、新要求、新任务，同时将专业法规与《行政处罚法》等法规融汇贯通，在检查过程中创新监管新方式、新方法，提升药物警戒监管的能力和水平。

任务三　GVP 合规检查

为贯彻落实《药品管理法》《药品生产监督管理办法》等法律法规要求，进一步规范药品检查行为，结合药品检查工作实际，国家药监局制定了《药品检查管理办法（试行）》。省级药品监督管理部门应当按照该办法的要求，结合本行政区域实际情况，统一工作标准，细化工作要求，优化工作程序，组织做好药品生产经营及使用环节检查，持续加强监督管理，切实履行属地监管责任，督促药品上市许可持有人落实药品质量安全责任。

一、药品检查

(一) 概念

药品检查是药品监督管理部门对药品生产、经营、使用环节相关单位遵守法律法规、执行相关质量管理规范和药品标准等情况进行检查的行为，包括药物警戒质量管理规范符合性检查、药品生产质量管理规范符合性检查、药品经营质量管理规范符合性检查等。

(二) 原则

药品检查应当遵循依法、科学、公正的原则，加强源头治理，严格过程管理，围绕上市后药品的安全、有效和质量可控开展。

(三) 分类

根据检查性质和目的，药品检查分为许可检查、常规检查、有因检查、其他检查。常规检查是根据药品监督管理部门制定的年度检查计划，对药品上市许可持有人、药品生产企业、药品经营企业、药品使用单位遵守有关法律、法规、规章，执行相关质量管理规范以及有关标准情况开展的监督检查。药物警戒有关的检查在实际操作中一般存在以下几种情形：

1. 药物警戒常规检查 将药物警戒检查相关内容纳入许可检查、日常监督检查，对持有人实施药物警戒的情况进行的检查。

2. 药物警戒质量管理规范符合性检查 按照《药物警戒质量管理规范》《药物警戒检查指导原则》等，对一定数量的持有人进行全面检查。

3. 药物警戒有因检查 对药品不良反应监测提示可能存在安全风险、出现聚集性信号等情况的持有人，开展有针对性的药物警戒检查，且原则上采取飞行检查方式进行。

GVP 合规检查，属于药物警戒质量管理规范符合性检查，是根据药品监督管理部门制定的年度检查计划，对药品上市许可持有人执行药物警戒质量管理规范开展的监督检查。

(四) 检查纪律

药品检查有关人员应当严格遵守法律法规、廉洁纪律和工作要求，不得向被检查单位提出与检查无关的要求，不得与被检查单位有利害关系。药品检查有关人员应当严格遵守保密规定，严格管理涉密资料，严防泄密事件发生。不得泄露检查相关信息及被检查单位技术或者商业秘密等信息。

(五) 检查年度安排

GVP 检查工作以省局年度安排执行，以某省为例，其步骤一般分三个阶段：

1. 企业自查阶段（3 月底前） 首先，各持有人要认真对照《药物警戒质量管理规范》《药物警戒检查指导原则》进行药物警戒体系自查自纠，对发现的相关问题进行风险评估、原因分析、制定整改措施，形成自查整改报告，于年度第一季度底前将自查整改报告（加盖公章）通过省局药品智慧监管平台"两品一械"直报系统报送。

2. 检查阶段（11 月 20 日前） 省药品认证审评中心、省药品检查中心负责药物警戒常规检查，开展许可检查、日常监督检查时，将《药物警戒质量管理规范》《药物警戒检查指导原则》等要求纳入检查项目，并在检查报告和综合评定报告专门章节中描述。

省药品不良反应监测中心负责药物警戒质量管理规范符合性检查、有因检查，从涉疫药品、集采中选药品、血液制品、生物制品、无菌制剂等重点品种持有人，以及通过仿制药一致性评价药品、近两年内新批准上市药品、近三年来产生过药品不良事件聚集性信号的持有人，按照风险管理原则，确定 20 家左右持有人开展药物警戒质量管理规范符合性检查工作，检查组和派出检查单位根据实际检查情况，做出符合要求、待整改后评定或不符合要求的检查结论和综合评定结论。

药物警戒检查地点主要为持有人开展关键药物警戒活动的场所，必要时可对受托开展药物警戒活动的场所进行延伸检查。对药品不良反应监测提示可能存在安全风险、出现聚集性信号等情况的，省药品不良反应监测中心要开展有针对性的药物警戒检查。

3. 整改及总结报告阶段（11 月底前）　检查结束后，各持有人要对发现的缺陷项目立即进行整改，并在 20 个工作日内提交整改报告。各检查单位按要求应及时督促企业整改到位，并将检查报告上传至国家、省级药品智慧监管平台药品生产监管信息采集模块，对检查情况进行全面总结，总结内容包括但不限于检查总体情况、检查做法、检查发现的风险隐患、意见和建议等，并填报《全省药物警戒检查情况统计表》，于 11 月底前报送药品生产处，涉及重大情况要及时报告。省局最后根据检查进展情况，适时进行督导调研。

二、GVP 检查内容

药物警戒检查要素主要分为 5 个方面，分别是机构人员与资源、质量管理与文件记录、监测与报告、风险识别与评估、风险控制。被检查单位在平时应当定期对照《药物警戒检查指导原则》进行内审自查。监管机构进行药物警戒检查、第三方进行药物警戒审计的主要方法与内容如下：

（一）查机构人员与资源

1. PV01 药品安全委员会　查看药品安全委员会组织结构，应包括委员会主要人员姓名、职位信息等；查看相关制度或规程文件，应包括委员会职责、工作机制、工作程序等描述；查看委员会工作记录，如会议纪要、决策文件等；查看决策文件的实施和追踪是否与所描述的相一致；抽查询问药品安全委员会主要人员对岗位职责的了解程度及参与委员会工作的情况。

2. PV02 药物警戒部门　查看持有人组织机构图、药物警戒体系组织结构图（如果涉及集团持有人层面的药物警戒，图中应反映与集团中相关单位的关系）；查看药物警戒部门职责和/或岗位职责文件。

3. PV03 相关部门　查看药物警戒体系组织结构图；查看涉及相关部门职责的文件。

4. PV04 药物警戒负责人　查看药物警戒负责人聘任证明或岗位证明文件、背景和资质证明（如学历和学位证书、技术职称、工作简历、培训证明等）；查看药物警戒负责人岗位职责文件；检查该负责人在国家药品不良反应监测系统中的登记情况；询问该负责人对药物警戒相关法律、法规、规范等的熟悉程度。

5. PV05 专职人员　了解专职人员数量；查看专职人员聘用证明或岗位证明文件、专业背景证明（如学历学位证书、工作经历、培训证明等）；抽查询问专职人员对药物警戒相关法律、法规、规范、指南等的熟悉程度。

6. PV06 人员培训　查看药物警戒培训计划、记录和档案，包括培训通知、签到表、培训材料、考核记录、培训照片等。

7. PV07 设备资源　查看办公区域、办公设施、网络环境、资料档案存储空间和设备；了解 MedDRA 医学词典、文献检索资源配备情况；查看信息化工具（如存储、分析不良反应报告的数据库软件）或信息化系统（如采用 E2B 格式的报告系统、信号检测或风险预警系统等），了解信息化系统是否具有系统灾难恢复计划及业务应急计划等；查看安全保密措施是否到位；可要求进行功能演示。

（二）查质量管理与文件记录

1. PV08 质量管理体系 了解持有人如何对药物警戒体系及活动进行质量管理；查看药物警戒体系主文件中有关质量管理的描述；查看持有人质量管理体系相关文件，如制度与规程、质量体系文件记录等。

2. PV09 内部审核 了解持有人如何开展内审及审核人员情况；查看药物警戒体系主文件中有关药物警戒内审的描述；查看内审计划、内审方案、内审记录；查看对于内审发现问题的纠正和预防措施，了解跟踪、评估情况。

3. PV10 制度和规程文件管理 查看制度与规程文件目录；审查各类制度与规程文件内容及执行情况（可结合具体检查项目进行审查）；查看文件管理操作规程及相关记录。

4. PV11 药物警戒体系主文件 查看药物警戒体系主文件；查看相关制度和规程中有无主文件更新的要求；查看主文件更新记录及更新内容。

5. PV12 记录与数据管理 查看有关记录和数据管理的相关规程、质量管理体系文件和台账记录等；结合检查项目审查各类记录和数据是否符合要求。

6. PV13 委托管理 了解持有人是否存在药物警戒委托（包括集团内委托）情况；查看药物警戒体系主文件中委托部分相关描述；查看委托协议或书面约定的相关文件；查看受托方对审计结果及存在问题的纠正和预防措施相关记录；查看受托方培训与沟通记录等。

7. PV14 信息注册与更新 查看国家药品不良反应监测系统中持有人用户信息和产品信息。

（三）查监测与报告

1. PV15 信息收集途径 了解持有人信息自主收集的途径和方法（包括电话、传真、电子邮件等方式），可验证相关报告途径和方法的有效性；查看药物警戒体系主文件中有关疑似不良反应信息来源的描述。

2. PV16 信息处置 了解不同途径来源信息的记录、传递、核实、随访、调查等过程；抽查原始记录、随访记录、调查报告；查看监督管理部门反馈数据的下载记录，了解反馈数据的分析评价和报告情况。

3. PV17 评价与报告 抽查不同类别（一般、严重、死亡）疑似药品不良反应/AEFI 报告表，查看报告表填写和评价情况；追溯原始记录和随访记录，检查报告内容是否与原始记录一致；检查报告时限是否合规。

4. PV18 加强药品上市后监测 了解持有人近五年获批的创新药、改良型新药，以及监督管理部门或不良反应监测机构要求关注的品种情况；查阅加强监测的相关资料，如方案、记录、报告等。

（四）查风险识别与评估

1. PV19 信号检测 了解纳入信号检测品种的覆盖范围；检查信号检测工作开展情况，查看信号检测记录；了解信号检测的方法、频率、程序；了解信号判定的原则和标准；查看有无检出的信号和重点关注信号（包括呈现聚集性特征的信号）。

2. PV20 信号分析评价 查看信号评价记录或报告，了解评价过程、结果及建议；查看呈现聚集性信号的病例分析和情况调查资料；查看通过信号检测和评价有无发现新的药品风险。

3. PV21 风险评估 查看风险评估记录或报告，了解评估内容、结果及风险管理建议。

4. PV22 上市后安全性研究 抽查上市后安全性研究案例，包括研究方案、研究报告，向药品监督管理部门报告的信息等。

5. PV23 定期安全性更新报告/定期获益–风险评估报告　查看持有人向国家药品不良反应监测系统提交的定期安全性更新报告/定期获益–风险评估报告，检查报告覆盖期、提交时间、频率；查看是否覆盖所有应提交报告的品种等；抽查近期上报的定期安全性更新报告/定期获益–风险评估报告，检查报告的格式和内容，核查报告中纳入的安全性信息是否包含了所有信息来源；对于药品监督管理部门审核意见中有相关要求的，检查是否及时处理或回应。

（五）查风险控制

1. PV24 风险管理　了解持有人采取风险管理措施的相关情况，如风险控制措施、上市后研究、加强药品上市后监测等；查看持有人证明其采取风险管理措施的相关资料和证据，如药品说明书修订或备案申请、药物警戒计划、上市后研究和加强监测方案、报告等。

2. PV25 风险控制措施　查看药物警戒计划及其他相关资料；查看持有人报告药品监督管理部门和告知相关单位的信函、宣传单、签收单等支持文件；了解药品监督管理部门要求开展风险控制的品种（如修订完善说明书），检查持有人是否已按要求开展或完成相应工作。

3. PV26 风险沟通　了解持有人是否开展过风险沟通，何时沟通；了解风险沟通的方式和工具；检查致医务人员的函和患者安全用药提示等工具的风险沟通内容；了解持有人紧急开展风险沟通情况；针对说明书修订中增加警示语、严重不良反应、限制使用人群等内容，了解持有人是否开展了风险沟通以及具体情况。

4. PV27 药物警戒计划　查看药物警戒计划及证明其实施的相关材料。

5. PV28 聚集性事件调查处置　了解持有人是否发现或获知药品不良反应聚集性事件；了解聚集性事件调查处置经过；查看调查报告、跟踪报告、总结报告；查看证明企业开展相关风险控制措施的文件或记录。

三、GVP 合规检查程序

（一）检查组的组建

派出检查单位负责组建检查组实施检查。检查组一般由 2 名以上检查员组成，检查员应当具备与被检查品种相应的专业知识、培训经历或者从业经验。检查组实行组长负责制。必要时可以选派相关领域专家参加检查工作。

检查组在现场检查过程中，需要当场开展固定相关证据等行为时，检查组中执法人员不足 2 名的，应当由负责该被检查单位监管工作的药品监督管理部门派出 2 名以上执法人员负责相关工作。

（二）检查前准备

派出检查单位在实施检查前，应当根据检查任务制定检查方案。制定方案时应当结合被检查单位既往接受检查情况、剂型品种特点及生产工艺等情况，明确检查事项、时间和检查方式等。检查员应当提前熟悉检查资料等内容。

检查组到达被检查单位后，应当向被检查单位出示执法证明文件或者药品监督管理部门授权开展检查的证明文件。

（三）现场检查过程

现场检查开始时，检查组应当召开首次会议，确认检查范围，告知检查纪律、廉政纪律、注意事项以及被检查单位享有陈述申辩的权利和应履行的义务。采取不预先告知检查方式的除外。

检查组应当严格按照检查方案实施检查，被检查单位在检查过程中应当及时提供检查所需的相关资料，检查员应当如实做好检查记录。检查方案如需变更的，应当报经派出检查单位同意。检查期间发现被检查单位存在检查任务以外问题的，应当结合该问题对药品整体质量安全风险情况进行综合评估。

检查中发现被检查单位可能存在药品质量安全风险的，执法人员应当立即固定相关证据，检查组应当将发现的问题和处理建议立即通报负责该被检查单位监管工作的药品监督管理部门和派出检查单位，负责该被检查单位监管工作的药品监督管理部门应当在三日内进行风险评估，并根据评估结果作出是否暂停生产、销售、使用、进口等风险控制措施的决定，同时责令被检查单位对已上市药品的风险进行全面回顾分析，并依法依规采取召回等措施。

（四）现场检查末次会议

现场检查结束后，检查组应当对现场检查情况进行分析汇总，客观、公平、公正地对检查中发现的缺陷进行分级，并召开末次会议，向被检查单位通报现场检查情况。

被检查单位对现场检查通报的情况有异议的，可以陈述申辩，检查组应当如实记录，并结合陈述申辩内容确定缺陷项目。

检查组应当综合被检查单位质量管理体系运行情况以及品种特性、适应证或者功能主治、使用人群、市场销售状况等因素，评估缺陷造成危害的严重性及危害发生的可能性，提出采取相应风险控制措施的处理建议。

上述缺陷项目和处理建议应当以书面形式体现，并经检查组成员和被检查单位负责人签字确认，由双方各执一份。

（五）现场检查结论

1. 现场检查结论　检查组应当根据缺陷内容，按照相应的评定标准进行评定，提出现场检查结论，并将现场检查结论和处理建议列入现场检查报告，检查组应当及时将现场检查报告、检查员记录及相关资料报送派出检查单位。缺陷分为严重缺陷、主要缺陷和一般缺陷，其风险等级依次降低。现场检查结论分为符合要求、待整改后评定、不符合要求。综合评定结论分为符合要求、不符合要求。

派出检查单位应当自收到现场检查报告后 15 个工作日内审核现场检查报告，并形成审核意见。必要时派出检查单位可对缺陷项目和检查结论进行重新调整和认定，并及时将调整后的缺陷项目书面提供给被检查单位。

现场检查结论审核后为待整改后评定的，派出检查单位应当自收到整改报告后 20 个工作日内，形成综合评定结论，出具《药品检查综合评定报告书》，并报送药品监督管理部门。根据整改报告审核情况，必要时派出检查单位可进行现场复核或者要求被检查单位补充提交整改材料，相关时间不计入工作时限。

现场检查结论审核后为符合要求或者不符合要求的，派出检查单位应当自结论认定之日起 10 个工作日内，形成综合评定结论，出具《药品检查综合评定报告书》，并报送药品监督管理部门。药品监督管理部门应当及时将综合评定结论告知被检查单位。

2. 综合评定结论　综合评定结论的评定标准如下：①未发现缺陷或者缺陷质量安全风险轻微、质量管理体系比较健全的，或者发现缺陷有一定质量安全风险经整改可以有效控制风险且质量管理体系能够有效运行的，评定结论为符合要求。②发现缺陷有严重质量安全风险，质量管理体系不能有效运行的，评定结论为不符合要求。③发现缺陷有一定质量安全风险经整改仍未有效控制风险，或者质量管理体系仍不能有效运行的，评定结论为不符合要求。"

《药品检查综合评定报告书》应当包括药品上市许可持有人信息、企业名称、地址、实施单位、检查范围、任务来源、检查依据、检查人员、检查时间、问题或者缺陷、综合评定结论等内容。《药品检查综合评定报告书》的格式由药品检查机构制定。

3. 缺陷项目的整改 现场检查结束后，被检查单位应当针对缺陷项目进行整改，于30个工作日内向派出检查单位提交整改报告；缺陷项目经派出检查单位审核后作出调整重新发放的，整改时限可延长10个工作日；无法按期完成整改的，应当制定切实可行的整改计划，整改完成后，应当补充提交相应的整改报告。被检查单位在整改期间应当主动结合发现的缺陷和风险，采取必要的风险控制措施。

整改报告应当至少包含缺陷描述、缺陷调查分析、风险评估、风险控制、整改审核、整改效果评价等内容，针对缺陷成因及风险评估情况，逐项描述风险控制措施及实施结果。

被检查单位按照整改计划完成整改后，应当及时将整改情况形成补充整改报告报送派出检查单位，必要时，派出检查单位可以对被检查单位整改落实情况进行现场复查。

四、检查结果的处理

通过检查发现，MAH药物警戒工作存在的问题主要集中在：①是上市后产品全生命周期管理意识不强，对药品不良反应报告和监测工作重视程度不够；②是药物警戒体系运行效能不高，不良反应报告收集能力不足；③是对监测数据、文献资料分析评价能力缺乏，无法有效发现和控制风险，不能进行科学风险/效益评估。药品监督管理部门根据《药品检查综合评定报告书》及相关证据材料，作出相应处理。

（一）不配合检查的情形

被检查单位拒绝、逃避监督检查，伪造、销毁、隐匿有关证据材料的，视为其产品可能存在安全隐患，药品监督管理部门应当按照《药品管理法》第九十九条的规定进行处理。

被检查单位有下列情形之一的，应当视为拒绝、逃避监督检查，伪造、销毁、隐匿记录、数据、信息等相关资料：

（1）拒绝、限制检查员进入被检查场所或者区域，限制检查时间，或者检查结束时限制检查员离开的；

（2）无正当理由不如实提供或者延迟提供与检查相关的文件、记录、票据、凭证、电子数据等材料的；

（3）拒绝或者限制拍摄、复印、抽样等取证工作的；

（4）以声称工作人员不在或者冒名顶替应付检查、故意停止生产经营活动等方式欺骗、误导、逃避检查的；

（5）其他不配合检查的情形。

（二）处理措施

现场检查时发现缺陷有一定质量风险，经整改后综合评定结论为符合要求的，药品监督管理部门必要时依据风险采取告诫、约谈等风险控制措施。

药品监督管理部门应当将现场检查报告、整改报告、《药品检查综合评定报告书》及相关证据材料、风险控制措施相关资料等进行整理归档保存。

安全隐患排除后，被检查单位可以向作出风险控制措施决定的药品监督管理部门提出解除风险控制措施的申请，并提交整改报告，药品监督管理部门对整改情况组织评估，必要时可以开展现场检查，确认整改符合要求后解除相关风险控制措施，并向社会及时公布结果。

综合评定结论为不符合要求的，药品监督管理部门应当依法采取暂停生产、销售、使用、进口等风险控制措施，消除安全隐患。除首次申请相关许可证的情形外，药品监督管理部门应当按照《药品管理法》第一百二十六条等相关规定进行处理。

（三）违反药物警戒相关法律要求的法律风险

2019 年修订的《药品管理法》明确提出建立药物警戒制度，之后陆续发布配套法规，对药品上市许可持有人、药品生产经营企业以及医疗机构等单位规定了相应的法律责任。贯彻落实药物警戒工作是所有药品上市许可持有人、生产经营企业、医疗机构的责任和义务，积极上报不良反应，开展药物警戒工作，有利于提高药品质量和安全性，防范与用药有关的安全问题，促进安全、合理用药，保护公众的生命健康。那么，对于以上单位出现隐瞒不报、逾期未报告药品不良反应将要承担怎样的法律责任？

1.《药品管理法》   《药品管理法》第一百三十四条规定，药品上市许可持有人未按照规定开展药品不良反应监测或者报告疑似药品不良反应的，责令限期改正，给予警告；逾期不改正的，责令停产停业整顿，并处十万元以上一百万元以下的罚款。

药品经营企业未按照规定报告疑似药品不良反应的，责令限期改正，给予警告；逾期不改正的，责令停产停业整顿，并处五万元以上五十万元以下的罚款。医疗机构未按照规定报告疑似药品不良反应的，责令限期改正，给予警告；逾期不改正的，处五万元以上五十万元以下的罚款。

2.《药品不良反应报告和监测管理办法》（卫生部第 81 号令）   《药品不良反应报告和监测管理办法》第五十八条规定，药品生产企业有下列情形之一的，由所在地药品监督管理部门给予警告，责令限期改正，可以并处五千元以上三万元以下的罚款。

（1）未按照规定建立药品不良反应报告和监测管理制度，或者无专门机构、专职人员负责本单位药品不良反应报告和监测工作的。

（2）未建立和保存药品不良反应监测档案的。

（3）未按照要求开展药品不良反应或者群体不良事件报告、调查、评价和处理的。

（4）未按照要求提交定期安全性更新报告的。

（5）未按照要求开展重点监测的。

（6）不配合严重药品不良反应或者群体不良事件相关调查工作的。

（7）其他违反《药品不良反应报告和监测管理办法》规定的。

药品生产企业未按照要求提交定期安全性更新报告的、未按照要求开展重点监测的，按照《药品注册管理办法》的规定，相应药品再注册将不予批准。

《药品不良反应报告和监测管理办法》第五十九条规定，药品经营企业有下列情形之一的，由所在地药品监督管理部门给予警告，责令限期改正；逾期不改的，处三万元以下的罚款。

（1）无专职或者兼职人员负责本单位药品不良反应监测工作的。

（2）未按照要求开展药品不良反应或者群体不良事件报告、调查、评价和处理的。

（3）不配合严重药品不良反应或者群体不良事件相关调查工作的。

《药品不良反应报告和监测管理办法》第六十条   医疗机构有下列情形之一的，由所在地卫生行政部门给予警告，责令限期改正；逾期不改的，处三万元以下的罚款。情节严重并造成严重后果的，由所在地卫生行政部门对相关责任人给予行政处分。

（1）无专职或者兼职人员负责本单位药品不良反应监测工作的。

（2）未按照要求开展药品不良反应或者群体不良事件报告、调查、评价和处理的。

（3）不配合严重药品不良反应和群体不良事件相关调查工作的。

药品监督管理部门发现医疗机构有前款规定行为之一的，应当移交同级卫生行政部门处理。卫生行政部门对医疗机构作出行政处罚决定的，应当及时通报同级药品监督管理部门。

《药品不良反应报告和监测管理办法》第六十一条规定，各级药品监督管理部门、卫生行政部门和药品不良反应监测机构及其有关工作人员在药品不良反应报告和监测管理工作中违反《药品不良反应报告和监测管理办法》，造成严重后果的，依照有关规定给予行政处分。

《药品不良反应报告和监测管理办法》第六十二条规定，药品生产、经营企业和医疗机构违反相关规定，给药品使用者造成损害的，依法承担赔偿责任。

3. 国家药品监督管理局关于药品上市许可持有人直接报告不良反应事宜的公告（2018 年第 66 号）　严厉查处持有人不履行直接报告责任的行为。持有人未建立有效的药品不良反应监测体系，未指定药品不良反应监测负责人，未依规定建立专门机构、配备专职人员，未建立健全相关管理制度的，由省级药品监督管理部门依法予以查处。持有人严重违反相关规定、不能控制药品安全风险的，由省级药品监督管理部门责令暂停销售；持有人完成整改、经省级药品监督管理部门确认符合要求后，方可恢复销售。持有人隐瞒不报、逾期未报告、提供虚假报告的，相关不良反应通过其他途径报告并经规定的程序核实，由省级药品监督管理部门依法采取警告、罚款等措施；隐瞒不报、逾期未报告造成严重人身伤害、死亡或者造成恶劣影响的，责令暂停相关产品销售，直至依法撤销药品批准证明文件。

持有人风险信息公布不及时、不完整、不准确的，由省级药品监督管理部门责令其完整准确公布信息。情节严重导致不能控制药品安全风险的，由省级药品监督管理部门责令其暂停相关产品销售。持有人整改后完整准确公布信息的，经省级药品监督管理部门检查确认符合要求，方可恢复销售。

实训 12　药物警戒检查指导原则的学习音频录制

【实训目的】

通过对药物警戒检查指导原则的学习音频录制，了解药物警戒检查一般缺陷项目的情形，熟悉药物警戒检查主要缺陷项目的情形，掌握药物警戒检查严重缺陷项目的内容，进而培养学生药物警戒质量管理的内审能力。

【实训要求】

1. 登录国家药监局网站下载《药物警戒检查指导原则》。

2. 学习研读《药物警戒检查指导原则》。

3. 录制学习音频。

【实施步骤】

1. 每位同学录制《药物警戒检查指导原则》学习音频文件，可朗读条文、可解读条文，并按条款顺序分成若干文件，文件保存名称为"学号姓名＋指导原则"，文件类型为 mp3。

2. 在录制过程中可与同学结成互助小组，共同切磋互相帮助，但不能代做代录。

3. 遴选部分作品在线上课程《药物警戒实务》上分享互学。

3. 邀请部分同学在课堂分享制作经验。

【注意事项】

1. 每位同学宜将《药物警戒检查指导原则》按章节或条款分成 5～10 段，逐条朗读解说，进一步自评改进，再予全面录制，注意提交给老师的作品应当是最优版本。

2. 录制过程中应当认真、细心、有条理，做好自评（百分制），并提交给老师的电子邮箱：53851415@163.com。

目标检测

答案解析

一、单项选择题

1. 《药品管理法》（2019 年修订）第一百三十四条规定，药品上市许可持有人未按照规定开展药品不良反应监测或者报告疑似药品不良反应的，责令限期改正，给予警告；逾期不改正的，责令停产停业整顿，并处（　　）以下的罚款

　　A. 五万元以上五十万元　　　　　　　　B. 十万元以上五十万元

　　C. 二十万元以上五十万元　　　　　　　D. 十万元以上一百万元

2. 整改报告应当至少包含（　　）等内容，针对缺陷成因及风险评估情况，逐项描述风险控制措施及实施结果

　　A. 缺陷名称、缺陷描述、缺陷调查分析、风险评估、风险控制、整改审核

　　B. 缺陷描述、缺陷调查分析、风险评估、风险控制、整改审核、整改效果评价

　　C. 缺陷数量、缺陷调查分析、风险评估、风险控制、整改审核、整改效果评价

　　D. 缺陷统计、缺陷调查分析、风险评估、风险控制、整改审核、整改效果评价

3. GVP 检查缺陷分为（　　），其风险等级依次降低

　　A. 严重缺陷、主要缺陷和一般缺陷　　　　B. 重要缺陷、主要缺陷和次要缺陷

　　C. 严重缺陷、主要缺陷和次要缺陷　　　　D. 重大缺陷、主要缺陷和一般缺陷

4. 《药品检查综合评定报告书》应当包括药品上市许可持有人信息、企业名称、地址、实施单位、（　　）等内容

　　A. 检查范围、任务来源、检查依据　　　　B. 检查人员、检查时间

　　C. 问题或者缺陷、综合评定结论　　　　　D. A&B&C

5. 现场检查结束后，被检查单位应当针对缺陷项目进行整改，于（　　）工作日内向派出检查单位提交整改报告

　　A. 7 个　　　　　　　B. 15 个　　　　　　　C. 30 个　　　　　　　D. 45 个

二、多项选择题

6. 药物警戒检查指导原则适用范围（　　）

　　A. 省级及以上药品监督管理部门对持有人自行开展及其委托开展的药物警戒活动进行的检查工作

　　B. 获准开展药物临床试验的药品注册申请人开展药物警戒检查的，在临床试验期间或上市许可前启动药物警戒检查

C. 临床前药学研究

D. 非临床安全性评价研究

E. 市级药品监督管理部门对持有人自行开展及其委托开展的药物警戒活动进行的检查工作

7. 以下属于药物警戒常规检查中有关药品特征的重点考察情形的是（　　）

A. 药品安全性特性及药品本身存在的固有风险

B. 药品不良反应监测数据及药品不良反应聚集性事件发生情况

C. 销售量大或替代药品有限的药品

D. 批准上市时有附加安全性条件的药品

E. 社会关注度较高的药品

8. 以下属于药物警戒常规检查中有关持有人特征的重点考察情形是（　　）

A. 持有品种较多、销售量大的持有人；未接受过药物警戒检查的持有人

B. 首次在中国境内获得药品批准证书的持有人

C. 组织结构变更、企业发生并购等导致药物警戒体系发生重大变化或药物警戒组织结构有重大影响的持有人

D. 委托生产的持有人；委托开展药物警戒活动的持有人

E. 对疑似药品不良反应信息迟报、瞒报、漏报，报告质量差的持有人

9. 以下属于药物警戒有因检查重点考虑因素的是（　　）

A. 对疑似药品不良反应信息迟报、瞒报、漏报，报告质量差

B. 药品不良反应监测提示可能存在质量安全风险的；或未能及时发现、评估、控制或沟通相关风险的

C. 采取暂停生产、销售、使用和产品召回，未按规定告知药品监督管理部门的

D. 未按照规定或者药品监督管理部门要求开展药品上市后安全性研究、制定并实施药物警戒计划，且未提供说明的，或未提供药物警戒相关资料或提供的资料不符合要求的

E. 延迟实施或没有充分实施整改措施的

10. 药物警戒检查方式有（　　）

A. 现场检查　　　　　　　　　　　　　B. 视频检查

C. 电话检查　　　　　　　　　　　　　D. 限期提供书面材料

E. 远程检查

11. 药物警戒检查缺陷项目（要点）共有（　　）

A. 100 项　　　　　　B. 严重缺陷 12 项　　　　　　C. 主要缺陷 40 项

D. 一般缺陷 48 项　　　E. 重大缺陷 12 项

12. 药物警戒检查结论为"不符合要求"的情形有（　　）

A. 严重缺陷项数 1 项及以上

B. 未发现严重缺陷项，主要缺陷项数 10 项及以上

C. 未发现严重缺陷项，主要缺陷项数 0 ~ 9 项，总缺陷项数 25 项及以上

D. 未发现严重缺陷项和主要缺陷项，一般缺陷项 0 ~ 9 项

E. 未发现严重缺陷项，主要缺陷项数 0 ~ 5 项，总缺陷项数 20 项及以上

13. 以下不属于药物警戒检查严重缺陷项目的是（　　）

A. 持有人是否建立了药品安全委员会

B. 持有人是否设置了专门的药物警戒部门

C. 药物警戒负责人是否在国家药品不良反应监测系统中登记

D. 参与药物警戒活动的所有人是否接受了培训

E. 是否根据风险评估结果，对已识别风险、潜在风险采取适当的风险管理措施？

14. 药物警戒检查要点中，内部审核包括（   ）

A. 是否定期对药物警戒体系及活动开展内审

B. 内审是否独立、系统、全面

C. 内审是否制定审核方案，内审记录和报告是否完整

D. 对于内审发现的问题是否及时采取纠正和预防措施，并进行跟踪和评估

E. 内审方案是否经过药物警戒部门审核？

15. 药物警戒检查要点中，委托管理的检查要点包括（   ）

A. 委托开展药物警戒活动的，持有人是否考察受托方的药物警戒条件和能力

B. 双方是否签订协议或在集团内书面约定职责与工作机制

C. 委托协议是否符合相关要求

D. 委托双方工作职责是否清晰、机制是否合理、衔接是否顺畅

E. 对受托方是否定期审计，对审计结果及存在的问题是否采取了纠正和预防措施

参考文献

[1] 李幼平. 实用循证医学 [M]. 北京：人民卫生出版社，2018.

[2] 李幼平. 循证医学 [M]. 北京：人民卫生出版社，2014.

[3] 唐金陵，Paul Glasziou. 循证医学基础 [M]. 2版. 北京：北京大学医学出版社，2016.

[4] 詹思延. 流行病学 [M]. 8版. 北京：人民卫生出版社，2017.

[5] 刘建平. 循证中医药临床研究方法学 [M]. 北京：人民卫生出版社，2009年.

[6] 孙凤. 医学研究报告规范解读 [M]. 北京：北京大学医学出版社，2015.

[7] 张天嵩，钟文昭，李博. 实用循证医学方法学 [M]. 2版. 长沙：中南大学出版社，2014.

[8] 张天嵩，董圣杰，周支瑞. 高级Meta分析方法——基于Stata实现 [M]. 上海：复旦大学出版社，2015.

[9] 国家药品监督管理局药品评价中心. 药品GVP指南药物警戒体系与质量管理 [M]. 北京：中国医药科技出版社，2022.

[10] 国家药品监督管理局药品评价中心. 药品GVP指南监测与报告 [M]. 北京：中国医药科技出版社，2022.

[11] 国家药品监督管理局药品评价中心. 药品GVP指南风险识别、评估与控制 [M]. 北京：中国医药科技出版社，2022.

[12] 蓝丽丽，张彩权，吕秀芬，等. 药物警戒标准操作流程指导建议. CMAC药物警戒专委会工作报告（第一版），2019.

[13] 万帮喜，肖亮，徐菊萍. 医药类高校开设药物警戒课程的实践 [J]. 中国药物警戒，2018，1（15）：32-35.

[14] 金红英，万帮喜，赵璐. 药物警戒质量管理规范 [M]. 天津：天津翻译出版社，2016.

[15] 菲利普·希尔茨. 保护公众健康（美国食品药品百年监管历程）[M]. 北京：中国水利水电出版社，2006.

[16] 叶小飞，许金芳，郭晓晶，等. 医药类高校开设药物警戒课程的思考 [J]. 中国药物警戒，2012，9（10）：598-600.

[17] 国家药品监督管理局高级研修学院. 药物警戒实践 [M]. 北京：中国医药科技出版社，2022.

[18] 徐菊萍，万帮喜，蓝丽丽，等. GVP逐条谈. 中国医药报 [N]. 2021.7.26-2021.12.10.

[19] 宿凌. 药物警戒与风险管理 [M]. 广州：暨南大学出版社，2023.

[20] 彭丽丽，王丹，沈璐，等. 药物警戒的起源与发展 [J]. 中国药物警戒，2016，13（07）：410-413.

[21] 赵广利. 规则引擎在业务逻辑层中的研究与应用 [J]. 计算机应用与软件，2010，27（10）：17-19+26.

[22] I. 拉尔夫·爱德华兹，玛丽·林德奎斯特，编著；武志昂，董铎，主译. 药物警戒：回顾过去与

展望未来［M］. 西安：西安交通大学出版社，2019.

［23］孙定人，齐平，靳颖华. 药物不良反应［M］. 3 版. 北京：人民卫生出版社，2003.

［24］钱之玉. 药物不良反应及其对策［M］. 北京：化学工业出版社，2005.

［25］杨新波，黄正明. 药物不良反应及药源性疾病的防治［M］. 北京：军事医学科学出版社，2009.

［26］合理用药国际网络（INRUD）中国中心组临床安全用药组，中国药理学会药源性疾病学专业委员会，中国药学会医院药学专业委员会，等. 中国用药错误管理专家共识［J］. 药物不良反应杂志，2014，16（6）：321 - 326.